医药学学位与研究生教育及学科建设
政策文件汇编

中国学位与研究生教育学会医药科工作委员会
全国医学专业学位研究生教育指导委员会　　汇编
全国医学“双一流”建设联盟

主　　编　段丽萍
执行主编　贾金忠
编校人员　宋　红　王雪巍　金　鑫　任　贺

北京大学医学出版社

YIYAOXUE XUEWEI YU YANJIUSHENG JIAOYU JI XUEKE JIANSHE ZHENGCE WENJIAN HUIBIAN

图书在版编目（CIP）数据

医药学学位与研究生教育及学科建设政策文件汇编 / 中国学位与研究生教育学会医药科工作委员会，全国医学专业学位研究生教育指导委员会，全国医学“双一流”建设联盟编．—北京：北京大学医学出版社，2019.10

ISBN 978-7-5659-2021-9

Ⅰ．①医…　Ⅱ．①中…　②全…　③医…　Ⅲ．①医药学－研究生教育－文件－汇编－中国　②医药学－学科建设－文件－汇编－中国　Ⅳ．①R-4

中国版本图书馆 CIP 数据核字（2019）第 169835 号

医药学学位与研究生教育及学科建设政策文件汇编

汇　　编： 中国学位与研究生教育学会医药科工作委员会，全国医学专业学位研究生教育指导委员会，全国医学“双一流”建设联盟

出版发行： 北京大学医学出版社

地　　址：（100191）北京市海淀区学院路 38 号　北京大学医学部院内

电　　话： 发行部 010-82802230；图书邮购 010-82802495

网　　址： http：//www.pumpress.com.cn

E-mail： booksale@bjmu.edu.cn

印　　刷： 中煤（北京）印务有限公司

经　　销： 新华书店

责任编辑： 陈　奋　　**责任校对：** 靳新强　　**责任印制：** 李　啸

开　　本： 787 mm × 1092 mm　1/16　　**印张：** 33.75　　**字数：** 966 千字

版　　次： 2019 年 10 月第 1 版　2019 年 10 月第 1 次印刷

书　　号： ISBN 978-7-5659-2021-9

定　　价： 130.00 元

中国学位与研究生教育学会
第六届医药科工作委员会委员名单

全国医学专业学位研究生教育指导委员会
第三届医学教育指导委员会名单

主　任　委　员　曾益新
副 主 任 委 员　柯　杨　李立明　杨　青

临床医学分委员会

召集人　段丽萍　黄爱龙
委　员　（按姓名汉语拼音排序）
桂永浩　黄　河　阚全程　刘继红　邵淑娟　沈柏用
唐其柱　万学红　王　辰　王晓民　王志农　余敏斌
袁重胜　张建宁　张抒扬　张雁灵　周胜华

口腔医学分委员会

召集人　郭传瑸　陈　智
委　员　（按姓名汉语拼音排序）
陈吉华　沈国芳　王　兴　王松灵　张　斌　周学东

公共卫生分委员会

召集人　李立明（兼）　汪玲
委　员　（按姓名汉语拼音排序）
曹　佳　冯子健　李晓松　凌文华　刘　娅　吕兆丰
孟庆跃　孙长颢　邬堂春

护理分委员会

召集人　尚少梅　赵　岳
委　员　（按姓名汉语拼音排序）
崔　焱　胡秀英　胡　雁　李小妹　刘华平　尤黎明

秘 书 长　段丽萍（兼）
副秘书长　汪　玲（兼）　崔　爽

中国学位与研究生教育学会
第六届医药科工作委员会委员名单

全国医学专业学位研究生教育指导委员会
第三届医学教育指导委员会名单

全国医学“双一流”建设联盟理事会名单

理 事 长 詹启敏

副理事长 陈国强 段丽萍 肖海鹏

理 事 （按姓名汉语拼音排序）

陈建国 冯友梅 桂永浩 敬 静 罗建红 张 学

秘 书 长 段丽萍（兼）

全国医学“双一流”建设联盟工作协调组名单

组 长 徐 明

成 员 （按姓名汉语拼音排序）

董卫国 江 帆 匡 铭 李利民 罗铁辉 万学红

汪 玲 徐凌霄

办公室主任 贾金忠

前　言

随着我国研究生教育事业的不断发展，提高教育质量已成为研究生教育最核心、最紧迫的任务。为深入学习贯彻习近平新时代中国特色社会主义思想，落实立德树人的根本任务，全面推进医药学学位与研究生教育改革，提高学位授予质量，中国学位与研究生教育学会医药科工作委员会、全国医学专业学位研究生教育指导委员会、医学“双一流”建设联盟联合组织整理汇编了《医药学学位与研究生教育及学科建设政策文件汇编》（以下简称《政策文件汇编》）。

《政策文件汇编》将与国家研究生教育相关的最新政策文件进行汇总、整合并结集，内容包括：研究生教育相关法律与法规，高校思想政治工作、医学研究生教育相关文件、一级学科简介及学位基本要求，卫生行业相关法律法规及文件等。这是一本教育行政部门开展质量监督、学位授予单位保证研究生教育质量、导师指导研究生学习的案头工具书。《政策文件汇编》的编写就是希望帮助广大教育行政部门管理干部和研究生导师了解、熟悉并有效执行相关政策文件。

《政策文件汇编》是中国学位与研究生教育学会医药科工作委员会、全国医学专业学位研究生教育指导委员会、全国医学“双一流”建设联盟专家和秘书处工作人员辛苦工作的成果。在此谨向参加《政策文件汇编》整理汇编的所有工作人员和北京大学医学出版社表示诚挚的谢意！

由于《政策文件汇编》是首次整理出版，如有疏漏，欢迎广大读者指正！

中国学位与研究生教育学会医药科工作委员会

全国医学专业学位研究生教育指导委员会

全国医学“双一流”建设联盟

2019 年 8 月

目　录

第一篇

研究生教育相关法律与规章

第一部分

教育法、学位条例、学位授权与学科目录

中华人民共和国教育法

（1995年3月18日第八届全国人民代表大会第三次会议通过　1995年3月18日中华人民共和国主席令第四十五号公布自1995年9月1起施行根据2009年8月27日第十一届全国人民代表大会常务委员会第十次会议《关于修改部分法律的决定》第一次修正　根据2015年12月27日第十二届全国人民代表大会常务委员会第十八次会议《关于修改〈中华人民共和国教育法〉的决定》第二次修正）

目　录

第一章　总　则

第一条　为了发展教育事业，提高全民族的素质，促进社会主义物质文明和精神文明建设，根据宪法，制定本法。

第二条　在中华人民共和国境内的各级各类教育，适用本法。

第三条　国家坚持以马克思列宁主义、毛泽东思想和建设有中国特色社会主义理论为指导，遵循宪法确定的基本原则，发展社会主义的教育事业。

第四条　教育是社会主义现代化建设的基础，国家保障教育事业优先发展。

全社会应当关心和支持教育事业的发展。

全社会应当尊重教师。

第五条　教育必须为社会主义现代化建设服务、为人民服务，必须与生产劳动和社会实践相结合，培养德、智、体、美等方面全面发展的社会主义建设者和接班人。

第六条　教育应当坚持立德树人，对受教育者加强社会主义核心价值观教育，增强受教育者的社会责任感、创新精神和实践能力。

国家在受教育者中进行爱国主义、集体主义、中国特色社会主义的教育，进行理想、道德、纪律、法治、国防和民族团结的教育。

第七条　教育应当继承和弘扬中华民族优秀的历史文化传统，吸收人类文明发展的一切优秀成果。

第八条　教育活动必须符合国家和社会公共利益。

国家实行教育与宗教相分离。任何组织和个人不得利用宗教进行妨碍国家教育制度的活动。

第九条　中华人民共和国公民有受教育的权利和义务。

公民不分民族、种族、性别、职业、财产状况、宗教信仰等，依法享有平等的受教育机会。

第十条　国家根据各少数民族的特点和需要，帮助各少数民族地区发展教育事业。

国家扶持边远贫困地区发展教育事业。

国家扶持和发展残疾人教育事业。

第十一条　国家适应社会主义市场经济发展和社会进步的需要，推进教育改革，推动各级各类教育协调发展、衔接融通，完善现代国民教育体系，健全终身教育体系，提高教育现代化水平。

国家采取措施促进教育公平，推动教育均衡发展。

国家支持、鼓励和组织教育科学研究，推广教育科学研究成果，促进教育质量提高。

第十二条　国家通用语言文字为学校及其他教育机构的基本教育教学语言文字，学校及其他教育机构应当使用国家通用语言文字进行教育教学。

民族自治地方以少数民族学生为主的学校及其他教育机构，从实际出发，使用国家通用语言文字和本民族或者当地民族通用的语言文字实施双语教育。

国家采取措施，为少数民族学生为主的学校及其他教育机构实施双语教育提供条件和支持。

第十三条　国家对发展教育事业做出突出贡献的组织和个人，给予奖励。

第十四条　国务院和地方各级人民政府根据分级管理、分工负责的原则，领导和管理教育工作。

中等及中等以下教育在国务院领导下，由地方人民政府管理。

高等教育由国务院和省、自治区、直辖市人民政府管理。

第十五条　国务院教育行政部门主管全国教育工作，统筹规划、协调管理全国的教育事业。

县级以上地方各级人民政府教育行政部门主管本行政区域内的教育工作。

县级以上各级人民政府其他有关部门在各自的职责范围内，负责有关的教育工作。

第十六条　国务院和县级以上地方各级人民政府应当向本级人民代表大会或者其常务委员会报告教育工作和教育经费预算、决算情况，接受监督。

第二章　教育基本制度

第十七条　国家实行学前教育、初等教育、中等教育、高等教育的学校教育制度。

国家建立科学的学制系统。学制系统内的学校和其他教育机构的设置、教育形式、修业年限、招生对象、培养目标等，由国务院或者由国务院授权教育行政部门规定。

第十八条　国家制定学前教育标准，加快普及学前教育，构建覆盖城乡，特别是农村的学前教育公共服务体系。

各级人民政府应当采取措施，为适龄儿童接受学前教育提供条件和支持。

第十九条　国家实行九年制义务教育制度。

各级人民政府采取各种措施保障适龄儿童、少年就学。

适龄儿童、少年的父母或者其他监护人以及有关社会组织和个人有义务使适龄儿童、少年接受并完成规定年限的义务教育。

第二十条　国家实行职业教育制度和继续教育制度。

各级人民政府、有关行政部门和行业组织以及企业事业组织应当采取措施，发展并保障公民接受职业学校教育或者各种形式的职业培训。

国家鼓励发展多种形式的继续教育，使公民接受适当形式的政治、经济、文化、科学、技术、业务等方面的教育，促进不同类型学习成果的互认和衔接，推动全民终身学习。

第二十一条　国家实行国家教育考试制度。

国家教育考试由国务院教育行政部门确定种类，并由国家批准的实施教育考试的机构承办。

第二十二条　国家实行学业证书制度。

经国家批准设立或者认可的学校及其他教育机构按照国家有关规定，颁发学历证书或者其他学业证书。

第二十三条　国家实行学位制度。

学位授予单位依法对达到一定学术水平或者专业技术水平的人员授予相应的学位，颁发学位证书。

第二十四条　各级人民政府、基层群众性自治组织和企业事业组织应当采取各种措施，开展扫除文盲的教育工作。

按照国家规定具有接受扫除文盲教育能力的公民，应当接受扫除文盲的教育。

第二十五条　国家实行教育督导制度和学校及其他教育机构教育评估制度。

第三章　学校及其他教育机构

第二十六条　国家制定教育发展规划，并举办学校及其他教育机构。

国家鼓励企业事业组织、社会团体、其他社会组织及公民个人依法举办学校及其他教育机构。

国家举办学校及其他教育机构，应当坚持勤俭节约的原则。

以财政性经费、捐赠资产举办或者参与举办的学校及其他教育机构不得设立为营利性组织。

第二十七条　设立学校及其他教育机构，必须具备下列基本条件：

（一）有组织机构和章程；

（二）有合格的教师；

（三）有符合规定标准的教学场所及设施、设备等；

（四）有必备的办学资金和稳定的经费来源。

第二十八条　学校及其他教育机构的设立、变更和终止，应当按照国家有关规定办理审核、批准、注册或者备案手续。

第二十九条　学校及其他教育机构行使下列权利：

（一）按照章程自主管理；

（二）组织实施教育教学活动；

（三）招收学生或者其他受教育者；

（四）对受教育者进行学籍管理，实施奖励或者处分；

（五）对受教育者颁发相应的学业证书；

（六）聘任教师及其他职工，实施奖励或者处分；

（七）管理、使用本单位的设施和经费；

（八）拒绝任何组织和个人对教育教学活动的非法干涉；

（九）法律、法规规定的其他权利。

国家保护学校及其他教育机构的合法权益不受侵犯。

第三十条　学校及其他教育机构应当履行下列义务：

（一）遵守法律、法规；

（二）贯彻国家的教育方针，执行国家教育教学标准，保证教育教学质量；

（三）维护受教育者、教师及其他职工的合法权益；

（四）以适当方式为受教育者及其监护人了解受教育者的学业成绩及其他有关情况提供便利；

（五）遵照国家有关规定收取费用并公开收费项目；

（六）依法接受监督。

第三十一条　学校及其他教育机构的举办者按照国家有关规定，确定其所举办的学校或者其他教育机构的管理体制。

学校及其他教育机构的校长或者主要行政负责人必须由具有中华人民共和国国籍、在中国境内定居、并具备国家规定任职条件的公民担任，其任免按照国家有关规定办理。学校的教学及其他行政管理，由校长负责。

学校及其他教育机构应当按照国家有关规定，通过以教师为主体的教职工代表大会等组织形式，保障教职工参与民主管理和监督。

第三十二条　学校及其他教育机构具备法人条件的，自批准设立或者登记注册之日起取得法人资格。

学校及其他教育机构在民事活动中依法享有民事权利，承担民事责任。

学校及其他教育机构中的国有资产属于国家所有。

学校及其他教育机构兴办的校办产业独立承担民事责任。

第四章　教师和其他教育工作者

第三十三条　教师享有法律规定的权利，履行法律规定的义务，忠诚于人民的教育事业。

第三十四条　国家保护教师的合法权益，改善教师的工作条件和生活条件，提高教师的社会地位。

教师的工资报酬、福利待遇，依照法律、法规的规定办理。

第三十五条　国家实行教师资格、职务、聘任制度，通过考核、奖励、培养和培训，提高教师素质，加强教师队伍建设。

第三十六条　学校及其他教育机构中的管理人员，实行教育职员制度。

学校及其他教育机构中的教学辅助人员和其他专业技术人员，实行专业技术职务聘任制度。

第五章　受教育者

第三十七条　受教育者在入学、升学、就业等方面依法享有平等权利。

学校和有关行政部门应当按照国家有关规定，保障女子在入学、升学、就业、授予学位、派出留学等方面享有同男子平等的权利。

第三十八条　国家、社会对符合入学条件、家庭经济困难的儿童、少年、青年，提供各种形式的资助。

第三十九条　国家、社会、学校及其他教育机构应当根据残疾人身心特性和需要实施教育，并为其提供帮助和便利。

第四十条　国家、社会、家庭、学校及其他教育机构应当为有违法犯罪行为的未成年人接受教育创造条件。

第四十一条　从业人员有依法接受职业培训和继续教育的权利和义务。

国家机关、企业事业组织和其他社会组织，应当为本单位职工的学习和培训提供条件和便利。

第四十二条　国家鼓励学校及其他教育机构、社会组织采取措施，为公民接受终身教育创造条件。

第四十三条　受教育者享有下列权利：

（一）参加教育教学计划安排的各种活动，使用教育教学设施、设备、图书资料；

（二）按照国家有关规定获得奖学金、贷学金、助学金；

（三）在学业成绩和品行上获得公正评价，完成规定的学业后获得相应的学业证书、学位证书；

（四）对学校给予的处分不服向有关部门提出申诉，对学校、教师侵犯其人身权、财产权等合法权益，提出申诉或者依法提起诉讼；

（五）法律、法规规定的其他权利。

第四十四条　受教育者应当履行下列义务：

（一）遵守法律、法规；

（二）遵守学生行为规范，尊敬师长，养成良好的思想品德和行为习惯；

（三）努力学习，完成规定的学习任务；

（四）遵守所在学校或者其他教育机构的管理制度。

第四十五条　教育、体育、卫生行政部门和学校及其他教育机构应当完善体育、卫生保健设施，保护学生的身心健康。

第六章　教育与社会

第四十六条　国家机关、军队、企业事业组织、社会团体及其他社会组织和个人，应当依法为儿童、少年、青年学生的身心健康成长创造良好的社会环境。

第四十七条　国家鼓励企业事业组织、社会团体及其他社会组织同高等学校、中等职业学校在教学、科研、技术开发和推广等方面进行多种形式的合作。

企业事业组织、社会团体及其他社会组织和个人，可以通过适当形式，支持学校的建设，参与学校管理。

第四十八条　国家机关、军队、企业事业组织及其他社会组织应当为学校组织的学生实习、社会实践活动提供帮助和便利。

第四十九条　学校及其他教育机构在不影响正常教育教学活动的前提下，应当积极参加当地的社会公益活动。

第五十条　未成年人的父母或者其他监护人应当为其未成年子女或者其他被监护人受教育提供必要条件。

未成年人的父母或者其他监护人应当配合学校及其他教育机构，对其未成年子女或者其他被监护人进行教育。

学校、教师可以对学生家长提供家庭教育指导。

第五十一条　图书馆、博物馆、科技馆、文化馆、美术馆、体育馆（场）等社会公共文化体育设施，以及历史文化古迹和革命纪念馆（地），应当对教师、学生实行优待，为受教育者接受教育提供便利。

广播、电视台（站）应当开设教育节目，促进受教育者思想品德、文化和科学技术素质的提高。

第五十二条　国家、社会建立和发展对未成年人进行校外教育的设施。

学校及其他教育机构应当同基层群众性自治组织、企业事业组织、社会团体相互配合，加强对未成年人的校外教育工作。

第五十三条　国家鼓励社会团体、社会文化机构及其他社会组织和个人开展有益于受教育者身心健康的社会文化教育活动。

第七章　教育投入与条件保障

第五十四条　国家建立以财政拨款为主、其他多种渠道筹措教育经费为辅的体制，逐步增加对教育的投入，保证国家举办的学校教育经费的稳定来源。

企业事业组织、社会团体及其他社会组织和个人依法举办的学校及其他教育机构，办学经费由举办者负责筹措，各级人民政府可以给予适当支持。

第五十五条　国家财政性教育经费支出占国民生产总值的比例应当随着国民经济的发展和财政收入的增长逐步提高。具体比例和实施步骤由国务院规定。

全国各级财政支出总额中教育经费所占比例应当随着国民经济的发展逐步提高。

第五十六条　各级人民政府的教育经费支出，按照事权和财权相统一的原则，在财政预算中单独列项。

各级人民政府教育财政拨款的增长应当高于财政经常性收入的增长，并使按在校学生人数平均的教育费用逐步增长，保证教师工资和学生人均公用经费逐步增长。

第五十七条　国务院及县级以上地方各级人民政府应当设立教育专项资金，重点扶持边远贫困地区、少数民族地区实施义务教育。

第五十八条　税务机关依法足额征收教育费附加，由教育行政部门统筹管理，主要用于实施义务教育。

省、自治区、直辖市人民政府根据国务院的有关规定，可以决定开征用于教育的地方附加费，专款专用。

第五十九条　国家采取优惠措施，鼓励和扶持学校在不影响正常教育教学的前提下开展勤工俭学和社会服务，兴办校办产业。

第六十条　国家鼓励境内、境外社会组织和个人捐资助学。

第六十一条　国家财政性教育经费、社会组织和个人对教育的捐赠，必须用于教育，不得挪用、克扣。

第六十二条　国家鼓励运用金融、信贷手段，支持教育事业的发展。

第六十三条　各级人民政府及其教育行政部门应当加强对学校及其他教育机构教育经费的监督管理，提高教育投资效益。

第六十四条　地方各级人民政府及其有关行政部门必须把学校的基本建设纳入城乡建设规划，统筹安排学校的基本建设用地及所需物资，按照国家有关规定实行优先、优惠政策。

第六十五条　各级人民政府对教科书及教学用图书资料的出版发行，对教学仪器、设备的生产和供应，对用于学校教育教学和科学研究的图书资料、教学仪器、设备的进口，按照国家有关规定实行优先、优惠政策。

第六十六条　国家推进教育信息化，加快教育信息基础设施建设，利用信息技术促进优质教育资源普及共享，提高教育教学水平和教育管理水平。

县级以上人民政府及其有关部门应当发展教育信息技术和其他现代化教学方式，有关行政部门应当优先安排，给予扶持。

国家鼓励学校及其他教育机构推广运用现代化教学方式。

第八章　教育对外交流与合作

第六十七条　国家鼓励开展教育对外交流与合作，支持学校及其他教育机构引进优质教育资源，依法开展中外合作办学，发展国际教育服务，培养国际化人才。

教育对外交流与合作坚持独立自主、平等互利、相互尊重的原则，不得违反中国法律，不得损害国家主权、安全和社会公共利益。

第六十八条　中国境内公民出国留学、研究、进行学术交流或者任教，依照国家有关规定办理。

第六十九条　中国境外个人符合国家规定的条件并办理有关手续后，可以进入中国境内学校及其他教育机构学习、研究、进行学术交流或者任教，其合法权益受国家保护。

第七十条　中国对境外教育机构颁发的学位证书、学历证书及其他学业证书的承认，依照中华人民共和国缔结或者加入的国际条约办理，或者按照国家有关规定办理。

第九章　法律责任

第七十一条　违反国家有关规定，不按照预算核拨教育经费的，由同级人民政府限期核拨；情节严重的，对直接负责的主管人员和其他直接责任人员，依法给予处分。

违反国家财政制度、财务制度，挪用、克扣教育经费的，由上级机关责令限期归还被挪用、克扣的经费，并对直接负责的主管人员和其他直接责任人员，依法给予处分；构成犯罪的，依法追究刑事责任。

第七十二条　结伙斗殴、寻衅滋事，扰乱学校及其他教育机构教育教学秩序或者破坏校舍、场地及其他财产的，由公安机关给予治安管理处罚；构成犯罪的，依法追究刑事责任。

侵占学校及其他教育机构的校舍、场地及其他财产的，依法承担民事责任。

第七十三条　明知校舍或者教育教学设施有危险，而不采取措施，造成人员伤亡或者重大财产损失的，对直接负责的主管人员和其他直接责任人员，依法追究刑事责任。

第七十四条　违反国家有关规定，向学校或者其他教育机构收取费用的，由政府责令退还所收费用；对直接负责的主管人员和其他直接责任人员，依法给予处分。

第七十五条　违反国家有关规定，举办学校或者其他教育机构的，由教育行政部门或者其他有关行政部门予以撤销；有违法所得的，没收违法所得；对直接负责的主管人员和其他直接责任人员，依法给予处分。

第七十六条　学校或者其他教育机构违反国家有关规定招收学生的，由教育行政部门或者其他有关行政部门责令退回招收的学生，退还所收费用；对学校、其他教育机构给予警告，可以处违法所得五倍以下罚款；情节严重的，责令停止相关招生资格一年以上三年以下，直至撤销招生资格、吊销办学许可证；对直接负责的主管人员和其他直接责任人员，依法给予处分；构成犯罪的，依法追究刑事责任。

第七十七条　在招收学生工作中徇私舞弊的，由教育行政部门或者其他有关行政部门责令退回招收的人员；对直接负责的主管人员和其他直接责任人员，依法给予处分；构成犯罪的，依法追究刑事责任。

第七十八条　学校及其他教育机构违反国家有关规定向受教育者收取费用的，由教育行政部门或者其他有关行政部门责令退还所收费用；对直接负责的主管人员和其他直接责任人员，依法给予处分。

第七十九条　考生在国家教育考试中有下列行为之一的，由组织考试的教育考试机构工作人员在考试现场采取必要措施予以制止并终止其继续参加考试；组织考试的教育考试机构可以取消其相关考试资格或者考试成绩；情节严重的，由教育行政部门责令停止参加相关国家教育考试一年以上三年以下；构成违反治安管理行为的，由公安机关依法给予治安管理处罚；构成犯罪的，依法追究刑事责任：

（一）非法获取考试试题或者答案的；

（二）携带或者使用考试作弊器材、资料的；

（三）抄袭他人答案的；

（四）让他人代替自己参加考试的；

（五）其他以不正当手段获得考试成绩的作弊行为。

第八十条　任何组织或者个人在国家教育考试中有下列行为之一，有违法所得的，由公安机关没收违法所得，并处违法所得一倍以上五倍以下罚款；情节严重的，处五日以上十五日以下拘留；构成犯罪的，依法追究刑事责任；属于国家机关工作人员的，还应当依法给予处分：

（一）组织作弊的；

（二）通过提供考试作弊器材等方式为作弊提供帮助或者便利的；

（三）代替他人参加考试的；

（四）在考试结束前泄露、传播考试试题或者答案的；

（五）其他扰乱考试秩序的行为。

第八十一条　举办国家教育考试，教育行政部门、教育考试机构疏于管理，造成考场秩序混乱、作弊情况严重的，对直接负责的主管人员和其他直接责任人员，依法给予处分；构成犯罪的，依法追究刑事责任。

第八十二条　学校或者其他教育机构违反本法规定，颁发学位证书、学历证书或者其他学业证书的，由教育行政部门或者其他有关行政部门宣布证书无效，责令收回或者予以没收；有违法所得的，没收违法所得；情节严重的，责令停止相关招生资格一年以上三年以下，直至撤销招生资格、颁发证书资格；对直接负责的主管人员和其他直接责任人员，依法给予处分。

前款规定以外的任何组织或者个人制造、销售、颁发假冒学位证书、学历证书或者其他学业证书，构成违反治安管理行为的，由公安机关依法给予治安管理处罚；构成犯罪的，依法追究刑事责任。

以作弊、剽窃、抄袭等欺诈行为或者其他不正当手段获得学位证书、学历证书或者其他学业证书的，由颁发机构撤销相关证书。购买、使用假冒学位证书、学历证书或者其他学业证书，构成违反治安管理行为的，由公安机关依法给予治安管理处罚。

第八十三条　违反本法规定，侵犯教师、受教育者、学校或者其他教育机构的合法权益，造成损失、损害的，应当依法承担民事责任。

第十章　附　则

第八十四条　军事学校教育由中央军事委员会根据本法的原则规定。

宗教学校教育由国务院另行规定。

第八十五条　境外的组织和个人在中国境内办学和合作办学的办法，由国务院规定。

第八十六条　本法自 1995 年 9 月 1 日起施行。

中华人民共和国高等教育法

1998年8月29日第九届全国人民代表大会常务委员会第四次会议通过　根据2015年12月27日第十二届全国人民代表大会常务委员会第十八次会议《关于修改〈中华人民共和国高等教育法〉的决定》修正

目　录

第一章　总　则

第一条　为了发展高等教育事业，实施科教兴国战略，促进社会主义物质文明和精神文明建设，根据宪法和教育法，制定本法。

第二条　在中华人民共和国境内从事高等教育活动，适用本法。

本法所称高等教育，是指在完成高级中等教育基础上实施的教育。

第三条　国家坚持以马克思列宁主义、毛泽东思想、邓小平理论为指导，遵循宪法确定的基本原则，发展社会主义的高等教育事业。

第四条　高等教育必须贯彻国家的教育方针，为社会主义现代化建设服务、为人民服务，与生产劳动和社会实践相结合，使受教育者成为德、智、体、美等方面全面发展的社会主义建设者和接班人。

第五条　高等教育的任务是培养具有社会责任感、创新精神和实践能力的高级专门人才，发展科学技术文化，促进社会主义现代化建设。

第六条　国家根据经济建设和社会发展的需要，制定高等教育发展规划，举办高等学校，并采取多种形式积极发展高等教育事业。

国家鼓励企业事业组织、社会团体及其他社会组织和公民等社会力量依法举办高等学校，参与和支持高等教育事业的改革和发展。

第七条　国家按照社会主义现代化建设和发展社会主义市场经济的需要，根据不同类型、不同层次高等学校的实际，推进高等教育体制改革和高等教育教学改革，优化高等教育结构和资源配置，提高高等教育的质量和效益。

第八条　国家根据少数民族的特点和需要，帮助和支持少数民族地区发展高等教育事业，为少数民族培养高级专门人才。

第九条　公民依法享有接受高等教育的权利。

国家采取措施，帮助少数民族学生和经济困难的学生接受高等教育。

高等学校必须招收符合国家规定的录取标准的残疾学生入学，不得因其残疾而拒绝招收。

第十条　国家依法保障高等学校中的科学研究、文学艺术创作和其他文化活动的自由。

在高等学校中从事科学研究、文学艺术创作和其他文化活动，应当遵守法律。

第十一条　高等学校应当面向社会，依法自主办学，实行民主管理。

第十二条　国家鼓励高等学校之间、高等学校与科学研究机构以及企业事业组织之间开展协作，实行优势互补，提高教育资源的使用效益。

国家鼓励和支持高等教育事业的国际交流与合作。

第十三条　国务院统一领导和管理全国高等教育事业。

省、自治区、直辖市人民政府统筹协调本行政区域内的高等教育事业，管理主要为地方培养人才和国务院授权管理的高等学校。

第十四条　国务院教育行政部门主管全国高等教育工作，管理由国务院确定的主要为全国培养人才的高等学校。国务院其他有关部门在国务院规定的职责范围内，负责有关的高等教育工作。

第二章　高等教育基本制度

第十五条　高等教育包括学历教育和非学历教育。

高等教育采用全日制和非全日制教育形式。

国家支持采用广播、电视、函授及其他远程教育方式实施高等教育。

第十六条　高等学历教育分为专科教育、本科教育和研究生教育。

高等学历教育应当符合下列学业标准：

（一）专科教育应当使学生掌握本专业必备的基础理论、专门知识，具有从事本专业实际工作的基本技能和初步能力；

（二）本科教育应当使学生比较系统地掌握本学科、专业必需的基础理论、基本知识，掌握本专业必要的基本技能、方法和相关知识，具有从事本专业实际工作和研究工作的初步能力；

（三）硕士研究生教育应当使学生掌握本学科坚实的基础理论、系统的专业知识，掌握相应的技能、方法和相关知识，具有从事本专业实际工作和科学研究工作的能力。博士研究生教育应当使学生掌握本学科坚实宽广的基础理论、系统深入的专业知识、相应的技能和方法，具有独立从事本学科创造性科学研究工作和实际工作的能力。

第十七条　专科教育的基本修业年限为二至三年，本科教育的基本修业年限为四至五年，硕士研究生教育的基本修业年限为二至三年，博士研究生教育的基本修业年限为三至四年。非全日制高等学历教育的修业年限应当适当延长。高等学校根据实际需要，报主管的教育行政部门批准，可以对本学校的修业年限作出调整。

第十八条　高等教育由高等学校和其他高等教育机构实施。

大学、独立设置的学院主要实施本科及本科以上教育。高等专科学校实施专科教育。经国务院教育行政部门批准，科学研究机构可以承担研究生教育的任务。

其他高等教育机构实施非学历高等教育。

第十九条　高级中等教育毕业或者具有同等学力的，经考试合格，由实施相应学历教育的高等学校录取，取得专科生或者本科生入学资格。

本科毕业或者具有同等学力的，经考试合格，由实施相应学历教育的高等学校或者经批准承担研究生教育任务的科学研究机构录取，取得硕士研究生入学资格。

硕士研究生毕业或者具有同等学力的，经考试合格，由实施相应学历教育的高等学校或者经批准承担研究生教育任务的科学研究机构录取，取得博士研究生入学资格。

允许特定学科和专业的本科毕业生直接取得博士研究生入学资格，具体办法由国务院教育行政部门规定。

第二十条　接受高等学历教育的学生，由所在高等学校或者经批准承担研究生教育任务的科学研究机构根据其修业年限、学业成绩等，按照国家有关规定，发给相应的学历证书或者其他学业证书。

接受非学历高等教育的学生，由所在高等学校或者其他高等教育机构发给相应的结业证书。结业证书应当载明修业年限和学业内容。

第二十一条　国家实行高等教育自学考试制度，经考试合格的，发给相应的学历证书或者其他学业证书。

第二十二条　国家实行学位制度。学位分为学士、硕士和博士。

公民通过接受高等教育或者自学，其学业水平达到国家规定的学位标准，可以向学位授予单位申请授予相应的学位。

第二十三条　高等学校和其他高等教育机构应当根据社会需要和自身办学条件，承担实施继续教育的工作。

第三章　高等学校的设立

第二十四条　设立高等学校，应当符合国家高等教育发展规划，符合国家利益和社会公共利益。

第二十五条　设立高等学校，应当具备教育法规定的基本条件。

大学或者独立设置的学院还应当具有较强的教学、科学研究力量，较高的教学、科学研究水平和相应规模，能够实施本科及本科以上教育。大学还必须设有三个以上国家规定的学科门类为主要学科。设立高等学校的具体标准由国务院制定。

设立其他高等教育机构的具体标准，由国务院授权的有关部门或者省、自治区、直辖市人民政府根据国务院规定的原则制定。

第二十六条　设立高等学校，应当根据其层次、类型、所设学科类别、规模、教学和科学研究水平，使用相应的名称。

第二十七条　申请设立高等学校的，应当向审批机关提交下列材料：

（一）申办报告；

（二）可行性论证材料；

（三）章程；

（四）审批机关依照本法规定要求提供的其他材料。

第二十八条　高等学校的章程应当规定以下事项：

（一）学校名称、校址；

（二）办学宗旨；

（三）办学规模；

（四）学科门类的设置；

（五）教育形式；

（六）内部管理体制；

（七）经费来源、财产和财务制度；

（八）举办者与学校之间的权利、义务；

（九）章程修改程序；

（十）其他必须由章程规定的事项。

第二十九条　设立实施本科及以上教育的高等学校，由国务院教育行政部门审批；设立实施专科教育的高等学校，由省、自治区、直辖市人民政府审批，报国务院教育行政部门备案；设立其他高等教育机构，由省、自治区、直辖市人民政府教育行政部门审批。审批设立高等学校和其他高等教育机构应当遵守国家有关规定。

审批设立高等学校，应当委托由专家组成的评议机构评议。

高等学校和其他高等教育机构分立、合并、终止，变更名称、类别和其他重要事项，由本条第一款规定的审批机关审批；修改章程，应当根据管理权限，报国务院教育行政部门或者省、自治区、直辖市人民政府教育行政部门核准。

第四章　高等学校的组织和活动

第三十条　高等学校自批准设立之日起取得法人资格。高等学校的校长为高等学校的法定代表人。

高等学校在民事活动中依法享有民事权利，承担民事责任。

第三十一条　高等学校应当以培养人才为中心，开展教学、科学研究和社会服务，保证教育教学质量达到国家规定的标准。

第三十二条　高等学校根据社会需求、办学条件和国家核定的办学规模，制定招生方案，自主调节系科招生比例。

第三十三条　高等学校依法自主设置和调整学科、专业。

第三十四条　高等学校根据教学需要，自主制定教学计划、选编教材、组织实施教学活动。

第三十五条　高等学校根据自身条件，自主开展科学研究、技术开发和社会服务。

国家鼓励高等学校同企业事业组织、社会团体及其他社会组织在科学研究、技术开发和推广等方面进行多种形式的合作。

国家支持具备条件的高等学校成为国家科学研究基地。

第三十六条　高等学校按照国家有关规定，自主开展与境外高等学校之间的科学技术文化交流与合作。

第三十七条　高等学校根据实际需要和精简、效能的原则，自主确定教学、科学研究、行政职能部门等内部组织机构的设置和人员配备；按照国家有关规定，评聘教师和其他专业技术人员的职务，调整津贴及工资分配。

第三十八条　高等学校对举办者提供的财产、国家财政性资助、受捐赠财产依法自主管理和使用。

高等学校不得将用于教学和科学研究活动的财产挪作他用。

第三十九条　国家举办的高等学校实行中国共产党高等学校基层委员会领导下的校长负责制。中国共产党高等学校基层委员会按照中国共产党章程和有关规定，统一领导学校工作，支持校长独立负责地行使职权，其领导职责主要是：执行中国共产党的路线、方针、政策，坚持社会主义办学方向，领导学校的思想政治工作和德育工作，讨论决定学校内部组织机构的设置和内部组织机构负责人的人选，讨论决定学校的改革、发展和基本管理制度等重大事项，保证以培养人才为中心的各项任务的完成。

社会力量举办的高等学校的内部管理体制按照国家有关社会力量办学的规定确定。

第四十条　高等学校的校长，由符合教育法规定的任职条件的公民担任。高等学校的校长、副校长按照国家有关规定任免。

第四十一条　高等学校的校长全面负责本学校的教学、科学研究和其他行政管理工作，行使下列职权：

（一）拟订发展规划，制定具体规章制度和年度工作计划并组织实施；

（二）组织教学活动、科学研究和思想品德教育；

（三）拟订内部组织机构的设置方案，推荐副校长人选，任免内部组织机构的负责人；

（四）聘任与解聘教师以及内部其他工作人员，对学生进行学籍管理并实施奖励或者处分；

（五）拟订和执行年度经费预算方案，保护和管理校产，维护学校的合法权益；

（六）章程规定的其他职权。

高等学校的校长主持校长办公会议或者校务会议，处理前款规定的有关事项。

第四十二条　高等学校设立学术委员会，履行下列职责：

（一）审议学科建设、专业设置，教学、科学研究计划方案；

（二）评定教学、科学研究成果；

（三）调查、处理学术纠纷；

（四）调查、认定学术不端行为；

（五）按照章程审议、决定有关学术发展、学术评价、学术规范的其他事项。

第四十三条　高等学校通过以教师为主体的教职工代表大会等组织形式，依法保障教职工参与民主管理和监督，维护教职工合法权益。

第四十四条　高等学校应当建立本学校办学水平、教育质量的评价制度，及时公开相关信息，接受社会监督。

教育行政部门负责组织专家或者委托第三方专业机构对高等学校的办学水平、效益和教育质量进行评估。评估结果应当向社会公开。

第五章　高等学校教师和其他教育工作者

第四十五条　高等学校的教师及其他教育工作者享有法律规定的权利，履行法律规定的义务，忠诚于人民的教育事业。

第四十六条　高等学校实行教师资格制度。中国公民凡遵守宪法和法律，热爱教育事业，具有良好的思想品德，具备研究生或者大学本科毕业学历，有相应的教育教学能力，经认定合格，可以取得高等学校教师资格。不具备研究生或者大学本科毕业学历的公民，学有所长，通过国家教师资格考试，经认定合格，也可以取得高等学校教师资格。

第四十七条　高等学校实行教师职务制度。高等学校教师职务根据学校所承担的教学、科学研究等任务的需要设置。教师职务设助教、讲师、副教授、教授。

高等学校的教师取得前款规定的职务应当具备下列基本条件：

（一）取得高等学校教师资格；

（二）系统地掌握本学科的基础理论；

（三）具备相应职务的教育教学能力和科学研究能力；

（四）承担相应职务的课程和规定课时的教学任务。

教授、副教授除应当具备以上基本任职条件外，还应当对本学科具有系统而坚实的基础理论和比较丰富的教学、科学研究经验，教学成绩显著，论文或者著作达到较高水平或者有突出的教学、科学研究成果。

高等学校教师职务的具体任职条件由国务院规定。

第四十八条　高等学校实行教师聘任制。教师经评定具备任职条件的，由高等学校按照教师职务的职责、条件和任期聘任。

高等学校的教师的聘任，应当遵循双方平等自愿的原则，由高等学校校长与受聘教师签订聘任合同。

第四十九条　高等学校的管理人员，实行教育职员制度。高等学校的教学辅助人员及其他专业技术人员，实行专业技术职务聘任制度。

第五十条　国家保护高等学校教师及其他教育工作者的合法权益，采取措施改善高等学校教师及其他教育工作者的工作条件和生活条件。

第五十一条　高等学校应当为教师参加培训、开展科学研究和进行学术交流提供便利条件。

高等学校应当对教师、管理人员和教学辅助人员及其他专业技术人员的思想政治表现、职业道德、业务水平和工作实绩进行考核，考核结果作为聘任或者解聘、晋升、奖励或者处分的依据。

第五十二条　高等学校的教师、管理人员和教学辅助人员及其他专业技术人员，应当以教学和培养人才为中心做好本职工作。

第六章　高等学校的学生

第五十三条　高等学校的学生应当遵守法律、法规，遵守学生行为规范和学校的各项管理制度，尊敬师长，刻苦学习，增强体质，树立爱国主义、集体主义和社会主义思想，努力学习马克思列宁主义、毛泽东思想、邓小平理论，具有良好的思想品德，掌握较高的科学文化知识和专业技能。

高等学校学生的合法权益，受法律保护。

第五十四条　高等学校的学生应当按照国家规定缴纳学费。

家庭经济困难的学生，可以申请补助或者减免学费。

第五十五条　国家设立奖学金，并鼓励高等学校、企业事业组织、社会团体以及其他社会组织和个人按照国家有关规定设立各种形式的奖学金，对品学兼优的学生、国家规定的专业的学生以及到国家规定的地区工作的学生给予奖励。

国家设立高等学校学生勤工助学基金和贷学金，并鼓励高等学校、企业事业组织、社会团体以及其他社会组织和个人设立各种形式的助学金，对家庭经济困难的学生提供帮助。

获得贷学金及助学金的学生，应当履行相应的义务。

第五十六条　高等学校的学生在课余时间可以参加社会服务和勤工助学活动，但不得影响学业任务的完成。

高等学校应当对学生的社会服务和勤工助学活动给予鼓励和支持，并进行引导和管理。

第五十七条　高等学校的学生，可以在校内组织学生团体。学生团体在法律、法规规定的范围内活动，服从学校的领导和管理。

第五十八条　高等学校的学生思想品德合格，在规定的修业年限内学完规定的课程，成绩合格或者修满相应的学分，准予毕业。

第五十九条　高等学校应当为毕业生、结业生提供就业指导和服务。

国家鼓励高等学校毕业生到边远、艰苦地区工作。

第七章　高等教育投入和条件保障

第六十条　高等教育实行以举办者投入为主、受教育者合理分担培养成本、高等学校多种渠道筹措经费的机制。

国务院和省、自治区、直辖市人民政府依照教育法第五十六条的规定，保证国家举办的高等教育的经费逐步增长。

国家鼓励企业事业组织、社会团体及其他社会组织和个人向高等教育投入。

第六十一条　高等学校的举办者应当保证稳定的办学经费来源，不得抽回其投入的办学资金。

第六十二条　国务院教育行政部门会同国务院其他有关部门根据在校学生年人均教育成本，规定高等学校年经费开支标准和筹措的基本原则；省、自治区、直辖市人民政府教育行政部门会同有关部门制订本行政区域内高等学校年经费开支标准和筹措办法，作为举办者和高等学校筹措办学经费的基本依据。

第六十三条　国家对高等学校进口图书资料、教学科研设备以及校办产业实行优惠政策。高等学校所办产业或者转让知识产权以及其他科学技术成果获得的收益，用于高等学校办学。

第六十四条　高等学校收取的学费应当按照国家有关规定管理和使用，其他任何组织和个人不得挪用。

第六十五条　高等学校应当依法建立、健全财务管理制度，合理使用、严格管理教育经费，提高教育投资效益。

高等学校的财务活动应当依法接受监督。

第八章　附　则

第六十六条　对高等教育活动中违反教育法规定的，依照教育法的有关规定给予处罚。

第六十七条　中国境外个人符合国家规定的条件并办理有关手续后，可以进入中国境内高等学校学习、研究、进行学术交流或者任教，其合法权益受国家保护。

第六十八条　本法所称高等学校是指大学、独立设置的学院和高等专科学校，其中包括高等职业学校和成人高等学校。

本法所称其他高等教育机构是指除高等学校和经批准承担研究生教育任务的科学研究机构以外的从事高等教育活动的组织。

本法有关高等学校的规定适用于其他高等教育机构和经批准承担研究生教育任务的科学研究机构，但是对高等学校专门适用的规定除外。

第六十九条　本法自 1999 年 1 月 1 日起施行。

中华人民共和国学位条例

（1980年2月12日第五届全国人民代表大会常务委员会第十三次会议通过
根据2004年8月28日第十届全国人民代表大会常务委员会第十一次会议
《关于修改〈中华人民共和国学位条例〉的决定》修正）

第一条 为了促进我国科学专门人才的成长，促进各门学科学术水平的提高和教育、科学事业的发展，以适应社会主义现代化建设的需要，特制定本条例。

第二条 凡是拥护中国共产党的领导、拥护社会主义制度，具有一定学术水平的公民，都可以按照本条例的规定申请相应的学位。

第三条 学位分学士、硕士、博士三级。

第四条 高等学校本科毕业生，成绩优良，达到下述学术水平者，授予学士学位：

（一）较好地掌握本门学科的基础理论、专门知识和基本技能；

（二）具有从事科学研究工作或担负专门技术工作的初步能力。

第五条 高等学校和科学研究机构的研究生，或具有研究生毕业同等学力的人员，通过硕士学位的课程考试和论文答辩，成绩合格，达到下述学术水平者，授予硕士学位：

（一）在本门学科上掌握坚实的基础理论和系统的专门知识；

（二）具有从事科学研究工作或独立担负专门技术工作的能力。

第六条 高等学校和科学研究机构的研究生，或具有研究生毕业同等学力的人员，通过博士学位的课程考试和论文答辩，成绩合格，达到下述学术水平者，授予博士学位：

（一）在本门学科上掌握坚实宽广的基础理论和系统深入的专门知识；

（二）具有独立从事科学研究工作的能力；

（三）在科学或专门技术上做出创造性的成果。

第七条 国务院设立学位委员会，负责领导全国学位授予工作。学位委员会设主任委员一人，副主任委员和委员若干人。主任委员、副主任委员和委员由国务院任免。

第八条 学士学位，由国务院授权的高等学校授予；硕士学位、博士学位，由国务院授权的高等学校和科学研究机构授予。

授予学位的高等学校和科学研究机构（以下简称学位授予单位）及其可以授予学位的学科名单，由国务院学位委员会提出，经国务院批准公布。

第九条 学位授予单位，应当设立学位评定委员会，并组织有关学科的学位论文答辩委员会。

学位论文答辩委员会必须有外单位的有关专家参加，其组成人员由学位授予单位遴选决定。学位评定委员会组成人员名单由学位授予单位确定，报国务院有关部门和国务院学位委员会备案。

第十条 学位论文答辩委员会负责审查硕士和博士学位论文、组织答辩，就是否授予硕士学位或博士学位作出决议。决议以不记名投票方式，经全体成员三分之二以上通过，报学位评定委员会。

学位评定委员会负责审查通过学士学位获得者的名单；负责对学位论文答辩委员会报请授予硕士学位或博士学位的决议，作出是否批准的决定。决定以不记名投票方式，经全体成员过半数通过。决定授予硕士学位或博士学位的名单，报国务院学位委员会备案。

第十一条　学位授予单位，在学位评定委员会作出授予学位的决议后，发给学位获得者相应的学位证书。

第十二条　非学位授予单位应届毕业的研究生，由原单位推荐，可以就近向学位授予单位申请学位。经学位授予单位审查同意，通过论文答辩，达到本条例规定的学术水平者，授予相应的学位。

第十三条　对于在科学或专门技术上有重要的著作、发明、发现或发展者，经有关专家推荐，学位授予单位同意，可以免除考试，直接参加博士学位论文答辩。对于通过论文答辩者，授予博士学位。

第十四条　对于国内外卓越的学者或著名的社会活动家，经学位授予单位提名，国务院学位委员会批准，可以授予名誉博士学位。

第十五条　在我国学习的外国留学生和从事研究工作的外国学者，可以向学位授予单位申请学位。对于具有本条例规定的学术水平者，授予相应的学位。

第十六条　非学位授予单位和学术团体对于授予学位的决议和决定持有不同意见时，可以向学位授予单位或国务院学位委员会提出异议。学位授予单位和国务院学位委员会应当对提出的异议进行研究和处理。

第十七条　学位授予单位对于已经授予的学位，如发现有舞弊作伪等严重违反本条例规定的情况，经学位评定委员会复议，可以撤销。

第十八条　国务院对于已经批准授予学位的单位，在确认其不能保证所授学位的学术水平时，可以停止或撤销其授予学位的资格。

第十九条　本条例的实施办法，由国务院学位委员会制定，报国务院批准。

第二十条　本条例自 1981 年 1 月 1 日起施行。

中华人民共和国学位条例暂行实施办法

（1981年5月20日国务院批准实施）

第一条 根据中华人民共和国学位条例，制定本暂行实施办法。

第二条 学位按下列学科的门类授予：哲学、经济学、法学、教育学、文学、历史学、理学、工学、农学、医学。

学士学位

第三条 学士学位由国务院授权的高等学校授予。

高等学校本科学生完成教学计划的各项要求，经审核准予毕业，其课程学习和毕业论文（毕业设计或其他毕业实践环节）的成绩，表明确已较好地掌握本门学科的基础理论、专门知识和基本技能，并且有从事科学研究工作或担负专门技术工作的初步能力的，授予学士学位。

第四条 授予学士学位的高等学校，应当由系逐个审核本科毕业生的成绩和毕业鉴定等材料，对符合本暂行办法第三条及有关规定的，可向学校学位评定委员会提名，列入学士学位获得者的名单。

非授予学士学位的高等学校，对达到学士学术水平的本科毕业生，应当由系向学校提出名单，经学校同意后，由学校就近向本系统、本地区的授予学士学位的高等学校推荐。授予学士学位的高等学校有关的系，对非授予学士学位的高等学校推荐的本科毕业生进行审查考核，认为符合本暂行办法第三条及有关规定的，可向学校学位评定委员会提名，列入学士学位获得者的名单。

第五条 学士学位获得者的名单，经授予学士学位的高等学校学位评定委员会审查通过，由授予学士学位的高等学校授予学士学位。

硕士学位

第六条 硕士学位由国务院授权的高等学校和科学研究机构授予。

申请硕士学位人员应当在学位授予单位规定的期限内，向学位授予单位提交申请书和申请硕士学位的学术论文等材料。学位授予单位应当在申请日期截止后两个月内进行审查，决定是否同意申请，并将结果通知申请人及其所在单位。

非学位授予单位应届毕业的研究生申请时，应当送交本单位关于申请硕士学位的推荐书。

同等学力人员申请时，应当送交两位副教授、教授或相当职称的专家的推荐书。学位授予单位对未具有大学毕业学历的申请人员，可以在接受申请前，采取适当方式，考核其某些大学课程。

申请人员不得同时向两个学位授予单位提出申请。

第七条 硕士学位的考试课程和要求：

1．马克思主义理论课。要求掌握马克思主义的基本理论。

2．基础理论课和专业课，一般为三至四门。要求掌握坚实的基础理论和系统的专门知识。

3．一门外国语。要求比较熟练地阅读本专业的外文资料。

学位授予单位研究生的硕士学位课程考试，可按上述的课程要求，结合培养计划安排进行。

非学位授予单位研究生的硕士学位课程考试，由学位授予单位组织进行。凡经学位授予单位审核，认为其在原单位的课程考试内容和成绩合格的，可以免除部分或全部课程考试。

同等学力人员的硕士学位课程考试，由学位授予单位组织进行。

申请硕士学位人员必须通过规定的课程考试，成绩合格，方可参加论文答辩。规定考试的课程中，如有一门不及格，可在半年内申请补考一次，补考不及格的，不能参加论文答辩。

试行学分制的学位授予单位，应当按上述的课程要求，规定授予硕士学位所应取得的课程学分。申请硕士学位人员必须取得规定的学分后，方可参加论文答辩。

第八条　硕士学位论文对所研究的课题应当有新的见解，表明作者具有从事科学研究工作或独立担负专门技术工作的能力。

学位授予单位应当聘请一至二位与论文有关学科的专家评阅论文。评阅人应当对论文写出详细的学术评语，供论文答辩委员会参考。

硕士学位论文答辩委员会由三至五人组成。成员中一般应当有外单位的专家。论文答辩委员会主席由副教授、教授或相当职称的专家担任。

论文答辩委员会根据答辩的情况，就是否授予硕士学位作出决议。决议采取不记名投票方式，经全体成员三分之二以上同意，方得通过。决议经论文答辩委员会主席签字后，报送学位评定委员会。会议应当有记录。

硕士学位论文答辩不合格的，经论文答辩委员会同意，可在一年内修改论文，重新答辩一次。

第九条　硕士学位论文答辩委员会多数成员如认为申请人的论文已相当于博士学位的学术水平，除作出授予硕士学位的决议外，可向授予博士学位的单位提出建议，由授予博士学位的单位按本暂行办法博士学位部分中有关规定办理。

博士学位

第十条　博士学位由国务院授权的高等学校和科学研究机构授予。

申请博士学位人员应当在学位授予单位规定的期限内，向学位授予单位提交申请书和申请博士学位的学术论文等材料。学位授予单位应当在申请日期截止后两个月内进行审查，决定是否同意申请，并将结果通知申请人及其所在单位。

同等学力人员申请时，应当送交两位教授或相当职称的专家的推荐书。学位授予单位对未获得硕士学位的申请人员，可以在接受申请前，采取适当方式，考核其某些硕士学位的基础理论课和专业课。

申请人员不得同时向两个学位授予单位提出申请。

第十一条　博士学位的考试课程和要求：

1．马克思主义理论课。要求较好地掌握马克思主义的基本理论。

2．基础理论课和专业课。要求掌握坚实宽广的基础理论和系统深入的专门知识。考试范围由学位授予单位的学位评定委员会审定。基础理论课和专业课的考试，由学位授予单位学位评定委员会指定三位专家组成的考试委员会主持，考试委员会主席必须由教授、副教授或相当职称的专家担任。

3．两门外国语。第一外语要求熟练地阅读本专业的外文资料，并具有一定的写作能力，第二外国语要求有阅读本专业外文资料的初步能力。个别学科、专业，经学位授予单位的学位评定委员会审定，可只考第一外国语。

攻读博士学位研究生的课程考试．可按上述的课程要求，结合培养计划安排进行。

第十二条　申请博士学位人员必须通过博士学位的课程考试，成绩合格，方可参加博士学位论文答辩。

申请博士学位人员在科学或专门技术上有重要著作、发明、发现或发展的，应当向学位授予单位提交有关的出版著作、发明的鉴定或证明书等材料，经两位教授或相当职称的专家推荐，学位授予单位按本暂行办法第十一条审查同意，可以免除部分或全部课程考试。

第十三条　博士学位论文应当表明作者具有独立从事科学研究工作的能力，并在科学或专门技术上做出创造性的成果。博士学位论文或摘要，应当在答辩前三个月印送有关单位，并经同行评议。

学位授予单位应当聘请两位与论文有关学科的专家评阅论文，其中一位应当是外单位的专家。评阅人应当对论文写出详细的学术评语，供论文答辩委员会参考。

第十四条　博士学位论文答辩委员会由五至七人组成。成员的半数以上应当是教授或相当职称的专家。成员中必须包括二至三位外单位的专家。论文答辩委员会主席一般应当由教授或相当职称的专家担任。

论文答辩委员会根据答辩的情况，就是否授予博士学位作出决议。决议采取不记名投票方式，经全体成员三分之二以上同意，方得通过。决议经论文答辩委员会主席签字后，报送学位评定委员会。会议应当有记录。

博士学位的论文答辩一般应当公开举行；已经通过的博士学位论文或摘要应当公开发表（保密专业除外）。

博士学位论文答辩不合格的，经论文答辩委员会同意，可在两年内修改论文，重新答辩一次。

第十五条　博士学位论文答辩委员会认为申请人的论文虽未达到博士学位的学术水平，但已达到硕士学位的学术水平，而且申请人尚未获得过该学科硕士学位的，可作出授予硕士学位的决议，报送学位评定委员会。

名誉博士学位

第十六条　名誉博士学位由国务院授权授予博士学位的单位授予。

第十七条　授予名誉博士学位须经学位授予单位的学位评定委员会讨论通过，由学位授予单位报国务院学位委员会批准后授予。

学位评定委员会

第十八条　学位授予单位的学位评定委员会根据国务院批准的授予学位的权限．分别履行以下职责：

（一）审查通过接受申请硕士学位和博士学位的人员名单；

（二）确定硕士学位的考试科目、门数和博士学位基础理论课和专业课的考试范围；审批主考人和论文答辩委员会成员名单；

（三）通过学士学位获得者的名单；

（四）作出授予硕士学位的决定；

（五）审批申请博士学位人员免除部分或全部课程考试的名单；

（六）作出授予博士学位的决定；

（七）通过授予名誉博士学位的人员名单；

（八）作出撤销违反规定而授予学位的决定；

（九）研究和处理授予学位的争议和其他事项。

第十九条　学位授予单位的学位评定委员会由九至二十五人组成，任期二至三年。成员应当包括学位授予单位主要负责人和教学、研究人员。

授予学士学位的高等学校，参加学位评定委员会的教学人员应当从本校讲师以上教师中遴选。授予学士学位、硕士学位和博士学位的单位，参加学位评定委员会的教学、研究人员主要应当从本单位副教授、教授或相当职称的专家中遴选。授予博士学位的单位，学位评定委员会中至少应当有半数以上的教授或相当职称的专家。

学位评定委员会主席由学位授予单位具有教授、副教授或相当职称的主要负责人（高等学校校长，主管教学、科学研究和研究生工作的副校长，或科学研究机构相当职称的人员）担任。

学位评定委员会可以按学位的学科门类，设置若干分委员会。各由七至十五人组成，任期二至三年。分委员会主席必须由学位评定委员会委员担任。分委员会协助学位评定委员会工作。学位评定委员会成员名单，应当由各学位授予单位报主管部门批准，主管部门转报国务院学位委员会备案。

学位评定委员会可根据需要，配备必要的专职或兼职的工作人员，处理日常工作。

第二十条　学位授予单位每年应当将授予学士学位的人数、授予硕士学位和博士学位的名单及有关材料，分别报主管部门和国务院学位委员会备案。

其他规定

第二十一条　在我国学习的外国留学生申请学士学位，参照本暂行办法第三条及有关规定办理。

在我国学习的外国留学生和从事研究或教学工作的外国学者申请硕士学位或博士学位，参照本暂行办法的有关规定办理。

第二十二条　学士学位的证书格式．由教育部制定。硕士学位和博士学位的证书格式，由国务院学位委员会制定。学位获得者的学位证书，由学位授予单位发给。

第二十三条　已经通过的硕士学位和博士学位的论文，应当交存学位授予单位图书馆一份，已经通过的博士学位论文，还应当交存北京图书馆和有关的专业图书馆各一份。

第二十四条　在职人员申请硕士学位或博士学位，经学位授予单位审核同意参加课程考试和论文答辩后，准备参加考试或答辩，可享有不超过两个月的假期。

第二十五条　学位授予单位可根据本暂行实施办法，制定本单位授予学位的工作细则。

国务院学位委员会
关于印发《硕士、博士专业
学位研究生教育发展总体方案》、《硕士、博士
专业学位设置与授权审核办法》的通知

学位〔2010〕49号

各省、自治区、直辖市学位委员会、教育厅（教委），新疆生产建设兵团教育局，有关部门（单位）教育局（司），教育部直属高等学校：

国务院学位委员会第27次会议审议通过了《硕士、博士专业学位研究生教育发展总体方案》和《硕士、博士专业学位设置与授权审核办法》。现将两个文件印发，请遵照执行。

贯彻落实《国家中长期教育改革和发展规划纲要（2010—2020年）》，积极促进学位与研究生教育结构的调整和优化，大力培养适应社会主义现代化需要的高层次应用型专门人才，是当前和今后我国学位与研究生教育改革和发展的重要内容。各专业学位研究生培养单位和有关教育主管部门要高度重视专业学位教育工作，充分认识专业学位人才培养与学术型学位人才培养是高层次人才培养的两个重要方面，具有同等重要的地位和作用。抓住机遇，着力调整人才培养结构，深化培养机制改革，加强教学条件建设，重视构建和形成一支适应专业学位研究生教育的师资队伍，建立健全合理的教学科研评价体系。强化过程管理，建立和完善包括招生、培养、学位授予等各个环节的专业学位质量保证体系。切实加大投入，加强教学基础设施、案例库以及教学实践基地的建设。树立服务意识，为学生学习、实践、创业等提供良好条件。充分调动社会、行业和有关用人单位的积极性，发挥学校、院系和导师的作用，积极争取各方面资源，拓宽就业渠道。积极探索全日制、非全日制专业学位研究生培养模式，促进专业学位教育质量的不断提高和健康、积极地发展。

附件：

一、硕士、博士专业学位研究生教育发展总体方案

二、硕士、博士专业学位设置与授权审核办法

国务院学位委员会

二〇一〇年九月十八日

硕士、博士专业学位研究生教育发展总体方案

（国务院学位委员会第二十七次会议审议通过）

专业学位（professional degree），是随着现代科技与社会的快速发展，针对社会特定职业领域的需要，培养具有较强的专业能力和职业素养、能够创造性地从事实际工作的高层次应用型专门人才而设置的一种学位类型。专业学位具有相对独立的教育模式，具有特定的职业指向性，是职业性与学术性的高度统一。专业学位是现代社会发展的产物，科技越发达、社会现代化程度越高，社会对专业学位人才的需求越大，是现代高等教育学位体系的重要组成部分。随着社会生产力的进一步发展，社会分工日趋精细，职业实践越来越复杂，专业学位在丰富人才培养类型，促进知识经济产业成长，提升社会现代化水平等方面发挥了独特的作用。

我国自1990年开始设置和试办专业学位教育，截至目前，国务院学位委员会已批准设置19个专业学位，具有专业学位授予权的院校达到476所，累计招生85万人，初步建立了具有中国特色的专业学位研究生教育制度，为社会主义现代化建设培养了一批高层次应用型人才。目前，我国正处于加快转变经济增长方式，提高国际竞争力，全面建设小康社会的关键时期。国民经济持续快速增长，居民消费结构逐步升级，产业结构调整和城镇化进程加快，国际影响力与日俱增，社会主义市场经济体制逐步完善，社会政治保持长期稳定，有力地促进了学位与研究生教育规模的扩大。与此同时，提高自主创新能力、推进产业结构优化升级、建设资源节约型和环境友好型社会、构建和谐社会、建设社会主义新农村，促进国民经济又好又快发展等一系列国家发展战略，对专业学位与研究生教育提出了新的和更高要求。

二战以后，欧美各国大力调整研究生教育结构，积极发展专业学位教育。美国在经济社会快速发展的推动下，专业学位发展迅速，已成为美国高等教育体系的重要组成部分。以英国和澳大利亚为代表的英联邦国家，已形成了较完善的专业学位教育体系。法国的高等教育直接划分为大学教育和工程师教育，工程师教育是面向工程领域应用需求而开展的由本科到研究生的职业性教育。日本和韩国自20世纪90年代以来，也高度重视和大力发展专业学位教育，并在短期内形成了独立的专业学位教育系统。

2007年，国务院学位委员会第23次会议提出，要适应经济社会发展需要，宏观设计，总体规划，积极发展专业学位教育，积极探索和建立中国特色的专业学位教育制度。

一、发展硕士、博士专业学位教育的指导思想、原则和目标

（一）指导思想

发展专业学位研究生教育，以邓小平理论和“三个代表”重要思想为指导，深入贯彻落实科学发展观，坚持以人为本，以质量为核心，以培养大批适应经济社会发展需要的高层次应用型专门人才为目标，统筹规划，优化结构，健全机制，创新模式，分步实施，稳步推进，努力开创专业学位教育蓬勃发展的新局面，积极促进研究生教育更好地为创新型国家和人力资源强国建设做出重要贡献。

（二）原则

——适应社会需求，强化职业导向。进一步发展专业学位教育，必须紧密结合经济社会发展趋势，紧密结合特定职业领域人才需求，紧密结合职业资格认证体系。

——创新培养模式，突出自身特色。发展专业学位教育，要充分借鉴、吸收发达国家和地区专业学位教育的有益经验，要着眼于我国的国情和教育的实际情况，积极创新培养模式，勇于探索中国特色的专业学位教育制度。

——优化结构布局，着力完善体系。按照科学、合理、适时原则，不断扩大专业学位类别，不断完善专业学位体系，推进更多地方院校、特色高等学校积极开展专业学位教育。

——完善保障机制，注重提高质量。发展专业学位教育，要以提高质量为核心，进一步加强对专业学位授权、研究生培养、学科建设、师资队伍等方面的质量保障体系建设，努力形成培养单位、教育主管部门、用人单位和社会等多层面的、健全的质量监控体系。

（三）目标

——到 2015 年，积极发展硕士层次专业学位研究生教育，实现硕士研究生教育从以培养学术型人才为主向以培养应用型人才为主的战略性转变；硕士层次的专业学位类别增加一倍左右；稳步发展博士层次专业学位教育，本着“成熟一个、发展一个”精神，深入论证，有序推进。专业学位研究生教育质量不断提高，社会适应能力日益增强。

——到 2020 年，实现我国研究生教育从以培养学术型人才为主转变为学术型人才和应用型人才培养并重，专业学位教育体系基本完善，研究生教育结构和布局进一步优化，培养质量明显提高，研究生教育能够更好地适应经济社会发展需要和满足人民群众接受研究生教育的需求。

二、加快创造和完善有利于专业学位教育发展的宏观环境

（一）积极引导、鼓励行业、企业及社会力量支持、参与专业学位教育

努力创造专业学位教育良好的社会环境。中央和地方政府应通过制定有关政策，引导并鼓励行业、企业与社会团体、专业组织积极介入专业学位教育，指导教学过程，参与教学评估，设立见习岗位，提供实习条件，把校企（行业）联合培养专业学位人才作为重要社会责任。全国各专业学位教育

指导委员会应吸收更多实践部门有丰富实践经验的专业人士担任委员，推进教育指导委员会主动与行业组织、协会加强沟通、合作，共同谋划办学，使校企（行业）真正成为专业学位教育的办学共同体。

（二）加大专业学位研究生人才选拔改革力度

1．改革招生计划分配方式

从 2010 年起，国家在下达硕士研究生招生计划时，将学术型研究生与专业学位研究生分列下达，明确招生单位招收学术型研究生和专业学位研究生的规模。新增硕士研究生招生计划主要用于全日制硕士专业学位研究生招生，同时，要求具有专业学位授权的招生单位按不低于 5% 减少学术型招生人数，减出部分用于增加硕士专业学位研究生招生。将在职攻读硕士专业学位纳入国家统一的硕士生招生计划。

2．改革入学考试方式

从 2010 年起，对学术型和专业学位研究生招生，采取“分类报名考试、分别标准录取”的方式进行，按照“科目对应、分值相等、内容区别”的原则设置专业学位研究生招生考试科目和内容。考试内容突出考查考生运用基础知识和基本理论分析问题和解决实际问题的能力。同时，对专业学位硕士生实施推免生政策，提升专业学位吸引力和生源质量。积极研究、不断深化改革专业学位入学考试选拔标准。

（三）加快完善专业学位设置与授权审核制度

1．改革硕士、博士专业学位设置审批办法

（1）制定与学术型学位学科目录相对应的硕士、博士专业学位授予与人才培养目录，作为专

业学位授权审核、学位授予和人才培养以及教育统计分类等工作的依据。

（2）根据有关行业主管部门、行业协会或有关学位授予单位提出设置与调整专业学位的建议，国务院学位委员会办公室组织专家进行论证，统一规划、动态调整硕士、博士专业学位类别设置。

（3）硕士层次专业学位类别设置一般每五年调整一次。

博士层次专业学位设置，根据实际需要，逐一论证，适度发展。

（4）硕士、博士专业学位类别设置与调整由国务院学位委员会审批。

2．改革专业学位授权点审核办法

（1）国务院学位委员会办公室制定各类别硕士、博士专业学位授权点基本标准和审核要求。

（2）不断扩大省级学位与研究生教育主管部门统筹区域内专业学位授权点的审核权限，增强专业学位教育为地方经济社会发展服务的能力。

（3）不断扩大部（委）属高等学校在专业学位授权点方面的审核权，扩大专业学位教育办学自主权。

（4）专业学位的授权点审核，以相应学科作为基础，但不以是否具有硕士、博士学位授权点作为专业学位授权的必要条件。

（四）大力推进专业学位教育与职业资格考试的衔接

专业学位教育与职业资格考试的紧密衔接，是专业学位教育的突出特色，也是专业学位教育的重要发展方向。积极推动专业学位与职业资格考试的多种形式的衔接。拟采取的衔接方式有以下几种：

1．完全对接。学生在学期间，所学课程和培养要求，得到职业资格考试的认可，学生毕业时，既获得学位证书，也获得职业资格证书。

2．课程豁免。在校学生或毕业生，参加国家职业资格考试，可豁免一定的考试科目。

3．缩短职业资格考试实践年限。学生如获得相应专业学位，可提前一定时间具备参加职业资格考试的资格。

4．与国际职业资格考试衔接。在校学生或毕业生，可具备参加有关国际职业资格考试条件，并可豁免一定的考试科目。

5．任职条件之一。获得相应专业学位，成为某些职业领域专业人员职业发展的必备条件之一。

（五）建立健全硕士、博士专业学位教育宏观管理与质量保障体系

建立和完善高校自主办学、中央和省级政府宏观调控、行业组织积极参与的宏观管理体系。

1．国务院学位委员会、教育部统筹制定专业学位教育发展的宏观政策、规划；组织设立全国专业学位教育指导委员会并委托其开展相关教学指导和质量认证等工作。

2．省级学位与研究生教育主管部门，负责制定本省（自治区、直辖市）专业学位教育发展规划，组织专业学位授权点审核，开展教育质量评估和检查等。

3．全国专业学位教育指导委员会，负责制定指导性培养方案、教学基本要求和专业学位授予标准，开展教材与案例库建设，促进师资建设，加强合作与交流，实施办学质量认证和评估等。

4．培养单位根据国家、地方政府和教育指导委员会的有关政策，积极探索硕士、博士专业学位教育发展新模式，努力提高人才培养质量。

5．社会行业组织作为独立的第三方，参与硕士、博士专业学位教育的质量评价、监督和指导，将政府监管机制和市场监控机制有机结合，充分发挥市场机制对专业学位教育质量的保障作用。

三、创新人才培养模式，不断提高培养质量

专业学位研究生教育在培养目标、课程设置、教学理念、培养模式、质量标准和师资队伍建设等方面，与学术型研究生完全不同。专业学位获得者要具备特定职业所要求的专业能力和素养，具备从业基本条件，能够运用一定的理论、知识和技术有效地从事专业工作。

（一）创新人才培养模式

1．建立专业学位研究生教育办学新模式

切实转变办学观念，强化目标导向，与实际部门建立长期、稳定、实质性的联合培养机制，搭建高水平的合作培养平台，积极构建专业学位研究生教育新的办学模式。教学组织、教学过程、教师构成、教学方式、教学评价都要紧紧围绕教学目标而实施。突出实践教学，保证不少于半年的实践教学，加大实践教学学分比重。改革创新实践教学模式，坚持一线实践，建立多种形式的实践基地；对实习实践进行全过程的管理、服务和质量评价，确保实践训练质量。

2．建立专业学位研究生教育的课程体系和教学方法

课程设置要充分反映职业领域对专门人才的知识与能力要求，以实际应用为导向，以满足职业需求为目标，以综合素养和应用知识与能力的提高为核心，将行业组织、培养单位和个人职业发展要求有机结合起来。教学方法强调以学生为本、以能力培养为本、以职业导向为本；重视运用团队学习、案例分析、现场研究、模拟训练等方法，注重培养学生研究实践问题的意识和解决实际问题的能力。

3．建立专业学位研究生教育的论文标准和考核办法

专业学位的学位论文，必须强化应用导向，形式可多种多样。鼓励采用调研报告、规划设计、产品开发、案例分析、项目管理、文学艺术作品等多种形式，重在考察学生综合运用理论、方法和技术解决实际问题的能力；论文选题必须来源于社会实践或工作实际中的现实问题，有明确的实践意义和应用价值；学位论文答辩形式可多种多样，答辩成员中应有相关行业实践领域具有专业技术职务的专家。

（二）构建“双师型”的师资队伍

各培养单位要提高专任教师的专业实践能力和教育教学能力，提升师资队伍的专业化水平。来自实践领域有丰富经验的高层次专业人员承担专业课程教学的比例应不低于三分之一，并积极参与实践过程、项目研究、论文考评等工作；大力引进既有理论水平、又有实践经验的优秀专业人才从事专业学位教育，加快形成“双师型”的师资结构；着力建立和形成有利于激励教师积极投身专业学位教育的评价体系，制订从事专业学位教育的职称评定标准。

（三）探索专业学位研究生教育管理新机制

各校学位评定委员会要注重分类管理和指导，制定专业学位的评价标准；建立有利于专业学位研究生教育的教学、组织和管理机构；建立健全专业学位教师的教学科研评价体系；加大投入，统筹教学和研究资源，加强教学基础设施、案例库以及教学实践基地建设；建立和完善全日制专业学位研究生的奖助贷体系；加强就业指导和职业规划，把专业学位毕业生纳入与学术型研究生相同的就业政策范畴，提高学生就业能力。

四、开展专业学位研究生教育综合改革试点工作

为加快推进专业学位教育的改革与发展，拟开展专业学位教育综合改革试点工作。通过综合改革试点工作，大力推动高校转变观念，提高对专业学位研究生教育重要性的认识，积极探索专业学位研究生教育规律。建立健全专业学位研究生招生、培养、教学、服务等管理机制，营造良好的办学环境；大胆探索和创新专业学位研究生教育培养模式，特别强调与企业、行业等建立紧

密的、实质性的联合培养机制；建立健全专业学位教育的教师选拔、激励和评价机制，特别注重吸引有丰富实践经验的专业人士担任教师，形成“双师型”的教师结构；建立健全专业学位研究生的奖助贷体系。通过综合改革试点工作，发挥试点单位的示范作用，积累经验，加快形成与经济社会发展需要相适应的专业学位教育体系，促进专业学位研究生教育水平和人才培养质量的明显提高。

硕士、博士专业学位设置与授权审核办法

（国务院学位委员会第二十七次会议审议通过）

第一章　总　则

第一条　为进一步完善我国学位制度，促进硕士、博士专业学位研究生教育的科学发展，加速培养适应经济建设和社会发展所需要的高层次应用型专业人才，特制订本办法。

第二条　专业学位是针对社会特定职业领域的需要，培养具有较强的专业能力和职业素养、能够创造性地从事实际工作的高层次应用型专门人才而设置的一种学位类型。

第三条　专业学位名称表示为“××（职业领域）硕士（博士）专业学位”。

第二章　硕士、博士专业学位设置

第四条　拟设置的专业学位，一般应符合以下基本条件：

（一）具有明确的职业指向，所对应职业领域的人才培养，已形成相对完整、系统的知识体系；

（二）对应职业领域已形成相对独立的专业技术标准，以及相对成熟的职业规范和特定的职业能力标准。

（三）对应职业领域的人才需求有较大规模。

第五条　有关主管部门、行业协会或有关学位授予单位提出专业学位类别的设置申请，国务院学位委员会办公室会同有关主管部门、行业协会及有关专家进行论证，报国务院学位委员会审批。硕士专业学位的设置工作一般每五年调整一次。

第六条　批准设置的硕士、博士专业学位，由国务院学位委员会负责组织并协调有关行业主管部门、行业协会及有关学位授予单位，成立全国性的专业学位教育指导委员会，指导专业学位授予单位的相关教育教学活动。

第七条　批准设置的专业学位统一编入《硕士、博士专业学位授予与人才培养目录》，作为专业学位授权审核、学位授予、人才培养和教育统计分类等工作的依据。

第三章　硕士、博士专业学位授权审核

第八条　专业学位授权审核工作由国务院学位委员会统一组织，原则上与学术型学位授权审核工作同步进行。

第九条　国务院学位委员会根据国家经济、社会、科技、文化事业发展需要和专业学位教育发展状况，制定新增专业学位授权审核工作的指导性意见。

第十条　专业学位授权审核，以相应学科作为基础，但不以是否具有学术性学科授权作为专业学位授权的必要条件。

第十一条　申请专业学位授权的学位授予单位应具有以实践为导向的办学模式、良好的办学条件、教学和实践经验丰富的教师队伍以及长期稳定的专业实践场所。

第十二条　学位授予单位新增博士专业学位授权申请，由国务院学位委员会办公室组织评审，报国务院学位委员会审批。

第十三条　学位授予单位新增硕士专业学位授权申请，由学位授予单位所在省（自治区、直辖市）学位委员会组织评审，或由其自行组织评审，报国务院学位委员会审批。

第十四条　学位授予单位新增军事类专业学位授权申请，由中国人民解放军学位委员会等部门组织有关专家进行评审，报国务院学位委员会审批。

第四章　附　则

第十五条　硕士、博士专业学位证书格式由国务院学位委员会办公室统一制定，学位获得者的证书由学位授予单位颁发。

第十六条　未经国务院学位委员会批准，任何单位不得开展专业学位研究生教育工作，或在招生与学位授予中使用有关专业学位的名称。对于违反规定的单位，将给予相应的处罚。

第十七条　本办法由国务院学位委员会办公室负责解释。

第十八条　本办法自公布之日起施行。

附：

硕士、博士专业学位授予与人才培养目录

硕士专业学位

025100　金融
025200　应用统计
025300　税务
025400　国际商务
025500　保险
025600　资产评估
035100　法律
035200　社会工作
035300　警务
045100　教育
045200　体育
045300　汉语国际教育
045400　应用心理
055100　艺术
055200　翻译
055300　新闻与传播
055400　出版
065100　文物与博物馆
085100　建筑学
085200　工程
085300　城市规划
095100　农业推广
095200　兽医
095300　风景园林
095400　林业
105100　临床医学
105200　口腔医学
105300　公共卫生
105400　护理
105500　药学
105600　中药学
115100　军事
125100　工商管理
125200　公共管理
125300　会计
125400　旅游管理
125500　图书情报
125600　工程管理

博士专业学位

045100	教育	105100	临床医学
095200	兽医	105200	口腔医学

国务院学位委员会
关于开展博士、硕士学位授权学科和专业学位授权类别动态调整工作的通知

学位〔2015〕40号

各省、自治区、直辖市学位委员会，中国人民解放军学位委员会：

根据国务院学位委员会第31次会议决议，经总结前期试点工作经验，国务院学位委员会对《博士、硕士学位授权学科和专业学位授权类别动态调整办法（试行）》进行了修订，形成了《博士、硕士学位授权学科和专业学位授权类别动态调整办法》（见附件），现印发给你们。同时，决定自2016年起，将博士、硕士学位授权学科和专业学位授权类别动态调整工作的实施范围扩大到全国。请你们按照国务院学位委员会《关于开展博士、硕士学位授权学科和专业学位授权类别动态调整试点工作的意见》（学位〔2014〕1号）和《博士、硕士学位授权学科和专业学位授权类别动态调整办法》，组织本省（自治区、直辖市）范围内各学位授予单位做好学位授权点动态调整工作。

军队系统各学位授予单位学位授权点的动态调整意见和办法，由中国人民解放军学位委员会根据国务院学位委员会的意见和办法另行制定，并统一组织实施。

各省（自治区、直辖市）学位委员会及中国人民解放军学位委员会每年的调整结果，须于当年6月底前报送至国务院学位委员会办公室。

附件：博士、硕士学位授权学科和专业学位授权类别动态调整办法

国务院学位委员会

2015年11月10日

博士、硕士学位授权学科和专业学位授权类别动态调整办法

总　则

第一条　根据国务院学位委员会《关于开展博士、硕士学位授权学科和专业学位授权类别动态调整试点工作的意见》，制定本办法。

第二条　本办法所规定的动态调整，系指撤销国务院学位委员会批准的学位授权点并可以增列其他学位授权点。

第三条　本办法所称学位授权点，包括：

1．博士学位授权学科（仅包含博士学位授予权，不包含同一学科的硕士学位授予权）；

2．硕士学位授权学科；

3．博士专业学位授权类别；

4．硕士专业学位授权类别；

5．工程硕士专业学位授权类别下的授权工程领域。

第四条　撤销博士学位授权学科、硕士学位授权学科，可按以下情况增列其他学位授权点：

1．撤销博士学位授权一级学科，可增列下述之一：

（1）其他博士学位授权一级学科，但所增列学科应已为硕士学位授权一级学科或为拟同时增列的硕士学位授权一级学科；

（2）其他硕士学位授权一级学科；

（3）博士专业学位授权类别；

（4）硕士专业学位授权类别；

（5）工程硕士专业学位下的授权工程领域。

2．撤销硕士学位授权一级学科，可增列下述之一：

（1）其他硕士学位授权一级学科；

（2）硕士专业学位授权类别；

（3）工程硕士专业学位下的授权工程领域。

3．撤销未获得一级学科授权的一级学科下已有二级学科，按以下情况处理：

（1）撤销该一级学科下的全部博士学位授权二级学科，视同撤销一个博士学位授权一级学科，可按本条第1项的规定增列其他学位授权点。

（2）撤销该一级学科下的全部硕士学位授权二级学科，视同撤销一个硕士学位授权一级学科，可按本条第2项的规定增列其他学位授权点。

按本条规定撤销后仍在本单位增列博士学位授权学科和硕士学位授权学科的，应为与撤销授权点所属学科不同的其他一级学科。

第五条　撤销博士专业学位授权类别、硕士专业学位授权类别、工程硕士专业学位下的授权工程领域，可按以下情况增列其他学位授权点：

1．撤销博士专业学位授权类别，可增列下述之一：

（1）其他博士专业学位授权类别；

（2）硕士专业学位授权类别；

（3）工程硕士专业学位下的授权工程领域。

2．撤销硕士专业学位授权类别或工程硕士专业学位下的授权工程领域，可增列下述之一：

（1）其他硕士专业学位授权类别；

（2）工程硕士专业学位下的授权工程领域。

第六条　对于属同一学科的博士学位授权学科和硕士学位授权学科，不得单独撤销硕士学位授权学科保留博士学位授权学科。

第七条　省（自治区、直辖市）学位委员会（下称“省级学位委员会”）对博士学位授权点的调整，只能在博士学位授予单位内和博士学位授予单位之间进行；对硕士学位授权点的调整，可在博士和硕士学位授予单位内，以及博士和硕士学位授予单位之间进行。学位授予单位自主调整学位授权点只能在本单位范围内进行。

学位授予单位自主调整

第八条　学位授予单位自主调整学位授权点，指学位授予单位主动撤销并可以自主增列学位授权点。调整中拟增列学位授权点的数量不得超过主动撤销学位授权点的数量，主动撤销学位授权点后不同时增列学位授权点的，可在今后自主调整中增列。

第九条　学位授予单位自主确定拟增列学位授权点，须由学位授予单位聘请同行专家根据国务院学位委员会规定的学位授权点基本条件、省级学位委员会和学位授予单位规定的其他要求进行评议。学位授予单位拟主动撤销和拟自主增列的学位授权点，须经本单位学位评定委员会审议通过，并在本单位内进行不少于 15 个工作日的公示。

第十条　学位授予单位将主动撤销和增列的学位授权点以及开展调整工作的有关情况报省级学位委员会。省级学位委员会对学位授予单位调整工作是否符合规定的程序办法进行审查，审查通过的报国务院学位委员会批准。

省级学位委员会统筹调整

第十一条　省级学位委员会统筹调整学位授权点，包括：

1．制定学科发展规划，指导本地区学位授权点动态调整。制定支持政策，引导学位授予单位根据区域经济社会发展需要撤销和增列学位授权点。

2．对于国务院学位委员会根据有关规定撤销学位授权点，以及学位授予单位主动撤销后不再增列其他学位授权点的，省级学位委员会可在全省（自治区、直辖市）范围内统筹组织增列学位授权点，拟增列学位授权点的数量不得超过撤销学位授权点的数量，具体增列时间由各省级学位委员会统筹安排。

第十二条　省级学位委员会组织开展增列学位授权点工作，按以下程序和要求进行：

1．学位授予单位申请增列学位授权点，须经本单位学位评定委员会审议通过。

2．省级学位委员会聘请同行专家，根据国务院学位委员会制定的学位授权点基本条件和省级学位委员会规定的其他要求，对学位授予单位申请增列的学位授权点进行评审。参加评审的同行专家中，来自本省（自治区、直辖市）以外的专家不少于二分之一。

3．省级学位委员会对专家评审通过的申请增列学位授权点进行审议，并将审议通过的拟增列学位授权点在经过不少于 15 个工作日的公示后，报国务院学位委员会批准。

批准及复核

第十三条　省级学位委员会于每一年度规定时间，将本省（自治区、直辖市）范围内学位授予单位拟主动撤销和自主增列的学位授权点以及省级学位委员会审议通过的拟增列学位授权点报国务院学位委员会按程序批准。

第十四条　按本办法增列的学位授权点在批准授权 3 年后，需接受复核。复核工作按照《学位授权点合格评估办法》第十四条关于专项合格评估的规定进行。学位授权点如经复核撤销，不得再按本办法增列其他学位授权点。

其　他

第十五条　按本办法主动撤销的学位授权点在 3 年内实行有限授权。在有限授权期内停止招生，但保留对已招收研究生的学位授予权。3 年期满后完全撤销授权，仍未毕业研究生由学位授予单位转由本单位其他学位授权点培养并授予学位，或向其他学位授予单位申请授予学位。

第十六条　学位授予单位按本办法主动撤销的学位授权点，不得在 5 年内再次按本办法增列为学位授权点。

第十七条　按本办法增列下列种类学位授权点的，按以下情况处理：

1．增列临床医学、口腔医学、中医学专业学位授权类别的，还应满足下述条件：

（1）增列博士专业学位授权类别的，应具有临床医学本科专业和相应的硕士专业学位授权类别，并至少有一所直属附属医院为专科医师规范化培训基地。

（2）增列硕士专业学位授权类别的，应具有临床医学本科专业，并有至少一所附属医院为住院医师规范化培训基地。

2．增列建筑学硕士专业学位授权类别的，应按有关规定经全国高等学校建筑学专业教育评估委员会评估通过后，方可决定增列。

3．新增军事学门类授权学科及军事类专业学位授权类别的，需经中国人民解放军学位委员会同意后，方可决定增列。

4．新增警务硕士专业学位授权类别的，需经全国警务专业学位研究生教育指导委员会同意后，方可决定增列。

第十八条　本办法由国务院学位委员会办公室负责解释。

国务院学位委员会 教育部
关于印发《学位授予和人才培养学科目录（2011年）》的通知

学位〔2011〕11号

各省、自治区、直辖市学位委员会、教育厅（教委），新疆生产建设兵团教育局，有关部门（单位）教育（人事）司（局），中国人民解放军学位委员会，中共中央党校学位评定委员会，各学位授予单位：

根据国务院学位委员会第二十六次会议的有关决议，为适应我国经济、社会、科技和高等教育的发展，国务院学位委员会、教育部启动了学科目录修订工作，对学科目录设置与管理的机制进行了改革。新修订后的《学位授予和人才培养学科目录（2011年）》（以下简称新目录）已经国务院学位委员会第二十八次会议审议批准，现印发给你们。

新目录的印发，是贯彻落实《国家中长期教育改革和发展规划纲要（2010—2020年）》，建立动态调整机制，优化学科结构的一项重要举措，对推动学位授权审核办法改革，扩大学位授予单位办学自主权，加快创新人才培养，提高人才培养和学位授予质量，使学位与研究生教育更好地适应经济、社会发展都具有重要意义。新目录适用于硕士、博士的学位授予、招生和培养，并用于学科建设和教育统计分类等工作。学士学位按新目录的学科门类授予。请各有关部门和单位根据新目录，加强学科建设，做好人才培养和学位授予工作，切实把工作重点放在提高质量上来。现将有关事项通知如下：

一、已有博士、硕士学位授权点应按新目录进行对应调整，具体办法另行通知。

二、自印发之日起，学位授权审核及学位与研究生教育质量监督工作按照新目录进行。

三、研究生招生工作2012年起按新目录进行。研究生的培养和学位授予工作等应尽快转入按新目录进行。

附件：学位授予和人才培养学科目录（2011年）

国务院学位委员会
中华人民共和国教育部
二〇一一年三月八日

学位授予和人才培养学科目录

（2011 年）

说　明

一、根据国务院学位委员会、教育部印发的《学位授予和人才培养学科目录设置与管理办法》（学位〔2009〕10 号）的规定，《学位授予和人才培养学科目录》分为学科门类和一级学科，是国家进行学位授权审核与学科管理、学位授予单位开展学位授予与人才培养工作的基本依据，适用于硕士、博士的学位授予、招生和培养，并用于学科建设和教育统计分类等工作。学士学位按本目录的学科门类授予。

二、本目录是在原《授予博士、硕士学位和培养研究生的学科、专业目录（1997 年颁布）》和《普通高等学校本科专业目录（1998 年颁布）》的基础上，经过专家反复论证后编制。

三、本目录中注明可授不同学科门类学位的一级学科，可分属不同学科门类，此类一级学科授予学位的学科门类由学位授予单位的学位评定委员会决定。

四、本目录中学科门类和一级学科的代码分别为二位和四位阿拉伯数字。

五、附《专业学位授予和人才培养目录》。

01　**哲学**
0101　哲学
02　**经济学**
0201　理论经济学
0202　应用经济学
03　**法学**
0301　法学
0302　政治学
0303　社会学
0304　民族学
0305　马克思主义理论
0306　公安学
04　**教育学**
0401　教育学
0402　心理学（可授教育学、理学学位）
0403　体育学
05　**文学**
0501　中国语言文学
0502　外国语言文学
0503　新闻传播学
06　**历史学**
0601　考古学
0602　中国史
0603　世界史
07　**理学**
0701　数学
0702　物理学
0703　化学
0704　天文学
0705　地理学
0706　大气科学
0707　海洋科学
0708　地球物理学
0709　地质学
0710　生物学
0711　系统科学
0712　科学技术史（分学科，可授理学、工学、农学、医学学位）
0713　生态学
0714　统计学（可授理学、经济学学位）
08　**工学**
0801　力学（可授工学、理学学位）
0802　机械工程
0803　光学工程
0804　仪器科学与技术
0805　材料科学与工程（可授工学、理学学位）
0806　冶金工程
0807　动力工程及工程热物理
0808　电气工程
0809　电子科学与技术（可授工学、理学学位）
0810　信息与通信工程
0811　控制科学与工程
0812　计算机科学与技术（可授工学、理学学位）
0813　建筑学
0814　土木工程
0815　水利工程
0816　测绘科学与技术
0817　化学工程与技术
0818　地质资源与地质工程
0819　矿业工程
0820　石油与天然气工程
0821　纺织科学与工程
0822　轻工技术与工程
0823　交通运输工程
0824　船舶与海洋工程
0825　航空宇航科学与技术
0826　兵器科学与技术

0827　核科学与技术
0828　农业工程
0829　林业工程
0830　环境科学与工程（可授工学、理学、农学学位）
0831　生物医学工程（可授工学、理学、医学学位）
0832　食品科学与工程（可授工学、农学学位）
0833　城乡规划学
0834　风景园林学（可授工学、农学学位）
0835　软件工程
0836　生物工程
0837　安全科学与工程
0838　公安技术
09　农学
0901　作物学
0902　园艺学
0903　农业资源与环境
0904　植物保护
0905　畜牧学
0906　兽医学
0907　林学
0908　水产
0909　草学
10　医学
1001　基础医学（可授医学、理学学位）
1002　临床医学
1003　口腔医学
1004　公共卫生与预防医学（可授医学、理学学位）
1005　中医学
1006　中西医结合
1007　药学（可授医学、理学学位）
1008　中药学（可授医学、理学学位）
1009　特种医学
1010　医学技术（可授医学、理学学位）
1011　护理学（可授医学、理学学位）
11　军事学
1101　军事思想及军事历史
1102　战略学
1103　战役学
1104　战术学
1105　军队指挥学
1106　军制学
1107　军队政治工作学
1108　军事后勤学
1109　军事装备学
1110　军事训练学
12　管理学
1201　管理科学与工程（可授管理学、工学学位）
1202　工商管理
1203　农林经济管理
1204　公共管理
1205　图书情报与档案管理
13　艺术学
1301　艺术学理论
1302　音乐与舞蹈学
1303　戏剧与影视学
1304　美术学
1305　设计学（可授艺术学、工学学位）

专业学位授予和人才培养目录

0251	金融	0853	城市规划
0252	应用统计	0951	农业推广
0253	税务	0952	* 兽医
0254	国际商务	0953	风景园林
0255	保险	0954	林业
0256	资产评估	1051	* 临床医学
0257	审计	1052	* 口腔医学
0351	法律	1053	公共卫生
0352	社会工作	1054	护理
0353	警务	1055	药学
0451	* 教育	1056	中药学
0452	体育	1151	军事
0453	汉语国际教育	1251	工商管理
0454	应用心理	1252	公共管理
0551	翻译	1253	会计
0552	新闻与传播	1254	旅游管理
0553	出版	1255	图书情报
0651	文物与博物馆	1256	工程管理
0851	建筑学	1351	艺术
0852	* 工程		

注：名称前加“*”的可授予硕士、博士专业学位；“建筑学”可授予学士、硕士专业学位；其他授予硕士专业学位。

教育部 国务院学位委员会 关于印发《学位与研究生教育发展“十三五”规划》的通知

教研〔2017〕1号

各省、自治区、直辖市学位委员会、教育厅（教委），新疆生产建设兵团教育局，有关部门（单位）教育司（局），中国科学院前沿科学与教育局，中国社会科学院研究生院，中共中央党校学位评定委员会，中央军委训练管理部职业教育局，部属各高等学校：

根据党中央的总体要求和国务院关于“十三五”规划编制工作的总体部署，为适应新时期经济社会发展对高层次人才的需要，全面提高学位与研究生教育质量，现将《学位与研究生教育发展“十三五”规划》印发给你们。请结合实际，认真贯彻落实。

附件：学位与研究生教育发展“十三五”规划

教育部

国务院学位委员会

2017年1月17日

学位与研究生教育发展“十三五”规划

目 录

“十三五”是全面建成小康社会的决胜阶段。为贯彻落实党的十八届五中全会精神，根据国民经济和社会发展“十三五”规划，为适应新时期经济社会发展对高层次人才的需求，全面提高研究生教育质量，深入推进学位与研究生教育事业改革发展，制定本规划。

序 言

研究生教育作为国民教育体系的顶端，是培养高层次人才和释放人才红利的主要途径，是国家人才竞争和科技竞争的重要支柱，是实施创新驱动发展战略和建设创新型国家的核心要素，是科技第一生产力、人才第一资源、创新第一动力的重要结合点。没有强大的研究生教育，就没有强大的国家创新体系。

我国自恢复研究生教育以来，始终结合国家战略和经济社会发展需求，坚持中国特色研究生教育发展道路，建立了较为完备的学位与研究生教育体系，保证了研究生教育基本质量，研究生教育规模从小到大，发展成为研究生教育大国，基本实现了立足国内自主培养高层次人才的战略目标。

“十二五”时期，特别是党的十八大以来，研究生教育改革全面深化，确立了“服务需求、提高质量”的发展主线，专业学位研究生培养模式改革取得突破，质量意识和发展水平较大提升，结构优化调整取得明显进展，投入保障明显改善，简政放权转变职能力度加大，高校办学自主权明显增强，一批高水平大学和高水平学科迅速崛起，若干重点建设高校进入或接近世界前100名，国际影响力不断提升，为“十三五”期间学位与研究生教育创新发展奠定了良好基础。

当前，国际环境错综复杂，世界经济正处于深度调整之中，全球范围内科技创新呈现出前所未有的发展态势，知识创新速度加快，科技变革加剧，高端人才在经济增长和科技创新中的作用进一步凸显，教育与人才竞争日趋激烈，很多国家把研究生教育作为培养和吸引优秀人才的重要途径。我国已进入全面建成小康社会的决胜阶段，改革发展任务艰巨繁重。实施创新驱动发展战略、制造强国战略和人才优先发展战略，推进“一带一路”建设，着力推动理论、制度、科技和文化创新，统筹推进世界一流大学和一流学科建设，必须以高素质人才构建新的竞争优势，以创新激发新的发展动力。我国研究生教育面临前所未有的发展机遇和挑战，必须树立科学的发展质量观，大力提升高层次创新人才培养水平。

与党中央的要求和人民群众的期盼相比，与肩负的历史使命和国际高水平研究生教育相比，我国研究生教育仍然存在明显差距。主动服务国家经济社会发展需求不到位，培养模式不能满足高水平创新能力和实践能力人才培养的要求，质量保障和评价机制未能有效发挥作用，国际影响力与国家地位不相匹配。

“十三五”时期，学位与研究生教育改革发展要继续坚持以服务需求、提高质量为主线，优化结构布局，改进培养模式，健全质量监督，扩大国际合作，推动培养单位体制机制创新，全面提升研究生教育水平和学位授予质量，加快从研究生教育大国向研究生教育强国迈进。

一、发展思路和目标

（一）发展思路

全面贯彻落实党的十八大和十八届三中、四中、五中、六中全会精神，深入学习贯彻习近平总书记系列重要讲话精神，按照“四个全面”战略布局，落实国家“十三五”规划、国家创新驱动发展战略纲要、深化人才发展体制机制改革的意见、教育规划纲要及教育“十三五”规划，坚持创新、协调、绿色、开放、共享的发展理念，全面推进内涵发展，全面深化研究生教育综合改革，更加突出培养模式转变，更加突出体制机制创新，更加突出结构调整优化，更加突出调动各方资源参与研究生教育的积极性，更加突出对外开放，统筹推进世界一流大学和一流学科建设，为建设创新型国家和人力资本强国、全面建成小康社会发挥关键支撑作用。

把服务需求、提高质量作为发展主线。面向国家和区域发展战略，面向国际科技前沿，面向教育现代化，全面提高研究生教育的结构适应性、人才培养质量、科技创新水平和社会服务能力，切实将学位授予单位的发展重点引导到提高质量、内涵发展上来。

把寓教于研、激励创新作为根本要求。遵循研究生教育规律，突出研究生教育在高等教育发展中的战略地位，把促进研究生成才成长作为出发点和落脚点，以学生为主体，以教师为主导，提倡开放合作和个性化培养，充分激发研究生从事科学研究和实践创新的积极性、主动性。统筹利用国内国际两方面资源，促进科研优势资源、行业优质资源与研究生培养的深度融合，科教协同、产学结合培养创新人才。

把分类改革、机制创新作为主要驱动。健全分类体系，实行分类管理和指导，增强发展协调性，拓宽发展空间。建立研究生教育主动适应经济社会发展需求的自主调节机制、以质量为导向的评价机制和资源配置机制。根据不同层次、不同类型研究生培养要求，分类改革选拔方式和培养模式。推进管办评分离，促进政府、研究生培养单位与社会之间良性互动。加强省级统筹。推动建立现代大学制度，形成主动创新、特色发展的办学机制。

（二）发展目标

到2020年，实现研究生教育向服务需求、提高质量的内涵式发展转型，基本形成结构优化、满足需求、立足国内、各方资源充分参与的高素质高水平人才培养体系，国际影响力显著增强，建成亚太区域研究生教育中心，为建设研究生教育强国奠定更加坚实的基础。

规模结构更加合理。保持研究生培养规模适度增长，千人注册研究生数达到2人，在学研究生总规模达到290万人。专业学位硕士招生占比达到60%左右。学位授权布局更趋合理，不同层次、不同类型的研究生比例更加协调，服务经济社会发展的能力持续增强。

培养质量整体提高。寓教于研、产教结合的培养模式基本形成，更好满足科技创新和人才市场需求，人才质量评价体系更加科学、完善。研究生创新和实践能力不断增强，用人单位的满意度持续提高。研究生对高水平科研成果、经济社会发展的贡献稳步提升。

形成拔尖创新人才培养高地。统筹建设世界一流大学和一流学科，若干所大学和一批学科进入世界一流行列，若干学科进入世界一流学科前列。建成一批中国特色、国际一流的研究生培养基地。

国际影响力显著增强。成为吸引海外研究生的区域中心，来华留学研究生占在学研究生的比例达到3%。研究生参与国际学术前沿研究的活跃度大幅提高。境外研究生培养项目的覆盖面和影响力进一步扩大。

二、发展改革任务

（一）主动适应需求，动态调整优化结构

以服务需求、提高质量为主线，着力优化学科结构和培养结构，改革招生计划管理模式和授权审核制度，联动协同，建立健全结构调整优化机制。

1．优化研究生教育学科结构。支持建设一批国家发展急需、影响未来发展的学科专业。促进哲学社会科学与自然科学、基础学科与应用学科协调发展。完善学科设置与管理模式，增强灵活性，支持引导学位授予单位不断优化学科结构。支持学位授予单位按照经济社会发展需求自主设置二级学科，以前沿问题或重大科学、重大工程问题为导向自主设置新兴、交叉学科。健全学科预警机制，对水平持续低下、长期脱离经济社会发展需求、人才培养过剩的学科进行预警。创新财政支持方式，根据办学质量、学科水平和特色等因素分配资金，通过计划调控、绩效拨款等方式引导学科建设。

2．增强招生计划服务需求的主动性。加强宏观管理，逐步建立研究生教育规模、结构、布局与经济社会发展相适应的动态调整机制。发挥政策引导和调控作用，主动对接国家重大战略需求，解决重大战略问题，储备战略人才。改进完善招生计划分配方式，调整优化区域间、培养单位间和学科专业间的招生结构。深入推进招生计划管理改革创新，扩大高校办学自主权、明确高校主体责任，加强事中事后监管。探索开展由少数高水平研究型大学依据国家核定的中长期办学规模、社会需求和办学条件，自主确定年度研究生招生计划工作。加强各类研究生教育、各类专项计划统筹管理，鼓励高校和科研院所联合培养研究生。

3．稳步发展博士研究生教育。适度扩大博士研究生教育规模。加强博士专业学位的论证和设置工作。适度提高优秀应届本科毕业生直接攻读博士学位的比例，以弹性学制打通硕士、博士研究生培养阶段。适度增加与国家重大发展战略、重点发展地区，以及繁荣哲学社会科学、加强马克思主义理论学科、传承中华优秀传统文化相关领域的研究生培养规模。

4．积极发展硕士专业学位研究生教育。保持硕士专业学位研究生教育合理发展速度。建立以职业需求为导向的硕士专业学位研究生教育发展机制，加快完善专业学位体系，满足各行各业对高层次应用型人才的需求。鼓励和支持经济欠发达地区重点发展以专业学位为主的应用型研究生教育。探索硕士专业学位研究生教育与应用型本科和高等职业教育相衔接的办法，拓展高层次技术技能人才成长的通道，继续推动专业学位教育与职业资格衔接。

5．增强学位授权审核的优化结构功能。统筹学术学位与专业学位授权审核，健全新增学位授权审核常态化与授权点动态调整相结合的工作机制。进一步明确国务院学位委员会、省级学位委员会和学位授予单位的职责，加强学位授权前瞻布局，促进学位授权与研究生培养的有效衔接。加强省级学位委员会对区域学位授权审核工作统筹，明确省级学位委员会在学位授予单位布局、学科与专业学位类别结构优化等方面的职责，提高研究生教育主动服务区域经济社会发展需求的能力。允许部分学位授予单位开展自主审核增列学位授权点。完善学位授权点定期评估制度，建立学位授权点强制退出机制。

（二）改革培养模式，提升创新和实践能力

坚持立德树人，突出人才培养的核心地位，分类推进培养模式改革，着力培养具有历史使命感和社会责任心、富有创新精神和实践能力的高素质人才。

6．全面加强研究生思想政治工作。坚持把立德树人作为研究生教育的中心环节，把思想政治工作贯穿研究生教育教学全过程。建立健全培育和践行社会主义核心价值观的长效机制。加强以爱国主义为核心的民族精神和以改革创新为核心的时代精神教育，加强中国特色社会主义理论体系教育，增强研究生的国家意识、法治意识、社会责任意识和科学精神。全面加强马克思主义理论学科建设。深入推进研究生思想政治理论课教育教学改革。着力加强研究生基层党组织建设。将学术规范和职业伦理教育课程纳入培养方案，构建科研诚信和学术道德建设的长效机制。广泛开展社会实践和志愿服务活动。大力支持研究生开展创新创业活动。加强研究生心理健康教育和咨询服务工作。

7．加强学术学位研究生创新能力培养。健全完善博士研究生培养与科学研究相结合的培养机制。强化问题导向的学术训练，围绕国际学术前沿、国家重大需求和基础研究，着力提高博士研究生的原始创新能力。培养单位根据学科特点和培养条件，实行弹性化培养管理，合理确定培养年限。鼓励跨学科、跨机构的研究生协同培养，紧密结合国家重大科学工程或研究计划设立联合培养项目。继续支持培养单位与国际高水平大学和研究机构联合培养研究生。鼓励学校设立科研基金，资助研究生独立选定前沿课题开展科学研究。支持研究生参加形式多样的高水平学术交流。

8．加强专业学位研究生实践能力培养。依据特定学科背景和职业领域的任职资格要求，分类改革课程体系、教学方式、实践教学，强化与职业相关的实践能力培养。充分发挥行业企业和专业组织的作用，健全分类评价体系，促进专业学位与专业技术岗位任职资格的有机衔接。加大行业企业及相关协会等社会力量参与专业学位研究生培养过程的力度，构建互利共赢的应用型人才产学合作培养新机制，支持建设一批专业学位研究生联合培养基地。鼓励高校与行业优势企业联合招收培养一线科技研发人员。推动部分专业学位与国际职业资格认证有效衔接。

9．加强研究生教材和课程建设。加强教材建设，精编细选所用教材，严格把握教材的思想性，强化教材的前沿性和针对性。培养单位承担课程建设主体责任，加强对课程建设的长远和系统规划。加强不同培养阶段课程的整合、衔接，面向需求科学设计课程体系，加强研究生课程的系统性和前沿性，将创新创业能力培养融入课程体系。改革授课方式和考核办法，构建研究生课程学习支持体系，满足个性化发展需求。探索在线开放等形式的教学方式，建设一批优质研究生网络公开课程。建立规范的课程审查评估机制。统筹使用各类经费，加大对研究生课程建设、教学改革的常态化投入，完善课程建设成果奖励政策。

10．深化研究生考试招生改革。完善多元化招生选拔机制。进一步深化硕士研究生考试招生改革，推进分类考试，优化初试科目和内容，强化复试考核，加强能力考查，注重综合评价，建立健全更加科学有效、公平公正的考核选拔体系。建立完善博士研究生“申请 - 考核”选拔机制，强化对科研创新能力的考查。构建科学、规范、严密的研究生考试安全工作体系。强化招生单位的招生录取主体责任，发挥和规范导师作用，加强信息公开和社会监督。

11．完善研究生培养分流退出制度。进一步完善研究生学籍管理办法，加强研究生课程学习、中期考核、资格考试、论文开题、答辩等环节的过程管理和考核，畅通博士研究生向硕士层次的分流渠道，加大分流退出力度。建立健全博士研究生分流退出激励机制。

（三）健全质量评价，完善监督保障体系

完善研究生教育质量评价机制，推进管办评分离，建立健全主体多元、多维分类、公开透明的评价监督保障体系。

12．健全研究生教育内部质量保证体系。强化培养单位质量保障主体地位和主体责任，增强质量意识，建立与本单位办学目标和定位相一致的质量标准，争创高水平研究生教育。创新校、院（系）研究生教育管理机制，实现管理服务重心下移，提高管理服务精细化水平。推进信息公开，增强培养单位研究生培养的透明度。完善研究生教育质量自我评估制度，定期对学位授权点和研究生培养质量进行诊断式评估，鼓励有条件的单位积极参与学科国际评估和国际教育质量认证。培养单位定期发布研究生教育发展和质量报告，主动建设学位与研究生教育品牌。完善学风监管与学术不端惩戒机制。

13．强化政府质量监控。修订《学位条例》。根据学位制度改革发展的实践，积极推动有关法规及规范性文件的立改废释工作，构建位阶分明、系统完整的学位法律制度体系。研究建立基于大数据分析的研究生教育质量监测与分析系统，加强博士硕士学位论文抽检力度，开展研究生培养质量跟踪调查与反馈。借鉴国际评估加强质量监控。加强省级学位委员会的评估与监督职能，积极推动研究生教育质量监督区域协作机制建设。提高政府信息公开和检查监督的透明度，引导社会合规合理参与监督。

14．加强第三方监督。充分发挥第三方机构在研究生教育质量调查研究、标准制订、绩效评估及学风建设等方面的重要作用。充分发挥行业部门在需求分析、标准制订和专业学位质量认证等方面的积极作用。鼓励引导第三方机构积极参与研究生教育质量监督与评估，逐步建立独立、科学、公正、以社会评价为主的多样化评估认证机制。

（四）扩大国际合作，提升国际影响力

树立开放合作共赢理念，坚持引进来和走出去相结合，积极参与国际交流与合作，不断扩大研究生教育国际竞争优势。

15．主动服务国家对外开放战略。积极对接国家外交战略，在更宽领域、更深层次上开展研究生教育的国际交流与合作。加快建设学位资历框架体系，推进双边和多边学位互认工作，加强与周边国家、区域的研究生教育合作，形成深度融合、互利合作格局。鼓励研究生和导师参与国际大科学计划和大科学工程。鼓励有条件的培养单位到海外开展研究生教育。以“一带一路”等国家重大战略为引领，积极推进沿线国家学生来华留学。配合中国企业走出去，以海外研发、培训等基地建设为依托，与企业合作进行定制培养。加快培养一批具有国际视野与跨文化交流能力、通晓国际规则、能够参与国际事务和国际竞争的高层次专门人才。

16．推动中外合作办学内涵发展。支持培养单位与境外高水平大学联合开展高层次人才培养，深化研究生课程建设、联合授课、学分互换和学位互认等领域的合作。建立国际科研合作长效机制，探索“政府—大学—企业”多边国际合作创新模式，与境外一流大学和研究机构合作建立一批国际合作研究中心、联合实验室或研发基地，搭建高水平的研究生培养平台。

17．鼓励支持导师和研究生国际流动。提高师资队伍国际化水平，开展任务导向的师资培训。吸引国外优秀人才来华培养研究生。进一步提高海外交流、访学的导师和研究生比例，开拓海外实践基地，加强研究生跨文化学习、交流和工作能力的培养。提高对研究生海外学习、学术交流的资助力度。

18．提高来华留学生培养能力和管理水平。扩大来华攻读学位留学生规模，提高留学生生源的质量和多样性。完善留学生培养目标与培养体系，改进留学生教学内容和教学方式，促进留学生对中华文化的理解。加大对来华攻读学位留学生的中国政府奖学金资助力度，完善以中国政府奖学金为主导，地方政府、教育机构、企业及社会组织等各方参与的多元化来华留学奖学金体系。整合教务管理、校园生活等工作职能，促进留学生与中国学生的趋同化管理，为留学生创造更好的学习与生活条件。

（五）统筹推进“双一流”建设，提升研究生教育整体实力

坚持中国特色、世界一流，使若干所大学和一批学科进入世界一流行列，努力建设世界一流的研究生教育。

19．发挥研究生教育的引领支撑作用。立足中国国情，把研究生教育作为一流大学和一流学科建设的重要内容，推动高水平大学开展各具特色的研究生教育综合改革，建立与世界一流大学、一流学科相适应的研究生教育质量标准，以提升整体质量为中心，加快完善研究生教育制度。以一流的师资队伍、高水平的科学研究支撑高端人才培养，大力提升研究生创新能力和实践能力，发挥研究生教育在科技创新、产业结构转型升级、优秀文化传承中的重要作用。

20．聚焦学科建设。坚持以学科为基础，引导和支持高水平大学统筹各类优质资源，创新学科组织模式，构建跨学科平台，培养跨学科人才。加强学科内涵建设，开展高水平科学研究，形成一流的学术声誉和品牌，打造更多的世界一流学科和学科高峰，带动学校发挥优势、办出特色。

21．构筑拔尖创新人才培养高地。将研究生培养与经济社会发展需求紧密结合，培养和引进一批活跃在国际学术前沿、满足国家战略需求的一流科学家、学科领军人物和创新团队；加大博士研究生培养力度，着力培养各类创新型、应用型、复合型优秀人才；结合颠覆性技术创新和国家实验室、国家技术创新中心建设，促进高校人才培养、科学研究、学科建设与产业发展良性互动，形成具有示范作用的拔尖创新人才培养模式。

（六）拓展育人途径，推动培养单位体制机制创新

以研究生成长成才为中心，着力构建优势资源和有利因素互补相融的协同培养机制，持续深化研究生教育综合改革。

22．完善科教融合、产学结合机制。进一步加强高等学校与科研院所和行业企业的资源共享、战略合作，支持校所、校企、校校联合建设拔尖创新人才培养平台，开展联合招生、联合培养试点，拓展合作育人的途径与方式。促进教学与科研实践的融合，建立以科学与工程技术研究为主导的导师责任制和导师项目资助制。推进研究生创新创业教育中心建设，强化创新创业实训实践，加大创新创业人才培养力度。

23．深化以人才培养为中心的全面改革。聚焦质量效益，以体制机制创新作为持续发展的保障。以全面质量观为指导，推动研究生教育的各项制度更加成熟定型。加强和改进高校党的领导，加快形成以大学章程为统领的研究生培养制度体系，统筹研究生教育综合改革。完善有关研究生培养的学术组织和管理体系，扩大研究生群体在民主决策机制中的作用，加快在人事制度、科研体制机制、资源调配机制、评估评价制度等方面实现有效突破。建立健全社会支持、参与、监督研究生教育发展的长效机制。

三、保障措施

（一）形成各方合力支持的投入保障机制

1．完善多元投入机制。健全以政府投入为主、受教育者合理分担培养成本、培养单位多渠道筹集经费的研究生教育投入机制。构建科学规范、公平公正、讲求绩效、有利于质量提升的预算拨款制度。培养单位统筹财政投入、科研事业收入、学费收入、社会捐助等各种资源，确保对研究生教学、科研和资助的投入，完善研究生培养的项目资助制，加大纵向科研经费和基本科研业务费支持研究生培养的力度，稳步提高研究生教育经费生均支出。

2．发挥好奖助政策体系作用。培养单位统筹各类资金，建立健全多元奖助政策体系，激发研究生学习和科研积极性，保障和提高研究生待遇水平。加大对农、林、水、地、矿、油、核等艰苦行业以及有关基础学科的研究生资助力度。加强“三助一辅”与国家奖学金、学业奖学金、国家助学金等制度政策的统筹优化，提高经费使用效益。采取减免学费、发放特殊困难补助和助学贷款等方式，加大对家庭经济困难研究生的资助力度。积极鼓励社会团体和个人设立研究生奖学金。

（二）强化导师培养责任和能力

3．强化和完善导师负责制。加强师德师风建设，健全研究生导师工作规范，引导教师潜心教学和研究、认真教书育人。进一步强化导师的思想政治教育责任，充分发挥导师对研究生思想品德、科学伦理、学术研究的示范和教育作用。导师是研究生培养质量第一责任人，保障导师在招生、培养、资助、学术评价等环节中的权力；对培养质量出现问题的导师，培养单位视情况采取质量约谈、限招、停招等处理措施。

4．改革导师评聘评价机制。改变单一科研导向，将研究生成长成才作为导师考核要素。建立学术学位和专业学位研究生导师分类评聘、分类考核评价制度和岗位动态调整机制，将承担研究生课程建设和教学工作的成果、指导工作量以及质量评价结果列入相关系列教师考评和专业技术职务评聘要求。

5．加强导师队伍能力建设。建设教学交流和新任导师培训平台。加大对导师承担研究生课程建设和教学改革项目的资助力度。支持导师合作开发、开设课程，鼓励国际和跨学科合作。鼓励教师流动，完善校内外“双导师”制，聘任相关学科领域专家、实践经验丰富的行业企业专家及境外专家，优化导师队伍结构。支持导师国内外学术交流、访学和参与行业企业实践。逐步实行导师学术休假制度。

（三）构建信息化支撑服务体系

6．丰富信息化教育资源和手段。加强优质数字教育资源开发与共享，构建信息化学习与教学环境，满足个性化学习需求。加速信息化环境下科学研究与拔尖创新人才培养的融合，推动最新科研成果转化为优质教育教学资源，提升个性化互动教学水平。利用信息化手段，推进研究实验基地、大型科学仪器设备、自然科技资源、科研数据与文献共享。

7．提高信息共享和公开水平。整合建设覆盖所有培养单位的研究生教育管理信息体系，实现国家与地方资源数据库之间系统互联与数据互通，建设纵向贯通、横向关联的教育管理信息化系统，开展研究生教育大数据分析，加强质量监测与调控。加强学位与研究生教育质量信息平台建设，面向社会开放。建设在学研究生学业信息管理系统，建立研究生教育质量信息分析和预警机制。加大信息公开力度，公布质量标准，发布质量报告和评估结果，接受社会监督。

（四）组织实施重大项目

围绕研究生教育改革发展战略目标，着眼于提高研究生教育质量和增强可持续发展能力，以加强关键领域和薄弱环节为重点，完善激励和引导机制，组织实施一批重大项目。

项目一：一流研究生教育建设计划。按照《统筹推进世界一流大学和一流学科建设总体方案》及其实施办法的要求，坚持中国特色、世界一流，以支撑国家战略、服务发展需求为导向，以学科为基础，以研究生培养机制改革为重点，建设世界一流大学和一流学科，着力提升研究生培养水平和质量，提升科技创新水平，打造一流导师队伍，形成一批研究创新中心，使一批高校的研究生教育水平达到或接近国际一流，打造我国高水平研究生教育基地。

项目二：未来科学家计划。培养国民经济和社会发展重点领域急需紧缺专门人才，充实国家未来科学家后备队伍。国家留学基金委实施未来科学家项目，面向国家急需、薄弱、空白、关键领域，聚焦现代科技尖端、前沿领域，每年选派一批科研潜质突出的博士研究生到国外顶尖、一流大学和科研机构学习、研究，有针对性地培养一批顶尖创新人才、领军人才和大师级人才；实施其他公派研究生项目，支持具有科研潜质的研究生出国留学、访学。鼓励支持部属高校统筹使用基本科研业务费等资金，自主设立未来科学家计划项目，支持品学兼优且具有较强科研潜质的在校研究生开展自主选题的创新研究工作，重点资助具有创新潜力的博士生开展基础性、战略性、前沿性科学研究和共性技术研究。

项目三：研究生导师能力提升计划。国家留学基金委实施博士生导师短期出国交流项目，选派派有学生的博士生导师赴国外进行一个月的短期交流，加强导师对派出学生在外学习的检查和指导；实施西部地区人才培养特别项目，每年选派西部12个省、市、自治区及新疆生产建设兵团地方院校的教学科研骨干（包括研究生导师）出国访学，缩小东西部地区导师水平差距，支持西部急需人才培养需要；实施其他公派教师、学者项目，大力推进研究生导师出国访学。依托“高等学校青年骨干教师国内访问学者”项目，选派研究生导师到国内高水平大学和科研机构访学。支持高校研究生导师到企业或相关行业单位交流学习，提高实践教学能力；鼓励企业导师到高校学习培训、合作开发课程，提高学术指导能力。

项目四：课程体系及案例库建设。将课程体系建设纳入研究生教育综合改革。充分发挥课程体系、案例库在知识传授、技能训练、品格塑造等方面的作用。鼓励各培养单位整体建设和优化符合教学规律、突出学习成效的模块化、系统性、多元化课程体系。支持培养单位开展案例教学，整合案例资源，完善信息化支撑平台，建设专业学位案例库和教学案例推广中心，逐步建立起具有中国特色、与国际接轨的案例教学体系，实现案例资源共享、师资共享、学术成果共享和国际合作资源共享。

项目五：研究生学术交流平台建设。支持学位授予单位开展研究生学术交流，拓宽学术视野，激发创新思维，提升培养质量。通过“学校自筹、政府奖补、社会参与”的多元化投入方式，建立健全研究生学术交流机制，鼓励高校与行业、学（协）会、企业合作，通过举办博士生学术论坛、开设研究生暑期学校、开设短期工作坊、建立博士生国内外访学制度，搭建多层次、多学科研究生学术交流平台。

（五）完善工作机制

全面落实从严治党、从严治教要求，切实加强党对学位与研究生教育工作的领导。学位与研究生教育战线要从战略和全局的高度，充分认识研究生教育在建设创新型国家中的重要地位作用，把发展研究生教育摆在更加突出的位置，把思想和行动统一到主动服务需求、提高质量的改革主线上来。要从实际出发，进一步强化统筹，紧密结合研究生教育发展阶段、区位优势和资源条件，围绕学位与研究生教育发展“十三五”规划确定的战略目标、主要任务、重大措施和项目等，制定本地区、本单位实施研究生教育发展“十三五”规划的具体方案和措施，分阶段、分步骤组织实施，全面推进学位与研究生教育改革和发展。

国务院学位委员会学科评议组、全国专业学位研究生教育指导委员会、中国学位与研究生教育学会等组织机构，根据规划目标任务和职责定位，积极发挥在质量标准制订、跟踪评价、咨询与信息服务等方面的作用。鼓励支持行业部门、社会机构积极参与规划的落实、监督，形成合力推动学位与研究生教育发展的新格局。

第二部分

学科建设相关政策

国务院
关于印发《统筹推进世界一流大学和一流学科建设总体方案》的通知

国发〔2015〕64 号

各省、自治区、直辖市人民政府，国务院各部委、各直属机构：

现将《统筹推进世界一流大学和一流学科建设总体方案》印发给你们，请认真贯彻落实。

国务院

2015 年 10 月 24 日

（此件公开发布）

统筹推进世界一流大学和一流学科建设总体方案

建设世界一流大学和一流学科，是党中央、国务院作出的重大战略决策，对于提升我国教育发展水平、增强国家核心竞争力、奠定长远发展基础，具有十分重要的意义。多年来，通过实施“211 工程”、“985 工程”以及“优势学科创新平台”和“特色重点学科项目”等重点建设，一批重点高校和重点学科建设取得重大进展，带动了我国高等教育整体水平的提升，为经济社会持续健康发展作出了重要贡献。同时，重点建设也存在身份固化、竞争缺失、重复交叉等问题，迫切需要加强资源整合，创新实施方式。为认真总结经验，加强系统谋划，加大改革力度，完善推进机制，坚持久久为功，统筹推进世界一流大学和一流学科建设，实现我国从高等教育大国到高等教育强国的历史性跨越，现制定本方案。

一、总体要求

（一）指导思想。

高举中国特色社会主义伟大旗帜，以邓小平理论、“三个代表”重要思想、科学发展观为指导，认真落实党的十八大和十八届二中、三中、四中全会精神，深入贯彻习近平总书记系列重要讲话精神，按照“四个全面”战略布局和党中央、国务院决策部署，坚持以中国特色、世界一流为核心，以立德树人为根本，以支撑创新驱动发展战略、服务经济社会发展为导向，加快建成一批世界一流大学和一流学科，提升我国高等教育综合实力和国际竞争力，为实现“两个一百年”奋斗目标和中华民族伟大复兴的中国梦提供有力支撑。

坚持中国特色、世界一流，就是要全面贯彻党的教育方针，坚持社会主义办学方向，加强党对高校的领导，扎根中国大地，遵循教育规律，创造性地传承中华民族优秀传统文化，积极探索中国特色的世界一流大学和一流学科建设之路，努力成为世界高等教育改革发展的参与者和推动者，培养中国特色社会主义事业建设者和接班人，更好地为社会主义现代化建设服务、为人民服务。

（二）基本原则。

——坚持以一流为目标。引导和支持具备一定实力的高水平大学和高水平学科瞄准世界一流，汇聚优质资源，培养一流人才，产出一流成果，加快走向世界一流。

——坚持以学科为基础。引导和支持高等学校优化学科结构，凝练学科发展方向，突出学科建设重点，创新学科组织模式，打造更多学科高峰，带动学校发挥优势、办出特色。

——坚持以绩效为杠杆。建立激励约束机制，鼓励公平竞争，强化目标管理，突出建设实效，构建完善中国特色的世界一流大学和一流学科评价体系，充分激发高校内生动力和发展活力，引导高等学校不断提升办学水平。

——坚持以改革为动力。深化高校综合改革，加快中国特色现代大学制度建设，着力破除体制机制障碍，加快构建充满活力、富有效率、更加开放、有利于学校科学发展的体制机制，当好教育改革排头兵。

（三）总体目标。

推动一批高水平大学和学科进入世界一流行列或前列，加快高等教育治理体系和治理能力现代化，提高高等学校人才培养、科学研究、社会服务和文化传承创新水平，使之成为知识发现和科技创新的重要力量、先进思想和优秀文化的重要源泉、培养各类高素质优秀人才的重要基地，在支撑国家创新驱动发展战略、服务经济社会发展、弘扬中华优秀传统文化、培育和践行社会主义核心价值观、促进高等教育内涵发展等方面发挥重大作用。

——到 2020 年，若干所大学和一批学科进入世界一流行列，若干学科进入世界一流学科前列。

——到 2030 年，更多的大学和学科进入世界一流行列，若干所大学进入世界一流大学前列，一批学科进入世界一流学科前列，高等教育整体实力显著提升。

——到本世纪中叶，一流大学和一流学科的数量和实力进入世界前列，基本建成高等教育强国。

二、建设任务

（四）建设一流师资队伍。

深入实施人才强校战略，强化高层次人才的支撑引领作用，加快培养和引进一批活跃在国际学术前沿、满足国家重大战略需求的一流科学家、学科领军人物和创新团队，聚集世界优秀人才。遵循教师成长发展规律，以中青年教师和创新团队为重点，优化中青年教师成长发展、脱颖而出的制度环境，培育跨学科、跨领域的创新团队，增强人才队伍可持续发展能力。加强师德师风建设，培养和造就一支有理想信念、有道德情操、有扎实学识、有仁爱之心的优秀教师队伍。

（五）培养拔尖创新人才。

坚持立德树人，突出人才培养的核心地位，着力培养具有历史使命感和社会责任心，富有创新精神和实践能力的各类创新型、应用型、复合型优秀人才。加强创新创业教育，大力推进个性化培养，全面提升学生的综合素质、国际视野、科学精神和创业意识、创造能力。合理提高高校毕业生创业比例，引导高校毕业生积极投身大众创业、万众创新。完善质量保障体系，将学生成长成才作为出发点和落脚点，建立导向正确、科学有效、简明清晰的评价体系，激励学生刻苦学习、健康成长。

（六）提升科学研究水平。

以国家重大需求为导向，提升高水平科学研究能力，为经济社会发展和国家战略实施作出重要贡献。坚持有所为有所不为，加强学科布局的顶层设计和战略规划，重点建设一批国内领先、国际一流的优势学科和领域。提高基础研究水平，争做国际学术前沿并行者乃至领跑者。推动加强战略性、全局性、前瞻性问题研究，着力提升解决重大问题能力和原始创新能力。大力推进科研组织模式创新，依托重点研究基地，围绕重大科研项目，健全科研机制，开展协同创新，优化资源配置，提高科技创新能力。打造一批具有中国特色和世界影响的新型高校智库，提高服务国家决策的能力。建立健全具有中国特色、中国风格、中国气派的哲学社会科学学术评价和学术标准体系。营造浓厚的学术氛围和宽松的创新环境，保护创新、宽容失败，大力激发创新活力。

（七）传承创新优秀文化。

加强大学文化建设，增强文化自觉和制度自信，形成推动社会进步、引领文明进程、各具特色的一流大学精神和大学文化。坚持用价值观引领知识教育，把社会主义核心价值观融入教育教学全过程，引导教师潜心教书育人、静心治学，引导广大青年学生勤学、修德、明辨、笃实，使社会主义核心价值观成为基本遵循，形成优良的校风、教风、学风。加强对中华优秀传统文化和社会主义核心价值观的研究、宣传，认真汲取中华优秀传统文化的思想精华，做到扬弃继承、转化创新，并充分发挥其教化育人作用，推动社会主义先进文化建设。

（八）着力推进成果转化。

深化产教融合，将一流大学和一流学科建设与推动经济社会发展紧密结合，着力提高高校对产业转型升级的贡献率，努力成为催化产业技术变革、加速创新驱动的策源地。促进高校学科、人才、科研与产业互动，打通基础研究、应用开发、成果转移与产业化链条，推动健全市场导向、社会资本参与、多要素深度融合的成果应用转化机制。强化科技与经济、创新项目与现实生产力、创新成果与产业对接，推动重大科学创新、关键技术突破转变为先进生产力，增强高校创新资源对经济社会发展的驱动力。

三、改革任务

（九）加强和改进党对高校的领导。

坚持和完善党委领导下的校长负责制，建立健全党委统一领导、党政分工合作、协调运行的工作机制，不断改革和完善高校体制机制。进一步加强和改进新形势下高校宣传思想工作，牢牢把握高校意识形态工作领导权，不断坚定广大师生中国特色社会主义道路自信、理论自信、制度自信。全面推进高校党的建设各项工作，着力扩大党组织的覆盖面，推进工作创新，有效发挥高校基层党组织战斗堡垒作用和党员先锋模范作用。完善体现高校特点、符合学校实际的惩治和预防腐败体系，严格执行党风廉政建设责任制，切实把党要管党、从严治党的要求落到实处。

（十）完善内部治理结构。

建立健全高校章程落实机制，加快形成以章程为统领的完善、规范、统一的制度体系。加强学术组织建设，健全以学术委员会为核心的学术管理体系与组织架构，充分发挥其在学科建设、学术评价、学术发展和学风建设等方面的重要作用。完善民主管理和监督机制，扩大有序参与，加强议事协商，充分发挥教职工代表大会、共青团、学生会等在民主决策机制中的作用，积极探索师生代表参与学校决策的机制。

（十一）实现关键环节突破。

加快推进人才培养模式改革，推进科教协同育人，完善高水平科研支撑拔尖创新人才培养机制。加快推进人事制度改革，积极完善岗位设置、分类管理、考核评价、绩效工资分配、合理流动等制度，加大对领军人才倾斜支持力度。加快推进科研体制机制改革，在科研运行保障、经费筹措使用、绩效评价、成果转化、收益处置等方面大胆尝试。加快建立资源募集机制，在争取社会资源、扩大办学力量、拓展资金渠道方面取得实质进展。

（十二）构建社会参与机制。

坚持面向社会依法自主办学，加快建立健全社会支持和监督学校发展的长效机制。建立健全理事会制度，制定理事会章程，着力增强理事会的代表性和权威性，健全与理事会成员之间的协商、合作机制，充分发挥理事会对学校改革发展的咨询、协商、审议、监督等功能。加快完善与行业企业密切合作的模式，推进与科研院所、社会团体等资源共享，形成协调合作的有效机制。积极引入专门机构对学校的学科、专业、课程等水平和质量进行评估。

（十三）推进国际交流合作。

加强与世界一流大学和学术机构的实质性合作，将国外优质教育资源有效融合到教学科研全过程，开展高水平人才联合培养和科学联合攻关。加强国际协同创新，积极参与或牵头组织国际和区域性重大科学计划和科学工程。营造良好的国际化教学科研环境，增强对外籍优秀教师和高水平留学生的吸引力。积极参与国际教育规则制定、国际教育教学评估和认证，切实提高我国高等教育的国际竞争力和话语权，树立中国大学的良好品牌和形象。

四、支持措施

（十四）总体规划，分级支持。

面向经济社会发展需要，立足高等教育发展现状，对世界一流大学和一流学科建设加强总体规划，鼓励和支持不同类型的高水平大学和学科差别化发展，加快进入世界一流行列或前列。每五年一个周期，2016 年开始新一轮建设。

高校要根据自身实际，合理选择一流大学和一流学科建设路径，科学规划、积极推进。拥有多个国内领先、国际前沿高水平学科的大学，要在多领域建设一流学科，形成一批相互支撑、协同发展的一流学科，全面提升综合实力和国际竞争力，进入世界一流大学行列或前列。拥有若干处于国内前列、在国际同类院校中居于优势地位的高水平学科的大学，要围绕主干学科，强化办学特色，建设若干一流学科，扩大国际影响力，带动学校进入世界同类高校前列。拥有某一高水平学科的大学，要突出学科优势，提升学科水平，进入该学科领域世界一流行列或前列。

中央财政将中央高校开展世界一流大学和一流学科建设纳入中央高校预算拨款制度中统筹考虑，并通过相关专项资金给予引导支持；鼓励相关地方政府通过多种方式，对中央高校给予资金、政策、资源支持。地方高校开展世界一流大学和一流学科建设，由各地结合实际推进，所需资金由地方财政统筹安排，中央财政通过支持地方高校发展的相关资金给予引导支持。中央基本建设投资对世界一流大学和一流学科建设相关基础设施给予支持。

（十五）强化绩效，动态支持。

创新财政支持方式，更加突出绩效导向，形成激励约束机制。资金分配更多考虑办学质量特别是学科水平、办学特色等因素，重点向办学水平高、特色鲜明的学校倾斜，在公平竞争中体现扶优扶强扶特。完善管理方式，进一步增强高校财务自主权和统筹安排经费的能力，充分激发高校争创一流、办出特色的动力和活力。

建立健全绩效评价机制，积极采用第三方评价，提高科学性和公信度。在相对稳定支持的基础上，根据相关评估评价结果、资金使用管理等情况，动态调整支持力度，增强建设的有效性。对实施有力、进展良好、成效明显的，适当加大支持力度；对实施不力、进展缓慢、缺乏实效的，适当减少支持力度。

（十六）多元投入，合力支持。

建设世界一流大学和一流学科是一项长期任务，需要各方共同努力，完善政府、社会、学校相结合的共建机制，形成多元化投入、合力支持的格局。

鼓励有关部门和行业企业积极参与一流大学和一流学科建设。围绕培养所需人才、解决重大瓶颈等问题，加强与有关高校合作，通过共建、联合培养、科技合作攻关等方式支持一流大学和一流学科建设。

按照平稳有序、逐步推进原则，合理调整高校学费标准，进一步健全成本分担机制。高校要不断拓宽筹资渠道，积极吸引社会捐赠，扩大社会合作，健全社会支持长效机制，多渠道汇聚资源，增强自我发展能力。

五、组织实施

（十七）加强组织管理。

国家教育体制改革领导小组负责顶层设计、宏观布局、统筹协调、经费投入等重要事项决策，重大问题及时报告国务院。教育部、财政部、发展改革委负责规划部署、推进实施、监督管理等工作，日常工作由教育部承担。

（十八）有序推进实施。

要完善配套政策，根据本方案组织制定绩效评价和资金管理等具体办法。

要编制建设方案，深入研究学校的建设基础、优势特色、发展潜力等，科学编制发展规划和建设方案，提出具体的建设目标、任务和周期，明确改革举措、资源配置和资金筹集等安排。

要开展咨询论证，组织相关专家，结合经济社会发展需求和国家战略需要，对学校建设方案的科学性、可行性进行咨询论证，提出意见建议。

要强化跟踪指导，对建设过程实施动态监测，及时发现建设中存在的问题，提出改进的意见建议。建立信息公开公示网络平台，接受社会公众监督。

教育部 财政部 国家发展改革委
关于印发《统筹推进世界一流大学和一流学科建设实施办法（暂行）》的通知

教研〔2017〕2号

各省、自治区、直辖市人民政府，国务院各部委、各直属机构：

为贯彻落实党中央、国务院关于建设世界一流大学和一流学科的重大战略决策，根据国务院《统筹推进世界一流大学和一流学科建设总体方案》，教育部、财政部、国家发展改革委制定了《统筹推进世界一流大学和一流学科建设实施办法（暂行）》，经国务院同意，现予以印发。

教育部　财政部　国家发展改革委

2017年1月24日

统筹推进世界一流大学和一流学科建设
实施办法（暂行）

第一章　总　则

第一条　为贯彻落实党中央、国务院关于建设世界一流大学和一流学科的重大战略决策部署，根据《统筹推进世界一流大学和一流学科建设总体方案》（国发〔2015〕64号，以下简称《总体方案》），制定本办法。

第二条　全面贯彻党的教育方针，坚持社会主义办学方向，按照“四个全面”战略布局和创新、协调、绿色、开放、共享发展理念，以中国特色、世界一流为核心，落实立德树人根本任务，以一流为目标、以学科为基础、以绩效为杠杆、以改革为动力，推动一批高水平大学和学科进入世界一流行列或前列，为实现“两个一百年”奋斗目标、实现中华民族伟大复兴的中国梦提供有力支撑。

第三条　面向国家重大战略需求，面向经济社会主战场，面向世界科技发展前沿，突出建设的质量效益、社会贡献度和国际影响力，突出学科交叉融合和协同创新，突出与产业发展、社会需求、科技前沿紧密衔接，深化产教融合，全面提升我国高等教育在人才培养、科学研究、社会服务、文化传承创新和国际交流合作中的综合实力。

到2020年，若干所大学和一批学科进入世界一流行列，若干学科进入世界一流学科前列；到2030年，更多的大学和学科进入世界一流行列，若干所大学进入世界一流大学前列，一批学科进入世界一流学科前列，高等教育整体实力显著提升；到本世纪中叶，一流大学和一流学科的数量和实力进入世界前列，基本建成高等教育强国。

第四条　加强总体规划，坚持扶优扶需扶特扶新，按照“一流大学”和“一流学科”两类布局建设高校，引导和支持具备较强实力的高校合理定位、办出特色、差别化发展，努力形成支撑国家长远发展的一流大学和一流学科体系。

第五条　坚持以学科为基础，支持建设一百个左右学科，着力打造学科领域高峰。支持一批接近或达到世界先进水平的学科，加强建设关系国家安全和重大利益的学科，鼓励新兴学科、交叉学科，布局一批国家急需、支撑产业转型升级和区域发展的学科，积极建设具有中国特色、中国风格、中国气派的哲学社会科学体系，着力解决经济社会中的重大战略问题，提升国家自主创新能力和核心竞争力。强化学科建设绩效考核，引领高校提高办学水平和综合实力。

第六条　每五年一个建设周期，2016 年开始新一轮建设。建设高校实行总量控制、开放竞争、动态调整。

第二章　遴选条件

第七条　一流大学建设高校应是经过长期重点建设、具有先进办学理念、办学实力强、社会认可度较高的高校，须拥有一定数量国内领先、国际前列的高水平学科，在改革创新和现代大学制度建设中成效显著。

一流学科建设高校应具有居于国内前列或国际前沿的高水平学科，学科水平在有影响力的第三方评价中进入前列，或者国家急需、具有重大的行业或区域影响、学科优势突出、具有不可替代性。

人才培养方面，坚持立德树人，培育和践行社会主义核心价值观，在拔尖创新人才培养模式、协同育人机制、创新创业教育方面成果显著；积极推进课程体系和教学内容改革，教学成果丰硕；资源配置、政策导向体现人才培养的核心地位；质量保障体系完善，有高质量的本科生教育和研究生教育；注重培养学生社会责任感、法治意识、创新精神和实践能力，人才培养质量得到社会高度认可。

科学研究方面，科研组织和科研机制健全，协同创新成效显著。基础研究处于科学前沿，原始创新能力较强，形成具有重要影响的新知识新理论；应用研究解决了国民经济中的重大关键性技术和工程问题，或实现了重大颠覆性技术创新；哲学社会科学研究为解决经济社会发展重大理论和现实问题提供了有效支撑。

社会服务方面，产学研深度融合，实现合作办学、合作育人、合作发展，科研成果转化绩效突出，形成具有中国特色和世界影响的新型高端智库，为国家和区域经济转型、产业升级和技术变革、服务国家安全和社会公共安全做出突出贡献，运用新知识新理论认识世界、传承文明、科学普及、资政育人和服务社会成效显著。

文化传承创新方面，传承弘扬中华优秀传统文化，推动社会主义先进文化建设成效显著；增强文化自信，具有较强的国际文化传播影响力；具有师生认同的优秀教风学风校风，具有广阔的文化视野和强大的文化创新能力，形成引领社会进步、特色鲜明的大学精神和大学文化。

师资队伍建设方面，教师队伍政治素质强，整体水平高，潜心教书育人，师德师风优良；一线教师普遍掌握先进的教学方法和技术，教学经验丰富，教学效果良好；有一批活跃在国际学术前沿的一流专家、学科领军人物和创新团队；教师结构合理，中青年教师成长环境良好，可持续发展后劲足。

国际交流合作方面，吸引海外优质师资、科研团队和学生能力强，与世界高水平大学学生交换、学分互认、联合培养成效显著，与世界高水平大学和学术机构有深度的学术交流与科研合作，深度参与国际或区域性重大科学计划、科学工程，参加国际标准和规则的制定，国际影响力较强。

第三章 遴选程序

第八条 坚持公平公正、开放竞争。采取认定方式确定一流大学、一流学科建设高校及建设学科。

第九条 设立世界一流大学和一流学科建设专家委员会，由政府有关部门、高校、科研机构、行业组织人员组成。专家委员会根据《总体方案》要求和本办法，以中国特色学科评价为主要依据，参考国际相关评价因素，综合高校办学条件、学科水平、办学质量、主要贡献、国际影响力等情况，以及高校主管部门意见，论证确定一流大学和一流学科建设高校的认定标准。

第十条 根据认定标准专家委员会遴选产生拟建设高校名单，并提出意见建议。教育部、财政部、发展改革委审议确定建议名单。

第十一条 列入拟建设名单的高校要根据自身实际，以改革为动力，结合学校综合改革方案和专家委员会咨询建议，确定建设思路，合理选择建设路径，自主确定学科建设口径和范围，科学编制整体建设方案、分学科建设方案（以下统称建设方案）。建设方案要以人才培养为核心，优化学科建设结构和布局，完善内部治理结构，形成调动各方积极参与的长效建设机制，以一流学科建设引领健全学科生态体系，带动学校整体发展。以5年为一周期，统筹安排建设和改革任务，综合考虑各渠道资金和相应的管理要求，设定合理、具体的分阶段建设目标和建设内容，细化具体的执行项目，提出系统的考核指标体系，避免平均用力或碎片化。高校须组织相关专家，结合经济社会发展需求和国家战略需要，对建设方案的科学性、可行性进行深入论证。

第十二条 论证通过的建设方案及专家论证报告，经高校报所属省级人民政府或主管部门审核通过后，报教育部、财政部、发展改革委。

第十三条 专家委员会对高校建设方案进行审核，提出意见。

第十四条 教育部、财政部、发展改革委根据专家委员会意见，研究确定一流大学、一流学科建设高校及建设学科，报国务院批准。

第四章 支持方式

第十五条 创新支持方式，强化精准支持，综合考虑建设高校基础、学科类别及发展水平等，给予相应支持。

第十六条 中央高校开展世界一流大学和一流学科建设所需经费由中央财政支持；中央预算内投资对中央高校学科建设相关基础设施给予支持。纳入世界一流大学和一流学科建设范围的地方高校，所需资金由地方财政统筹安排，中央财政予以引导支持。

有关部门深化高等教育领域简政放权改革，放管结合优化服务，在考试招生、人事制度、经费管理、学位授权、科研评价等方面切实落实建设高校自主权。

第十七条 地方政府和有关主管部门应通过多种方式，对世界一流大学和一流学科建设加大资金、政策、资源支持力度。建设高校要积极争取社会各方资源，形成多元支持的长效机制。

第十八条 建设高校完善经费使用管理方式，切实管好用好，提高使用效益。

第五章 动态管理

第十九条 加强过程管理，实施动态监测，及时跟踪指导。以学科为基础，制定科学合理的绩效评价办法，开展中期和期末评价，加大经费动态支持力度，形成激励约束机制，增强建设实效。

第二十条 建设中期，建设高校根据建设方案对建设情况进行自评，对改革的实施情况、建设目标和任务完成情况、学科水平、资金管理使用情况等进行分析，发布自评报告。专家委员会根据建设高校的建设方案和自评报告，参考有影响力的第三方评价，对建设成效进行评价，提出中期评价意见。根据中期评价结果，对实施有力、进展良好、成效明显的建设高校及建设学科，加大支持力度；对实施不力、进展缓慢、缺乏实效的建设高校及建设学科，提出警示并减小支持力度。

第二十一条 打破身份固化，建立建设高校及建设学科有进有出动态调整机制。建设过程中，对于出现重大问题、不再具备建设条件且经警示整改仍无改善的高校及建设学科，调整出建设范围。

第二十二条 建设期末，建设高校根据建设方案对建设情况进行整体自评，对改革的实施情况、建设目标和任务完成情况、学科水平、资金管理使用情况等进行全面分析，发布整体自评报告。专家委员会根据建设高校的建设方案及整体自评报告，参考有影响力的第三方评价，对建设成效进行评价，提出评价意见。根据期末评价结果等情况，重新确定下一轮建设范围。对于建设成效特别突出、国际影响力特别显著的少数建设高校及建设学科，在资金和政策上加大支持力度。

第六章 组织实施

第二十三条 教育部、财政部、发展改革委建立部际协调机制，负责规划部署、推进实施、监督管理等工作。

第二十四条 省级政府应结合经济社会发展需求和基础条件，统筹推动区域内有特色高水平大学和优势学科建设，积极探索不同类型高校的一流建设之路。

第二十五条 建设高校要全面加强党的领导和党的建设，坚持正确办学方向，深化综合改革，破除体制机制障碍，统筹学校整体建设和学科建设，加强组织保障，营造良好建设环境。

第二十六条 动员各方力量积极参与世界一流大学和一流学科建设，鼓励行业企业加强与高校合作，协同建设。省级政府、行业主管部门加大对建设高校的投入，强化跟踪指导，及时发现建设中存在的问题，提出改进的意见和建议。

第二十七条 坚持公开透明，建立信息公开网络平台，公布建设高校的建设方案及建设学科、绩效评价情况等，强化社会监督。

第七章 附 则

第二十八条 本办法由教育部、财政部、发展改革委负责解释。

第二十九条 本办法自发布之日起实施。

教育部 财政部 国家发展改革委 印发《关于高等学校加快“双一流”建设的指导意见》的通知

教研〔2018〕5 号

各省、自治区、直辖市教育厅（教委）、财政厅（局）、发展改革委，新疆生产建设兵团教育局、财务局、发展改革委，有关部门（单位）教育司（局），有关高等学校：

为贯彻落实党的十九大精神，加快“双一流”建设，根据国务院印发的《统筹推进世界一流大学和一流学科建设总体方案》和教育部、财政部、国家发展改革委联合印发的《统筹推进世界一流大学和一流学科建设实施办法（暂行）》，教育部、财政部、国家发展改革委制定了《关于高等学校加快“双一流”建设的指导意见》，现予以印发。

教育部　财政部　国家发展改革委
2018 年 8 月 8 日

关于高等学校加快“双一流”建设的指导意见

为深入贯彻落实党的十九大精神，加快一流大学和一流学科建设，实现高等教育内涵式发展，全面提高人才培养能力，提升我国高等教育整体水平，根据《统筹推进世界一流大学和一流学科建设总体方案》和《统筹推进世界一流大学和一流学科建设实施办法（暂行）》，制定本意见。

一、总体要求

（一）指导思想

以习近平新时代中国特色社会主义思想为指导，深入贯彻落实党的十九大精神，紧紧围绕统筹推进“五位一体”总体布局和协调推进“四个全面”战略布局，全面贯彻落实党的教育方针，以中国特色世界一流为核心，以高等教育内涵式发展为主线，落实立德树人根本任务，紧紧抓住坚持办学正确政治方向、建设高素质教师队伍和形成高水平人才培养体系三项基础性工作，以体制机制创新为着力点，全面加强党的领导，调动各种积极因素，在深化改革、服务需求、开放合作中加快发展，努力建成一批中国特色社会主义标杆大学，确保实现“双一流”建设总体方案确定的战略目标。

（二）基本原则

坚持特色一流。扎根中国大地，服务国家重大战略需求，传承创新优秀文化，积极主动融入改革开放、现代化建设和民族复兴伟大进程，体现优势特色，提升发展水平，办人民满意的教育。瞄准世界一流，吸收世界上先进的办学治学经验，遵循教育教学规律，积极参与国际合作交流，有效扩大国际影响，实现跨越发展、超越引领。

坚持内涵发展。创新办学理念，转变发展模式，以多层次多类型一流人才培养为根本，以学科为基础，更加注重结构布局优化协调，更加注重人才培养模式创新，更加注重资源的有效集成和配置，统筹近期目标与长远规划，实现以质量为核心的可持续发展。

坚持改革驱动。全面深化改革，注重体制机制创新，充分激发各类人才积极性主动性创造性和高校内生动力，加快构建充满活力、富有效率、更加开放、动态竞争的体制机制。

坚持高校主体。明确高校主体责任，对接需求，统筹学校整体建设和学科建设，主动作为，充分发掘集聚各方面积极因素，加强多方协同，确保各项建设与改革任务落地见效。

二、落实根本任务，培养社会主义建设者和接班人

（三）坚持中国特色社会主义办学方向

建设中国特色世界一流大学必须坚持办学正确政治方向。坚持和加强党的全面领导，牢固树立“四个意识”，坚定“四个自信”，把“四个自信”转化为办好中国特色世界一流大学的自信和动力。践行“四个服务”，立足中国实践、解决中国问题，为国家发展、人民福祉做贡献。高校党委要把政治建设摆在首位，深入实施基层党建质量提升攻坚行动，全面推进高校党组织“对标争先”建设计划和教师党支部书记“双带头人”培育工程，加强教师党支部、学生党支部建设，巩固马克思主义在高校意识形态领域的指导地位，切实履行好管党治党、办学治校主体责任。

（四）引导学生成长成才

育人为本，德育为先，着力培养一大批德智体美全面发展的社会主义建设者和接班人。深入研究学生的新特点新变化新需求，大力加强理想信念教育和国情教育，抓好马克思主义理论教育，践行社会主义核心价值观，坚持不懈推进习近平新时代中国特色社会主义思想进教材、进课堂、进学生头脑，使党的创新理论全面融入高校思想政治工作。深入实施高校思想政治工作质量提升工程，深化“三全育人”综合改革，实现全员全过程全方位育人；实施普通高校思想政治理论课建设体系创新计划，大力推动以“思政课＋课程思政”为目标的课堂教学改革，使各类课程、资源、力量与思想政治理论课同向同行，形成协同效应。发挥哲学社会科学育人优势，加强人文关怀和心理引导。实施高校体育固本工程和美育提升工程，提高学生体质健康水平和艺术审美素养。鼓励学生参与教学改革和创新实践，改革学习评价制度，激励学生自主学习、奋发学习、全面发展。做好学生就业创业工作，鼓励学生到基层一线发光发热，在服务国家发展战略中大显身手。

（五）形成高水平人才培养体系

把立德树人的成效作为检验学校一切工作的根本标准，一体化构建课程、科研、实践、文化、网络、心理、管理、服务、资助、组织等育人体系，把思想政治工作贯穿教育教学全过程、贯通人才培养全体系。突出特色优势，完善切合办学定位、互相支撑发展的学科体系，充分发挥学科育人功能；突出质量水平，建立知识结构完备、方式方法先进的教学体系，推动信息技术、智能技术与教育教学深度融合，构建“互联网＋”条件下的人才培养新模式，推进信息化实践教学，充分利用现代信息技术实现优质教学资源开放共享，全面提升师生信息素养；突出价值导向，建立思想性、科学性和时代性相统一的教材体系，加快建设教材建设研究基地，把教材建设作为学科建设的重要内容和考核指标，完善教材编写审查、遴选使用、质量监控和评价机制，建立优秀教材编写激励保障机制，努力编写出版具有世界影响的一流教材；突出服务效能，创新以人为本、责权明确的管理体系；健全分流退出机制和学生权益保护制度，完善有利于激励学习、公平公正的学生奖助体系。

（六）培养拔尖创新人才

深化教育教学改革，提高人才培养质量。率先确立建成一流本科教育目标，强化本科教育基础地位，把一流本科教育建设作为“双一流”建设的基础任务，加快实施“六卓越一拔尖”人才培养计划2.0，建成一批一流本科专业；深化研究生教育综合改革，进一步明确不同学位层次的培养要求，改革培养方式，加快建立科教融合、产学结合的研究生培养机制，着力改进研究生培养体系，提升研究生创新能力。深化和扩大专业学位教育改革，强化研究生实践能力，培养高层次应用型人才。大力培养高精尖急缺人才，多方集成教育资源，制定跨学科人才培养方案，探索建立政治过硬、行业急需、能力突出的高层次复合型人才培养新机制。推进课程改革，加强不同培养阶段课程和教学的一体化设计，坚持因材施教、循序渐进、教学相长，将创新创业能力和实践能力培养融入课程体系。

三、全面深化改革，探索一流大学建设之路

（七）增强服务重大战略需求能力

需求是推动建设的原动力。加强对各类需求的针对性研究、科学性预测和系统性把握，主动对接国家和区域重大战略，加强各类教育形式、各类专项计划统筹管理，优化学科专业结构，完善以社会需求和学术贡献为导向的学科专业动态调整机制。推进高层次人才供给侧结构性改革，优化不同层次学生的培养结构，适应需求调整培养规模与培养目标，适度扩大博士研究生规模，加快发展博士专业学位研究生教育；加强国家战略、国家安全、国际组织等相关急需学科专业人才的培养，超前培养和储备哲学社会科学特别是马克思主义理论、传承中华优秀传统文化等相关人才。进一步完善以提高招生选拔质量为核心、科学公正的研究生招生选拔机制。建立面向服务需求的资源集成调配机制，充分发挥各类资源的集聚效应和放大效应。

（八）优化学科布局

构建协调可持续发展的学科体系。立足学校办学定位和学科发展规律，打破传统学科之间的壁垒，以“双一流”建设学科为核心，以优势特色学科为主体，以相关学科为支撑，整合相关传统学科资源，促进基础学科、应用学科交叉融合，在前沿和交叉学科领域培植新的学科生长点。与国家和区域发展战略需求紧密衔接，加快建设对接区域传统优势产业，以及先进制造、生态环保等战略型新兴产业发展的学科。加强马克思主义学科建设，加快完善具有支撑作用的学科，突出优势、拓展领域、补齐短板，努力构建全方位、全领域、全要素的中国特色哲学社会科学体系。优化学术学位和专业学位类别授权点布局，处理好交叉学科与传统学科的关系，完善学科新增与退出机制，学科的调整或撤销不应违背学校和学科发展规律，力戒盲目跟风简单化。

（九）建设高素质教师队伍

人才培养，关键在教师。加强师德师风建设，严把选聘考核晋升思想政治素质关，将师德师风作为评价教师队伍素质的第一标准，打造有理想信念、道德情操、扎实学识、仁爱之心的教师队伍，建成师德师风高地。坚持引育并举、以育为主，建立健全青年人才蓬勃生长的机制，精准引进活跃于国际学术前沿的海外高层次人才，坚决杜绝片面抢挖“帽子”人才等短期行为。改革编制及岗位管理制度，突出教学一线需求，加大教师教学岗位激励力度。建立建强校级教师发展中心，提升教师教学能力，促进高校教师职业发展，加强职前培养、入职培训和在职研修，完善访问学者制度，探索建立专任教师学术休假制度，支持高校教师参加国际化培训项目、国际交流和科研合作。支持高校教师参与基础教育教学改革、教材建设等工作。深入推进高校教师职称评审制度、考核评价制度改革，建立健全教授为本科生上课制度，不唯头衔、资历、论文作为评价依据，突出学术贡献和影响力，激发教师积极性和创造性。

（十）提升科学研究水平

突出一流科研对一流大学建设的支撑作用。充分发挥高校基础研究主力军作用，实施高等学校基础研究珠峰计划，建设一批前沿科学中心，牵头或参与国家科技创新基地、国家重大科技基础设施、哲学社会科学平台建设，促进基础研究和应用研究融通创新、全面发展、重点突破。加强协同创新，发挥高校、科研院所、企业等主体在人才、资本、市场、管理等方面的优势，加大技术创新、成果转化和技术转移力度；围绕关键核心技术和前沿共性问题，完善成果转化管理体系和运营机制，探索建立专业化技术转移机构及新型研发机构，促进创新链和产业链精准对接。主动融入区域发展、军民融合体系，推进军民科技成果双向转移转化，提升对地方经济社会和国防建设的贡献度。推进中国特色哲学社会科学发展，从我国改革发展的实践中挖掘新材料、发现新问题、提出新观点、构建新理论，打造高水平的新型高端智库。探索以代表性成果和原创性贡献为主要内容的科研评价，完善同行专家评价机制。

（十一）深化国际合作交流

大力推进高水平实质性国际合作交流，成为世界高等教育改革的参与者、推动者和引领者。加强与国外高水平大学、顶尖科研机构的实质性学术交流与科研合作，建立国际合作联合实验室、研究中心等；推动中外优质教育模式互学互鉴，以我为主创新联合办学体制机制，加大校际访问学者和学生交流互换力度。以“一带一路”倡议为引领，加大双语种或多语种复合型国际化专业人才培养力度。进一步完善国际学生招收、培养、管理、服务的制度体系，不断优化生源结构，提高生源质量。积极参与共建“一带一路”教育行动和中外人文交流项目，在推进孔子学院建设中，进一步发挥建设高校的主体作用。选派优秀学生、青年教师、学术带头人等赴国外高水平大学、机构访学交流，积极推动优秀研究生公派留学，加大高校优秀毕业生到国际组织实习任职的支持力度，积极推荐高校优秀人才在国际组织、学术机构、国际期刊任职兼职。

（十二）加强大学文化建设

培育理念先进、特色鲜明、中国智慧的大学文化，成为大学生命力、竞争力重要源泉。立足办学传统和现实定位，以社会主义核心价值观为引领，推动中华优秀教育文化的创造性转化和创新性发展，构建具有时代精神、风格鲜明的中国特色大学文化。加强校风教风学风和学术道德建设，深入开展高雅艺术进校园、大学生艺术展演、中华优秀传统文化传承基地建设，营造全方位育人文化。塑造追求卓越、鼓励创新的文化品格，弘扬勇于开拓、求真务实的学术精神，形成中外互鉴、开放包容的文化气质。坚定对发展知识、追求真理、造福人类的责任感使命感，在对口支援、精准扶贫、合建共建等行动中，勇于担当、主动作为，发挥带动作用。传播科学理性与人文情怀，承担引领时代风气和社会未来、促进人类社会发展进步的使命。

（十三）完善中国特色现代大学制度

以制度建设保障高校整体提升。坚持和完善党委领导下的校长负责制，健全完善各项规章制度，贯彻落实大学章程，规范高校内部治理体系，推进管理重心下移，强化依法治校；创新基层教学科研组织和学术管理模式，完善学术治理体系，保障教学、学术委员会在人才培养和学术事务中有效发挥作用；建立和完善学校理事会制度，进一步完善社会支持和参与学校发展的组织形式和制度平台。充分利用云计算、大数据、人工智能等新技术，构建全方位、全过程、全天候的数字校园支撑体系，提升教育教学管理能力。

四、强化内涵建设，打造一流学科高峰

（十四）明确学科建设内涵

学科建设要明确学术方向和回应社会需求，坚持人才培养、学术团队、科研创新“三位一体”。围绕国家战略需求和国际学术前沿，遵循学科发展规律，找准特色优势，着力凝练学科方

向、增强问题意识、汇聚高水平人才队伍、搭建学科发展平台，重点建设一批一流学科。以一流学科为引领，辐射带动学科整体水平提升，形成重点明确、层次清晰、结构协调、互为支撑的学科体系，支持大学建设水平整体提升。

（十五）突出学科优势与特色

学科建设的重点在于尊重规律、构建体系、强化优势、突出特色。国内领先、国际前沿高水平的学科，加快培育国际领军人才和团队，实现重大突破，抢占未来制高点，率先冲击和引领世界一流；国内前列、有一定国际影响力的学科，围绕主干领域方向，强化特色，扩大优势，打造新的学科高峰，加快进入世界一流行列。在中国特色的领域、方向，立足解决重大理论、实践问题，积极打造具有中国特色中国风格中国气派的一流学科和一流教材，加快构建中国特色哲学社会科学学科体系、学术体系、话语体系、教材体系，不断提升国际影响力和话语权。

（十六）拓展学科育人功能

以学科建设为载体，加强科研实践和创新创业教育，培养一流人才。强化科研育人，结合国家重点、重大科技计划任务，建立科教融合、相互促进的协同培养机制，促进知识学习与科学研究、能力培养的有机结合。学科建设要以人才培养为中心，支撑引领专业建设，推进实践育人，积极构建面向实践、突出应用的实践实习教学体系，拓展实践实习基地的数量、类型和层次，完善实践实习的质量监控与评价机制。加强创新创业教育，促进专业教育与创新创业教育有机融合，探索跨院系、跨学科、跨专业交叉培养创新创业人才机制，依托大学科技园、协同创新中心和工程研究中心等，搭建创新创业平台，鼓励师生共同开展高质量创新创业。

（十七）打造高水平学科团队和梯队

汇聚拔尖人才，激发团队活力。完善开放灵活的人才培育、吸引和使用机制，着眼长远，构建以学科带头人为领军、以杰出人才为骨干、以优秀青年人才为支撑，衔接有序、结构合理的人才团队和梯队，注重培养团队精神，加强团队合作。充分发挥学科带头人凝练方向、引领发展的重要作用，既看重学术造诣，也看重道德品质，既注重前沿方向把握，也关注组织能力建设，保障学科带头人的人财物支配权。加大对青年教师教学科研的稳定支持力度，着力把中青年学术骨干推向国际学术前沿和国家战略前沿，承担重大项目、参与重大任务，加强博士后等青年骨干力量培养；建立稳定的高水平实验技术、工程技术、实践指导和管理服务人才队伍，重视和培养学生作为科研生力军。以解决重大科研问题与合作机制为重点，对科研团队实行整体性评价，形成与贡献匹配的评价激励体系。

（十八）增强学科创新能力

学术探索与服务国家需求紧密融合，着力提高关键领域原始创新、自主创新能力和建设性社会影响。围绕国家和区域发展战略，凝练提出学科重大发展问题，加强对关键共性技术、前沿引领技术、现代工程技术、颠覆性技术、重大理论和实践问题的有组织攻关创新，实现前瞻性基础研究、引领性原创成果和建设性社会影响的重大突破。加强重大科技项目的培育和组织，积极承担国家重点、重大科技计划任务，在国家和地方重大科技攻关项目中发挥积极作用。积极参与、牵头国际大科学计划和大科学工程，研究和解决全球性、区域性重大问题，在更多前沿领域引领科学方向。

（十九）创新学科组织模式

聚焦建设学科，加强学科协同交叉融合。整合各类资源，加大对原创性、系统性、引领性研究的支持。围绕重大项目和重大研究问题组建学科群，主干学科引领发展方向，发挥凝聚辐射作用，各学科紧密联系、协同创新，避免简单地“搞平衡、铺摊子、拉郎配”。瞄准国家重大战略和学科前沿发展方向，以服务需求为目标，以问题为导向，以科研联合攻关为牵引，以创新人才培养模式为重点，依托科技创新平台、研究中心等，整合多学科人才团队资源，着重围绕大物理科学、大社会科学为代表的基础学科，生命科学为代表的前沿学科，信息科学为代表的应用学科，组建交叉学科，促进哲学社会科学、自然科学、工程技术之间的交叉融合。鼓励组建学科联盟，搭建国际交流平台，发挥引领带动作用。

五、加强协同，形成“双一流”建设合力

（二十）健全高校“双一流”建设管理制度

明确并落实高校在“双一流”建设中的主体责任，增强建设的责任感和使命感。充分发挥高校党委在“双一流”建设全程的领导核心作用，推动重大安排部署的科学决策、民主决策和依法决策，确保“双一流”建设方案全面落地。健全高校“双一流”建设管理机构，创新管理体制与运行机制，完善部门分工负责、全员协同参与的责任体系，建立内部监测评价制度，按年度发布建设进展报告，加强督导考核，避免简单化层层分解、机械分派任务指标。

（二十一）增强高校改革创新自觉性

改革创新是高校持续发展的不竭动力。建设高校要积极主动深化改革，发挥教育改革排头兵的引领示范作用，以改革增添动力，以创新彰显特色。全面深化高校综合改革，着力加大思想政治教育、人才培养模式、人事制度、科研体制机制、资源募集调配机制等关键领域环节的改革力度，重点突破，探索形成符合教育规律、可复制可推广的经验做法。增强高校外部体制机制改革协同与政策协调，加快形成高校改革创新成效评价机制，完善社会参与改革、支持改革的合作机制，促进优质资源共享，为高校创新驱动发展营造良好的外部环境。

（二十二）加大地方区域统筹

将“双一流”建设纳入区域重大战略，结合区域内科创中心建设等重大工程、重大计划，主动明确对高校提出需求，形成“双一流”建设与其他重大工程互相支撑、协同推进的格局，更好地服务地方经济社会发展。地方政府通过多种方式，对建设高校在资金、政策、资源等方面给予支持。切实落实“放管服”要求，积极推动本地区高水平大学和优势特色学科建设，引导“双一流”建设高校和本地区高水平大学相互促进、共同发展，构建协调发展、有序衔接的建设体系。

（二十三）加强引导指导督导

强化政策支持和资金投入引导。适度扩大高校自主设置学科权限，完善多元化研究生招生选拔机制，适度提高优秀应届本科毕业生直接攻读博士学位的比例。建立健全高等教育招生计划动态调整机制，实施国家急需学科高层次人才培养支持计划，探索研究生招生计划与国家重大科研任务、重点科技创新基地等相衔接的新路径。继续做好经费保障工作，全面实施预算绩效管理，建立符合高等教育规律和管理需要的绩效管理机制，增强建设高校资金统筹权，在现有财政拨款制度基础上完善研究生教育投入机制。建设高校要建立多元筹资机制，统筹自主资金和其他可由高校按规定自主使用的资金等，共同支持“双一流”建设。完善政府、社会、高校相结合的共建机制，形成多元化投入、合力支持的格局。

强化建设过程的指导督导。履行政府部门指导职责，充分发挥“双一流”建设专家委员会咨询作用，支持学科评议组、教育教学指导委员会、教育部科学技术委员会等各类专家组织开展建设评价、诊断、督导，促进学科发展和学校建设。推进“双一流”建设督导制度化常态化长效化。按建设周期跟踪评估建设进展情况，建设期末对建设成效进行整体评价。根据建设进展和评价情况，动态调整支持力度和建设范围。推动地方落实对“双一流”建设的政策支持和资源投入。

（二十四）完善评价和建设协调机制

坚持多元综合性评价。以立德树人成效作为根本标准，探索建立中国特色“双一流”建设的综合评价体系，以人才培养、创新能力、服务贡献和影响力为核心要素，把一流本科教育作为重

要内容，定性和定量、主观和客观相结合，学科专业建设与学校整体建设评价并行，重点考察建设效果与总体方案的符合度、建设方案主要目标的达成度、建设高校及其学科专业在第三方评价中的表现度。鼓励第三方独立开展建设过程及建设成效的监测评价。积极探索中国特色现代高等教育评估制度。

健全协调机制。建立健全“双一流”建设部际协调工作机制，创新省部共建合建机制，统筹推进“双一流”建设与地方高水平大学建设，实现政策协同、分工协同、落实协同、效果协同。

第三部分

研究生教育相关政策

国务院关于深化考试招生制度改革的实施意见

国发〔2014〕35号

各省、自治区、直辖市人民政府，国务院各部委、各直属机构：

考试招生制度是国家基本教育制度。党的十八届三中全会对考试招生制度改革作出全面部署，今年《政府工作报告》提出了明确要求。改革开放30多年来，我国考试招生制度不断改进完善，初步形成了相对完整的考试招生体系，为学生成长、国家选才、社会公平作出了历史性贡献，对提高教育质量、提升国民素质、促进社会纵向流动、服务国家现代化建设发挥了不可替代的重要作用。这一制度总体上符合国情，权威性、公平性社会认可，但也存在一些社会反映强烈的问题，主要是唯分数论影响学生全面发展，一考定终身使学生学习负担过重，区域、城乡入学机会存在差距，中小学择校现象较为突出，加分造假、违规招生现象时有发生。为贯彻落实党中央、国务院决策部署，现就深化考试招生制度改革提出如下实施意见。

一、总体要求

（一）指导思想。

高举中国特色社会主义伟大旗帜，以邓小平理论、“三个代表”重要思想、科学发展观为指导，全面贯彻党的教育方针，坚持立德树人，适应经济社会发展对多样化高素质人才的需要，从有利于促进学生健康发展、科学选拔各类人才和维护社会公平出发，认真总结经验，突出问题导向，深化考试招生制度改革，为办好人民满意的教育、建设人力资源强国提供有力保障，为实现“两个一百年”奋斗目标和中华民族伟大复兴的中国梦提供强有力的人才支撑。

（二）基本原则。

坚持育人为本，遵循教育规律。把促进学生健康成长成才作为改革的出发点和落脚点，扭转片面应试教育倾向，坚持正确育人导向，践行社会主义核心价值观，深入推进素质教育，培养德智体美全面发展的社会主义建设者和接班人。

着力完善规则，确保公平公正。把促进公平公正作为改革的基本价值取向，加强宏观调控，完善法律法规，健全体制机制，切实保障考试招生机会公平、程序公开、结果公正。

体现科学高效，提高选拔水平。增加学生选择权，促进科学选才，完善政府监管机制，确保考试招生工作高效、有序实施。

加强统筹谋划，积极稳妥推进。整体设计从基础教育到高等教育考试招生制度改革，促进普通教育、职业教育、继续教育之间衔接沟通，统筹实施考试、招生和管理制度综合改革，试点先行，稳步推进。

（三）总体目标。

2014年启动考试招生制度改革试点，2017年全面推进，到2020年基本建立中国特色现代教育考试招生制度，形成分类考试、综合评价、多元录取的考试招生模式，健全促进公平、科学选才、监督有力的体制机制，构建衔接沟通各级各类教育、认可多种学习成果的终身学习“立交桥”。

二、主要任务和措施

（一）改进招生计划分配方式。

1．提高中西部地区和人口大省高考录取率。综合考虑生源数量及办学条件、毕业生就业状况等因素，完善国家招生计划编制办法，督促高校严格执行招生计划。继续实施支援中西部地区招生协作计划，在东部地区高校安排专门招生名额面向中西部地区招生。部属高校要公开招生名额分配原则和办法，合理确定分省招生计划，严格控制属地招生比例。2017 年录取率最低省份与全国平均水平的差距从 2013 年的 6 个百分点缩小至 4 个百分点以内。

2．增加农村学生上重点高校人数。继续实施国家农村贫困地区定向招生专项计划，由重点高校面向贫困地区定向招生。部属高校、省属重点高校要安排一定比例的名额招收边远、贫困、民族地区优秀农村学生。2017 年贫困地区农村学生进入重点高校人数明显增加，形成保障农村学生上重点高校的长效机制。

3．完善中小学招生办法破解择校难题。推进九年义务教育均衡发展，完善义务教育免试就近入学的具体办法，试行学区制和九年一贯对口招生。改进高中阶段学校考试招生方式。实行优质普通高中和优质中等职业学校招生名额合理分配到区域内初中的办法。进一步落实和完善进城务工人员随迁子女就学和升学考试的政策措施。

（二）改革考试形式和内容。

1．完善高中学业水平考试。学业水平考试主要检验学生学习程度，是学生毕业和升学的重要依据。考试范围覆盖国家规定的所有学习科目，引导学生认真学习每门课程，避免严重偏科。学业水平考试由省级教育行政部门按国家课程标准和考试要求组织实施，确保考试安全有序、成绩真实可信。各地要合理安排课程进度和考试时间，创造条件为有需要的学生提供同一科目参加两次考试的机会。

2014 年出台完善高中学业水平考试的指导意见。

2．规范高中学生综合素质评价。综合素质评价主要反映学生德智体美全面发展情况，是学生毕业和升学的重要参考。建立规范的学生综合素质档案，客观记录学生成长过程中的突出表现，注重社会责任感、创新精神和实践能力，主要包括学生思想品德、学业水平、身心健康、兴趣特长、社会实践等内容。严格程序，强化监督，确保公开透明，保证内容真实准确。2014 年出台规范高中学生综合素质评价的指导意见。各省（区、市）制定综合素质评价基本要求，学校组织实施。

3．加快推进高职院校分类考试。高职院校考试招生与普通高校相对分开，实行“文化素质＋职业技能”评价方式。中职学校毕业生报考高职院校，参加文化基础与职业技能相结合的测试。普通高中毕业生报考高职院校，参加职业适应性测试，文化素质成绩使用高中学业水平考试成绩，参考综合素质评价。学生也可参加统一高考进入高职院校。2015 年通过分类考试录取的学生占高职院校招生总数的一半左右，2017 年成为主渠道。

4．深化高考考试内容改革。依据高校人才选拔要求和国家课程标准，科学设计命题内容，增强基础性、综合性，着重考查学生独立思考和运用所学知识分析问题、解决问题的能力。改进评分方式，加强评卷管理，完善成绩报告。加强国家教育考试机构、国家题库和外语能力测评体系建设。2015 年起增加使用全国统一命题试卷的省份。

（三）改革招生录取机制。

1．减少和规范考试加分。大幅减少、严格控制考试加分项目，2015 年起取消体育、艺术等特长生加分项目。确有必要保留的加分项目，应合理设置加分分值。探索完善边疆民族特困地区加分政策。

地方性高考加分项目由省级人民政府确定并报教育部备案，原则上只适用于本省（区、市）所属高校在本省（区、市）招生。加强考生加分资格审核，严格认定程序，做好公开公示，强化监督管理。

2014 年底出台进一步减少和规范高考加分项目和分值的意见。

2．完善和规范自主招生。自主招生主要选拔具有学科特长和创新潜质的优秀学生。申请学生要参加全国统一高考，达到相应要求，接受报考高校的考核。试点高校要合理确定考核内容，不得采用联考方式或组织专门培训。规范并公开自主招生办法、考核程序和录取结果。严格控制自主招生规模。2015 年起推行自主招生安排在全国统一高考后进行。

3．完善高校招生选拔机制。高校要将涉及考试招生的相关事项，包括标准、条件和程序等内容，在招生章程中详细列明并提前向社会公布。加强学校招生委员会建设，在制定学校招生计划、确定招生政策和规则、决定招生重大事项等方面充分发挥招生委员会作用。高校可通过聘请社会监督员巡视学校测试、录取现场等方式，对招生工作实施第三方监督。建立考试录取申诉机制，及时回应处理各种问题。建立招生问责制，2015 年起由校长签发录取通知书，对录取结果负责。

4．改进录取方式。推行高考成绩公布后填报志愿方式。创造条件逐步取消高校招生录取批次。改进投档录取模式，推进并完善平行志愿投档方式，增加高校和学生的双向选择机会。2015 年起在有条件的省份开展录取批次改革试点。

5．拓宽社会成员终身学习通道。扩大社会成员接受多样化教育机会，中等职业学校可实行注册入学，成人高等学历教育实行弹性学制、宽进严出。为残疾人等特殊群体参加考试提供服务。探索建立多种形式学习成果的认定转换制度，试行普通高校、高职院校、成人高校之间学分转换，实现多种学习渠道、学习方式、学习过程的相互衔接，构建人才成长“立交桥”。2015 年研究出台学分互认和转换的意见。

（四）改革监督管理机制。

1．加强信息公开。深入实施高校招生“阳光工程”，健全分级负责、规范有效的信息公开制度。进一步扩大信息公开的内容，及时公开招生政策、招生资格、招生章程、招生计划、考生资格、录取程序、录取结果、咨询及申诉渠道、重大事件违规处理结果、录取新生复查结果等信息。进一步扩大信息公开的范围，接受考生、学校和社会的监督。

2．加强制度保障。健全政府部门协作机制，强化教育考试安全管理制度建设，构建科学、规范、严密的教育考试安全体系。健全诚信制度，加强考生诚信教育和诚信档案管理。健全教育考试招生的法律法规，提高考试招生法制化水平。

3．加大违规查处力度。加强考试招生全程监督。严肃查处违法违规行为，严格追究当事人及相关人员责任，及时公布查处结果。构成犯罪的，由司法机关依法追究刑事责任。

（五）启动高考综合改革试点。

1．改革考试科目设置。增强高考与高中学习的关联度，考生总成绩由统一高考的语文、数学、外语 3 个科目成绩和高中学业水平考试 3 个科目成绩组成。保持统一高考的语文、数学、外语科目不变、分值不变，不分文理科，外语科目提供两次考试机会。计入总成绩的高中学业水平考试科目，由考生根据报考高校要求和自身特长，在思想政治、历史、地理、物理、化学、生物等科目中自主选择。

2．改革招生录取机制。探索基于统一高考和高中学业水平考试成绩、参考综合素质评价的多元录取机制。高校要根据自身办学定位和专业培养目标，研究提出对考生高中学业水平考试科目报考要求和综合素质评价使用办法，提前向社会公布。

3．开展改革试点。按照统筹规划、试点先行、分步实施、有序推进的原则，选择有条件的省（市）开展高考综合改革试点。及时调整充实、总结完善试点经验，切实通过综合改革，更好地贯彻党的教育方针，全面实施素质教育，增加学生的选择性，分散学生的考试压力，促进学生全面而有个性的发展。2014 年上海市、浙江省分别出台高考综合改革试点方案，从 2014 年秋季新入学的高中一年级学生开始实施。试点要为其他省（区、市）高考改革提供依据。

三、加强组织领导

（一）细化实施方案。

各地各有关部门要高度重视考试招生制度改革，切实加强领导。教育部等有关部门要抓紧研究制定配套文件。各省（区、市）要结合实际制订本地考试招生制度改革实施方案，经教育部备案后向社会公布。

（二）有序推进实施。

要充分考虑教育的周期性，提前公布考试招生制度改革实施方案，给考生和社会以明确、稳定的预期。及时研究解决改革中遇到的新情况新问题，不断总结经验、调整完善措施。

（三）加强宣传引导。

要加大对改革方案和政策的宣传解读力度，及时回应社会关切，解疑释惑、凝聚共识，营造良好改革氛围。

国务院
2014 年 9 月 3 日

教育部办公厅
关于做好硕士研究生招生调剂工作的通知

教学厅函〔2018〕14号

各省、自治区、直辖市教育厅（教委）、教育招生考试机构，新疆生产建设兵团教育局，有关部门（单位）教育司（局），中央军委训练管理部职业教育局，各硕士研究生招生单位：

调剂工作是硕士研究生招生录取工作的重要环节，是满足考生多元志愿选择，保障考生权益的重要渠道。近年来，研究生招生制度不断改革完善，信息公开工作不断深入，推动各地各招生单位调剂工作不断规范，服务水平不断提升。随着研究生招生改革向纵深发展，考生报考人数、调剂人数增加，做好调剂工作面临新的形势。为深入贯彻落实党的十九大精神，进一步发挥调剂制度优势，提升调剂工作服务质量，现就有关要求通知如下：

一、进一步提高思想认识，改进调剂工作作风

党的十九大提出，要坚持以人民为中心，践行全心全意为人民服务的根本宗旨，把党的群众路线贯彻到治国理政全部活动之中；要持之以恒正风肃纪，加强作风建设，继续整治“四风”问题。调剂工作关系广大考生切身利益，关系招生单位作风和形象，群众关切、社会关注。全面做好调剂服务工作，是研招战线深入贯彻落实办好人民满意教育的重要体现，是坚持人民主体地位，执政为民的具体行动。各教育招生考试机构和招生单位要充分认识做好调剂服务工作的重要性，以习近平新时代中国特色社会主义思想为指导，进一步强化服务意识和责任意识，切实改进工作作风，创新服务举措，提高服务质量和工作水平，不断增加广大考生的满意度和获得感。

二、严格执行招生政策，规范调剂工作程序

各招生单位要以质量为核心，坚持“按需招生、全面衡量、择优录取、宁缺毋滥”的原则，严格按照全国硕士研究生招生管理规定确定的考生调剂基本条件和要求以及招生单位自主确定公布的调剂要求和办法开展调剂工作。

研究生招生工作领导小组要加强对本单位调剂工作的统一领导，所有招生单位（含所属院、系、所）调剂工作的具体要求、工作程序、调剂复试办法及调剂录取名单均须报本单位研究生招生工作领导小组审定，并报省级教育招生考试机构审核。各招生单位研究生招生管理部门负责归口管理本单位调剂工作并统一办理相关手续。

招生单位接收调剂考生（包括接收外单位调剂考生和本单位内部调剂考生）必须通过“全国硕士生招生调剂服务系统”（http：//yz.chsi.com.cn/yztj/，以下简称“调剂服务系统”）进行。各招生单位（含所属院、系、所）调剂工作的具体要求、工作程序、调剂复试办法、联系咨询电话等信息须提前在“调剂服务系统”中公布，并报省级教育招生考试机构备案。调剂录取名单（包括考生姓名、考生编号、初试成绩、复试成绩、总成绩等信息）要由招生单位研究生招生管理部门在本单位官网统一公示，公示时间不少于10个工作日，未经公示的考生，一律不得录取。

三、升级优化调剂系统，提升调剂工作效率

2018 年起，将“调剂服务系统”按照有利于服务考生的原则进行升级优化。招生单位要充分利用升级后的“调剂服务系统”及时发布调剂信息、反馈受理结果，畅通考生咨询渠道，进一步提高工作效率和服务质量。

（一）从便利考生出发，缩短考生调剂志愿锁定时间。为推动招生单位及时反馈受理结果，减少考生等待，考生填报志愿后，系统锁定时间由 48 小时改为由各招生单位自主设定，最长不超过 36 小时。锁定时间到达后，如招生单位未明确受理意见，系统自动解锁，考生可继续填报其他志愿。

（二）提升供需有效对接，精准发布调剂要求。为进一步详细体现招生单位调剂要求，方便考生准确填报调剂志愿，避免盲目报考，“调剂服务系统”增加调剂条件设置功能。升级后的“调剂服务系统”允许招生单位根据本单位接收调剂办法在“调剂服务系统”中设置接收考生调剂的初试成绩要求。

（三）强化考生服务，增加在线咨询功能。为进一步做好信息沟通服务，“调剂服务系统”增加考生在线留言功能，招生单位可对调剂过程中的热点共性问题集中统一答复。同时，招生单位要通过增设咨询电话、安排专人值守等方式，及时解答考生咨询，确保信息沟通畅通。

四、加强工作检查问责，强化调剂工作监管

各招生单位要高度重视调剂服务工作，招生工作领导小组要进行专题研究部署，不断完善调剂工作制度和机制。各省级教育招生考试机构要加强对本地区招生单位调剂服务工作的指导和监督，对招生单位公布调剂办法、发布和更新计划余额信息、及时解答考生咨询以及信息公开调剂录取结果等工作开展随机抽查，发现问题要及时指出并督促相关单位立即整改。对调剂工作过程中发现的违规违纪问题，要发现一起、查处一起、绝不姑息，坚决按有关规定严肃处理并追究相关人员责任，确保调剂服务工作规范透明、公平公正、周到细致。

教育部办公厅

2018 年 3 月 15 日

教育部办公厅
关于进一步规范和加强研究生考试招生工作的通知

教学厅〔2019〕2号

各省、自治区、直辖市高等学校招生委员会、教育厅（教委）、教育招生考试机构，新疆生产建设兵团教育局，有关部门（单位）教育司（局），各研究生招生单位：

研究生考试招生是国家选拔培养高层次专门人才的重要途径，关系广大考生切身利益，关系教育公平，关系国家经济社会发展。党的十八大以来，教育行政部门、教育招生考试机构和研究生招生单位认真贯彻党中央国务院决策部署，深入推进研究生考试招生改革，分类考试、综合评价、多元录取、严格监管的考试招生制度体系不断完善，但仍出现了个别招生单位和人员违规违纪现象，反映出一些地方和单位存在政策规定不落实、制度机制不健全、组织管理不到位等问题。

各地各招生单位要充分认识做好研究生考试招生工作的重要性、复杂性和敏感性，认真学习贯彻习近平新时代中国特色社会主义思想和党的十九大精神，深入贯彻落实全国教育大会精神，始终把立德树人成效作为检验研究生考试招生工作的根本标准，牢固树立“考试招生也是育人”的理念，坚持“择优录取、宁缺毋滥”原则，进一步提高考试招生治理体系和治理能力现代化水平，确保研究生考试招生工作科学规范、公平公正。

一、严格考试组织管理，维护教育公平公正

考试安全是教育公平的前提和基础，没有考试安全就没有教育公平，容不得半点马虎和闪失。各地各招生单位要把维护考试安全作为一项重要政治责任，牢牢守住考试安全这条底线。要充分发挥各级政府主导作用，加强组织领导，进一步健全部门协作机制，形成统筹有力、多方参与、共同治理的工作合力，为实现研究生考试招生安全平稳提供组织和制度保障。要严格落实试卷安全保密、考场监督管理等制度要求，确保试题试卷安全，考场秩序井然。要强化考试环境综合治理，严厉打击各类涉考违法违规行为。

自命题考试是研究生招生考试的重要组成部分，是发挥招生单位招生自主权、体现办学特色和科学选才的重要机制。招生单位作为自命题工作的组织管理主体，要严格落实主体责任，切实加强对自命题工作的组织领导，在学校层面对自命题工作进行统筹和推进，坚决杜绝简单下放、层层转交。要加强规章制度建设，对标国家教育考试有关规定，进一步完善本单位自命题工作规范，扎紧制度笼子，防止出现命题制卷错误和失泄密情况。自命题各科目必须成立2人以上的命题小组，命题小组人员名单须报招生单位研究生招生管理部门严格审核，命题组长要对试卷内容严格审查把关，确保命题不出差错。试卷印制、封装过程要有专人监督，认真核对，严防错装漏装。鼓励招生单位选用统考科目试卷。使用自命题试卷的一般应按一级学科命题，并大力推进题库命题。试卷评阅要严格执行考生个人信息密封、多人分题评阅、评卷场所集中封闭管理等要求，确保评卷统分客观准确。要选派政治过硬、品行优良、业务熟悉、责任心强的人员承担命

题、评卷工作，并加强相关人员培训，切实提高其法律意识、责任意识和业务能力。要切实落实安全保密责任制，所有命题、评卷等涉密人员必须签订《保密责任书》。

二、切实规范复试工作，强化能力素质考核

复试工作是研究生考试招生的重要组成部分，是保证选拔质量的重要环节。要加强对学生的全面考查和综合评价，既要注重学业知识考核，也要加强对考生专业能力素质和科研创新潜质的考查，既要注重学生的考试成绩，也要注重学生的一贯表现。要进一步完善复试工作制度机制，加强复试工作规范管理，确保择优选拔、公平公正。复试工作办法须由招生单位研究生招生工作领导小组集体研究决定并提前公布。招生单位应统一制定复试小组工作基本规范，复试小组一般不少于5人，小组成员须现场独立评分，评分记录和考生作答情况要交招生单位研究生招生管理部门集中统一保管，任何人不得改动。复试全程要录音录像。招生单位要制定复试工作人员遴选、培训办法和行为规范，选派经验丰富、业务水平高、公道正派的人员参与复试工作。要对所有人员进行政策、业务、纪律等方面的培训，使其明确工作纪律和工作程序、评判规则和评判标准。要充分发挥和规范导师作用，明确招生导师在复试工作中的权利、责任和纪律要求。

三、加强调剂工作管理，提升招生服务水平

调剂工作是硕士研究生招生录取工作的重要环节，是满足考生志愿选择、保障考生权益的重要渠道。招生单位要规范调剂工作程序，提升服务质量，确保择优选拔。招生单位接收调剂考生必须通过全国统一的“全国硕士研究生招生调剂服务系统”进行。对申请同一招生单位同一专业、初试科目完全相同的调剂考生，招生单位应当按考生初试成绩择优确定进入复试的考生名单，不得简单以考生提交调剂志愿的时间先后顺序等非学业水平标准作为遴选依据。招生单位要坚持以考生为中心，提前在“全国硕士研究生招生调剂服务系统”和本单位网站公布调剂工作办法，精准发布调剂要求，防止考生盲目报考。要在政策规定的时间内尽可能缩短考生调剂等待时间。要及时解答考生咨询，确保信息沟通畅通。

四、坚持择优录取，确保招生质量

招生单位要在研究生招生工作领导小组的统一领导下，按照教育部有关招生录取政策规定及各省级教育招生考试机构的补充规定，根据本单位招生计划、复试录取办法以及考生初试和复试成绩、思想政治表现、身心健康状况等择优确定拟录取名单。录取工作要依法保护残疾考生的合法权益。要严格按照教育部下达的招生计划及相关要求开展招生录取工作。录取人数不得超过本单位招生计划规模。招生单位要严格执行国家政策规定，不得按单位、行业、地域、学校层次类别等限定生源范围，也不得设置其他歧视性条件。

五、深入落实信息公开，确保招生工作规范透明

各级教育招生考试机构和招生单位应按照教育部有关政策要求和“谁公开、谁把关”“谁公开、谁解释”的原则，积极推进本地区、本单位研究生招生信息公开。招生单位是研究生招生信息公开工作的责任主体，要提前在本单位网站上公布招生章程、招生政策规定、招生专业目录、分专业招生计划、复试录取办法等信息。所有拟录取名单由招生单位研究生招生管理部门统一公示，公示时间不少于10个工作日，并在“全国硕士研究生招生信息公开平台”统一公开，未经招生单位公示的考生，一律不得录取，不予学籍注册。省级教育招生考试机构对本地区所有研究生招生单位的招生信息公开工作负有监管责任，对招生单位上报公开的信息要认真审核。教育行

政部门、教育招生考试机构和招生单位要提供考生咨询及申诉渠道，并按有关规定对相关申诉和举报及时调查处理。

六、加强组织领导，强化监督检查

招生单位是本单位研究生考试招生工作的责任主体，主要负责同志是第一责任人，分管负责同志是直接责任人。主要负责同志对本单位研究生考试招生工作要亲自把关、亲自协调、亲自督查，慎而又慎、细而又细、实而又实做好研究生考试招生工作，坚决杜绝草率大意、粗糙行事。招生单位研究生招生工作领导小组成员如有人事变动，领导小组组成人员应及时调整。各招生单位应按教育部有关规定，制定本单位研究生招生工作实施细则，并报省级教育招生考试机构备案。

省级高校招生委员会是监管本行政区域内所有招生单位研究生考试招生工作的责任主体，主要负责同志负领导责任，省级教育行政部门主要负责同志是第一责任人，省级教育招生考试机构主要负责同志是直接责任人。教育部将把规范和加强研究生考试招生工作纳入国家教育督导范畴，各省级高校招生委员会、教育行政部门要加强对本地区研究生考试招生工作的监督检查，对本地区研究生考试招生工作中的问题，特别是多发性、趋势性的问题要及早发现、及早纠正。对考试招生工作中的违规违纪行为，发现一起、严查一起，一律按有关规定严肃处理，绝不姑息。造成严重后果和恶劣影响的，将按规定对有关责任人员进行追责问责，构成违法犯罪的，由司法机关依法追究法律责任。

教育部办公厅
2019 年 2 月 26 日

教育部 国家发展改革委 财政部
关于深化研究生教育改革的意见

教研〔2013〕1号

各省、自治区、直辖市教育厅（教委）、发展改革委、财政厅（局），新疆生产建设兵团教育局、发展改革委、财务局，有关部门（单位）教育司（局），中国社会科学院研究生院，中共中央党校学位评定委员会，中国人民解放军学位委员会，教育部直属各高等学校：

研究生教育是培养高层次人才的主要途径，是国家创新体系的重要组成部分。改革开放以来，我国研究生教育取得了重大成就，基本实现了立足国内培养高层次人才的战略目标。但总体上看，研究生教育还不能完全适应经济社会发展的多样化需求，培养质量与国际先进水平相比还有较大差距。为全面贯彻落实党的十八大精神和《国家中长期教育改革和发展规划纲要（2010—2020年）》，进一步提高研究生教育质量，现就深化研究生教育改革提出以下意见：

一、指导思想和总体要求

1．指导思想：高举中国特色社会主义伟大旗帜，以邓小平理论、“三个代表”重要思想、科学发展观为指导，全面贯彻党的教育方针，把立德树人作为研究生教育的根本任务。深入实施教育、科技和人才规划纲要，坚持走内涵式发展道路，以服务需求、提高质量为主线，以分类推进培养模式改革、统筹构建质量保障体系为着力点，更加突出服务经济社会发展，更加突出创新精神和实践能力培养，更加突出科教结合和产学结合，更加突出对外开放，为提高国家创新力和国际竞争力提供有力支撑，为建设人才强国和人力资源强国提供坚强保证。

2．总体要求：优化类型结构，建立与培养目标相适应的招生选拔制度；鼓励特色发展，构建以研究生成长成才为中心的培养机制；提升指导能力，健全以导师为第一责任人的责权机制；改革评价机制，建立以培养单位为主体的质量保证体系；扩大对外开放，实施合作共赢的发展战略；加大支持力度，健全以政府投入为主的多渠道投入机制。通过改革，实现发展方式、类型结构、培养模式和评价机制的根本转变。到2020年，基本建成规模结构适应需要、培养模式各具特色、整体质量不断提升、拔尖创新人才不断涌现的研究生教育体系。

二、改革招生选拔制度

3．优化人才培养类型结构。基本稳定学术学位授予单位和学位授权学科总体规模，建立学科动态调整机制，鼓励学科交叉与融合，进一步突出学科特色和优势。积极发展硕士专业学位研究生教育，稳步发展博士专业学位研究生教育，重视发展非全日制研究生教育。

4．深化招生计划管理改革。根据国家发展需要和高层次人才培养规律，合理确定研究生招生规模。加强和改进招生计划管理，对全日制和非全日制研究生招生计划实行统一管理，改革全日制研究生招生计划形式，取消国家计划和自筹经费“双轨制”。加强宏观管理，逐步建立研究生教育规模、结构、布局与经济社会发展相适应的动态调整机制。进一步完善计划分配办法，通过增量安排和存量调控，积极支持优势学科、基础学科、科技前沿学科和服务国家重大需求的学科发展。

5．建立健全科学公正的招生选拔机制。以提高研究生招生选拔质量为核心，积极推进考试招生改革，建立与培养目标相适应、有利于拔尖创新人才和高层次应用型人才脱颖而出的研究生考试招生制度。优化初试，强化复试，发挥和规范导师作用，注重对考生专业基础、综合素质和创新能力的考察。

6．完善招生选拔办法。推进学术学位与专业学位硕士研究生分类考试。完善专业学位研究生考试办法，注重选拔具有一定实践经验的优秀在职人员。建立博士研究生选拔“申请—审核”机制，发挥专家组审核作用，强化对科研创新能力和专业学术潜质的考察。建立博士研究生中期分流名额补充机制。对具有特殊才能的人才建立专门的选拔程序。加强对考试招生工作的管理和监督。强化考试安全工作。

三、创新人才培养模式

7．拓展思想政治教育的有效途径。加强中国特色社会主义理论体系教育，把社会主义核心价值体系融入研究生教育全过程，把科学道德和学风教育纳入研究生培养各环节。广泛开展社会实践和志愿服务活动，着力增强研究生服务国家、服务人民的社会责任感。加强人文素养和科学精神培养，培育研究生正直诚信、追求真理、勇于探索、团结合作的品质。认真组织实施研究生思想政治理论课课程新方案。加强研究生党建工作。加强研究生心理健康教育和咨询工作。

8．完善以提高创新能力为目标的学术学位研究生培养模式。统筹安排硕士和博士培养阶段，促进课程学习和科学研究的有机结合，强化创新能力培养，探索形成各具特色的培养模式。重视对研究生进行系统科研训练，要求并支持研究生更多参与前沿性、高水平的科研工作，以高水平科学研究支撑高水平研究生培养。鼓励多学科交叉培养，支持研究生更多参与学术交流和国际合作，拓宽学术视野，激发创新思维。

9．建立以提升职业能力为导向的专业学位研究生培养模式。面向特定职业领域，培养适应专业岗位的综合素质，形成产学结合的培养模式。引导和鼓励行业企业全方位参与人才培养，充分发挥行业和专业组织在培养标准制定、教学改革等方面的指导作用，建立培养单位与行业企业相结合的专业化教师团队和联合培养基地。加强实践基地建设，强化专业学位研究生的实践能力和创业能力培养。大力推动专业学位与职业资格的有机衔接。

10．加强课程建设。重视发挥课程教学在研究生培养中的作用。建立完善培养单位课程体系改进、优化机制，规范课程设置审查，加强教学质量评价。增强学术学位研究生课程内容前沿性，通过高质量课程学习强化研究生的科学方法训练和学术素养培养。构建符合专业学位特点的课程体系，改革教学内容和方式，加强案例教学，探索不同形式的实践教学。

11．建立创新激励机制。根据研究生的学术兴趣、知识结构、能力水平，制定个性化的培养计划。发掘研究生创新潜能，鼓励研究生自主提出具有创新价值的研究课题，在导师和团队指导下开展研究，由培养单位提供必要的条件支持。制定配套政策，支持研究生为完成高水平研究适当延长学习时间。加强研究生职业发展教育和就业指导，提高研究生就业创业能力。

12．加大考核与淘汰力度。加强培养过程管理和学业考核，实行严格的中期考核和论文审核制度，畅通分流渠道，加大淘汰力度。建立学风监管与惩戒机制，严惩学术不端行为，对学位论文作假者取消学位申请资格或撤销学位。完善研究生利益诉求表达机制，加强研究生权益保护。

四、健全导师责权机制

13．改革评定制度。改变单独评定研究生导师资格的做法，强化与招生培养紧密衔接的岗位意识，防止形成导师终身制。根据年度招生需要，综合考虑学科特点、师德表现、学术水平、科研任务和培养质量，确定招生导师及其指导研究生的限额。完善研究生与导师互选机制，尊重导师和学生选择权。

14．强化导师责任。导师是研究生培养的第一责任人，负有对研究生进行学科前沿引导、科研方法指导和学术规范教导的责任。完善导师管理评价机制。全面落实教师职业道德规范，提高师德水平，加强师风建设，发挥导师对研究生思想品德、科学伦理的示范和教育作用。研究生发生学术不端行为的，导师应承担相应责任。

15．提升指导能力。加强导师培训，支持导师学术交流、访学和参与行业企业实践，逐步实行学术休假制度。加强高校、科研院所和企业之间人才交流与共享，建设专兼结合的导师队伍，完善校所、校企双导师制度。重视发挥导师团队作用。

五、改革评价监督机制

16．改革质量评价机制。发布培养单位质量保证体系建设规范。按照一级学科和专业学位类别分别制定博士、硕士学位基本要求。学术学位注重学术创新能力评价，专业学位注重职业胜任能力评价。研究生教育质量评价要更加突出人才培养质量，人才培养质量评价要坚持在学培养质量与职业发展质量并重。强化质量在资源配置中的导向作用。

17．强化培养单位质量保证的主体作用。培养单位要加强培养过程的质量管理。按照一级学科和专业学位类别，分别设立研究生培养指导委员会，负责制订培养标准和方案、建设课程体系、开展质量评价等。专业学位研究生培养指导委员会应有一定比例的行业和企业专家参加。定期开展自我评估，加强国际评估。建立毕业生跟踪调查与用人单位评价的反馈机制，主动公开质量信息。

18．完善外部质量监督体系。加快建设以教育行政部门监管为主导，行业部门、学术组织和社会机构共同参与的质量监督体系。加强研究生教育质量评估，加大学位论文抽检力度，改进优秀博士学位论文评选办法，统筹学科评估。对评估中存在问题的单位，视情做出质量约谈、减少招生计划、停止招生直至撤销学位授权的处理。建立专业学位教育质量认证体系，鼓励培养单位参与国际教育质量认证。

19．建立质量信息平台。建设在学研究生学业信息管理系统，建立研究生教育质量信息分析和预警机制。加大信息公开力度，公布质量标准，发布质量报告和评估结果，接受社会监督。

20．规范在职人员攻读硕士专业学位和授予同等学力人员硕士、博士学位工作的管理。进一步强化培养单位办学责任，加强统一管理，建立定期检查机制。将在职人员攻读硕士专业学位纳入研究生学业信息管理系统。同等学力人员申请学位，须将学位论文在研究生教育质量信息平台上公示。研究生培养单位不得以“研究生”和“硕士、博士学位”等名义举办课程进修班。

六、深化开放合作

21．推进校所、校企合作。进一步加强高等学校与科研院所和行业企业的战略合作，支持校所、校企联合建设拔尖创新人才培养平台，完善校所、校企协同创新和联合培养机制。紧密结合国家重大科研任务，通过跨学科、跨院校、产学研联合培养等多种途径，培养和造就科技创新和工程技术领域领军人才。

22．增强对外开放的主动性。服务国家对外开放战略，加快建设有利于国际互认的学位资历框架体系，继续推动双边和多边学位互认工作，加强与周边国家、区域的研究生教育合作。完善来华留学研究生政策，适时提高奖学金标准，扩大招生规模，提高生源质量，创新培养方式。扩大联合培养博士生出国留学规模，继续实施“国家建设高水平大学公派研究生”项目。支持有条件的学校建设海外教学实践基地。

23．营造国际化培养环境。加强国际化师资队伍建设，吸引国外优秀人才来华指导研究生。

推动中外合作办学，支持与境外高水平大学合作开展“双学位”、“联合学位”项目，合作开发研究生课程。加大对研究生访学研究、短期交流、参加国际学术会议的资助力度，提高具有国际学术交流经历的研究生比例。提高管理与服务的国际化水平，形成中外研究生共学互融、跨文化交流的校园环境。

七、强化政策和条件保障

24．完善投入机制。健全以政府投入为主、受教育者合理分担培养成本、培养单位多渠道筹集经费的研究生教育投入机制。培养单位要按国家有关规定加大纵向科研经费和基本科研业务费支持研究生培养的力度，统筹财政投入、科研经费、学费收入、社会捐助等各种资源，确保对研究生教学、科研和资助的投入。

25．完善奖助政策体系。建立长效、多元的研究生奖助政策体系。强化国家奖学金、学业奖学金和国家助学金等对研究生的激励作用。健全研究生助教、助研和助管制度。提高研究生国家助学贷款年度最高限额，确保符合条件的研究生应贷尽贷。加大对基础学科、国家急需学科研究生的奖励和资助力度。奖助政策应在培养单位的招生简章中予以公开。

26．加强培养条件和能力建设。在国家高等教育重点建设项目中，突出对研究生教育改革和发展的支持。建立优质资源共享机制，国家各类重大项目投资的仪器设备与平台，应向研究生开放。培养单位要改善培养条件，支持研究生教育教学改革。对生均资源过低的培养单位，减少其招生规模。对参与研究生培养和建设实践基地的企业，按规定落实税收优惠等政策。

27．鼓励改革试点。着力破除制约研究生教育质量提高的体制机制障碍和政策瓶颈，营造良好的政策环境。鼓励有条件的地区和培养单位开展研究生教育综合改革试点，建设拔尖创新人才和高层次应用型人才培养示范平台，积极探索提高质量的新机制。

八、加强组织领导

28．深化改革、提高研究生教育质量是贯彻落实党的十八大精神和教育规划纲要的一项重要任务。各级教育部门要转变职能，加强宏观指导和监督，加大地方统筹力度，扩大培养单位的自主权。研究生培养单位要高度重视研究生教育工作，认真制定本单位改革方案，强化改革的主体和责任意识，重视发挥基层学术组织在学科建设、研究生培养和质量评价中的作用。各地区和培养单位要重视宣传引导，加强风险评估，处理好推进改革与维护稳定的关系，保证改革顺利进行。

教育部　国家发展改革委　财政部

2013 年 3 月 29 日

教育部关于改进和加强研究生课程建设的意见

教研〔2014〕5号

各省、自治区、直辖市教育厅（教委），新疆生产建设兵团教育局，中国人民解放军总参军训部，有关部门（单位）教育司（局），各研究生培养单位：

为贯彻《国家中长期教育改革和发展规划纲要（2010—2020年）》，落实《教育部　国家发展改革委　财政部关于深化研究生教育改革的意见》要求，更好地发挥课程学习在研究生培养中的作用，提高研究生培养质量，现就加强研究生课程建设提出以下意见：

一、进一步明确加强研究生课程建设的重要意义和总体要求

1．高度重视课程学习在研究生培养中的重要作用。课程学习是我国学位和研究生教育制度的重要特征，是保障研究生培养质量的必备环节，在研究生成长成才中具有全面、综合和基础性作用。重视课程学习，加强课程建设，提高课程质量，是当前深化研究生教育改革的重要和紧迫任务。

2．立足研究生能力培养和长远发展加强课程建设。坚持服务需求、深化改革、立德树人，以研究生成长成才为中心，以打好知识基础、加强能力培养、有利长远发展为目标，尊重和激发研究生兴趣，注重培育独立思考能力和批判性思维，全面提升创新能力和发展能力。以强化单位责任、加强制度和机制建设为主线，充分发挥培养单位主体作用，调动单位、教师和研究生的积极性，加强规范管理，鼓励特色发展，为研究生培养质量提高提供稳固支撑。

二、强化研究生培养单位的课程建设责任

3．发挥培养单位课程建设主体作用。培养单位应科学认识课程学习在研究生培养中的重要地位和功能，重视课程建设工作，全面承担课程建设责任，加强对课程建设的长远和系统规划。切实转变只重科研忽视课程的实际倾向，把课程建设作为学科建设工作的重要组成部分，将课程质量作为评价学科发展质量和衡量人才培养水平的重要指标。

4．完善投入机制，健全奖励体系。培养单位应统筹使用各类经费，加大对研究生课程建设、教学改革的常态化投入。支持和奖励研究生教学，建立完善课程建设成果奖励政策，把课程建设、教学改革和教学管理工作纳入学校和院系工作考核、评价指标体系，加大考核评价指标权重，提升课程教学工作地位。

三、构建符合培养需要的课程体系

5．把培养目标和学位要求作为课程体系设计的根本依据。完整贯彻本学科研究生培养目标和学位要求，重视课程体系的系统设计和整体优化。坚持以能力培养为核心、以创新能力培养为重点，拓宽知识基础，培育人文素养，加强不同培养阶段课程体系的整合、衔接，避免单纯因人设课。科学设计课程分类，根据需要按一级学科设置课程和设置跨学科课程，增加研究方法类、研讨类和实践类等课程。

6．提供丰富、优质的课程资源。加大课程开发投入力度，跨院（系）统筹课程资源，建立

开放性、竞争性课程设置申请机制。增加开设短而精的课程和模块化课程。探索将在线开放等形式的课程纳入课程体系的机制办法。鼓励培养单位与企事业单位合作开设实践性课程。

四、建立规范、严格的课程审查机制

7．严格审查新开设课程。建立完善新开设课程申报、审批机制，明确课程设置标准，坚持按需、按标准审查课程。对于申请新开设课程，应从课程的目标定位、适用对象、课程内容、教学设计、考核方式、师资力量、预期教学效果等方面进行全面审查。对初步审查通过的新开设课程，应加强对课程开发的指导监督，通过试讲等确认达到预期标准的，方可批准正式开设。

8．定期审查已开设课程。对已设置课程的开设情况和教学效果进行定期审查，保证课程符合培养需要、保持较高质量。除管理部门和内外部专家外，注意吸收毕业研究生和用人单位参与课程审查。对于不适应培养需要的课程应及时进行调整，对于质量未达到要求的课程提出改进要求。对于无改进可能或改进后仍不能达到要求的，应及时调整任课教师另行开设或停止开设。

五、加强研究生选课管理

9．重视研究生课程学习计划的制定和审查。课程学习计划是研究生培养计划的重要组成部分，是实施培养和进行管理的重要依据。课程计划的制定，应以培养目标和学位基本要求为依据，综合考虑研究生已有基础和兴趣志向，重视全面能力培养和长远发展需要。要进一步完善制度机制，更好发挥导师组和培养指导委员会作用，加强对研究生课程学习计划制定的指导和审查，严格对计划执行的管理和监督。

10．形成开放、灵活的选课机制。建立完善研究生跨学科、跨院（系）和跨校选课的制度机制，支持研究生按需、择优选课。扩大研究生的课程选择范围，增加课程选择和修习方式的灵活性。在相对集中安排课程学习的同时，支持研究生根据培养需要在论文工作阶段修习部分相关课程。

六、改进研究生课程教学

11．促进学生、教师之间的良性互动。尊重研究生的主体地位，鼓励研究生参与教学设计、教学改革和教学评价。注意营造良好的学术民主氛围，促进课程学习中的教学互动。重视激发研究生的学习兴趣，发掘提升研究生的自主学习能力，要求和指导研究生积极开展自主学习。

12．优化课程内容，注重前沿引领和方法传授。根据学科发展、人才需求变化和课程实际教学效果，及时调整和凝练课程内容，加大课程的教学训练强度。重视通过对经典理论构建、关键问题突破和前沿研究进展的案例式教学等方式，强化研究生对创新过程的理解。加强方法论学习和训练，着力培养研究生的知识获取能力、学术鉴别能力、独立研究能力和解决实际问题能力。结合课程教学加强学术规范和学术诚信教育。

13．加强对研究生课程学习的支持服务。构建研究生课程学习支持体系，为研究生提供个别化的学习咨询和有针对性的课程学习指导，开展各类研究生课程学习交流活动。加强教学服务平台和数字化课程中心等信息系统建设，对研究生课程学习提供信息和技术支持。

七、完善课程考核制度

14．创新考核方式，严格课程考核。根据课程内容、教学要求、教学方式等的特点确定考核方式，注重考核形式的多样化、有效性和可操作性，加强对研究生基础知识、创新性思维和发现问题、解决问题能力的考查。重视教学过程考核，加强考核过程与教学过程的紧密结合，通过考核促进研究生积极学习和教师课程教学的改进提高。

15．探索建立课程学习综合考核制度。根据学校、学科、博士和硕士层次的实际情况，结合研究生中期考核或设立单独考核环节，对研究生经过课程学习后知识结构、能力素质等是否达到规定要求进行综合考核。对于综合考核发现问题的，指导教师和培养指导委员会要对其进行专门指导和咨询，针对存在的问题进行课程补修或重修，确有必要的应对培养计划做出调整，不适宜继续攻读的应予分流或淘汰。

八、提高教师教学能力和水平

16．加大对教师参与课程建设和教学改革的激励与支持。深化教师薪酬制度改革，提高课程建设和教学工作在教师薪酬结构中，特别是绩效工资分配中的比重。将承担研究生课程建设和教学工作的成果、工作量以及质量评价结果列入相关系列教师考评和专业技术职务评聘要求。加大对教师承担研究生课程建设和教学改革项目的资助力度。对在课程建设和教学改革工作中做出突出成绩的教师予以表彰。

17．加强师德与师能建设，提升课程教学能力。完善制度体系，强化政策措施，引导和要求教师潜心研究教学、认真教书育人。明确研究生课程任课教师资格要求，加强对教师的教学指导与服务。支持教师合作开发、开设课程，鼓励国际和跨学科合作。实施新、老教师结对制度，充分发挥教学经验丰富教师的传、帮、带作用。建设教学交流和教学技能培训平台，有计划地开展经验交流与培训活动。

九、加强课程教学管理与监督

18．严格课程教学管理。培养单位要建立健全研究生课程教学管理制度，按照规定程序办法严格教学管理。已确定开设的研究生课程，必须按计划组织完成教学工作，不得随意替换任课教师、变更教学和考核安排、减少学时和教学内容。研究生课程开课前，教师应按照课程设置要求、针对选课学生特点认真进行教学准备，制定课程教学大纲。课程教学大纲应对课程各教学单元的教学目标、教学内容、教学方法及考核形式做详实安排，对学生课前准备提出要求和指导。课程教学大纲应在开课前向学生公布并提交管理部门备案，作为开展教学和教学评价的重要依据。

19．完善课程教学评价监督体系。培养单位要加强研究生课程教学评价，制定科学的评价标准，定期实施课程评价。建立以教学督导为主、研究生评教为辅的研究生课程教学评价监督机制，对研究生教学活动全过程和教学效果进行监督。完善评价反馈机制，及时向教师和相关部门反馈评价结果，提出改进措施，并督促和追踪整改工作。注重通过评价监督发现优秀教学典型和进行经验推广。鼓励引入社会或行业的专业机构以及国际认证组织对研究生课程教学质量进行诊断式评估。

十、强化政策和条件保障

20．有关教育主管部门要高度重视研究生课程建设工作，通过规划引导、资源配置和质量监管等手段，鼓励和支持研究生培养单位不断加强课程建设、教学改革和管理。鼓励省级教育行政主管部门组织实施课程建设试点和课程建设示范项目，组织开展课程建设经验交流，营造重视课程建设的良好氛围。进一步完善国家教学成果奖励政策，对研究生教学成果的评审奖励实行分类管理，加大对研究生教学成果的奖励力度。

教育部
2014 年 12 月 5 日

教育部办公厅
关于进一步规范和加强研究生培养管理的通知

教研厅〔2019〕1号

各省、自治区、直辖市教育厅（教委），新疆生产建设兵团教育局，有关部门（单位）教育司（局），部属各高等学校、部省合建各高等学校：

近年来，教育行政部门陆续出台了一系列文件，采取了一系列举措，健全研究生培养管理体系，促进研究生培养单位规范管理，提高研究生培养质量。总体上看，各研究生培养单位质量保证和监督体系不断完善，培养机制、质量监督保障制度建设取得了很大进展，形成了国务院学位委员会、省级学位委员会、学位授予单位三级质量管理保障体制，构建了研究生培养单位质量保证为基础，教育行政部门监管为引导，学术组织、行业部门和社会机构积极参与的内部质量保证和外部质量监督体系。人才培养规模稳步提升、结构不断优化，形成了学术型与应用型人才并重的培养格局，培养了大批服务于国家和地方经济社会发展、科学技术进步、文化传承创新的优秀人才，国际影响不断扩大。另一方面，个别研究生培养单位在研究生培养过程、师德师风、学位授予等方面仍有学术不端、论文作假等问题发生，暴露了导师责任还未完全落实，研究生学习和自我管理主动性还不足，管理制度还不细密，政策举措还不到位，制度执行不够严格、监督管理不够透明。为进一步规范和加强研究生培养管理，现将有关要求通知如下。

一、切实落实质量保证主体责任。培养单位要切实加强党对学位与研究生教育工作的领导，严格按照《关于加强学位与研究生教育质量保证和监督体系建设的意见》（学位〔2014〕3号）精神，增强查摆问题、堵塞工作疏漏、保证培养质量的紧迫感和自觉性，迅速行动，全面梳理和健全内部质量保证体系，没有制订相关制度的必须立即制订，已经制订的制度要根据实际情况的新变化新要求及时依规修改，切实加强执行检查。完善与本单位办学定位相一致的人才培养和学位授予质量标准，严格落实各环节管理职责，把抓督查、抓执行贯穿管理全过程。

二、突出立德树人根本任务和要求，严格执行培养制度。培养单位要切实加强研究生思想政治教育，促进研究生德智体美劳全面发展。加强培养过程管理和学业考核，确保培养方案的严格执行。落实以教学督导为主、研究生评教为辅的研究生课程教学评价监督机制，对研究生教学活动全过程和教学效果进行监督。加强学术规范和学术道德教育，把论文写作指导课程作为必修课纳入研究生培养环节。

三、狠抓学位论文和学位授予管理。培养单位要珍惜用好办学自主权，加强自律，科学合理设置培养要求和学位授予条件，重点抓住学位论文开题、中期考核、评阅、答辩、学位评定等关键环节，严格执行学位授予全方位全流程管理，进一步强化研究生导师、学位论文答辩委员会和学位评定委员会责任。对不适合继续攻读学位的研究生要落实及早分流，加大分流力度。

四、切实加强导师队伍建设。培养单位要进一步提高对建设高素质导师队伍重要性的认识。导师是培养质量第一责任人，要把培养人放到第一位，既要做学术训导人，指导和激发研究生的科学精神和原始创新能力，更要做人生领路人，言传身教引导研究生树立正确的世界观人生观价值观，恪守学术道德规范，增强社会责任感。培养单位要把落实立德树人根本任务、增强导师培养人才的责任心和事业心作为着力点，筑牢质量第一关口。建立完善导师培训体系，切实提高导师指导和培养研究生的能力。加强师德师风建设，对违反师德、行为失范的导师，实行一票否决，并依法依规坚决给予相应处理。健全导师评价机制，对于未能切实履行职责的导师，培养单位视情况采取约谈、限招、停招、取消导师资格等处理措施。

五、健全预防和处置学术不端的机制。培养单位要突出学术诚信审核把关，加大对学术不端、学位论文作假行为的查处力度，举一反三，防范在前，层层压实责任，强化日常监督。对学术不端行为坚决露头即查、一查到底、有责必究、绝不姑息，实现“零容忍”，依法依规从快从严查处。对当事人视情节给予纪律处分和学术惩戒。对违反法律法规的，应及时移送有关部门查办。探索建立学术论文、学位论文馆际和校际学术共享公开制度，以公开促进学术透明，主动接受社会监督。

六、切实增强教育行政部门督导监管责任。国务院学位委员会、教育部进一步优化学术型与应用型人才培养结构，委托国务院学位委员会学科评议组等专家组织及时修订不同学位不同类型研究生的学位基本要求，进一步完善优化研究生培养指导性方案，深化研究生培养制度改革。省级学位委员会和省级教育行政部门要切实加大对本地区研究生教育质量的监管力度，做好学位授权点合格评估等研究生教育质量监督工作，加大专项检查、抽查、盲评等质量监督力度，对在本地区研究生教育领域的问题要早调查、早发现、早整改，坚决查处违规违纪和师德失范行为。

七、强化学位论文抽检结果使用。教育部对连续或多次出现“存在问题学位论文”的学位授予单位和学位授权点，将加大对涉事单位主要负责人约谈力度，视情况开展专项检查、核减招生计划、暂停直至撤销相关学位授权。

八、加大评估和问题单位惩戒力度。教育部2019年将强化运用学位授权点合格评估、学位论文抽检等手段，把学位授予管理环节问题较多，师德师风、校风学风存在突出问题的学位授予单位作为重点检查对象。对于情节严重、无法保证研究生教育质量的学科或专业学位类别，坚决撤销学位授权。对问题严重的培养单位，视情况限制申请新增学位授权。

教育部办公厅
2019年2月26日

国务院学位委员会 教育部 国家保密局 关于印发《涉密研究生与涉密学位论文管理办法》的通知

学位〔2016〕27号

各省、自治区、直辖市学位委员会、教育厅（教委）、保密局，新疆生产建设兵团教育局、保密局，有关部门（单位）教育司（局）、保密办，中国科学院前沿科学与教育局、保密办，中国社会科学院研究生院、保密办，中共中央党校学位评定委员会、保密办，中国人民解放军学位委员会、保密办，各学位授予单位：

现将《涉密研究生与涉密学位论文管理办法》印发给你们，请遵照执行。

国务院学位委员会 教育部 国家保密局

2016年11月25日

涉密研究生与涉密学位论文管理办法

第一章　总　则

第一条　为加强涉密研究生与涉密学位论文的管理，根据《中华人民共和国保守国家秘密法》和国家有关保密法律法规，制定本办法。

第二条　本办法所称涉密研究生是指直接参与涉及国家秘密的教学、科研项目、任务等工作或者在教学、科研过程中接触、知悉、产生和处理较多国家秘密事项的在读研究生。

在职攻读学位的研究生，已被确定为涉密人员，确因教学、科研需要，接触、知悉、产生和处理国家秘密的，依据涉密人员相关规定进行管理。

第三条　本办法所称涉密学位论文是指以文字、数据、符号、图形、图像、声音等方式记载国家秘密信息的学位论文。涉密学位论文的导师原则上应当是涉密人员。

第四条　涉密研究生的培养单位须具备符合国家保密要求的保密条件及保密工作机构，建立由导师牵头、研究生教育相关部门、保密工作机构配合的工作机制，对涉密研究生及有关人员履行职责情况开展经常性的保密监督检查和教育。

第五条　涉密研究生的培养单位应严格控制涉密研究生的数量和国家秘密知悉范围，涉密研究生一般只能接触、知悉、产生和处理秘密级国家秘密事项；确需接触、知悉机密级国家秘密事项的，应由导师提出申请，报培养单位批准。

第六条　不具有中华人民共和国国籍或者获得国（境）外永久居留权、长期居留许可的研究生或因其他原因不宜接触国家秘密事项的研究生，不得确定为涉密研究生。

第二章　涉密研究生管理

第七条　培养单位确定涉密研究生，应在研究生开展涉密内容研究或涉密学位论文开题前，由研究生本人提出申请、导师确认，经培养单位按程序审查批准，签订保密协议。

第八条　涉密研究生的导师是研究生在学期间保密管理的第一责任人。

第九条　培养单位应定期对涉密研究生进行保密教育培训，确保每位涉密研究生每年接受不少于 4 个学时的保密专题教育培训。

第十条　涉密研究生的出入境证件应由培养单位统一保管。培养单位对拟出国（境）的涉密研究生应按有关保密要求履行保密审批手续。涉密研究生经批准出国（境）的，应进行行前保密提醒谈话，签订出国（境）保密承诺书。

涉密研究生应当在返回后一周内，将其出入境证件交由培养单位统一保管，并书面报告出国（境）期间保密规定执行情况。

第十一条　涉密研究生在境内参加有境外机构、组织和人员参与的学术交流等活动，应经导师批准，并进行保密提醒谈话。

第十二条　涉密研究生公开发表学术论文或公布本人相关科研工作信息，必须经导师同意后报培养单位审查批准方可公开发表或公布。

第十三条　涉密研究生因毕业、涉密工作结束等原因不再接触国家秘密事项的，培养单位应对涉密研究生进行保密教育谈话，告知其承担保守国家秘密的法律义务，严格核查、督促清退所有涉密载体，掌握其就业、去向等相关情况，并与其签订保密协议。

上述手续办理完结，涉密研究生方可办理离校手续。

第十四条 涉密研究生在学期间，如发现有违反保密法律、法规和单位各项保密规章制度的行为，导师和有关部门应及时纠正与处理；对不适合继续进行涉密工作的研究生应及时终止其参与涉密工作，并按有关规定办理相关手续。

第三章 涉密学位论文的定密与管理

第十五条 涉密学位论文定密和标志：

（一）学位论文主题、研究方向、主要内容或成果涉及国家秘密的，开题前，导师和研究生必须根据所执行科研项目的密级定密；学位论文主题、研究方向和内容等属于自发研究，没有涉密科研、生产项目或任务支撑，相关内容泄露后会损害国家安全和利益、确需定密的，开题前应当按照要求，向培养单位研究生教育管理部门提出学位论文定密申请（内容包括密级、保密期限和知悉范围等）。

（二）培养单位研究生教育管理部门按照国家秘密定密管理有关规定，对学位论文的定密申请进行审核，按程序报培养单位定密责任人或有相应定密权的上级机关、单位综合考虑本单位在该涉密研究领域的保密条件保障和人才培养能力决定是否批准。

（三）涉密学位论文的密级、保密期限和知悉范围应根据情况变化，依照国家有关规定及时变更。

（四）涉密学位论文必须在封面或首页做出国家秘密标志。非书面形式的涉密载体，要以能够明显识别的方式予以标注；电子文档中含有国家秘密内容的，应做出国家秘密标志，且标志与文档正文不可分离。

第十六条 涉密学位论文应作为国家秘密载体进行严格管理。对主要场所、过程和环节按照下列要求加强管理：

（一）涉密学位论文的起草、研究、实验、存储等应当在符合保密要求的办公场所进行，按照国家保密有关规定和标准配备、使用必要的防护设施设备，确需在办公场所外使用的，应当遵守有关保密规定。

（二）涉密学位论文的研究过程以及开题、中期检查、论文评阅、答辩和学位审核等环节的有关工作，需按照国家对涉密活动的有关要求进行。

（三）学位论文涉密内容的撰写及修改必须在涉密计算机上进行，使用的存储介质（光盘、优盘、移动硬盘等），必须是由培养单位统一购置、分类、编号、登记的涉密存储介质，按相关涉密设备、涉密存储介质的保密规定要求，按同密级文件进行管理。严禁使用非涉密存储介质及私人所有的存储介质处理涉密内容。

（四）涉密学位论文的打印、复印和装订等制作过程符合保密要求。涉密学位论文的送审应当履行清点、编号、登记、签收等手续，必须采用密封包装，在信封上标明密级、编号和收发件单位名称，并通过机要交通、机要通信或者派专人递送的方式递送。评审后要及时按上述方式收回。

（五）培养单位学位评定委员会做出授予学位的决定后，涉密学位论文应按照保密管理要求和流程及时完成归档工作，研究生本人不得私自留存涉密学位论文。

（六）涉密学位论文未解密公开前，不得对外公开。保密期满后，如需对外公开，应对该涉密学位论文重新进行保密审查，满足解密条件并履行解密手续后，方可对外公开。

（七）保密法律法规等规定的其他管理要求。

第十七条　涉密学位论文在保密期限内，有关人员经审批后可以按规定程序查阅。

涉密学位论文按照国家秘密定密管理有关规定解密后，可以公开的应按要求向国家图书馆报送，并向培养单位图书馆和院（系）资料室等单位移交。

第四章　涉密研究生的权益保障

第十八条　培养单位应事先告知涉密研究生所承担的保密责任和义务，通过多种措施依法维护涉密研究生的合法权益。

第十九条　对涉密研究生因保密原因不能公开发表学术论文等科研成果，培养单位应制定专门的成果考核办法，并在评奖评优方面给予政策保障。

第二十条　培养单位要为涉密研究生提供履行保密义务所需的涉密场所、设施设备等基本条件保障。

第五章　奖励与处罚

第二十一条　培养单位对在涉密研究生和涉密学位论文管理工作中作出突出贡献的单位或者个人，应给予表彰与奖励。

第二十二条　对在涉密研究生和涉密学位论文管理工作中未能依法履行保密管理职责的相关责任人，培养单位和相关部门应当追究责任并给予相应处分，情节严重的，依法追究法律责任。

第二十三条　涉密研究生在学期间未能严格遵守保密管理制度造成不良后果的，视情节轻重给予相应处分；违反保密法律法规造成严重后果的，应依法追究法律责任。

第六章　附　则

第二十四条　各培养单位可以根据本办法制定实施细则。军队院校涉密研究生和涉密学位论文管理依据军队有关规定执行。

第二十五条　本办法自印发之日起实行。

第四部分

专业学位研究生教育相关政策

国务院学位委员会
关于印发《专业学位设置审批暂行办法》的通知

《专业学位设置审批暂行办法》已经国务院学位委员会第十四次会议审议通过，现印发给你们，请遵照执行。

专业学位设置审批暂行办法

学位〔1996〕30号

第一条　为完善我国学位制度，加速培养经济建设和社会发展所需要的高层次应用型专业人才，促进专业学位的设置和管理，特制定本办法。

第二条　专业学位作为具有职业背景的一种学位，为培养特定职业高层次专门人才而设置。

第三条　专业学位分为学士、硕士和博士三级，但一般只设置硕士一级。各级专业学位与对应的我国现行各级学位处于同一层次。专业学位的名称表示为“××（职业领域）硕士（学士、博士）专业学位”。

第四条　各种专业学位的设置，应本着积极稳妥的方针进行，经过试点，积累经验，保证质量，逐步推广，健康发展。

第五条　由有关行业主管部门或高等学校联合行业主管部门提出专业学位的设置，由国务院学位委员会办公室会同有关单位组织专家进行论证，报国务院学位委员会审批。

第六条　批准设置的专业学位，由国务院学位委员会办公室负责组织实施，并协调有关行业、部门成立全国性的专业学位教育指导委员会，制定培养方案和评估标准。

第七条　授予专业学位的高等学校，与专业学位相关的学科、专业应有相应的学位授予权，有较高的教学水平和良好的办学基础，有长期稳定的专业实践场所。

第八条　申请授予专业学位的高等学校经本单位学位评定委员会讨论通过以及本单位主管部门批准后，向国务院学位委员会办公室报送有关材料。根据本办法和有关规定，国务院学位委员会办公室组织有关方面的专家对申请单位的教学水平、办学条件、管理工作等方面进行评估。符合条件的高等学校由国务院学位委员会办公室批准进行试点。

第九条　经批准可授予专业学位的有关高等学校须接受相应专业学位教育指导委员会的指导，在招生、培养和学位授予等方面执行国家有关规定，切实保证学位授予质量，并定期接受检查和评估。对于学位授予质量达不到标准的单位，国务院学位委员会办公室将停止该单位进行此项工作。

第十条　各专业学位所涉及的有关行业部门应逐步把专业学位作为相应职业岗位（职位）任职资格优先考虑的条件之一。

第十一条　专业学位证书格式由国务院学位委员会办公室统一制定，学位获得者的证书由学位授予单位颁发。

第十二条　未经国务院学位委员会办公室批准，任何单位不得进行专业学位教育工作，或在招生与学位授予中使用有关专业学位的名称。对于违反规定的单位，将给予相应的处罚。

第十三条　本办法自发布之日起实施。解释权在国务院学位委员会办公室。

一九九六年七月二十二日

教育部
关于做好全日制硕士专业学位研究生培养工作的若干意见

教研〔2009〕1号

各省、自治区、直辖市教育厅（教委），新疆生产建设兵团教育局，有关部门（单位）教育司（局），部属各高等学校：

为更好地适应国家经济建设和社会发展对高层次应用型人才的迫切需要，积极发展具有中国特色的专业学位教育，我部决定自2009年起，扩大招收以应届本科毕业生为主的全日制硕士专业学位范围。开展全日制硕士专业学位研究生教育，必须以邓小平理论和“三个代表”重要思想为指导，深入贯彻落实科学发展观，坚持以人为本，以质量为核心，按照“全面、协调、可持续”的要求，整体规划、统筹协调、规范管理、分类指导、协同发展，确保全日制硕士专业学位研究生的培养质量。为做好全日制硕士专业学位研究生教育工作，现提出如下意见：

一、充分认识开展全日制硕士专业学位研究生教育的重要性

（一）开展全日制硕士专业学位研究生教育是学位与研究生教育积极主动适应经济社会发展对高层次应用型专门人才的需要。

当前，科学技术突飞猛进，新知识、新理论、新技术日新月异，职业分化越来越细，职业的技术含量和专业化程度越来越高，对专门人才的需求呈现出大批量、多规格、高层次的特点。世界各国高等教育都主动适应这种变化，积极进行人才培养目标和培养模式的调整，大力提高人才培养的适应性和竞争力。近年来，随着我国经济社会的快速发展，迫切需要大批具有创新能力、创业能力和实践能力的高层次专门人才。研究生教育必须要增强服务于国家和社会发展的能力，加快结构调整的步伐，加大应用型人才培养的力度，促进人才培养与经济社会发展实际需求的紧密联系。

（二）开展全日制硕士专业学位研究生教育是学位与研究生教育改革与发展的需要。

我国学位与研究生教育经过30年的发展，办学规模不断扩大，教育质量不断提高，总体实力不断增强，建立了学科门类比较齐全、结构比较合理的学位授权体系，形成了独具特色的、有质量保证的研究生培养制度。长期以来，我国硕士研究生教育主要是培养具有独立从事科学研究或教学工作能力的教学科研人才。但随着研究生规模的不断扩大和社会需求的不断变化，硕士研究生的就业去向已更多地从教学、科研岗位转向实际工作部门。从世界研究生教育发展状况来看，硕士研究生教育基本是以面向实际应用为主，教学科研人才更多是来源于博士研究生。为促进我国研究生教育的更好发展，必须重新审视和定位我国硕士研究生的培养目标，进一步调整和优化硕士研究生的类型结构，逐渐将硕士研究生教育从以培养学术型人才为主向以培养应用型人才为主转变，实现研究生教育在规模、质量、结构、效益等方面的协调、可持续发展。

（三）开展全日制硕士专业学位研究生教育是进一步完善专业学位教育制度的需要。

我国自1991年开展专业学位教育以来，专业学位教育种类不断增多，培养规模不断扩大，

社会影响不断增强，在培养高层次应用型专门人才方面日益发挥着重要的作用，已成为学位与研究生教育的重要组成部分。专业学位教育既要培养具有一定工作经历的在职人员，满足他们在职提高、在岗学习的需要，也要培养应届本科毕业生，满足他们适应社会发展、提高专业水平、增强就业竞争力的需要。根据不同培养对象，学习方式可以全日制攻读，也可以非全日制攻读。目前，我国专业学位教育，在职人员攻读比例偏大、应届本科毕业生攻读比例偏小，在全日制研究生教育中的地位和作用没有得到充分体现。开展以应届本科毕业生为主的全日制硕士专业学位研究生教育，对于完善专业学位教育制度、增强专业学位研究生的培养能力、满足社会多样化需求、加快培养高层次应用型专门人才，具有重要意义。

二、创新全日制硕士专业学位研究生教育的培养模式，确保培养质量

（一）科学定位

专业学位研究生的培养目标是掌握某一专业（或职业）领域坚实的基础理论和宽广的专业知识、具有较强的解决实际问题的能力，能够承担专业技术或管理工作、具有良好的职业素养的高层次应用型专门人才。专业学位研究生教育在培养目标、课程设置、教学理念、培养模式、质量标准和师资队伍建设等方面，与学术型研究生有所不同，要突出专业学位研究生教育的特色。做好全日制硕士专业学位研究生教育工作，必须科学确立专业学位研究生教育的合理定位，深入研究和准确把握专业学位研究生教育规律，创新培养理念，改革培养模式，确保培养质量。

（二）教学要求

课程设置要以实际应用为导向，以职业需求为目标，以综合素养和应用知识与能力的提高为核心。教学内容要强调理论性与应用性课程的有机结合，突出案例分析和实践研究；教学过程要重视运用团队学习、案例分析、现场研究、模拟训练等方法；要注重培养学生研究实践问题的意识和能力。学习年限一般 2 年，实行学分制。课程学习与实践课程要紧密衔接，课程学习主要在校内完成，实习、实践可以在现场或实习单位完成。建立健全校内外双导师制，以校内导师指导为主，校外导师参与实践过程、项目研究、课程与论文等多个环节的指导工作。吸收不同学科领域的专家、学者和实践领域有丰富经验的专业人员，共同承担专业学位研究生的培养工作。注重培养实践研究和创新能力，增长实际工作经验，缩短就业适应期限，提高专业素养及就业创业能力。

（三）实践要求

专业实践是重要的教学环节，充分的、高质量的专业实践是专业学位教育质量的重要保证。专业学位研究生在学期间，必须保证不少于半年的实践教学，可采用集中实践与分段实践相结合的方式；应届本科毕业生的实践教学时间原则上不少于 1 年。要提供和保障开展实践的条件，建立多种形式的实践基地，加大实践环节的学时数和学分比例。注重吸纳和使用社会资源，合作建立联合培养基地，联合培养专业学位研究生，改革创新实践性教学模式。推进专业学位研究生培养与用人单位实际需求的紧密联系，积极探索人才培养的供需互动机制。研究生要提交实践学习计划，撰写实践学习总结报告。要对研究生实践实行全过程的管理、服务和质量评价，确保实践教学质量。

（四）学位论文

要正确把握专业学位研究生学位论文的规格和标准。学位论文选题应来源于应用课题或现实问题，必须要有明确的职业背景和应用价值。学位论文形式可以多种多样，可采用调研报告、应用基础研究、规划设计、产品开发、案例分析、项目管理、文学艺术作品等形式。学位论文须独立完成，要体现研究生综合运用科学理论、方法和技术解决实际问题的能力。学位论文字数，可根据不同专业学位特点和选题，灵活确定。学位论文评阅人和答辩委员会成员中，应有相关行业

实践领域具有高级专业技术职务的专家。

三、做好全日制硕士专业学位研究生教育的组织实施工作

（一）各专业学位研究生培养单位和有关教育主管部门要高度重视，将此项工作纳入学位与研究生教育改革与发展的重要内容。要充分认识到专业学位人才培养与学术型学位人才培养是高层次人才培养的两个重要方面，在高等学校人才培养工作中，具有同等重要的地位和作用。要抓住机遇，着力调整人才培养结构，深化培养机制改革，加强教学条件建设，统筹规划，积极促进专业学位教育的健康、快速发展。

（二）各专业学位研究生培养单位要在各专业学位教育指导委员会的指导下，制订全日制硕士专业学位研究生培养方案和实施细则，建立和完善各项规章制度。要充分借鉴、吸收国际上专业学位研究生教育的先进做法，积极探索、创新全日制硕士专业学位研究生培养模式。要重视构建和形成一支适应专业学位研究生教育的师资队伍，建立健全合理的教学科研评价体系。要强化过程管理，建立和完善包括招生、培养、学位授予等各个环节的专业学位质量保障体系。

（三）各专业学位研究生培养单位要切实加大投入，加强教学基础设施、案例库以及教学实践基地的建设。要树立服务意识，为学生学习、实践、创业等提供良好条件。要充分调动社会、行业和有关用人单位的积极性，发挥学校、院系和导师的作用，积极争取各方面资源，拓宽就业渠道。要建立和完善全日制硕士专业学位研究生的资助办法。要不断推进全日制硕士专业学位研究生教育的规范化发展，促进专业学位教育质量不断提高。要采取有力措施，确保全日制硕士专业学位研究生教育工作的顺利实施。

中华人民共和国教育部
二〇〇九年三月十九日

教育部 人力资源社会保障部 关于深入推进专业学位研究生培养模式改革的意见

教研〔2013〕3号

各省、自治区、直辖市教育厅（教委）、人力资源社会保障厅（局），新疆生产建设兵团教育局、人力资源社会保障局，中国人民解放军学位委员会，各专业学位研究生教育指导委员会，教育部直属各高等学校：

专业学位研究生教育是研究生教育体系的重要组成部分，是培养高层次应用型专门人才的主要途径。积极发展专业学位研究生教育，是全面建成小康社会、建设创新型国家的必然要求，也是研究生教育服务国家经济建设和社会发展的必然选择。发展专业学位研究生教育，要深入推进培养模式改革，加快完善体制机制，不断提高教育质量。根据《教育部　国家发展改革委　财政部关于深化研究生教育改革的意见》，现就深入推进专业学位研究生培养模式改革提出如下意见：

一、明确改革目标

以职业需求为导向，以实践能力培养为重点，以产学结合为途径，建立与经济社会发展相适应、具有中国特色的专业学位研究生培养模式。

二、改革招生制度

坚持招生制度改革为人才培养服务的方向。积极推进专业学位与学术学位硕士研究生分类考试、分类招生。建立符合专业学位研究生教育特点的选拔标准，完善专业学位研究生招生办法，重点考查考生综合素质、运用基础理论和专业知识分析解决实际问题的能力以及职业发展潜力。拓宽和规范在职人员攻读硕士专业学位的渠道。

三、完善培养方案

专业学位研究生的培养目标是掌握某一特定职业领域相关理论知识、具有较强解决实际问题的能力、能够承担专业技术或管理工作、具有良好职业素养的高层次应用型专门人才。

培养单位应依据特定职业领域专门人才的知识能力结构和职业素养要求，以及全日制或非全日制学习方式，科学制订培养方案并定期修订。全日制研究生和非全日制研究生须分别制定培养方案。培养方案应合理设置课程体系和培养环节，加大实践性课程的比重。鼓励培养单位结合区域经济社会发展特点和自身优势，制订各具特色的培养方案。培养方案的制（修）订工作应有相关行（企）业专家参与。

四、改进课程教学

培养单位应紧密围绕培养目标，优化课程体系框架，优选教学内容，突出课程实用性和综合性，增强理论与实际的联系。创新教学方法，加强案例教学、模拟训练等教学方法的运用。完善课程教学评价标准，转变课程考核方式，注重培养过程考核和能力考核，着重考察研究生运用所学基本知识和技能解决实际问题的能力和水平。

五、加强实践基地建设

培养单位应积极联合相关行（企）业，建立稳定的专业学位研究生培养实践基地。共同建立健全实践基地管理体系和运行机制，明晰各方责任权利。明确研究生实践内容和要求，健全实践管理办法，加强实践考核评价，保证实践质量。促进实践与课程教学和学位论文工作的紧密结合，注重在实践中培养研究生解决实际问题的意识和能力。

六、强化学位论文应用导向

培养单位应根据各专业学位研究生教育指导委员会意见，分类制定专业学位论文标准，规范专业学位论文要求。专业学位论文选题应来源于应用课题或现实问题，要有明确的职业背景和行业应用价值。专业学位论文应反映研究生综合运用知识技能解决实际问题的能力和水平，可将研究报告、规划设计、产品开发、案例分析、管理方案、发明专利、文学艺术作品等作为主要内容，以论文形式表现。专业学位论文应与学术学位论文分类评阅。专业学位论文评阅人和答辩委员会成员中，应有不少于三分之一的相关行业具有高级职称（或相当水平）的专家。

七、推进与职业资格衔接

对具备条件的专业学位类别或培养单位，积极推进专业学位研究生课程和实践考核与特定职业人才评价标准有机衔接，推进专业学位研究生培养内容与特定职业人才工作实际有效衔接，推进专业学位授予与获得相应职业资格有效衔接。

八、充分调动研究生积极性主动性

促进研究生全面发展，着力增强研究生服务国家服务人民的社会责任感、勇于探索的创新精神和善于解决问题的实践能力。鼓励培养单位引导研究生制订职业发展规划、提高对职业领域及岗位的认识。鼓励培养单位开展互动式、探究式教学，激发研究生自主学习的积极性主动性；鼓励研究生早实践，多实践，在实践中提升职业胜任力。加强专业学位研究生创业能力培养，完善就业指导。加快完善专业学位研究生奖助体系，创造有利于研究生成长成才的氛围。

九、加强教师队伍建设

培养单位应根据不同专业学位类别特点，聘请相关学科领域专家、实践经验丰富的行（企）业专家及国（境）外专家，组建专业化的教学团队。加强教师培训，选派青年教师到企业或相关行业单位兼职、挂职，提高实践教学能力。

鼓励培养单位对研究生导师按专业学位和学术学位分类制订评定条件，分类评聘，逐步形成稳定的专业学位研究生导师队伍。大力推广校内外双导师制，以校内导师指导为主，重视发挥校外导师作用。根据不同专业学位类别特点，探索导师组制，组建由相关学科领域专家和行（企）业专家组成的导师团队共同指导研究生。

完善教师考核评价体系，突出育人责任。根据专业学位研究生教育特点，科学合理制定考核评价标准。将优秀教学案例、教材编写、行业服务等教学、实践、服务成果纳入专业学位教师考核评价体系。

十、完善质量保障体系

培养单位是质量保证体系的主体。培养单位应完善校内质量监督机制，建立招生、培养、学位授予等全过程质量保障制度，加强专业学位毕业生就业质量和职业发展跟踪。根据专业学位类别，分别设立培养指导委员会，负责指导、规范本单位专业学位研究生培养工作。委员会中应有一定比例来自行（企）业的专家。

国家按专业学位类别（或领域）制订博士、硕士专业学位基本要求，建立与特定职业岗位要求相适应的质量评价标准，完善质量监管制度，加快建立管理服务平台，推进招生、培养、就业信息公开。

十一、鼓励开展联合培养

鼓励培养单位加大校企合作力度，按照“优势互补、资源共享、互利共赢、协同创新”的原则，选择具备一定条件的行（企）业开展联合招生和联合培养，构建人才培养、科学研究、社会服务等多元一体的合作培养模式，提高专业学位研究生培养质量。

十二、支持开展改革试点

支持省级学位与研究生教育管理部门和培养单位结合行（企）业和区域人才需求，开展培养模式改革试点，树立专业学位特色品牌。案例教学、实践基地建设等改革试点成效将作为培养单位申请新增专业学位授权点及专业学位授权点定期评估的重要内容。

支持各专业学位研究生教育指导委员会开展培养模式改革研究，加强对培养单位的指导，统筹编写教材、制定课程教学基本要求、建设案例库、定期开展教学研讨等工作，推动本类别专业学位研究生实践基地建设、案例库建设和师资培训。

教育部　人力资源社会保障部

2013 年 11 月 4 日

教育部
关于加强专业学位研究生案例教学
和联合培养基地建设的意见

教研〔2015〕1号

各省、自治区、直辖市教育厅（教委），新疆生产建设兵团教育局，各专业学位研究生教育指导委员会，有关研究生培养单位：

为贯彻落实《教育部　国家发展改革委　财政部关于深化研究生教育改革的意见》（教研〔2013〕1号）、《教育部　人力资源社会保障部关于深入推进专业学位研究生培养模式改革的意见》（教研〔2013〕3号），深化专业学位研究生培养模式改革，提高培养质量，现就加强专业学位研究生案例教学和联合培养基地（以下简称基地）建设提出如下意见。

一、充分认识加强案例教学和基地建设的重要意义

1．案例教学是以学生为中心，以案例为基础，通过呈现案例情境，将理论与实践紧密结合，引导学生发现问题、分析问题、解决问题，从而掌握理论、形成观点、提高能力的一种教学方式。加强案例教学，是强化专业学位研究生实践能力培养，推进教学改革，促进教学与实践有机融合的重要途径，是推动专业学位研究生培养模式改革的重要手段。

2．基地是培养单位为加强专业学位研究生实践能力培养，与行业、企业、社会组织等（以下简称合作单位）共同建立的人才培养平台，是专业学位研究生进行专业实践的主要场所，是产学结合的重要载体。加强基地建设，是专业学位研究生实践能力培养的基本要求，是推动教育理念转变、深化培养模式改革、提高培养质量的重要保证。

二、加强案例教学，改革教学方式

3．重视案例编写，提高案例质量。培养单位和全国专业学位研究生教育指导委员会（以下简称教指委）要积极组织有关授课教师在准确把握案例教学实质和基本要求的基础上，致力于案例编写，同时吸收行业、企业骨干以及研究生等共同参与。鼓励教师将编写教学案例与基于案例的科学研究相结合，编写过程注重理论与实际相结合，开发和形成一大批基于真实情境、符合案例教学要求、与国际接轨的高质量教学案例。

4．积极开展案例教学，创新教学模式。培养单位要根据培养目标及教指委制定的指导性培养方案，明确案例教学的具体要求，规范案例教学程序，提高案例教学质量，强化案例教学效果。加强授课教师与学生的双向交流，引导学生独立思考、主动参与、团队合作，建立以学生为中心的教学模式。

5．加强师资培训与交流，开展案例教学研究。培养单位和教指委要积极开展案例教学师资培训和交流研讨，推出案例观摩课和视频课，帮助教师更新教学观念，了解案例教学的内涵实质，准确把握案例教学的特点和要求，熟练掌握教学方法，提高案例教学的能力和水平，积极主动开展案例教学。同时，组织开展相关理论与实践研究，解决案例编写和教学中的难点问题，探

索提高案例编写和教学水平的思路与方法，为推广和普及案例教学提供指导。

6．完善评价标准，建立激励机制。完善教师考核评价机制和人才培养评价标准，调动教师和学生参与案例教学的积极性。培养单位要把案例研究、编写、教学以及参加案例教学培训等情况，纳入教师教学和科研考核体系。有条件的教指委和培养单位，可以组织开展优秀案例、优秀案例视频课评选和案例教学竞赛等活动，引导和推动广大教师更加深入地研究和实施案例教学。

7．整合案例资源，探索案例库共享机制。鼓励不同专业学位类别之间、培养单位之间积极开展案例研究、开发和使用等方面的交流与合作。完善案例库建设、管理和使用办法，提高案例使用效率。有条件的机构、组织和培养单位可以充分运用网络媒介和信息化手段，搭建案例研究、开发、使用和共享的公共平台。整合案例资源，支持建设“国家级专业学位案例库和教学案例推广中心”。

8．加强开放合作，促进案例教学国际化。各培养单位和教指委，要积极搭建合作交流平台，逐步将国内优秀案例推向国际，展示中国专业学位研究生教育成果。同时，根据实际需要，积极引进国外高质量教学案例，加以学习和借鉴，逐步建立起具有中国特色、与国际接轨的案例教学体系。

三、加强基地建设，推进产学结合

9．创新建设模式，构建长效机制。培养单位要根据社会需求和人才培养目标，坚持创新，讲求实效，积极探索多种形式的联合培养机制。充分发挥合作单位在专业学位研究生培养过程中的积极性、主动性和创造性，共同制定培养目标、建设相关课程、参与培养过程、评价培养质量，建立产学有机融合的协同育人模式。以基地建设为纽带，充分发挥各自优势，构建人才培养、科学研究、成果转化、社会服务、文化传播等多元一体、互惠共赢的资源共享机制和合作平台。

10．健全标准体系，规范基地管理。培养单位应根据不同专业学位类别的特点和培养目标定位，紧紧围绕行业和区域人才需求，分类制定基地遴选与建设标准，建立一批满足人才培养需求的规范化基地。协调合作单位，建立健全基地管理体系，组建基地运行专门管理机构，完善管理制度和运行机制，妥善解决知识产权归属等问题，明确各方责权利，推动基地科学化管理。针对不同专业学位类别，建立多样化的基地评价体系，定期开展自我评估，重点考核基地人才培养的实际效果。

11．严格培养过程，创新培养模式。培养单位要依托基地，建立健全合作单位在招生录取、课程教学、实践训练和学位论文等方面全程参与研究生培养的合作机制。会同合作单位，根据培养方案，结合基地实际，制订研究生在基地期间的培养细则，明确培养考核要求，落实学生在培养单位与培养基地的时间分配和具体培养内容，加强对基地期间培养过程监督。要紧密结合基地实际，创新培养模式，通过采用阶段考核和终期考核相结合等方式，加强对研究生实践能力的培养。

12．加强导师队伍建设，构建“双师型”团队。培养单位要完善研究生导师遴选机制，在合作单位中遴选一批思想政治素质过硬、师德高尚、实践经验丰富和学术水平较高的人员担任研究生实践教学的导师，建立基地导师定期培训、考核和退出制度，有针对性地提升基地导师实践指导能力和水平。选派青年教师到基地挂职锻炼或参与实践教学，提高实践教学能力。建立校内外导师定期交流合作机制，共同制定培养计划，共同参与指导，构建分工明确、优势互补、通力合作的“双师型”团队，实现培养单位人才培养规格与行业、企业人才需求之间的有机衔接。

13．建立激励机制，加强示范引领。各教指委和省级教育部门要悉心指导基地建设工作，可根据实际需要组织开展示范性基地遴选和优秀实践教学成果评选，积极推进示范性基地建设工作，发掘先进典型，及时总结并推广好的经验和做法，加强示范引导。各培养单位应会同合作单位制订切实可行的基地建设和实施方案，以创建示范基地为驱动，大力推进实践教学工作，充分发挥示范基地先行先试的引领带动作用，深入推动专业学位研究生培养模式改革。

四、加大投入，完善政策配套和条件保障

14．各培养单位要高度重视案例教学和基地建设，科学规划、创造条件，加大经费和政策支持力度。设立案例教学和基地建设专项经费，为案例教学和基地建设提供必要的条件保障。通过人才培养项目、实验室建设、联合科研攻关等途径加大对案例教学和基地建设等方面的投入。

15．各教指委要加强对案例教学和基地建设的指导，研究制定案例教学和基地建设的基本要求，积极推广普及案例教学和基地建设经验，引导培养单位做好案例教学和基地建设工作。

16．各省级教育部门要加强组织领导，会同有关部门，统筹区域内案例教学和基地建设，加强政策引导和经费支持，调动行业、企业的积极性，推动专业学位研究生教育与地方经济社会发展的紧密结合。鼓励有条件的地区，设立专项资金支持本地区研究生培养单位的案例教学和基地建设工作。

17．案例教学和基地建设情况将作为专业学位授权点合格评估的重要内容。各省级教育部门和教指委要针对案例教学和基地建设情况加强督促检查，切实推动案例教学和基地建设工作积极发展。

教育部
2015 年 5 月 7 日

教育部办公厅
关于统筹全日制和非全日制研究生管理工作的通知

教研厅〔2016〕2号

各省、自治区、直辖市教育厅（教委），新疆生产建设兵团教育局，有关部门（单位）教育司（局），中央军委训练管理部职业教育局，部属各高等学校：

为推进全日制和非全日制研究生教育协调发展，促进全日制和非全日制研究生教育规范管理，依据《中华人民共和国学位条例》《中华人民共和国高等教育法》以及《教育部 国家发展改革委 财政部关于深化研究生教育改革的意见》（教研〔2013〕1号）相关规定和精神，现就统筹全日制和非全日制研究生管理工作有关要求通知如下，请遵照执行。

一、准确界定全日制和非全日制研究生

全日制研究生是指符合国家研究生招生规定，通过研究生入学考试或者国家承认的其他入学方式，被具有实施研究生教育资格的高等学校或其他高等教育机构录取，在基本修业年限或者学校规定年限内，全脱产在校学习的研究生。

非全日制研究生指符合国家研究生招生规定，通过研究生入学考试或者国家承认的其他入学方式，被具有实施研究生教育资格的高等学校或其他高等教育机构录取，在基本修业年限或者学校规定的修业年限（一般应适当延长基本修业年限）内，在从事其他职业或者社会实践的同时，采取多种方式和灵活时间安排进行非脱产学习的研究生。

2016年11月30日前录取的研究生按原有规定执行；2016年12月1日后录取的研究生从培养方式上按全日制和非全日制形式区分。

二、统一下达全日制和非全日制研究生招生计划

从2017年起，教育部会同国家发展改革委按全日制和非全日制两类分别编制和下达全国博士、硕士研究生招生计划。相关投入机制、奖助和收费等政策按《财政部 国家发展改革委 教育部关于完善研究生教育投入机制的意见》（财教〔2013〕19号）执行。

三、统一组织实施全日制和非全日制研究生招生录取

全日制和非全日制研究生考试招生依据国家统一要求，执行相同的政策和标准。各研究生培养单位的招生简章须明确学习方式、修业年限、收费标准等内容。考生根据国家招生政策和培养单位招生简章自主报考全日制或非全日制研究生。

四、坚持全日制和非全日制研究生教育同一质量标准

研究生培养单位根据社会需求自主确定不同学科、类别研究生教育形式，根据培养要求分别

制定培养方案，统筹全日制与非全日制研究生教育协调发展，坚持同一标准，保证同等质量。

五、做好全日制和非全日制研究生学历学位证书管理工作

全日制和非全日制研究生毕业时，所在高等学校或其他高等教育机构根据其修业年限、学业成绩等，按照国家有关规定发给相应的、注明学习方式的毕业证书；其学业水平达到国家规定的学位标准，可以申请授予相应的学位证书。

全日制和非全日制研究生实行相同的考试招生政策和培养标准，其学历学位证书具有同等法律地位和相同效力。

各省级教育行政部门和研究生培养单位要调整现有的招生计划安排办法，规范招生宣传和正确引导，加强学籍管理，完善研究生奖助体系，强化培养过程管理及质量保障体系建设，确保全日制和非全日制研究生培养质量。

教育部办公厅
2016 年 9 月 14 日

第五部分

授予同等学力人员学位相关政策

国务院学位委员会
关于授予具有研究生毕业同等学力人员硕士、博士学位的规定

（1998年6月18日国务院学位委员会第十六次会议
审议通过 1998年7月3日发布）

总 则

第一条 为多渠道促进我国高层次专门人才的成长，适应社会主义现代化建设的需要，做好授予具有研究生毕业同等学力人员硕士、博士学位工作，根据《中华人民共和国学位条例》、《中华人民共和国学位条例暂行实施办法》，特制定本规定。

第二条 凡是拥护《中华人民共和国宪法》，遵守法律、法规，品行端正，在教学、科研、专门技术、管理等方面做出成绩，具有研究生毕业同等学力，学术水平或专门技术水平已达到学位授予标准的人员（以下简称同等学力人员），均可按照本规定，向有关学位授予单位申请硕士、博士学位。

第三条 经国务院学位委员会批准，有权向同等学力人员授予硕士、博士学位的单位，可以在已授予毕业研究生学位的学科、专业，授予同等学力人员硕士、博士学位。

第四条 各级学位授予的标准按照《中华人民共和国学位条例》、《中华人民共和国学位条例暂行实施办法》的规定执行。

第五条 授予同等学力人员专业学位的办法，参照本规定另行制订。

硕士学位的申请与授予

第六条 资格审查

（一）申请人必须已获得学士学位，并在获得学士学位后工作三年以上，在申请学位的专业或相近专业做出成绩。

（二）申请人应在学位授予单位规定的期限内，向学位授予单位提交以下材料：

1．学士学位证书；

2．最后学历证明；

3．已发表或出版的与申请学位专业相关的学术论文、专著或其他成果；

4．申请人所在单位向学位授予单位提供的申请人的简历、思想政治表现、工作成绩、科研成果、业务能力、理论基础、专业知识和外语程度等方面情况的材料（加印密封）。

（三）学位授予单位应收齐上述材料，在规定的期限内，对申请人进行资格审查。对确定具有申请资格的申请人，按本规定第七条的要求进行同等学力水平的认足。

第七条 同等学力水平认定

学位授予单位应从以下三个方面认定申请人是否具备硕士研究生毕业同等学力水平。

（一）对申请人在教学、科研、专门技术、管理等方面做出成绩的认定。

（二）对申请人专业知识结构及水平的认定。

1．学位授予单位组织的课程考试。

学位授予单位的学位与研究生教育管理部门组织对已经资格审查合格的申请人，按硕士研究生培养方案规定的课程进行考试。考试应在学位授予单位严格按相同专业在校研究生的考试要求和评卷标准进行。

2．国家组织的水平考试。

（1）申请人应通过同等学力人员申请硕士学位外国语水平全国统一考试（成绩单由考试部门直接提供）；

（2）申请人应通过同等学力人员申请硕士学位学科综合水平全国统一考试（成绩单由考试部门直接提供）。

申请人自通过资格审查之日起，必须在四年内完成学位授予单位组织的全部课程考试和国家组织的水平考试，且成绩合格。四年内未通过课程考试和国家组织的水平考试者，本次申请无效。

（三）学位论文水平的认定。

申请人应在通过全部考试后的一年内提出学位论文。学位授予单位应指定指导教师对申请人的论文进行必要的指导。论文答辩应在申请人提交论文后的半年内完成。

1．论文要求。

申请人提交的论文应对所研究的课题有新见解，表明作者具有从事科学研究、管理工作或独立担负专门技术工作的能力。

申请人同他人合作完成的论文、著作或发明、发现等，对其中确属本人独立完成的部分，可以由本人整理为学位论文，并附送该项工作主持人签署的书面意见或共同发表论文、著作的其他作者的证明信，以及合作完成的论文、著作等。

论文用中文撰写，论文要有中文和外文摘要。

2．论文评阅。

（1）论文评阅人：学位授予单位聘请至少三名具有高级专业技术职务的专家为论文评阅人。论文评阅人应是责任心强，学风正派，在相应学科领域学术造诣较深，近年来在科学研究中有成绩的专家。聘请的论文评阅人中至少有一位是学位授予单位和申请人所在单位以外的专家。学位授予单位不得聘请申请人的导师作为论文评阅人。

学位论文应在论文答辩日期二个月以前，由学位授予单位的有关管理部门送交论文评阅人。

论文在送交评阅时，评阅人的姓名不得告知申请人，评阅意见应密封传递。

（2）论文评阅：论文评阅人应根据学位论文要求对论文是否达到硕士学位水平进行认真、细致的评阅，提出评阅意见及对论文的修改要求。

3．论文答辩。

（1）论文答辩委员会组成：论文答辩委员会由不少于五名具有高级专业技术职务的专家组成，其中至少有三人是研究生导师、一人是学位授予单位和申请人所在单位以外的专家。申请人的导师不能聘为论文答辩委员会成员。论文答辩委员会的组成人选应先得到学位授予单位学位评定委员会的认可。

学位授予单位的有关管理部门，应在论文答辩日期半个月以前，将学位论文送交论文答辩委员会成员。

（2）论文答辩：论文答辩委员会根据答辩的情况，就是否建议授予硕士学位作出决议。决议采取不记名投票方式，经全体成员三分之二以上同意，方为通过。决议经论文答辩委员会主席签字后，报送学位评定分委员会审议。论文答辩应有详细的记录。论文答辩应公开举行。

（3）论文答辩未通过，本次申请无效。论文答辩未通过，但论文答辩委员会建议修改论文后再重新答辩者，可在半年后至一年内重新答辩一次，答辩仍未通过或逾期未申请者，本次申请无效。

申请人不得同时向两个及以上学位授予单位提出申请。

第八条　学位授予

申请人通过同等学力水平认定，经学位授予单位学位评定分委员会同意，报学位评定委员会批准，授予硕士学位并颁发学位证书。

博士学位的申请与授予

第九条　资格审查

（一）申请人必须已获得硕士学位，并在获得硕士学位后工作五年以上。

（二）申请人应在教学、科研、专门技术领域做出突出成绩，在申请学位的学科领域独立发表过高水平的学术论文，或出版过高水平的专著，其科研成果获得国家级或省部级以上奖励。

（三）具备申请博士学位基本条件的同等学力人员，应当在学位授予单位规定的期限内，向学位授予单位提交以下材料：

1．硕士学位证书；

2．最后学历证明；

3．准备申请博士学位的学位论文；

4．公开发表的有关学术论文，出版的专著，以及科研成果获奖的证明材料；

5．申请人所在单位向学位授予单位介绍申请人的简历、思想政治表现、工作成绩、科研成果、业务能力、理论基础、专业知识和外语程度等方面情况的材料（加印密封）；

6．两位教授或相当专业技术职务专家的推荐书（加印密封），其中至少有一名博士生指导教师。

学位授予单位应在规定的期限内，组织专家小组对申请人进行资格审查。对已确定具有申请资格的申请人，按本规定第十条的要求进行同等学力水平的认定。

第十条　同等学力水平认定

学位授予单位应从以下三个方面认定申请人是否具备博士研究生毕业同等学力水平。

（一）对申请人完成本职工作，在教学、科研、专门技术等方面做出成绩的认定。

（二）对申请人专业理论基础、知识结构及水平的认定。

学位授予单位的学位与研究生教育管理部门应对已经资格审查合格的申请人，按博士研究生培养方案规定的课程组织考试。自通过资格审查之曰起，一年内完成全部课程考试，且成绩合格。未通过课程考试者，本次申请无效。

对于在科学或专门技术上有重要的著作、发明、发现或发展者，经有关专家推荐，学位授予单位同意，可以免除部分或全部课程考试，直接申请参加博士论文答辩。

（三）学位论文水平的认定。

博士学位论文答辩应在申请人通过全部课程考试后的一年内完成。学位授予单位应指定博士生指导教师对申请人的论文进行必要的指导。

1．论文要求及科研工作。

（1）申请人提交的博士学位论文，应是在工作实践中由本人独立完成的成果，表明作者具有独立从事科学研究工作的能力，在科学或专门技术上做出创造性的成果。

（2）申请人同他人合作完成的论文、著作或发明、发现等，对其中确属本人独立完成的部分，可以由本人整理为学位论文提出申请，并附送该项工作主持人签署的书面意见和共同发表论文、著作的其他作者的证明材料，以及合作完成的论文、著作等。

（3）论文用中文撰写，论文要有中文和外文摘要。

（4）申请人必须到学位授予单位，在该单位指定的博士生指导教师的指导下，参加为期不少于三个月的与论文相关的科学研究工作。申请人应在学位授予单位的相应学科专业学位授权点报告其论文工作情况并接受质疑。

2．论文评阅。

（1）论文评阅人：学位授予单位聘请不少于五名教授或相当专业技术职务的专家为论文评阅人，其中学位授予单位和申请人所在单位以外的专家至少三名。论文评阅人应是责任心强，学风正派，在相应学科领域学术造诣较深，近年来在科学研究中有突出成绩的专家。申请人的导师、推荐人不能聘为论文评阅人。

学位论文应在论文答辩日期三个月以前，由学位授予单位的有关管理部门送交论文评阅人。

评阅人的姓名不得告知申请人，评阅意见应密封传递。

（2）论文评阅：论文评阅人应根据学位论文要求对论文是否达到博士学位水平进行认真、细致的评阅，提出评阅意见及对论文的修改意见。

3．论文答辩。

（1）论文答辩委员会组成：论文答辩委员会由不少于七名具有高级专业技术职务的专家组成，其中至少有四人是博士生导师、二人是学位授予单位和申请人所在单位以外的专家。申请人的推荐人、导师不能聘为论文答辩委员会成员。论文答辩委员会的组成人选应先得到学位授予单位学位评定委员会的认可。

学位授予单位的有关管理部门，应在论文答辩日期一个月以前，将学位论文送交论文答辩委员会成员。

（2）论文答辩：论文答辩委员会根据答辩的情况，就是否建议授予博士学位作出决议。决议采取不记名投票方式，经全体成员三分之二以上同意，方为通过。决议经论文答辩委员会主席签字后，报送学位评定分委员会。论文答辩应有详细记录。论文答辩应公开举行。

（3）论文答辩未通过，本次申请无效。论文答辩未通过，但论文答辩委员会建议修改论文再重新答辩者，可在半年后至二年内重新答辩一次；答辩仍未通过或逾期未申请者，本次申请无效。

第十一条　学位授予

申请人通过同等学力水平认定，经学位授予单位学位评定分委员会同意，报学位评定委员会批准，作出授予博士学位的决定；授予学位人员的姓名及其博士论文题目等应及时向社会或申请人所在单位公布，并经三个月的争议期后颁发学位证书。

申请人不得同时向两个及以上学位授予单位提出申请。

组织和管理

第十二条　学位授予单位学位评定委员会在批准授予同等学力人员硕士、博士学位时，应严格执行审批程序，认真履行职责。学位评定委员会办公室或相应机构负责组织对申请人的资格审核、课程考试、论文评阅、论文答辩等工作。应配备专职人员，处理日常工作。

第十三条　学位授予单位接受同等学力人员申请学位所需开支的经费，由学位授予单位参照研究生有关经费标准，做出合理的规定。

第十四条　根据《中华人民共和国学位条例暂行实施办法》第二十四条的规定，申请人在通过资格认定后，为准备参加学位课程考试或论文答辩，可享有不超过两个月的假期。

博士学位申请人的所在单位应允许申请人到学位授予单位参加为期不少于三个月的与论文有关的科学研究

第十五条　学位授予单位向同等学力人员颁发学位证书和向有关单位送交学位论文，均按照国务院学位委员会的有关规定执行。学位证书需单独编号。

第十六条　学位授予单位应建立同等学力人员申请学位的档案管理制度。

第十七条　学位授予单位应根据本规定，制定本单位开展授予同等学力人员硕士、博士学位工作的实施细则。

质量监督

第十八条　学位授予单位应建立健全质量保证与监督体系，对授予同等学力人员学位工作进行自我检查与评估。

省级学位委员会和学位授予单位的上级主管部门，应加强对此项工作的领导，检查、监督学位授予单位授予同等学力人员学位的质量。

国务院学位委员会办公室组织实施对同等学力人员学位授予质量的检查评估。

第十九条　对违反本规定，不能保证学位授予质量的学位授予单位，由国务院学位委员会作出限期改正、暂停或停止授予具有研究生毕业同等学力人员硕士、博士学位工作的决定。

附　则

第二十条　本规定经国务院学位委员会通过后发布施行。

第二十一条　本规定由国务院学位委员会负责解释。

国务院学位委员会办公室关于进一步完善授予具有研究生毕业同等学力人员硕士学位有关规定的通知

学位办〔2011〕57号

有关学位授予单位：

自国务院学位委员会决定开展在职人员申请硕士学位试点工作以来，经过不断的改革和完善，授予具有研究生毕业同等学力人员硕士学位已成为中国特色学位授予体系的重要组成部分和高层次人才培养的重要渠道。为落实《国家中长期人才发展纲要》和《国家中长期教育改革和发展纲要》，教育部贯彻终身教育理念，为我国建设学习型社会和构建终身教育体系提供有力支撑，先觉得对授予具有研究生毕业同等学力人员硕士学位的有关规定做进一步完善，有关事宜通知如下：

一、已获得学士学位并在获得学士学位后工作三年以上，或虽无学士学位但已获得硕士或博士学位者，在教学、科研、专门技术、管理等方面做出成绩，学术水平或专门技术水平已达到所申请学科的硕士学位授予标准，可按现行办法，向有关学位授予单位申请硕士学位。已获得的学术、硕士或博士学位为国（境）外学位的，其所获的国（境）外学位需经教育部留学服务中心认证。

二、将“申请人自通过资格审查之日起，必须在四年内完成学位授予单位组织的全部课程考试和国家组织的水平考试”的相关年限规定调整为“申请人自通过资格审查之日起，通过学位授予单位组织的全部课程考试和国家组织的水平考试的年限，由学位授予单位自行规定”。

上述规定自通知下发之日起执行。

为进一步规范管理，已委托教育部学位与研究生教育发展中心开发建立“全国同等学力人员申请硕士学位管理信息平台”，有关该平台的使用事宜另行通知。

国务院学位委员会办公室

二〇一一年八月二十日

国务院学位委员会 教育部 国家发展改革委关于进一步加强在职人员攻读硕士专业学位和授予同等学力人员硕士、博士学位管理工作的意见

学位〔2013〕36号

各省、自治区、直辖市学位委员会、教育厅（教委）、发展改革委，中国人民解放军学位委员会，有关部门（单位）教育司（局），有关学位授予单位：

为贯彻落实《国家中长期教育改革和发展规划纲要（2010—2020年）》，多渠道培养造就高层次人才，保证和不断提高人才培养质量，现就进一步加强在职人员攻读硕士专业学位和授予具有研究生毕业同等学力人员硕士、博士学位管理工作提出如下意见。

一、加强规范管理，推动在职人员攻读硕士专业学位和授予同等学力人员硕士、博士学位工作健康发展

支持和鼓励在职人员攻读硕士专业学位，对符合条件和达到规定水平人员授予硕士、博士学位，是培养造就高层次人才的重要途径，对于我国实施人才强国战略，加快人力资源强国建设具有重要意义。

自我国学位制度建立以来，通过开展在职人员攻读硕士专业学位和授予研究生毕业同等学力人员硕士、博士学位等途径，培养造就了大批高层次人才，为经济社会发展特别是创新型国家建设提供了有力的人才支撑。

在研究生教育改革发展的新形势下，在职人员攻读硕士专业学位和授予同等学力人员硕士、博士学位工作面临着新的问题。必须在进一步深化改革、创新培养模式的同时，强化管理、加强监管，推动这两项工作科学、健康发展。

二、端正办学思想，切实保证在职人员培养和学位授予质量

各级研究生教育主管部门和培养单位要高度重视在职人员攻读专业学位培养质量和在职人员学位授予质量，把保证和提高在职人员培养质量和学位授予质量作为提高研究生教育质量的重要内容，抓实抓好。

各研究生培养单位要以保证和提高培养质量为目标，认真研究在职人员培养的特殊规律，按照分类管理、因材施教的原则，制定符合在职人员特点的培养方案和管理办法，创新培养模式。要根据不同学科和课程特点，改进、创新课程考试方法，确保课程教学质量，加强能力水平测试，科学、准确地认定同等学力人员学力水平。

要始终坚持服务需求、保证质量的办学指导思想，从社会需求出发，切实根据学校自身办学能力，开展在职人员攻读硕士专业学位和授予同等学力人员硕士、博士工作。

三、强化单位责任，确保管理科学规范

培养单位作为开展办学活动和授予学位的主体，对管理各类办学活动、保证在职人员培养质量负首要责任。各培养单位要将在职人员攻读硕士专业学位和授予同等学力人员学位工作的管理全面纳入本单位学位与研究生教育管理体系进行统一管理，禁止院系自行组织招收在职人员攻读硕士专业学位和自行开展同等学力人员申请学位工作。培养单位要统一制定该两项工作的管理办法，规范、细化管理流程，建立并落实管理责任体系，做到责任清晰、责任到人。要实行严格的责任追究制度，做到有责必究、追责必严；对于严重违反规定的，除追究具体管理人员责任外，要追究负责人的领导责任。

培养单位要加强对在职攻读硕士专业学位招生的规范管理，严禁招生工作中的虚假、误导宣传和舞弊、违规行为，实行规范招生、阳光招生。从 2014 年起，各培养单位的示范性软件学院不再自行组织考试招收软件工程领域工程硕士研究生，其招生工作纳入在职人员攻读硕士专业学位全国联考统一管理。严禁委托中介机构组织和参与在职人员攻读硕士专业学位的招生和教学活动。培养单位要明确在职人员攻读硕士专业学位培养方案、课程设置、教学计划和教学规范等，规定在校学习时间不少于半年或 500 学时。

同等学力人员的课程水平认定考试由培养单位的研究生管理部门统一管理，在培养单位内进行。研究生培养单位不得以“研究生”和“硕士、博士学位”等名义举办课程进修班。已按《关于委托省级学位与研究生教育主管部门对举办研究生课程进修班进行登记备案的通知》（学位办[1997]2 号）举办的研究生课程进修班，从本意见发布之日起不得再行招收新学员，待已招收学员完成全部课程学习后即行终止。从本意见发布之日，《关于委托省级学位与研究生教育主管部门对举办研究生课程进修班进行登记备案的通知》即行废止。

培养单位要严格执行国家有关收费政策，按照国家关于行政事业性收费的有关规定管理和使用收费收入。

四、加强政府监管，加大对违规行为处理力度

培养单位的主管部门要加强对培养单位开展在职人员攻读硕士专业学位和授予同等学力人员硕士、博士学位工作的指导监督。各省（区、市）学位委员会和中国人民解放军学位委员会（以下简称省级学位委员会），负责对本地区和军队系统各培养单位开展这两项工作的情况进行定期工作检查。国务院学位委员会对于定期工作检查中存在严重问题、社会反映存在突出问题的培养单位进行重点检查。

省级学位委员会开展定期工作检查，重点是对各培养单位开展有关工作的管理体系、制度是否健全有效，管理过程是否严格规范，管理人员责任是否具体落实进行检查。国务院学位委员会协调和授权有关部门（机构）及专业学位教育指导委员会对在职人员攻读硕士专业学位工作进行教学及培养质量专项评估。

对于检查中发现存在问题的，省级学位委员会应责令培养单位限期整改，对省（区、市）和军队所属培养单位依法做出处理或向培养单位的主管部门提出处理建议。对于专项评估中发现存在问题的，有关部门（机构）和专业学位教育指导委员会应向培养单位提出整改建议；对于问题严重或整改不力的，有关部门（机构）以及专业学位教育指导委员会可向国务院学位委员会提出暂停其开展该项工作、暂停或撤销其授予学位的资格等处理建议。国务院学位委员会对管理混乱、不能保证所授学位质量的研究生培养单位，依法做出处理决定。

在国务院学位委员会统一组织的博士学位论文抽查和省级学位委员会组织的硕士学位论文抽查工作中，加大对在职攻读硕士专业学位和同等学力申请学位人员学位论文的抽查比例，对于论

文抽查存在问题的培养单位按有关规定进行处理。

五、完善信息服务，加强信息公开和社会监督

建立、完善全国在职人员攻读硕士专业学位和授予同等学力人员硕士、博士学位管理信息系统，对在职人员招生、培养、课程水平认定和学位授予等环节进行全过程监管。培养单位应利用学籍学历管理信息和学位授予信息，严格招生和学位授予资格条件审查。

对于招收录取的在职攻读硕士专业学位研究生，资格审查获得通过的同等学力申请学位人员，以及经过所有水平认定环节拟授予硕士、博士学位的同等学力人员，培养单位须对有关招生录取、资格审查和学力水平认定信息进行网上公示。招收录取的在职攻读专业学位研究生、以同等学力申请硕士学位人员的公示在培养单位网站进行；以同等学力申请博士学位人员的公示通过全国管理信息平台统一进行。

六、加强组织领导，确保各项管理措施落到实处

各省（区、市）学位委员会、教育厅（教委）、中国人民解放军学位委员会、有关培养单位主管部门和各培养单位，要高度重视在职人员攻读硕士专业学位培养和授予同等学力人员硕士、博士学位的规范管理工作，认真按照本意见要求建立工作制度，制定程序办法和具体实施细则，做好新老政策衔接和平稳过渡，严格按照有关规定进行管理、监督和检查，确保各项措施落到实处，切实保障和推动这两项工作规范、有序进行，保证人才培养和学位授予质量。

国务院学位委员会　教育部　国家发展改革委

2013 年 9 月 30 日

第六部分

研究生质量保证和监督体系相关政策

国务院学位委员会 教育部
关于加强学位与研究生教育质量保证和监督体系建设的意见

学位〔2014〕3号

各省、自治区、直辖市学位委员会、教育厅（教委），新疆生产建设兵团教育局，中国科学院大学，中国社会科学院研究生院，中共中央党校学位评定委员会，中国人民解放军学位委员会，各学位授予单位：

为贯彻落实党的十八大和十八届三中全会精神以及《国家中长期教育改革和发展规划纲要（2010—2020年）》，实施《教育部国家发展改革委财政部关于深化研究生教育改革的意见》（教研〔2013〕1号），走内涵式发展道路，提高研究生教育质量，现就加强学位与研究生教育质量保证和监督体系建设提出如下意见。

一、加强质量保证和监督体系建设的意义

加强质量保证和监督体系建设，在学位与研究生教育事业发展中具有重要作用。面对高层次人才培养的新形势，提高质量是研究生教育改革和发展最核心最紧迫的任务，亟需进一步完善与研究生教育强国建设相适应、符合国情和遵循研究生教育规律的质量保证和监督体系。

二、总体思路

1．指导思想。全面贯彻落实研究生教育改革精神，转变政府职能，推进管办评分离，树立科学的质量观，以研究生和导师为核心，以学位授予单位为重心，从研究生教育基本活动入手，明确各质量主体职责，保证研究生教育基本质量，创新机制，激发学位授予单位追求卓越的积极性和创造性，不断提高人才培养水平。

2．建设目标。构建以学位授予单位质量保证为基础，教育行政部门监管为引导，学术组织、行业部门和社会机构积极参与的内部质量保证和外部质量监督体系。内部质量保证体系要明确学位授予单位第一主体的职责，增强质量自律，培育质量文化。外部质量监督体系要加强教育行政部门的政策支撑与宏观监管，以质量为主导统筹资源配置，发挥学术组织、行业部门和社会机构的质量监督作用。

3．基本原则。①标准先行。根据经济社会发展多样化需求，制订不同类型、层次和学科类别研究生培养和学位授予标准。②分类监管。根据不同主体和对象，采取相应的质量监管方式，加强分类指导和管理。③统筹协调。充分调动各主体的创造性，形成上下配合、内外协调、积极有效的质量保证和监督机制。④支撑发展。质量保证和监督体系建设要有利于促进学位与研究生教育事业科学发展，有利于全面提升研究生教育质量。

三、强化学位授予单位的质量保证

1．学位授予单位是研究生教育质量保证的主体，要按照《学位授予单位研究生教育质量保

证体系建设基本规范》(见附件)，健全内部质量保证体系，确立与本单位办学定位相一致的人才培养和学位授予质量标准，建立以培养质量为主导的研究生教育资源配置机制。

2．学位授予单位要充分发挥学位评定委员会、学术委员会等学术组织在质量保证方面的作用，审定研究生培养方案和学位授予标准，指导课程体系建设，开展质量评价等工作。不断完善导师管理评价机制，把师德师风和研究生培养质量作为导师评价的重点，加强导师对研究生思想、学习和科研实践的教育与指导。

3．学位授予单位要统筹各类研究生教育经费，建立健全研究生奖助体系，激励优秀人才脱颖而出。加强研究生培养过程管理，畅通分流渠道，加大对不合格学生的淘汰力度，激发研究生学习的积极性和主动性。把学术道德教育和学术规范训练贯穿到研究生培养全过程，建立学风监管与惩戒机制，严惩学术不端行为。

4．学位授予单位要建立研究生教育质量自我评估制度，组织专家定期对本单位学位授权点和研究生培养质量进行诊断式评估，发现问题，改进学科建设和人才培养工作，不断提高研究生教育质量。鼓励有条件的单位积极开展国际评估。

四、加强教育行政部门的质量监管

1．委托国务院学位委员会学科评议组和全国专业学位研究生教育指导委员会，按一级学科和专业学位类别分别制订《博士硕士学位基本要求》，为学位授予单位实施研究生培养、各级教育行政部门开展质量监管提供基本依据。

2．建立学位授权点合格评估制度，以人才培养为核心，制订科学的评估标准，开展研究生教育质量评估工作。按类型、分层次组织实施评估工作，提高评估实效。对存在质量问题的学位授予单位，采取约谈、通报、限期整改直至撤销学位授权等处理办法。不断改进学科评估工作。

3．开展博士、硕士学位论文抽检工作，强化学位授予单位、导师和研究生的质量意识，加强学位授予管理，保证学位授予质量。建立研究生教育绩效拨款制度，推动人才培养的改革与创新，促进研究生教育质量不断提升。

4．建立全国研究生教育质量信息平台，及时公开学位与研究生教育相关信息，开展质量调查，定期发布教育行政部门、学位授予单位和相关学术组织的研究生教育质量报告，促进学位授予单位质量自律，加强质量预警，营造良好的质量环境。

5．省级教育行政部门要加大对本地区学位与研究生教育质量的监管力度，做好硕士学位授权点合格评估、省级重点学科评选、硕士学位论文抽检、优秀学位论文评选等工作。积极推动研究生教育质量监督区域协作机制建设。

五、充分发挥学术组织、行业部门和社会机构的监督作用

1．充分发挥国务院学位委员会学科评议组、全国专业学位研究生教育指导委员会、中国学位与研究生教育学会等学术组织在研究生教育质量调查研究、标准制订、评估论证及学风建设等方面的重要作用。

2．充分发挥行业部门在人才培养、需求分析、标准制订、实践训练和专业学位质量认证等方面的积极作用。鼓励社会机构积极参与研究生教育质量监督，逐步建立独立、科学、公正，且具有良好声誉的研究生教育质量社会评价机制。

各省级教育行政部门和学位授予单位要加强领导，把学位与研究生教育质量保证和监督体系建设作为推进研究生教育改革与发展的重要内容，认真做好组织实施工作。省级教育行政部门要根据本地区实际，制订相关措施，统筹本地区研究生教育质量保证和监督工作。学位授予单位要

在全面总结已有经验的基础上，健全质量保证体系，不断提高研究生教育质量。

附件：学位授予单位研究生教育质量保证体系建设基本规范

国务院学位委员会　教育部

2014 年 1 月 29 日

学位授予单位研究生教育质量保证体系建设基本规范

为指导学位授予单位建设内部质量保证体系，制定本规范。

一、目标与标准

确立研究生教育发展目标。根据国家和区域经济社会发展的需求，结合本单位研究生教育实际，确定研究生教育层次、类型、规模和结构等方面的发展目标，并定期调整。

制订学位授予标准。在国家制定的《博士硕士学位基本要求》基础上，按学科或专业学位类别制订与本单位办学定位相一致的博士、硕士学位授予标准。

制订学科专业设置与调整办法。制订本单位一级学科授权点和专业学位授权点增列与撤销办法，二级学科自主设置与调整的办法，明确标准，规范程序，形成学位授权点动态调整机制，优化结构，发展特色。

二、招生管理

制订研究生招生指标配置办法。综合考虑经济社会发展需求，研究生生源质量、培养质量、就业状况，以及培养经费、科研任务、导师队伍、实践基地等研究生培养条件方面的因素，制订以质量为导向的研究生招生指标配置办法。

制订研究生招生选拔规定。建立有效的招生自我约束机制，规范招生选拔，充分明确导师在研究生招生选拔中的职责和权力，加强对考生综合素质和发展潜力的考察，保证招生质量。

三、培养过程与学位授予管理

制订培养方案。培养方案应明确培养目标、课程体系、培养环节，要遵循研究生教育规律，创新培养模式，体现学科特色和学术前沿，突出个性化培养。专业学位研究生培养方案的制订要吸收行业部门参与，注重实践和创新能力培养。

制订研究生课程体系建设办法。根据经济社会发展需求、学科发展前沿和研究生个人发展需要，建构科学合理的课程体系，及时更新课程内容，丰富课程类型。

制订课程教学质量监控办法。明确授课教师资质，规范课程教学，建立科学的教学督导和评价制度，加强对授课质量的监测和评估，提高课程教学质量。制订专业学位研究生实践教学质量的监督与评价办法，保证实践教学质量。

建立健全中期考核制度。不断提高研究生中期考核或博士生资格考试的科学性和有效性，切实发挥其在研究生培养过程中的筛选作用。

健全学位论文开题及评阅制度。论文开题要有规范的程序，论文评阅要保证有一定数量的外单位同行专家参与，加强匿名评阅等适合本单位实际的论文评阅制度建设，有条件的单位应探索国际同行评阅。

健全论文答辩和学位授予制度。完善学位论文预答辩、答辩和答辩后修改等制度。答辩委员会和各级学位评定委员会要严格履行职责，保证学位授予质量。

建立科学道德与学术规范教育制度。在研究生培养过程中安排必修环节，对研究生进行科学精神、科学道德、学术规范、学术伦理和职业道德教育。明确学术不端行为处罚办法。

制订研究生分流与淘汰办法。制订研究生课程学习、中期考核、资格考试和学位论文开题等各阶段的分流与淘汰办法。

四、导师岗位管理

制订导师考核评价办法。规范导师岗位管理，实施导师招生资格审查，建立学术学位和专业学位研究生导师分类考核评价制度。

制订导师交流与培训办法。建立和完善导师国内外学术交流与合作制度，为导师提高学术和实践能力提供平台。加强导师培训，不断提高导师指导能力。

建立导师激励与问责制。完善导师激励制度，明确和保障导师在研究生培养中的责任与权力，调动导师育人积极性，发挥导师科学道德和学术规范的示范作用。完善导师问责制，对培养质量出现问题的导师，视情况分别采取质量约谈、限招、停招等处理。

五、研究生管理与服务

建立健全研究生奖助制度。以鼓励创新为导向，完善机制，充分发挥奖助学金的激励作用。统筹制订各类奖助学金评选办法，保证评选过程公平、公正、公开，奖助学金的评选要有一定比例的导师和研究生参加。

建立研究生权益保护机制。完善研究生培养过程中的正当利益诉求和权利救济机制，加强对研究生的权益保护。

建立研究生就业指导与服务制度。健全研究生就业市场和信息服务体系，加强研究生创业教育，鼓励研究生创业和面向基层就业。

六、条件保障与质量监督

制订研究生教育资源配置办法。按学科或专业学位类别制订研究生教育资源配置办法，保障各类研究生学习、科研、实践和生活等基本条件。

建立自我评估制度。以提高质量为导向，定期开展学位授权点和研究生培养质量自我评估，发现问题，提出改进措施。鼓励有条件的学科或专业学位类别参加国际评估或专业资格认证。

建立质量跟踪和反馈制度。建立毕业生发展质量跟踪调查和反馈制度，定期听取用人单位意见，开展人才培养质量和发展质量分析，及时调整人才培养结构。

建立质量信息公开制度。建立研究生教育质量信息公开制度，主动公开研究生培养质量和发展质量信息，定期发布本单位研究生教育发展质量报告。

七、质量管理与质量文化

健全质量管理组织机构。学位授予单位要明确研究生教育质量管理组织机构，以及学位评定委员会等组织的管理职责，规范研究生培养过程信息与档案管理。

营造质量文化。通过质量制度建设、规范研究生教育过程管理，加强导师、研究生和管理人员的质量意识，形成体现自身发展定位、学术传统与特色的质量文化。

国务院学位委员会 教育部 关于印发《学位授权点合格评估办法》的通知

学位〔2014〕4号

各省、自治区、直辖市学位委员会、教育厅（教委），新疆生产建设兵团教育局，中国科学院大学，中国社会科学院研究生院，中共中央党校学位评定委员会，中国人民解放军学位委员会，各学位授予单位：

为贯彻落实《国家中长期教育改革和发展规划纲要（2010—2020年）》，实施《教育部国家发展改革委财政部关于深化研究生教育改革的意见》（教研〔2013〕1号），保证我国学位与研究生教育质量，特制定《学位授权点合格评估办法》。现将该办法印发给你们，请遵照执行。

附件：学位授权点合格评估办法

国务院学位委员会　教育部

2014年1月29日

学位授权点合格评估办法

第一条 为保证学位与研究生教育质量，做好学位授权点合格评估工作，依据《中华人民共和国高等教育法》《中华人民共和国学位条例》及其暂行实施办法，制定本办法。

第二条 本办法中的学位授权点是指经国务院学位委员会审核批准的可以授予博士、硕士学位的学科或专业学位类别。

第三条 学位授权点合格评估是我国学位授权审核制度的重要组成部分，每6年进行一轮，获得学位授权满6年的学术学位授权点和专业学位授权点，均须进行合格评估。

第四条 学位授权点合格评估分为学位授予单位自我评估和教育行政部门随机抽评两个阶段，以学位授予单位自我评估为主。每一轮评估的前5年为自我评估阶段，最后1年为随机抽评阶段。

第五条 学位授权点合格评估遵循科学、客观、公正的原则，以人才培养为核心，重点评估研究生教育质量和学位授予质量。

第六条 博士学位授权点合格评估由国务院学位委员会办公室组织实施，硕士学位授权点合格评估由各省级学位委员会组织实施；其中，军队系统学位授权点合格评估，由中国人民解放军学位委员会组织实施。

第七条 学位授予单位自我评估为诊断式评估，是对本单位学位授权点的全面检查，着眼于发现问题，办出特色，持续提升研究生教育质量。鼓励有条件的单位和学位授权点开展国际评估或专业资格认证。

第八条 学位授予单位自我评估可根据本单位实际，统筹学术学位授权点和专业学位授权点，自主确定评估方式。基本程序是：

（一）制定自我评估实施方案，提出本单位自我评估的基本要求。

（二）学位授权点在总结分析的基础上，按照本单位自我评估基本要求组织自我评估材料。

（三）聘请外单位同行专家对学位授权点进行评议，提出诊断式评议意见。专业学位授权点评议专家应有部分行业专家。

（四）学位评定委员会根据同行专家评议意见，提出各学位授权点的自我评估结果。自我评估结果分为“合格”和“不合格”。

（五）学位授予单位可根据自我评估结果，结合社会对人才的需求和自身发展情况，按学位授权点动态调整的有关办法申请放弃或调整部分学位授权点。

（六）学位授予单位在自我评估的基础上，按抽评部门的要求撰写各学位授权点的《自我评估总结报告》，并在指定的信息平台上向社会公开。

第九条 教育行政部门随机抽评是在学位授予单位自我评估的基础上，随机抽取一定数量的学位授权点进行评估。

（一）各一级学科和专业学位类别的抽评比例一般不低于20%，覆盖所有学位授予单位。

（二）抽评材料主要是学位授予单位公开的《学位授权点自我评估总结报告》，从信息平台上直接调取。

（三）抽评采用通讯评议的方式进行，个别学位授权点可进行专家实地评估。

（四）博士学位授权点的评议专家为国务院学位委员会学科评议组和全国专业学位研究生教育指导委员会专家；硕士学位授权点的评议专家，由各省级学位委员会和中国人民解放军学位委员会自行确定。评议实行本单位专家回避制。

（五）抽评专家根据抽评材料和本学科或专业学位类别的《博士硕士学位基本要求》，对学位授权点提出评议意见。评议意见分为“合格”和“不合格”。

第十条　评估结果的认定。

（一）随机抽评的学位授权点按专家评议意见认定。即：1/3（含 1/3）至 1/2（不含 1/2）的参评专家认为“不合格”的学位授权点属于限期整改的学位授权点；1/2（含 1/2）以上的参评专家认为“不合格”的学位授权点属于不合格学位授权点；其它学位授权点属于合格学位授权点。

（二）未抽评的学位授权点按学位授予单位自我评估结果认定。自我评估为“合格”的学位授权点属于合格学位授权点；自我评估为“不合格”的学位授权点属于限期整改的学位授权点。

（三）未开展自我评估的学位授权点视为自动放弃学位授权，按不合格学位授权点认定。

第十一条　省级学位委员会和中国人民解放军学位委员会将学位授权点合格评估结果和处理意见报国务院学位委员会办公室，由国务院学位委员会办公室报国务院学位委员会审批。

第十二条　国务院学位委员会根据学位授权点合格评估结果和处理意见，依据《中华人民共和国学位条例》第十八条之规定，分别做出限期整改或撤销学位授权的处理决定。处理决定向社会公开。

第十三条　撤销授权的学位授权点，5 年内不得申请学位授权，其在学研究生可按原渠道完成学位授予。

第十四条　新增学位授权点获得学位授权满 3 年后，须接受专项合格评估。专项合格评估由国务院学位委员会办公室统一组织，委托国务院学位委员会学科评议组和全国专业学位研究生教育指导委员会实施。评估结果按本办法第十条和第十二条之规定进行认定和处理。

第十五条　学位授予单位要保证自我评估材料的真实可信，对公开材料存在弄虚作假的学位授权点，将直接列为限期整改的学位授权点；经整改仍无法达到要求者，视为不能保证所授学位的学术水平，将撤销学位授权。

第十六条　各有关单位、组织、专家和人员应严格遵守评估纪律，坚决排除非学术因素的干扰，对在评估活动中存在违纪行为的单位和个人，将依据有关法规严肃处理。

第十七条　省级学位委员会、中国人民解放军学位委员会和学位授予单位，可根据本办法制定相应的实施细则。

第十八条　本办法由国务院学位委员会办公室负责解释。

国务院学位委员会 教育部
关于开展学位授权点合格评估工作的通知

学位〔2014〕16号

各省、自治区、直辖市学位委员会，新疆生产建设兵团教育局，中国科学院大学，中国社会科学院研究生院，中共中央党校学位评定委员会，中国人民解放军学位委员会，各学位授予单位：

根据《学位授权点合格评估办法》（学位〔2014〕4号，以下简称《评估办法》），经研究，国务院学位委员会、教育部决定于2014年—2019年开展学位授权点合格评估工作，现将有关事项通知如下：

一、评估范围

1．2008年以前（含2008年）获得授权的学术学位授权点和专业学位授权点。

2．2011年以二级学科学位授权点为基础增列的一级学科学位授权点。

3．2011年—2012年按照《学位授予和人才培养学科目录（2011年）》对应调整的学术学位授权点。

4．2009年以后批准的其它新增学位授权点（不含服务国家特殊需求人才培养项目，其评估工作按项目批复文件执行）须进行专项评估。具体事宜另行通知。

二、评估安排

评估工作分为学位授予单位自我评估和教育行政部门随机抽评两个阶段，其中2014年—2018年为自我评估阶段，2019年为随机抽评阶段。

（一）学位授予单位自我评估

1．自我评估为诊断式评估，是对本单位学位授权点的全面检查，着眼于发现问题，办出特色，由各学位授予单位按照《评估办法》的要求和程序自主组织实施。

2．学位授予单位参考《学位授权点自我评估指南》（附件1），研究制订本单位评估工作方案，内容包括自我评估的组织机构、组织形式、评估方式、评估内容、时间安排和工作流程等。评估工作方案应于2015年3月30日前，通过“全国学位与研究生教育质量信息平台”报送国务院学位委员会办公室和所在地省级学位委员会办公室。

3．学位授予单位根据本单位实际情况，按照诊断式评估要求，统筹考虑学术学位授权点和专业学位授权点、博士学位授权点和硕士学位授权点，合理确定评估方式。评估方式可以是国内同行专家评估、国际评估或质量认证等。

4．自我评估的标准和内容由学位授予单位自主确定。评估标准要体现本单位的办学水平和研究生教育发展目标；评估内容要突出人才培养，人才培养质量标准不得低于国家制定的《博士硕士学位基本要求》。

5．学位授予单位可根据自我评估结果，结合人才需求、学科条件和本单位发展目标，按照学位授权点动态调整的相关规定，对学位授权点进行调整或撤销学位授权点。

6．学位授予单位在自我评估完成后，参照《学位授权点抽评要素》（附件2），按《学位授权点自我评估总结报告》（附件 3）的要求，编写各学术学位授权点和专业学位授权点的自我评估总结报告，填写《学位授权点自我评估结果汇总表》（附件 4）。《学位授权点自我评估结果汇总表》和各学位授权点的《自我评估总结报告》，应于 2018 年 11 月 30 日前通过“全国学位与研究生教育质量信息平台”向社会公开。

7．自我评估材料和专家评议意见由各学位授予单位归档保存，教育行政部门可根据工作需要随时调取。

（二）教育行政部门随机抽评

1．具有博士和硕士学位授权的学位授权点随机抽评由国务院学位委员会办公室组织实施；未获得博士学位授权的硕士学位授权点随机抽评由各省级学位委员会组织实施。其中，军队系统的博士、硕士学位授权点随机抽评由中国人民解放军学位委员会组织实施。

2．随机抽评以自我评估为基础，根据《学位授权点抽评要素》，从学位授权点基本条件和人才培养两方面进行评价，以人才培养为重点。评价材料为各学位授予单位的《学位授权点自我评估总结报告》，根据工作需要，也可从学位授予单位直接调取自我评估材料。

3．各省级学位委员会和中国人民解放军学位委员会的抽评结果和处理意见，请于 2019 年 11 月 30 日前以书面形式报国务院学位委员会办公室。

4．国务院学位委员会办公室委托国务院学位委员会学科评议组和全国专业学位研究生教育指导委员会，在自我评估和随机抽评的基础上，撰写各一级学科和专业学位类别（领域）的发展报告。

三、结果处理

国务院学位委员会办公室汇总评估结果，报国务院学位委员会审批。国务院学位委员会根据学位授权点合格评估结果，分别做出继续授权、限期整改或撤销学位授权的处理决定。处理决定向社会公开。

附件：1．学位授权点自我评估指南

　　　2．学位授权点抽评要素

国务院学位委员会　教育部

2014 年 6 月 26 日

学位授权点自我评估指南

根据《学位授权点合格评估办法》，为指导学位授予单位做好学位授权点自我评估工作，制订本指南。

一、评估内容

自我评估是对本单位学位授权点水平和人才培养质量的全面检查，根据本单位的办学定位和研究生培养质量标准，从目标定位、研究方向、师资队伍、人才培养、科学研究、学术交流、资源配置、制度建设等方面，真实、准确考察学位授权点的目标达成度。

二、组织方式

学位授予单位要建立自我评估组织协调机制，指定专门机构负责组织实施。根据本单位学位授权点数量、学科结构和院系设置等情况，统筹规划评估工作，研究制订工作方案。评估工作方案应包括自我评估的组织机构、组织形式、评估方式、评估内容、时间安排和工作流程等内容。

三、评估方式

评估方式由学位授予单位根据本单位实际情况自主确定，可以是国内同行专家评估、国际评估或质量认证等。

1．专家聘请。学位授予单位根据自主确定的评估方式，聘请外单位同行专家，人数不少于5人。评估专家一般应是本学科领域学术水平较高的研究生导师。专业学位授权点评估专家应包括行业专家。开展国际评估，选聘专家应是本学科领域国际上具有较高学术水平和影响力的境外专家。

2．专家沟通。学位授予单位应事先与评估专家进行充分沟通，向专家说明本单位的办学目标、人才培养质量标准、评估目的、评估方式、工作要求和工作流程等，听取专家对评估工作安排的意见。

3．材料组织。学位授予单位根据最终确定的评估安排和要求，组织自我评估材料。评估材料应提前发送专家，根据专家意见，补充完善自评材料。

4．专家评估。评估专家通过听取总体汇报、与师生和管理人员座谈、查阅有关资料等方式，了解学位授权点基本情况。专家组经过充分讨论，提出诊断式评议意见。专家评议意见应具有较强的针对性，从学位授权点建设的各个方面，指出其存在的问题与不足，并提出改进建议。

四、评估结果

学位授予单位根据专家评议意见确定学位授权点自我评估结果，并根据评估结果，结合本单位发展规划，提出学位授权点调整意见。

五、改进提升方案

学位授予单位根据评估过程中发现的问题和不足，结合评估专家意见，制定各学位授权点改进提升方案。改进提升方案应具有可操作性，包括未来一段时间的发展目标和保障措施。

六、总结报告

学位授予单位应在自我评估的基础上，按照国家规定的撰写提纲和抽评要素，编写各学位授权点的《自我评估总结报告》，并在“全国学位与研究生教育质量信息平台”上向社会公开，用于随机抽评。

七、其他

1．合理安排评估进程。自我评估要根据本单位实际情况，根据学位授权点数量，统筹考虑评估工作安排。可采用先试点，再逐步开展的方式，不断总结经验，改进评估办法，确保评估工作有序进行。

2．确保评估取得实效。学位授予单位应加强评估过程管理，明确评估是手段、诊断是目的，重在发现问题、解决问题，避免评估走过场、形式化，确保自我评估达到预期目标。

3．严格遵守评估纪律。学位授予单位要严明评估纪律，坚决排除非学术因素的干扰，保证自我评估公平公正。对违反评估纪律和材料作假的单位和人员进行严肃处理。

学位授权点抽评要素

一级要素	二级要素	主要内容
1．目标与标准	1.1 培养目标	本学位点培养研究生的目标定位。
	1.2 学位标准	本学位点授予博士、硕士学位的基本标准。
2．基本条件	2.1 培养方向	本学位点的主要培养方向简介。
	2.2 师资队伍	各培养方向带头人、主要师资队伍情况。
	2.3 科学研究	本学位点已完成的主要科研项目以及部分在研项目的情况。
	2.4 教学科研支撑	本学位点支撑研究生学习、科研的平台情况。
	2.5 奖助体系	本学位点研究生奖助体系的制度建设、奖助水平、覆盖面等情况。
3．人才培养	3.1 招生选拔	学位授权点研究生报考数量、录取比例、录取人数、生源结构情况，以及为保证生源质量采取的措施。
	3.2 课程教学	本学位点开设的核心课程及主讲教师。课程教学质量和持续改进机制。
	3.3 导师指导	导师队伍的选聘、培训、考核情况。导师指导研究生的制度要求和执行情况。
	3.4 学术训练（或实践教学）	研究生参与学术训练的情况，专业学位研究生参与实践教学的情况，包括制度保证、经费支持等。
	3.5 学术交流	研究生参与国际国内学术交流的基本情况。
	3.6 分流淘汰	研究生特别是博士生分流情况，提供研究生分流淘汰相关数据。
	3.7 论文质量	本学位点学位论文在各类论文抽检、评审中的情况和论文质量分析。
	3.8 学风教育	本学位点科学道德和学术规范教育情况，学术不端行为处罚情况。
	3.9 管理服务	研究生权益保障制度建立情况，在学研究生学习满意度调查情况。
	3.10 就业发展	本学位点毕业研究生的就业率、就业去向分析，用人单位意见反馈和毕业生发展质量调查情况。

注：本抽评要素仅供随机抽评使用，是教育行政部门评价学位授权点的主要内容。

国务院学位委员会 教育部
关于印发《博士硕士学位论文抽检办法》的通知

学位〔2014〕5号

各省、自治区、直辖市学位委员会、教育厅（教委），新疆生产建设兵团教育局，中国科学院大学，中国社会科学院研究生院，中共中央党校学位评定委员会，中国人民解放军学位委员会，各学位授予单位：

为贯彻落实《国家中长期教育改革和发展规划纲要（2010—2020年）》，实施《教育部国家发展改革委财政部关于深化研究生教育改革的意见》（教研〔2013〕1号），保证我国学位与研究生教育质量，特制定《博士硕士学位论文抽检办法》。现将该办法印发给你们，请遵照执行。

附件：博士硕士学位论文抽检办法

国务院学位委员会　教育部

2014年1月29日

博士硕士学位论文抽检办法

第一条 为保证学位授予质量，做好博士、硕士学位论文抽检工作，制定本办法。

第二条 博士学位论文抽检由国务院学位委员会办公室组织实施，硕士学位论文抽检由各省级学位委员会组织实施；其中，军队系统学位论文抽检由中国人民解放军学位委员会组织实施。

第三条 学位论文抽检每年进行一次，抽检范围为上一学年度授予博士、硕士学位的论文，博士学位论文的抽检比例为 10% 左右，硕士学位论文的抽检比例为 5% 左右。

第四条 博士学位论文抽检从国家图书馆直接调取学位论文。硕士学位论文的抽取方式，由各省级学位委员会和中国人民解放军学位委员会自行确定。

第五条 按照学术学位和专业学位分别制定博士学位论文评议要素和硕士学位论文评议要素。

第六条 每篇抽检的学位论文送 3 位同行专家进行评议，专家按照不同学位类型的要求对论文提出评议意见。

第七条 3 位专家中有 2 位以上（含 2 位）专家评议意见为“不合格”的学位论文，将认定为“存在问题学位论文”。

第八条 3 位专家中有 1 位专家评议意见为“不合格”的学位论文，将再送 2 位同行专家进行复评。2 位复评专家中有 1 位以上（含 1 位）专家评议意见为“不合格”的学位论文，将认定为“存在问题学位论文”。

第九条 专家评议意见由各级抽检部门向学位授予单位反馈。硕士学位论文抽检的专家评议意见还应同时报送国务院学位委员会办公室。

第十条 学位论文抽检专家评议意见的使用。

（一）学位论文抽检专家评议意见以适当方式公开。

（二）对连续 2 年均有“存在问题学位论文”，且比例较高或篇数较多的学位授予单位，进行质量约谈。

（三）在学位授权点合格评估中，将学位论文抽检结果作为重要指标，对“存在问题学位论文”比例较高或篇数较多的学位授权点，依据有关程序，责令限期整改。经整改仍无法达到要求者，视为不能保证所授学位的学术水平，将撤销学位授权。

（四）学位授予单位应将学位论文抽检专家评议意见，作为本单位导师招生资格确定、研究生教育资源配置的重要依据。

第十一条 学位论文抽检坚决排除非学术因素的干扰，任何单位和个人都不得以任何方式干扰抽检工作的正常进行，参与评议工作的专家要公正公平，独立客观地完成评议工作。

第十二条 本办法由国务院学位委员会办公室负责解释。

第二篇

高校思想政治工作相关文件

第一部分

学生思想政治工作相关文件

普通高等学校学生管理规定

中华人民共和国教育部令第41号

《普通高等学校学生管理规定》已于2016年12月16日经教育部2016年第49次部长办公会议修订通过，现将修订后的《普通高等学校学生管理规定》公布，自2017年9月1日起施行。

教育部部长　陈宝生

2017年2月4日

普通高等学校学生管理规定

第一章　总　则

第一条　为规范普通高等学校学生管理行为，维护普通高等学校正常的教育教学秩序和生活秩序，保障学生合法权益，培养德、智、体、美等方面全面发展的社会主义建设者和接班人，依据教育法、高等教育法以及有关法律、法规，制定本规定。

第二条　本规定适用于普通高等学校、承担研究生教育任务的科学研究机构（以下称学校）对接受普通高等学历教育的研究生和本科、专科（高职）学生（以下称学生）的管理。

第三条　学校要坚持社会主义办学方向，坚持马克思主义的指导地位，全面贯彻国家教育方针；要坚持以立德树人为根本，以理想信念教育为核心，培育和践行社会主义核心价值观，弘扬中华优秀传统文化和革命文化、社会主义先进文化，培养学生的社会责任感、创新精神和实践能力；要坚持依法治校，科学管理，健全和完善管理制度，规范管理行为，将管理与育人相结合，不断提高管理和服务水平。

第四条　学生应当拥护中国共产党领导，努力学习马克思列宁主义、毛泽东思想、中国特色社会主义理论体系，深入学习习近平总书记系列重要讲话精神和治国理政新理念新思想新战略，坚定中国特色社会主义道路自信、理论自信、制度自信、文化自信，树立中国特色社会主义共同理想；应当树立爱国主义思想，具有团结统一、爱好和平、勤劳勇敢、自强不息的精神；应当增强法治观念，遵守宪法、法律、法规，遵守公民道德规范，遵守学校管理制度，具有良好的道德品质和行为习惯；应当刻苦学习，勇于探索，积极实践，努力掌握现代科学文化知识和专业技能；应当积极锻炼身体，增进身心健康，提高个人修养，培养审美情趣。

第五条　实施学生管理，应当尊重和保护学生的合法权利，教育和引导学生承担应尽的义务与责任，鼓励和支持学生实行自我管理、自我服务、自我教育、自我监督。

第二章　学生的权利与义务

第六条　学生在校期间依法享有下列权利：

（一）参加学校教育教学计划安排的各项活动，使用学校提供的教育教学资源；

（二）参加社会实践、志愿服务、勤工助学、文娱体育及科技文化创新等活动，获得就业创业指导和服务；

（三）申请奖学金、助学金及助学贷款；

（四）在思想品德、学业成绩等方面获得科学、公正评价，完成学校规定学业后获得相应的学历证书、学位证书；

（五）在校内组织、参加学生团体，以适当方式参与学校管理，对学校与学生权益相关事务享有知情权、参与权、表达权和监督权；

（六）对学校给予的处理或者处分有异议，向学校、教育行政部门提出申诉，对学校、教职员工侵犯其人身权、财产权等合法权益的行为，提出申诉或者依法提起诉讼；

（七）法律、法规及学校章程规定的其他权利。

第七条　学生在校期间依法履行下列义务：

（一）遵守宪法和法律、法规；

（二）遵守学校章程和规章制度；

（三）恪守学术道德，完成规定学业；

（四）按规定缴纳学费及有关费用，履行获得贷学金及助学金的相应义务；

（五）遵守学生行为规范，尊敬师长，养成良好的思想品德和行为习惯；

（六）法律、法规及学校章程规定的其他义务。

第三章　学籍管理

第一节　入学与注册

第八条　按国家招生规定录取的新生，持录取通知书，按学校有关要求和规定的期限到校办理入学手续。因故不能按期入学的，应当向学校请假。未请假或者请假逾期的，除因不可抗力等正当事由以外，视为放弃入学资格。

第九条　学校应当在报到时对新生入学资格进行初步审查，审查合格的办理入学手续，予以注册学籍；审查发现新生的录取通知、考生信息等证明材料，与本人实际情况不符，或者有其他违反国家招生考试规定情形的，取消入学资格。

第十条　新生可以申请保留入学资格。保留入学资格期间不具有学籍。保留入学资格的条件、期限等由学校规定。

新生保留入学资格期满前应向学校申请入学，经学校审查合格后，办理入学手续。审查不合格的，取消入学资格；逾期不办理入学手续且未有因不可抗力延迟等正当理由的，视为放弃入学资格。

第十一条　学生入学后，学校应当在3个月内按照国家招生规定进行复查。复查内容主要包括以下方面：

（一）录取手续及程序等是否合乎国家招生规定；

（二）所获得的录取资格是否真实、合乎相关规定；

（三）本人及身份证明与录取通知、考生档案等是否一致；

（四）身心健康状况是否符合报考专业或者专业类别体检要求，能否保证在校正常学习、生活；

（五）艺术、体育等特殊类型录取学生的专业水平是否符合录取要求。

复查中发现学生存在弄虚作假、徇私舞弊等情形的，确定为复查不合格，应当取消学籍；情节严重的，学校应当移交有关部门调查处理。

复查中发现学生身心状况不适宜在校学习，经学校指定的二级甲等以上医院诊断，需要在家休养的，可以按照第十条的规定保留入学资格。

复查的程序和办法，由学校规定。

第十二条　每学期开学时，学生应当按学校规定办理注册手续。不能如期注册的，应当履行暂缓注册手续。未按学校规定缴纳学费或者有其他不符合注册条件的，不予注册。

家庭经济困难的学生可以申请助学贷款或者其他形式资助，办理有关手续后注册。

学校应当按照国家有关规定为家庭经济困难学生提供教育救助，完善学生资助体系，保证学生不因家庭经济困难而放弃学业。

第二节　考核与成绩记载

第十三条　学生应当参加学校教育教学计划规定的课程和各种教育教学环节（以下统称课程）的考核，考核成绩记入成绩册，并归入学籍档案。

考核分为考试和考查两种。考核和成绩评定方式，以及考核不合格的课程是否重修或者补考，由学校规定。

第十四条　学生思想品德的考核、鉴定，以本规定第四条为主要依据，采取个人小结、师生民主评议等形式进行。

学生体育成绩评定要突出过程管理，可以根据考勤、课内教学、课外锻炼活动和体质健康等情况综合评定。

第十五条　学生每学期或者每学年所修课程或者应修学分数以及升级、跳级、留级、降级等要求，由学校规定。

第十六条　学生根据学校有关规定，可以申请辅修校内其他专业或者选修其他专业课程；可以申请跨校辅修专业或者修读课程，参加学校认可的开放式网络课程学习。学生修读的课程成绩（学分），学校审核同意后，予以承认。

第十七条　学生参加创新创业、社会实践等活动以及发表论文、获得专利授权等与专业学习、学业要求相关的经历、成果，可以折算为学分，计入学业成绩。具体办法由学校规定。

学校应当鼓励、支持和指导学生参加社会实践、创新创业活动，可以建立创新创业档案、设置创新创业学分。

第十八条　学校应当健全学生学业成绩和学籍档案管理制度，真实、完整地记载、出具学生学业成绩，对通过补考、重修获得的成绩，应当予以标注。

学生严重违反考核纪律或者作弊的，该课程考核成绩记为无效，并应视其违纪或者作弊情节，给予相应的纪律处分。给予警告、严重警告、记过及留校察看处分的，经教育表现较好，可以对该课程给予补考或者重修机会。

学生因退学等情况中止学业，其在校学习期间所修课程及已获得学分，应当予以记录。学生重新参加入学考试、符合录取条件，再次入学的，其已获得学分，经录取学校认定，可以予以承认。具体办法由学校规定。

第十九条　学生应当按时参加教育教学计划规定的活动。不能按时参加的，应当事先请假并获得批准。无故缺席的，根据学校有关规定给予批评教育，情节严重的，给予相应的纪律处分。

第二十条　学校应当开展学生诚信教育，以适当方式记录学生学业、学术、品行等方面的诚信信息，建立对失信行为的约束和惩戒机制；对有严重失信行为的，可以规定给予相应的纪律处分，对违背学术诚信的，可以对其获得学位及学术称号、荣誉等作出限制。

第三节　转专业与转学

第二十一条　学生在学习期间对其他专业有兴趣和专长的，可以申请转专业；以特殊招生形式录取的学生，国家有相关规定或者录取前与学校有明确约定的，不得转专业。

学校应当制定学生转专业的具体办法，建立公平、公正的标准和程序，健全公示制度。学校根据社会对人才需求情况的发展变化，需要适当调整专业的，应当允许在读学生转到其他相关专业就读。

休学创业或退役后复学的学生，因自身情况需要转专业的，学校应当优先考虑。

第二十二条　学生一般应当在被录取学校完成学业。因患病或者有特殊困难、特别需要，无法继续在本校学习或者不适应本校学习要求的，可以申请转学。有下列情形之一，不得转学：

（一）入学未满一学期或者毕业前一年的；

（二）高考成绩低于拟转入学校相关专业同一生源地相应年份录取成绩的；

（三）由低学历层次转为高学历层次的；

（四）以定向就业招生录取的；

（五）研究生拟转入学校、专业的录取控制标准高于其所在学校、专业的；

（六）无正当转学理由的。

学生因学校培养条件改变等非本人原因需要转学的，学校应当出具证明，由所在地省级教育行政部门协调转学到同层次学校。

第二十三条　学生转学由学生本人提出申请，说明理由，经所在学校和拟转入学校同意，由转入学校负责审核转学条件及相关证明，认为符合本校培养要求且学校有培养能力的，经学校校长办公会或者专题会议研究决定，可以转入。研究生转学还应当经拟转入专业导师同意。

跨省转学的，由转出地省级教育行政部门商转入地省级教育行政部门，按转学条件确认后办理转学手续。须转户口的由转入地省级教育行政部门将有关文件抄送转入学校所在地的公安机关。

第二十四条　学校应当按照国家有关规定，建立健全学生转学的具体办法；对转学情况应当及时进行公示，并在转学完成后 3 个月内，由转入学校报所在地省级教育行政部门备案。

省级教育行政部门应当加强对区域内学校转学行为的监督和管理，及时纠正违规转学行为。

第四节　休学与复学

第二十五条　学生可以分阶段完成学业，除另有规定外，应当在学校规定的最长学习年限（含休学和保留学籍）内完成学业。

学生申请休学或者学校认为应当休学的，经学校批准，可以休学。休学次数和期限由学校规定。

第二十六条　学校可以根据情况建立并实行灵活的学习制度。对休学创业的学生，可以单独规定最长学习年限，并简化休学批准程序。

第二十七条　新生和在校学生应征参加中国人民解放军（含中国人民武装警察部队），学校应当保留其入学资格或者学籍至退役后 2 年。

学生参加学校组织的跨校联合培养项目，在联合培养学校学习期间，学校同时为其保留学籍。

学生保留学籍期间，与其实际所在的部队、学校等组织建立管理关系。

第二十八条　休学学生应当办理手续离校。学生休学期间，学校应为其保留学籍，但不享受在校学习学生待遇。因病休学学生的医疗费按国家及当地的有关规定处理。

第二十九条　学生休学期满前应当在学校规定的期限内提出复学申请，经学校复查合格，方可复学。

第五节　退　学

第三十条　学生有下列情形之一，学校可予退学处理：

（一）学业成绩未达到学校要求或者在学校规定的学习年限内未完成学业的；

（二）休学、保留学籍期满，在学校规定期限内未提出复学申请或者申请复学经复查不合格的；

（三）根据学校指定医院诊断，患有疾病或者意外伤残不能继续在校学习的；

（四）未经批准连续两周未参加学校规定的教学活动的；

（五）超过学校规定期限未注册而又未履行暂缓注册手续的；

（六）学校规定的不能完成学业、应予退学的其他情形。

学生本人申请退学的，经学校审核同意后，办理退学手续。

第三十一条　退学学生，应当按学校规定期限办理退学手续离校。退学的研究生，按已有毕业学历和就业政策可以就业的，由学校报所在地省级毕业生就业部门办理相关手续；在学校规定期限内没有聘用单位的，应当办理退学手续离校。

退学学生的档案由学校退回其家庭所在地，户口应当按照国家相关规定迁回原户籍地或者家庭户籍所在地。

第六节　毕业与结业

第三十二条　学生在学校规定学习年限内，修完教育教学计划规定内容，成绩合格，达到学校毕业要求的，学校应当准予毕业，并在学生离校前发给毕业证书。

符合学位授予条件的，学位授予单位应当颁发学位证书。

学生提前完成教育教学计划规定内容，获得毕业所要求的学分，可以申请提前毕业。学生提前毕业的条件，由学校规定。

第三十三条　学生在学校规定学习年限内，修完教育教学计划规定内容，但未达到学校毕业要求的，学校可以准予结业，发给结业证书。

结业后是否可以补考、重修或者补作毕业设计、论文、答辩，以及是否颁发毕业证书、学位证书，由学校规定。合格后颁发的毕业证书、学位证书，毕业时间、获得学位时间按发证日期填写。

对退学学生，学校应当发给肄业证书或者写实性学习证明。

第七节　学业证书管理

第三十四条　学校应当严格按照招生时确定的办学类型和学习形式，以及学生招生录取时填报的个人信息，填写、颁发学历证书、学位证书及其他学业证书。

学生在校期间变更姓名、出生日期等证书需填写的个人信息的，应当有合理、充分的理由，并提供有法定效力的相应证明文件。学校进行审查，需要学生生源地省级教育行政部门及有关部门协助核查的，有关部门应当予以配合。

第三十五条　学校应当执行高等教育学籍学历电子注册管理制度，完善学籍学历信息管理办法，按相关规定及时完成学生学籍学历电子注册。

第三十六条　对完成本专业学业同时辅修其他专业并达到该专业辅修要求的学生，由学校发给辅修专业证书。

第三十七条　对违反国家招生规定取得入学资格或者学籍的，学校应当取消其学籍，不得发给学历证书、学位证书；已发的学历证书、学位证书，学校应当依法予以撤销。对以作弊、剽窃、抄袭等学术不端行为或者其他不正当手段获得学历证书、学位证书的，学校应当依法予以撤销。

被撤销的学历证书、学位证书已注册的，学校应当予以注销并报教育行政部门宣布无效。

第三十八条　学历证书和学位证书遗失或者损坏，经本人申请，学校核实后应当出具相应的证明书。证明书与原证书具有同等效力。

第四章　校园秩序与课外活动

第三十九条　学校、学生应当共同维护校园正常秩序，保障学校环境安全、稳定，保障学生的正常学习和生活。

第四十条　学校应当建立和完善学生参与管理的组织形式，支持和保障学生依法、依章程参与学校管理。

第四十一条　学生应当自觉遵守公民道德规范，自觉遵守学校管理制度，创造和维护文明、整洁、优美、安全的学习和生活环境，树立安全风险防范和自我保护意识，保障自身合法权益。

第四十二条　学生不得有酗酒、打架斗殴、赌博、吸毒，传播、复制、贩卖非法书刊和音像制品等违法行为；不得参与非法传销和进行邪教、封建迷信活动；不得从事或者参与有损大学生形象、有悖社会公序良俗的活动。

学校发现学生在校内有违法行为或者严重精神疾病可能对他人造成伤害的，可以依法采取或者协助有关部门采取必要措施。

第四十三条　学校应当坚持教育与宗教相分离原则。任何组织和个人不得在学校进行宗教活动。

第四十四条　学校应当建立健全学生代表大会制度，为学生会、研究生会等开展活动提供必要条件，支持其在学生管理中发挥作用。

学生可以在校内成立、参加学生团体。学生成立团体，应当按学校有关规定提出书面申请，报学校批准并施行登记和年检制度。

学生团体应当在宪法、法律、法规和学校管理制度范围内活动，接受学校的领导和管理。学生团体邀请校外组织、人员到校举办讲座等活动，需经学校批准。

第四十五条　学校提倡并支持学生及学生团体开展有益于身心健康、成长成才的学术、科技、艺术、文娱、体育等活动。

学生进行课外活动不得影响学校正常的教育教学秩序和生活秩序。

学生参加勤工助学活动应当遵守法律、法规以及学校、用工单位的管理制度，履行勤工助学活动的有关协议。

第四十六条　学生举行大型集会、游行、示威等活动，应当按法律程序和有关规定获得批准。对未获批准的，学校应当依法劝阻或者制止。

第四十七条　学生应当遵守国家和学校关于网络使用的有关规定，不得登录非法网站和传播非法文字、音频、视频资料等，不得编造或者传播虚假、有害信息；不得攻击、侵入他人计算机和移动通讯网络系统。

第四十八条　学校应当建立健全学生住宿管理制度。学生应当遵守学校关于学生住宿管理的规定。鼓励和支持学生通过制定公约，实施自我管理。

第五章　奖励与处分

第四十九条　学校、省（区、市）和国家有关部门应当对在德、智、体、美等方面全面发展或者在思想品德、学业成绩、科技创造、体育竞赛、文艺活动、志愿服务及社会实践等方面表现突出的学生，给予表彰和奖励。

第五十条　对学生的表彰和奖励可以采取授予“三好学生”称号或者其他荣誉称号、颁发奖学金等多种形式，给予相应的精神鼓励或者物质奖励。

学校对学生予以表彰和奖励，以及确定推荐免试研究生、国家奖学金、公派出国留学人选等赋予学生利益的行为，应当建立公开、公平、公正的程序和规定，建立和完善相应的选拔、公示等制度。

第五十一条　对有违反法律法规、本规定以及学校纪律行为的学生，学校应当给予批评教育，并可视情节轻重，给予如下纪律处分：

（一）警告；

（二）严重警告；

（三）记过；

（四）留校察看；

（五）开除学籍。

第五十二条　学生有下列情形之一，学校可以给予开除学籍处分：

（一）违反宪法，反对四项基本原则、破坏安定团结、扰乱社会秩序的；

（二）触犯国家法律，构成刑事犯罪的；

（三）受到治安管理处罚，情节严重、性质恶劣的；

（四）代替他人或者让他人代替自己参加考试、组织作弊、使用通讯设备或其他器材作弊、向他人出售考试试题或答案牟取利益，以及其他严重作弊或扰乱考试秩序行为的；

（五）学位论文、公开发表的研究成果存在抄袭、篡改、伪造等学术不端行为，情节严重的，或者代写论文、买卖论文的；

（六）违反本规定和学校规定，严重影响学校教育教学秩序、生活秩序以及公共场所管理秩序的；

（七）侵害其他个人、组织合法权益，造成严重后果的；

（八）屡次违反学校规定受到纪律处分，经教育不改的。

第五十三条　学校对学生作出处分，应当出具处分决定书。处分决定书应当包括下列内容：

（一）学生的基本信息；

（二）作出处分的事实和证据；

（三）处分的种类、依据、期限；

（四）申诉的途径和期限；

（五）其他必要内容。

第五十四条　学校给予学生处分，应当坚持教育与惩戒相结合，与学生违法、违纪行为的性质和过错的严重程度相适应。学校对学生的处分，应当做到证据充分、依据明确、定性准确、程序正当、处分适当。

第五十五条　在对学生作出处分或者其他不利决定之前，学校应当告知学生作出决定的事实、理由及依据，并告知学生享有陈述和申辩的权利，听取学生的陈述和申辩。

处理、处分决定以及处分告知书等，应当直接送达学生本人，学生拒绝签收的，可以以留置方式送达；已离校的，可以采取邮寄方式送达；难于联系的，可以利用学校网站、新闻媒体等以公告方式送达。

第五十六条　对学生作出取消入学资格、取消学籍、退学、开除学籍或者其他涉及学生重大利益的处理或者处分决定的，应当提交校长办公会或者校长授权的专门会议研究决定，并应当事先进行合法性审查。

第五十七条　除开除学籍处分以外，给予学生处分一般应当设置 6 到 12 个月期限，到期按学校规定程序予以解除。解除处分后，学生获得表彰、奖励及其他权益，不再受原处分的影响。

第五十八条　对学生的奖励、处理、处分及解除处分材料，学校应当真实完整地归入学校文书档案和本人档案。

被开除学籍的学生，由学校发给学习证明。学生按学校规定期限离校，档案由学校退回其家庭所在地，户口应当按照国家相关规定迁回原户籍地或者家庭户籍所在地。

第六章　学生申诉

第五十九条　学校应当成立学生申诉处理委员会，负责受理学生对处理或者处分决定不服提起的申诉。

学生申诉处理委员会应当由学校相关负责人、职能部门负责人、教师代表、学生代表、负责法律事务的相关机构负责人等组成，可以聘请校外法律、教育等方面专家参加。

学校应当制定学生申诉的具体办法，健全学生申诉处理委员会的组成与工作规则，提供必要条件，保证其能够客观、公正地履行职责。

第六十条　学生对学校的处理或者处分决定有异议的，可以在接到学校处理或者处分决定书之日起 10 日内，向学校学生申诉处理委员会提出书面申诉。

第六十一条　学生申诉处理委员会对学生提出的申诉进行复查，并在接到书面申诉之日起 15 日内作出复查结论并告知申诉人。情况复杂不能在规定限期内作出结论的，经学校负责人批准，可延长 15 日。学生申诉处理委员会认为必要的，可以建议学校暂缓执行有关决定。

学生申诉处理委员会经复查，认为做出处理或者处分的事实、依据、程序等存在不当，可以作出建议撤销或变更的复查意见，要求相关职能部门予以研究，重新提交校长办公会或者专门会议作出决定。

第六十二条　学生对复查决定有异议的，在接到学校复查决定书之日起 15 日内，可以向学校所在地省级教育行政部门提出书面申诉。

省级教育行政部门应当在接到学生书面申诉之日起 30 个工作日内，对申诉人的问题给予处理并作出决定。

第六十三条　省级教育行政部门在处理因对学校处理或者处分决定不服提起的学生申诉时，应当听取学生和学校的意见，并可根据需要进行必要的调查。根据审查结论，区别不同情况，分别作出下列处理：

（一）事实清楚、依据明确、定性准确、程序正当、处分适当的，予以维持；

（二）认定事实不存在，或者学校超越职权、违反上位法规定作出决定的，责令学校予以撤销；

（三）认定事实清楚，但认定情节有误、定性不准确，或者适用依据有错误的，责令学校变更或者重新作出决定；

（四）认定事实不清、证据不足，或者违反本规定以及学校规定的程序和权限的，责令学校重新作出决定。

第六十四条　自处理、处分或者复查决定书送达之日起，学生在申诉期内未提出申诉的视为放弃申诉，学校或者省级教育行政部门不再受理其提出的申诉。

处理、处分或者复查决定书未告知学生申诉期限的，申诉期限自学生知道或者应当知道处理或者处分决定之日起计算，但最长不得超过6个月。

第六十五条　学生认为学校及其工作人员违反本规定，侵害其合法权益的；或者学校制定的规章制度与法律法规和本规定抵触的，可以向学校所在地省级教育行政部门投诉。

教育主管部门在实施监督或者处理申诉、投诉过程中，发现学校及其工作人员有违反法律、法规及本规定的行为或者未按照本规定履行相应义务的，或者学校自行制定的相关管理制度、规定，侵害学生合法权益的，应当责令改正；发现存在违法违纪的，应当及时进行调查处理或者移送有关部门，依据有关法律和相关规定，追究有关责任人的责任。

第七章　附　则

第六十六条　学校对接受高等学历继续教育的学生、港澳台侨学生、留学生的管理，参照本规定执行。

第六十七条　学校应当根据本规定制定或修改学校的学生管理规定或者纪律处分规定，报主管教育行政部门备案（中央部委属校同时抄报所在地省级教育行政部门），并及时向学生公布。

省级教育行政部门根据本规定，指导、检查和监督本地区高等学校的学生管理工作。

第六十八条　本规定自2017年9月1日起施行。原《普通高等学校学生管理规定》（教育部令第21号）同时废止。其他有关文件规定与本规定不一致的，以本规定为准。

财政部 国家发展改革委 教育部
关于完善研究生教育投入机制的意见

财教〔2013〕19号

党中央有关部门，国务院各部委、各直属机构，各省、自治区、直辖市、计划单列市人民政府，新疆生产建设兵团：

研究生教育是高等教育的重要组成部分，承担着培养高层次人才、创造高水平科研成果、提供高水平社会服务的重任。改革开放以来，我国研究生教育规模逐步扩大，培养能力不断增强，投入机制逐步健全，初步形成了一条符合我国国情的发展道路。但与教育改革发展的新形势、新要求相比，还存在培养经费供需矛盾突出、成本分担机制不健全、奖助政策体系不完善等问题。为贯彻落实《国家中长期教育改革和发展规划纲要（2010—2020年）》的有关要求，进一步提高研究生培养质量，促进研究生教育持续健康发展，经国务院同意，现就完善研究生教育投入机制提出以下意见：

一、指导思想和基本原则

（一）指导思想。高举中国特色社会主义伟大旗帜，以邓小平理论、“三个代表”重要思想、科学发展观为指导，坚持社会主义办学方向，立足基本国情，遵循教育规律，以人才培养为根本，以提高质量为核心，以改革创新为动力，建立健全以政府投入为主、受教育者合理分担培养成本、高等学校等研究生培养机构多渠道筹集经费的研究生教育投入机制，全面激发研究生教育的活力，促进研究生教育持续健康发展。

（二）基本原则。坚持系统设计，完善体制机制。着力破除体制机制障碍，努力化解深层次矛盾，完善符合我国国情的研究生教育投入机制。坚持教育规律，促进质量提升。立足研究生教育的特点，遵循研究生成长成才规律，深化研究生教育综合改革，提高研究生培养质量。坚持以人为本，提高待遇水平。完善研究生奖助政策体系，改善研究生学习、科研和生活条件，提高研究生待遇。坚持统筹谋划，积极稳妥推进。充分调动各类研究生培养机构的积极性，加强中央和地方政策衔接，确保顺利实施。

二、完善研究生教育财政拨款制度

（一）完善中央部门所属普通高等学校（以下简称中央高校）研究生教育财政拨款制度。建立健全包括生均综合定额拨款、绩效拨款、奖助经费在内的财政拨款体系。从2012年起，中央财政对纳入全国研究生招生计划的中央高校全日制研究生（委托培养研究生除外）安排生均综合定额拨款。同时，根据经济发展水平、物价变动情况和财力状况，建立拨款标准动态调整机制，逐步提高拨款水平。中央财政根据研究生培养质量、科学研究水平等因素确定中央高校研究生教育绩效拨款，由学校自主安排用于研究生培养。中央高校按规定统筹利用“985工程”等经费，支持研究生教育发展。

（二）各地要参照中央高校研究生教育财政拨款模式，建立健全地方所属普通高等学校（以下简称地方高校）研究生教育拨款制度，加大财政投入力度。

三、完善研究生奖助政策体系

（一）加大奖助经费投入力度。以政府投入为主，按规定统筹高等学校自筹经费、科研经费、助学贷款、社会捐助等资金，建立健全多元奖助政策体系，提高研究生待遇水平。

（二）建立研究生国家助学金制度。从 2014 年秋季学期起，将现有的研究生普通奖学金调整为研究生国家助学金，用于补助研究生基本生活支出。研究生国家助学金范围覆盖全国研究生招生计划内的所有全日制研究生。博士生资助标准不低于每生每年 10000 元，硕士生资助标准不低于每生每年 6000 元。具体标准由各级财政部门会同高等学校主管部门确定，并根据经济发展水平和物价变动情况，建立资助标准动态调整机制。研究生国家助学金所需资金根据高等学校隶属关系，由中央财政和地方财政参照普通本专科生国家助学金分担办法共同承担。

（三）加大研究生助教、助研和助管（以下简称“三助”）岗位津贴资助力度。高等学校要按规定统筹利用科研经费、学费收入、社会捐助等资金，设置研究生“三助”岗位，并提供“三助”津贴。原则上，助研津贴主要通过科研项目经费中的劳务费列支，助教津贴和助管津贴所需资金由高等学校承担。高等学校要重视助研岗位设置并加大助研津贴资助力度，建立健全导师责任制和导师项目资助制，充分调动研究生参与科学研究和社会实践的积极性。高等学校要加大基本科研业务费对研究生培养的支持力度，支持符合条件的研究生特别是博士生开展自主研究，并对人文社科、基础学科等科研经费较少的学科给予倾斜支持。研究生“三助”津贴标准由高等学校依据国家有关规定，结合当地物价水平等因素合理确定。

（四）建立研究生国家奖学金制度。从 2012 年秋季学期起，设立研究生国家奖学金，用于奖励学业成绩特别优秀、科学研究成果显著、社会公益活动表现突出的研究生。每年奖励 4.5 万名，其中：博士生 1 万名，奖励标准为每生每年 30000 元；硕士生 3.5 万名，奖励标准为每生每年 20000 元。研究生国家奖学金所需资金由中央财政全额承担。研究生国家奖学金向基础学科和国家亟需的学科（专业、方向）倾斜。

（五）建立研究生学业奖学金制度。从 2014 年秋季学期起，设立研究生学业奖学金，用于奖励支持研究生更好地完成学业。高等学校根据研究生学业成绩、科研成果、社会服务以及家庭经济状况等因素，确定研究生学业奖学金的覆盖面、等级、具体标准和评定办法，并负责组织实施。研究生学业奖学金向基础学科和国家亟需的学科（专业、方向）倾斜。中央财政和地方财政根据高等学校隶属关系，对研究生学业奖学金所需资金给予支持，具体办法另行制定。高等学校按规定统筹利用财政资金、学费收入、社会捐助等资金，加大奖助力度。

（六）完善研究生国家助学贷款政策。确保符合条件的研究生都可以申请并及时获得国家助学贷款。提高研究生国家助学贷款年度最高限额，原则上不超过年度学费和住宿费标准总和。国家助学贷款贴息和风险补偿金按照现行办法由各级财政承担。落实到基层和艰苦边远地区工作以及应征入伍服义务兵役研究生的学费补偿和国家助学贷款代偿政策。

（七）完善配套政策措施。高等学校要综合采取减免学费、发放特殊困难补助、开辟入学“绿色通道”等方式，加大对家庭经济困难研究生的资助力度。进一步落实和完善鼓励捐资助学的优惠政策，积极引导和鼓励企业、社会团体和个人面向高等学校设立研究生奖助学金、专题研究项目，或提供实践实习岗位、就职锻炼机会等。鼓励有条件的高等学校设立留学生奖学金，吸引国外优秀学生来华攻读研究生学位。

四、建立健全研究生教育收费制度

（一）全面实行研究生教育收费制度。从 2014 年秋季学期起，按照“新生新办法、老生老办法”的原则，向所有纳入全国研究生招生计划的新入学研究生收取学费。

（二）合理确定研究生教育收费标准。研究生学费标准应综合考虑不同专业研究生培养成本、当地经济发展水平、办学条件、居民经济承受能力等因素确定，并与本专科生学费标准及已收费研究生学费标准相衔接。原则上，现阶段全日制学术学位研究生学费标准，硕士生每生每年不超过 8000 元，博士生每生每年不超过 10000 元。全日制专业学位研究生以及目前已按规定实行收费政策的研究生，暂执行原收费政策。

（三）加强研究生教育收费管理。研究生教育收费实行属地管理，具体标准由高等学校所在地省级教育行政部门提出，经省级价格、财政部门审核并报省级人民政府批准后执行，同时报国家发展改革委、财政部、教育部备案。研究生学费按学年收取，不得提前预收。研究生学费收入按规定纳入财政专户管理，实行“收支两条线”，由高等学校统筹用于研究生教学、科研、改善待遇等支出。

（四）研究生教育收费的具体办法另行制定。

五、有关工作要求

（一）加强组织领导。各地区、各有关部门要充分认识完善研究生教育投入机制的重大意义，建立相应的工作机制，制定具体的实施办法，抓好贯彻落实。高等学校等研究生培养机构要实行主要领导负责制，加强统筹协调和资源整合，确保各项政策落实到位。

（二）确保资金落实。地方财政部门要制定行政区域内有关资金的具体落实办法，确保应承担的资金落实到位。高等学校等研究生培养机构要积极拓宽研究生教育经费来源渠道，通过多种形式增加经费投入。各地区、各有关部门和各研究生培养机构要切实加强经费管理，确保资金使用规范、安全、有效。

（三）加强宣传引导。完善研究生教育投入机制是进一步改善研究生待遇、提高研究生培养质量的重大举措。各地区、各有关部门和各研究生培养机构要全面准确地领会有关精神，深入细致地做好宣传工作，为政策顺利实施营造良好的舆论环境。

（四）深化研究生教育改革。在完善研究生教育投入机制的同时，大力推进研究生教育综合改革。坚持全面提高质量，加大研究生教育规模和结构调整力度，分类推进培养模式改革，统筹构建质量保障体系，突出创新和实践能力培养，强化科教结合、产学结合，加快建设高层次人才培养体系。深化研究生教育改革的具体意见另行制定。

（五）完善科研机构等其他研究生培养机构研究生教育投入机制的工作，由各地区、各有关部门参照本意见，采取相应措施予以推进。硕博连读研究生、医学教育长学制学生，分别参照执行相应学习阶段的有关政策。

财政部　国家发展改革委　教育部

2013 年 2 月 28 日

国家发展改革委 财政部 教育部 关于加强研究生教育学费标准管理及有关问题的通知

发改价格〔2013〕887 号

中直管理局，中央党校，国务院各部委、各直属机构，全国总工会，各省、自治区、直辖市发展改革委、物价局、财政厅（局）、教育厅（教委），新疆生产建设兵团发展改革委、财务局、教育局：

为建立健全研究生教育收费制度，规范研究生培养单位的收费行为，维护学生的正当权益，促进高等教育事业持续健康发展，现就加强研究生教育学费标准管理及有关问题通知如下：

一、合理确定研究生教育学费标准。根据国家关于完善研究生教育投入机制的有关意见，从 2014 年秋季学期起，高等学校向所有纳入全国研究生招生计划的新入学研究生收取学费。研究生学费标准根据年生均教育培养成本的一定比例，综合考虑培养层次、学习方式、学科特点、专业属性、办学质量、当地物价水平及受教育者的经济承受能力等因素确定。不同地区、不同培养单位、不同专业的学费标准可以有所区别。其中，全日制学术型硕士研究生、博士研究生的学费标准，现阶段分别按照每生每学年不超过 8000 元、10000 元确定。研究生学费标准实行“新生新办法、老生老办法”，2014 年秋季学期前入学的研究生仍执行原收费政策。各地要根据经济发展水平、物价变动情况以及受教育者的经济承受能力等因素，建立研究生学费标准动态调整机制。

二、研究生学费标准的制定或调整实行属地化管理。全日制研究生学费标准，由省级教育行政部门根据所在地高等学校申请提出意见，经同级价格、财政部门审核并报省级人民政府批准后执行，同时报国家发展改革委、财政部、教育部备案。非全日制研究生学费标准的管理方式，由高等学校所在地省级价格、财政、教育部门报省、自治区、直辖市人民政府批准后执行。制定或调整研究生学费标准时，省级价格主管部门要加强研究生教育培养成本监审，充分听取有关方面意见，严格审批程序，坚决杜绝各种违规审批行为的发生。

三、加强高等学校研究生教育收费管理。高等学校在招生简章中必须注明研究生学费具体标准。研究生学费原则上按学年收取。研究生因故休学、退学、提前结业或经批准转学等，高等学校应根据研究生在校实际学习时间、学习阶段，计退部分学费。高等学校收取研究生学费、住宿费、考试费等行政事业性收费时，应按规定到价格主管部门办理收费许可证，接受收费许可证年度审验，并按财务隶属关系分别使用财政部或省、自治区、直辖市财政部门统一印制的财政票据。高等学校对研究生收取服务性收费、代收费时，要严格执行有关规定，并按规定使用票据。高等学校要严格落实原国家计委、财政部、教育部《关于印发〈教育收费公示制度〉的通知》（计价格 [2002]792 号）有关规定，将经有关部门审核批准的研究生收费项目、标准向学生和社会进行公示，主动接受学生、家长和社会的监督。

四、承担研究生教育任务的科学研究机构、党校等其他研究生招生单位，对研究生的收费参照本通知相关规定执行。民办高等学校、中外合作办学单位招收研究生的收费政策按照国家有关规定执行。香港特别行政区、澳门特别行政区、台湾地区及海外华侨学生来内地（祖国大陆）接受研究生教育，与内地（祖国大陆）学生执行相同的收费政策。

五、切实保证研究生教育收费政策贯彻落实。全面实行研究生教育收费制度是完善研究生教育投入机制的重要组成部分，各省、自治区、直辖市价格、财政、教育主管部门要按照本通知规定于今年 8 月底前出台当地研究生教育收费政策，加强对本地研究生教育收费政策执行情况的监督检查，完善工作机制，落实相关责任，提高执行力，切实保障高等学校研究生招生和培养教育工作的顺利进行。

国家发展改革委
财　政　部
教　育　部
2013 年 5 月 6 日

教育部 财政部
关于印发《普通高等学校研究生国家奖学金评审办法》的通知

教财〔2014〕1号

各省、自治区、直辖市教育厅（教委）、财政厅（局），各计划单列市教育局、财政局，新疆生产建设兵团教育局、财务局，有关部门（单位），中央部门所属各高等学校：

为进一步做好研究生国家奖学金评审工作，确保评审工作的公开、公平、公正，根据财政部、教育部《研究生国家奖学金管理暂行办法》，特制定《普通高等学校研究生国家奖学金评审办法》。现印发给你们，请遵照执行。

教育部　财政部

2014年2月21日

普通高等学校研究生国家奖学金评审办法

第一条　为规范普通高等学校（以下简称高校）研究生国家奖学金评审行为，保证评审工作公开、公平、公正、依法依章开展，确保评审质量和评审结果的权威性，根据《研究生国家奖学金管理暂行办法》（财教〔2012〕342号），制定本办法。

第二条　高校应根据本校组织机构设置状况，建立健全与本校研究生规模和现有管理机构设置相适应的研究生国家奖学金评审组织机制，加强研究生国家奖学金管理工作。

第三条　高校应成立研究生国家奖学金评审领导小组，由校主管领导、相关职能部门负责人、研究生导师代表等组成。评审领导小组负责制订本校研究生国家奖学金评审实施细则；制订名额分配方案；统筹领导、协调、监督本校评审工作；裁决学生对评审结果的申诉；指定有关部门统一保存本校的国家奖学金评审资料。

第四条　高校下设的基层单位（院、系、所、中心，下同）应成立研究生国家奖学金评审委员会（以下简称评审委员会），由基层单位主要领导任主任委员，研究生导师代表、行政管理人员代表、学生代表任委员，负责本单位研究生国家奖学金的申请组织、初步评审等工作。

第五条　评审委员会成员在履行评审工作职责时应遵循以下原则：

（一）平等原则，即在评审过程中，积极听取其他委员的意见，在平等、协商的气氛中提出评审意见；

（二）回避原则，即发生与评审对象存在亲属关系、直接经济利益关系或有其他可能影响评审工作公平公正的情形时，应主动向评审委员会申请回避；

（三）公正原则，即不得利用评审委员的特殊身份和影响力，单独或与有关人员共同为评审对象提供获奖便利；

（四）保密原则，即不得擅自披露评审结果及其他评审委员的意见等相关保密信息。

第六条　高校在分配研究生国家奖学金名额时，应在各基层单位研究生规模的基础上，对培养质量较高的基层单位、学校特色优势学科、基础学科和国家亟需学科予以适当的倾斜。

第七条　高校在研究生国家奖学金评审过程中，可根据实际需要自行设计《研究生国家奖学金申请审批表》，统一组织学生申请研究生国家奖学金。

第八条　研究生国家奖学金每年评审一次，所有具有中华人民共和国国籍且纳入全国研究生招生计划的全日制（全脱产学习）研究生均有资格申请。当年毕业的研究生不再具备申请研究生国家奖学金资格。

第九条　高校与科研院所等其他研究生培养机构之间联合培养的研究生，原则上由高校对联合培养的研究生进行国家奖学金评审。

第十条　直博生和招生简章中注明不授予中间学位的本硕博、硕博连读学生，根据当年所修课程的层次阶段确定身份参与研究生国家奖学金的评定。在选修硕士课程阶段按照硕士研究生身份参与评定；进入选修博士研究生课程阶段按照博士研究生身份参与评定。

第十一条　研究生出现以下任一情况，不具备当年研究生国家奖学金参评资格：

（一）参评学年违反国家法律、校纪校规受到纪律处分者；

（二）参评学年有抄袭剽窃、弄虚作假等学术不端行为经查证属实的；

（三）参评学年学籍状态处于休学、保留学籍者。

第十二条　高校应根据学校自身情况，以研究生的道德品质和学习成绩为基本条件，科学合理地制定研究生国家奖学金评审指标体系。对学术型研究生，评审标准应偏重考察其科研创新能力和体现创新能力的科研成果；对专业学位研究生，评审标准应偏重考察其专业实践能力和适应专业岗位的综合素质。

第十三条　对于新入学的研究生，高校应根据学校实际情况设计科学合理的机制，重点考察研究生招生考试相关成绩及考核评价情况，兼顾其在本科阶段取得的突出成绩，可采取复试时组织专家和研究生导师对其进行评审答辩等形式的考察，确保符合条件的新入学研究生获得国家奖学金。

第十四条　为保证研究生国家奖学金获奖学生的质量，扩大研究生国家奖学金的影响力和激励引导作用，评审工作可增加有助于人才培养模式创新的竞赛、公开答辩等环节，实行差额评选。

第十五条　评审委员会确定本单位获奖学生名单后，应在本基层单位内进行不少于5个工作日的公示。公示无异议后，提交学校研究生国家奖学金评审领导小组进行审定，审定结果在全校范围内进行不少于5个工作日的公示。

第十六条　对研究生国家奖学金评审结果有异议的学生及相关人员，可在基层单位公示阶段向评审委员会提出申诉，评审委员会应及时研究并予以答复。如申诉人对基层单位作出的答复仍存在异议，可在高校公示阶段向研究生国家奖学金评审领导小组提请裁决。

第十七条　研究生在基本修业年限内可多次获得研究生国家奖学金，但获奖成果不可重复申报使用。超出学制期限基本修业年限的研究生，原则上不再具备研究生国家奖学金参评资格。

第十八条　在学制期限基本修业年限内，因国家和单位公派出国留学或校际交流在境外学习的研究生，仍具备研究生国家奖学金参评资格；由于因私出国留学、疾病、创业等原因未在校学习的研究生，期间内原则上不具备研究生国家奖学金参评资格。

第十九条　高校应及时报送研究生国家奖学金评审材料。中央部门所属高校将评审材料报其中央主管部门，地方高校将评审材料报省级教育、财政部门。评审材料包括反映本校评审依据、评审程序、名额分配及评审结果等情况的评审报告及获奖研究生汇总表。中央主管部门和省级教育、财政部门对所属高校评审情况和结果汇总后，每年 10 月 31 日前，报教育部、财政部备案。

第二十条　教育部、财政部委托全国学生资助管理中心收取研究生国家奖学金备案材料，并颁发国家统一印制的荣誉证书。

第二十一条　科研院所等其他研究生培养机构研究生国家奖学金评审参照本办法执行。

财政部 教育部
关于印发《研究生学业奖学金管理暂行办法》的通知

财教〔2013〕219号

党中央有关部门，国务院有关部委、有关直属机构，各省、自治区、直辖市、计划单列市财政厅（局）、教育厅（局、教委），新疆生产建设兵团财务局、教育局：

为激励研究生勤奋学习、潜心科研、勇于创新、积极进取，在全面实行研究生教育收费制度的情况下更好地支持研究生顺利完成学业，根据《财政部　国家发展改革委　教育部关于完善研究生教育投入机制的意见》（财教〔2013〕19号）精神，财政部、教育部制定了《研究生学业奖学金管理暂行办法》。现印发给你们，请遵照执行。

附件：研究生学业奖学金管理暂行办法

财政部　教育部

2013年7月29日

研究生学业奖学金管理暂行办法

第一章　总　则

第一条　为激励研究生勤奋学习、潜心科研、勇于创新、积极进取，在全面实行研究生教育收费制度的情况下更好地支持研究生顺利完成学业，根据《财政部　国家发展改革委　教育部关于完善研究生教育投入机制的意见》（财教〔2013〕19号）精神，从2014年秋季学期起，设立研究生学业奖学金。为做好中央部门所属普通高等学校（以下简称中央高校）研究生学业奖学金工作，特制定本办法。

第二条　本办法所称研究生是指中央高校纳入全国研究生招生计划的全日制研究生。获得奖励的研究生须具有中华人民共和国国籍。

第三条　中央高校研究生学业奖学金由中央高校负责组织实施。中央高校应按规定统筹利用财政拨款、学费收入、社会捐助等，奖励支持表现良好的研究生更好地完成学业。

第四条　从2014年秋季学期起，中央财政对中央高校研究生学业奖学金所需资金，按照博士研究生每生每年10000元、硕士研究生每生每年8000元的标准以及在校生人数的一定比例给予支持，所需资金按照预算管理程序列入年度部门预算。

第二章　奖励比例、标准与基本条件

第五条　中央高校根据研究生收费标准、学业成绩、科研成果、社会服务以及家庭经济状况等因素，确定研究生学业奖学金的覆盖面、等级、奖励标准和评定办法（可分档设定奖励标准），报财政部、教育部备案。研究生学业奖学金标准不得超过同阶段研究生国家奖学金标准的60%。研究生学业奖学金名额分配应向基础学科和国家亟需的学科（专业、方向）倾斜。中央高校应根据实际情况，对研究生学业奖学金覆盖面、等级和奖励标准进行动态调整。

第六条　研究生学业奖学金基本申请条件：

1．热爱社会主义祖国，拥护中国共产党的领导；

2．遵守宪法和法律，遵守高等学校规章制度；

3．诚实守信，品学兼优；

4．积极参与科学研究和社会实践。

第七条　直博生和招生简章中注明不授予中间学位的本硕博、硕博连读学生，根据当年所修课程的层次阶段确定身份参与学业奖学金的评定。在选修硕士课程阶段按照硕士研究生身份参与评定，进入选修博士研究生课程阶段按照博士研究生身份参与评定。

第八条　获得研究生学业奖学金奖励的研究生，可以同时获得研究生国家奖学金、研究生国家助学金等其他研究生国家奖助政策以及校内其他研究生奖助政策资助。

第三章　评审组织与程序

第九条　中央高校应建立健全与本校研究生规模和管理机构相适应的研究生学业奖学金评审机制。

第十条　中央高校应成立研究生学业奖学金评审领导小组，由校主管领导、相关职能部门负责人、研究生导师代表等组成。评审领导小组按照本办法有关规定，负责制定本校研究生学业奖学金评审实施细则，制定名额分配方案，统筹领导、协调和监督本校评审工作，并裁决有关申诉事项。

第十一条　中央高校下设的基层单位（院、系、所，下同）应成立研究生学业奖学金评审委员会，由基层单位主要领导任主任委员，研究生导师、行政管理人员、学生代表任委员，负责本单位研究生学业奖学金的申请组织、初步评审等工作。

第十二条　基层单位研究生学业奖学金评审委员会确定本单位获奖学生名单后，应在本基层单位内进行不少于 3 个工作日的公示。公示无异议后，提交学校研究生学业奖学金评审领导小组审定，审定结果在全校范围内进行不少于 2 个工作日的公示。

第十三条　对研究生学业奖学金评审结果有异议的，可在基层单位公示阶段向所在基层单位评审委员会提出申诉，评审委员会应及时研究并予以答复。如申诉人对基层单位作出的答复仍存在异议，可在学校公示阶段向研究生学业奖学金评审领导小组提请裁决。

第十四条　研究生学业奖学金的评审工作应坚持公正、公平、公开、择优的原则，严格执行国家有关教育法规，杜绝弄虚作假。

第四章　资金管理

第十五条　中央高校于每年 11 月 30 日前将当年研究生学业奖学金一次性发放给获奖学生，并将研究生获得学业奖学金情况记入学生学籍档案。

第十六条　中央主管部门和中央高校必须严格执行国家相关财经法规和本办法的规定，对研究生学业奖学金资金加强管理，专款专用，不得截留、挤占、挪用，并自觉接受财政、审计、纪检监察等部门的检查和监督。

第五章　附　则

第十七条　各省、自治区、直辖市、计划单列市财政、教育部门应根据本办法精神，确定地方财政对本省（自治区、直辖市、计划单列市）所属高校研究生学业奖学金的支持力度，制定地方所属高校研究生学业奖学金管理办法，报财政部、教育部备案。

第十八条　科研机构等其他研究生培养机构研究生学业奖学金管理参照本办法执行。

第十九条　本办法由财政部、教育部负责解释。

第二十条　本办法自 2014 年 9 月 1 日起施行。

财政部 教育部
关于印发《研究生国家助学金管理暂行办法》的通知

财教〔2013〕220号

党中央有关部门，国务院有关部委、有关直属机构，各省、自治区、直辖市、计划单列市财政厅（局）、教育厅（局、教委），新疆生产建设兵团财务局、教育局：

为完善研究生奖助政策体系，提高研究生待遇水平，根据《财政部　国家发展改革委　教育部关于完善研究生教育投入机制的意见》（财教〔2013〕19号）精神，财政部、教育部制定了《研究生国家助学金管理暂行办法》。现印发给你们，请遵照执行。

附件：研究生国家助学金管理暂行办法

财政部　教育部

2013年7月29日

研究生国家助学金管理暂行办法

第一章　总　则

第一条　为完善研究生奖助政策体系，提高研究生待遇水平，根据《财政部　国家发展改革委　教育部关于完善研究生教育投入机制的意见》（财教〔2013〕19号）精神，自2014年秋季学期起，研究生普通奖学金调整为研究生国家助学金。为做好研究生国家助学金工作，制定本办法。

第二条　研究生国家助学金用于资助全国普通高等学校纳入全国研究生招生计划的所有全日制研究生（有固定工资收入的除外），补助研究生基本生活支出。获得资助的研究生须具有中华人民共和国国籍。

第三条　研究生国家助学金由中央财政和地方财政共同出资设立。中央部门所属高校研究生国家助学金所需资金，全部由中央财政承担。地方所属高校研究生国家助学金所需资金，由中央财政与地方财政参照普通本专科生国家助学金资金分担办法共同承担。

第二章　资助标准

第四条　博士研究生资助标准不低于每生每年10000元，硕士研究生资助标准不低于每生每年6000元。

第五条　中央部门所属高校博士研究生资助标准为每生每年12000元，硕士研究生资助标准为每生每年6000元。

第六条　地方所属高校研究生国家助学金资助标准由各省（自治区、直辖市、计划单列市）财政部门会同教育部门确定。中央财政按照博士研究生每生每年10000元、硕士研究生每生每年6000元的标准以及普通本专科生国家助学金分担办法，承担地方所属高校研究生国家助学金所需资金。

第七条　各级财政部门会同教育部门建立研究生国家助学金资助标准动态调整机制，根据经济发展水平和物价变动情况，适时调整资助标准。

第三章　预算下达

第八条　中央部门所属高校研究生国家助学金所需资金，按照预算管理程序列入年度部门预算。

第九条　每年9月30日前，财政部、教育部根据测算情况，按照一定比例提前下达下一年度中央财政应承担的地方所属高校研究生国家助学金预算。

第十条　每年5月31日前，全国学生资助管理中心根据各省（自治区、直辖市、计划单列市）所属高校符合研究生国家助学金资助条件的在校学生人数，编制研究生国家助学金名额和预算分配建议方案，报财政部、教育部审定。

第十一条　每年6月30日前，财政部、教育部确定各省（自治区、直辖市、计划单列市）所属高校研究生国家助学金名额和预算分配方案，并对中央财政应承担资金进行据实结算。

第十二条　每年9月1日前，各省（自治区、直辖市、计划单列市）财政、教育部门按程序将研究生国家助学金名额和预算下达至相关高校。

第四章　发放、管理与监督

第十三条　高校应按月将研究生国家助学金发放到符合条件的学生手中。

第十四条　直博生和招生简章中注明不授予中间学位的本硕博、硕博连读学生，根据当年所修课程的层次阶段确定身份参与国家助学金的发放。在选修硕士课程阶段按照硕士研究生身份发放国家助学金；进入选修博士研究生课程阶段按照博士研究生身份发放国家助学金。

第十五条　研究生在学制期限内，由于出国、疾病等原因办理保留学籍或休学等手续的，暂停对其发放研究生国家助学金，待其恢复学籍后再行发放。超过规定学制年限的延期毕业生不再享受研究生国家助学金。

第十六条　中央有关部门、各省（自治区、直辖市、计划单列市）高校主管部门、各高校必须严格执行国家相关财经法规和本办法的规定，对研究生国家助学金实行分账核算，专款专用，不得截留、挤占、挪用，并自觉接受财政、审计、纪检监察、主管机关等部门的检查和监督。

第五章　附　则

第十七条　各省（自治区、直辖市、计划单列市）财政和教育部门、各中央部门所属高校应根据本办法精神，制定研究生国家助学金管理的具体办法，并报财政部、教育部备案。

第十八条　科研机构等其他研究生培养机构研究生国家助学金管理参照本办法执行。

第十九条　本办法由财政部、教育部负责解释。

第二十条　本办法自 2014 年 9 月 1 日起施行。

第二部分

教师思想政治工作相关文件

教育部
关于全面深化课程改革
落实立德树人根本任务的意见

教基二〔2014〕4号

各省、自治区、直辖市教育厅（教委），各计划单列市教育局，新疆生产建设兵团教育局，部属各高等学校：

为把党的十八大和十八届三中全会关于立德树人的要求落到实处，充分发挥课程在人才培养中的核心作用，进一步提升综合育人水平，更好地促进各级各类学校学生全面发展、健康成长，现提出如下意见。

一、充分认识全面深化课程改革、落实立德树人根本任务的重要性和紧迫性

（一）深化课程改革、落实立德树人根本任务具有重大意义。立德树人是发展中国特色社会主义教育事业的核心所在，是培养德智体美全面发展的社会主义建设者和接班人的本质要求。课程是教育思想、教育目标和教育内容的主要载体，集中体现国家意志和社会主义核心价值观，是学校教育教学活动的基本依据，直接影响人才培养质量。全面深化课程改革，整体构建符合教育规律、体现时代特征、具有中国特色的人才培养体系，建立健全综合协调、充满活力的育人体制机制，落实立德树人根本任务，是贯彻党的十八大和十八届三中全会精神的重大举措，是提高国民素质、建设人力资源强国的战略行动，是适应教育内涵发展、基本实现教育现代化的必然要求，对于全面提高育人水平，让每个学生都能成为有用之才具有重要意义。

（二）新时期课程改革在立德树人工作中发挥了重要作用。新世纪以来特别是教育规划纲要发布实施以来，教育系统认真贯彻落实中央有关精神，积极探索，勇于实践，推动课程改革取得显著成效。德育为先、能力为重、全面发展的教育理念得到普遍认同。符合素质教育和时代要求的课程教材体系不断完善。人才培养模式改革不断深化，自主、合作、探究的学习方式与启发、讨论、参与的教学方式不断推广，育人的针对性、实效性进一步增强。分类考试、综合评价、多元录取的考试招生制度改革积极推进，以学生全面发展为根本、科学多元的评价制度改革取得重要进展。课程改革为进一步推动立德树人工作奠定了基础。

（三）课程改革面临新的挑战。经济全球化深入发展，信息网络技术突飞猛进，各种思想文化交流交融交锋更加频繁，学生成长环境发生深刻变化。青少年学生思想意识更加自主，价值追求更加多样，个性特点更加鲜明。国际竞争日趋激烈，人才强国战略深入实施，时代和社会发展需要进一步提高国民的综合素质，培养创新人才。这些变化和需求对课程改革提出了新的更高要求。

当前，高校和中小学课程改革从总体上看，整体规划、协同推进不够，与立德树人的要求还存在一定差距。主要表现在：重智轻德，单纯追求分数和升学率，学生的社会责任感、创新精神和实践能力较为薄弱；高校、中小学课程目标有机衔接不够，部分学科内容交叉重复，课程教材的系统性、适宜性不强；与课程改革相适应的考试招生、评价制度不配套，制约着教学改革的全

面推进；教师育人意识和能力有待加强，课程资源开发利用不足，支撑保障课程改革的机制不健全。这些困难和问题直接影响着立德树人的效果，必须引起高度重视，全面深化课程改革，切实加以解决。

二、准确把握全面深化课程改革的总体要求

（一）指导思想。全面贯彻党的教育方针，遵循教育规律和学生成长规律。大力弘扬中华优秀传统文化，把培育和践行社会主义核心价值观融入国民教育全过程，倡导富强、民主、文明、和谐，倡导自由、平等、公正、法治，倡导爱国、敬业、诚信、友善。要立足中国国情，具有世界眼光，面向全体学生，促进人人成才。

（二）基本原则。坚持系统设计，整体规划育人各个环节的改革，整合利用各种资源，统筹协调各方力量，实现全科育人、全程育人、全员育人。坚持重点突破，聚焦课程改革的关键领域和主要环节，针对制约课程改革的体制机制障碍，集中攻关，重点推进。坚持继承创新，注重课程改革的连续性和可持续性，适应新时期教育发展的新要求，积极开拓，大胆试验。

（三）工作目标。高举中国特色社会主义伟大旗帜，推动社会主义核心价值观进教材、进课堂、进头脑，着力培养学生高尚的道德情操、扎实的科学文化素质、健康的身心、良好的审美情趣，努力使学生具有中华文化底蕴、中国特色社会主义共同理想、国际视野，成为社会主义合格建设者和可靠接班人。基本建成高校、中小学各学段上下贯通、有机衔接、相互协调、科学合理的课程教材体系；基本确立教育教学主要环节相互配套、协调一致的人才培养体制；基本形成多方参与、齐心协力、互相配合的育人工作格局。

（四）主要任务。

1．统筹小学、初中、高中、本专科、研究生等学段（包括职业院校）。进一步明确各学段各自教育功能定位，理顺各学段的育人目标，使其依次递进、有序过渡。要避免有的学科客观存在的一些内容脱节、交叉、错位的现象，充分体现教育规律和人才培养规律。

2．统筹各学科，特别是德育、语文、历史、体育、艺术等学科。充分发挥人文学科的独特育人优势，进一步提升数学、科学、技术等课程的育人价值。同时加强学科间的相互配合，发挥综合育人功能，不断提高学生综合运用知识解决实际问题的能力。

3．统筹课标、教材、教学、评价、考试等环节。全面发挥课程标准的统领作用，协同推进教材编写、教学实施、评价方式、考试命题等各环节的改革，使其有效配合，相互促进。

4．统筹一线教师、管理干部、教研人员、专家学者、社会人士等力量。充分发挥各自优势，明确各支力量在教书育人、服务保障、教学指导、研究引领、参与监督等方面的作用。围绕育人目标，协调各支力量，形成育人合力。

5．统筹课堂、校园、社团、家庭、社会等阵地。发挥学校的主渠道作用，加强课堂教学、校园文化建设和社团组织活动的密切联系，促进家校合作，广泛利用社会资源，科学设计和安排课内外、校内外活动，营造协调一致的良好育人环境。

三、着力推进关键领域和主要环节改革

（一）研究制订学生发展核心素养体系和学业质量标准。要根据学生的成长规律和社会对人才的需求，把对学生德智体美全面发展总体要求和社会主义核心价值观的有关内容具体化、细化，深入回答“培养什么人、怎样培养人”的问题。教育部将组织研究提出各学段学生发展核心素养体系，明确学生应具备的适应终身发展和社会发展需要的必备品格和关键能力，突出强调个人修养、社会关爱、家国情怀，更加注重自主发展、合作参与、创新实践。研究制订中小学各学科学业质量标准和高等学校相关学科专业类教学质量国家标准，根据核心素养体系，明确学生完

成不同学段、不同年级、不同学科学习内容后应该达到的程度要求，指导教师准确把握教学的深度和广度，使考试评价更加准确反映人才培养要求。各级各类学校要从实际情况和学生特点出发，把核心素养和学业质量要求落实到各学科教学中。

（二）修订课程方案和课程标准。依据学生发展核心素养体系，进一步明确各学段、各学科具体的育人目标和任务，完善高校和中小学课程教学有关标准。要增强思想性，有机融入社会主义核心价值观的基本内容和要求，全面传承中华优秀传统文化，弘扬社会主义法治精神，充分体现民族特点，培养学生树立远大理想和崇高追求，形成正确的世界观、人生观、价值观。要增强科学性，客观反映人类探索自然和社会发展的规律，确保课程内容严谨准确。要增强时代性，充分体现先进的教育思想和教育理念，根据社会发展新变化、科技进步新成果，及时更新教学内容。要增强适宜性，各学科的学习内容要符合学生不同发展阶段的年龄特征，紧密联系学生生活经验。要增强可操作性，进一步明确培养目标、教学内容，充实学业质量要求，对教学实施、考试评价提出具体建议。要增强整体性，强化各学段、相关学科纵向有效衔接和横向协调配合。

教育部将在总体设计的基础上，先行启动普通高中课程修订工作。合理确定必修、选修课时比例，打牢学生终身发展的基础，增加学生选择学习的机会，满足持续发展、个性发展需要。坚持知行统一原则，加强职业体验、社会实践等方面的课程。进一步精选课程内容，科学确定课程容量和难度。制订（修订）中等职业学校相关课程教学大纲，加强文化基础教育和职业道德教育。高等学校要完善相关课程，加强学生就业创业教育。研究提出高等学校相关教材编写、修订和使用意见。省级教育行政部门和学校要依据修订后的基础教育国家课程方案，调整完善地方课程和学校课程。

（三）编写、修订高校和中小学相关学科教材。教材编写、修订要依据课程标准和教学大纲等要求，加强各学段教材上下衔接、横向配合。要优化教材内容。将社会主义核心价值观的基本内容写入德育等相关学科教材中，渗透到其他学科教材中。进一步提炼和精选学生全面发展和终身发展必备的、最基本的知识内容，做到容量适当，难易适度，避免内容偏多、偏深。要创新呈现形式，根据学生年龄特点，密切联系学生生活经验，设计教材内容的呈现和编排方式，使之更加生动、新颖、活泼，增强对学生的吸引力。

教育部将组织编写、修订中小学德育、语文、历史等学科教材；组织编写、修订中等职业学校相关课程教材；用好已出版的马克思主义理论研究和建设工程规划教材并及时修订完善，同时编好、修订工程规划教材以外的大学相关教材。各地要结合育人工作实际，开发完善地方课程教材。

（四）改进学科教学的育人功能。全面落实以学生为本的教育理念。各地要组织开展育人思想和方法研讨活动，将教育教学的行为统一到育人目标上来。要在发挥各学科独特育人功能的基础上，充分发挥学科间综合育人功能，开展跨学科主题教育教学活动，将相关学科的教育内容有机整合，提高学生综合分析问题、解决问题能力。充分利用现代信息技术手段，改进教学方式，适应学生个性化学习需求。强化教学的实践育人功能，确保实践活动占有一定课时或学分。实施“实践育人共同体建设计划”，建立一批青少年社会主义核心价值观实践基地，充分发挥社会实践的养成作用，引导学生在服务他人、奉献社会中升华对社会主义核心价值观的认知理解。中小学要探索把课堂教学与社区服务、研究性学习与社会实践相结合的途径和方法。高校要把实践教学纳入学校教学计划，摆在人才培养的重要位置。职业院校要不断创新技能人才培养模式，进一步深化产教融合、校企合作，推进协同育人。要将“爱学习、爱劳动、爱祖国”教育要求融入到相关学科日常教学活动中，培养学生学习兴趣、养成劳动习惯、坚定爱国信念，将个人成长成才与投身实现中华民族伟大复兴中国梦的实践紧密相连。各地要启动实施一批教学改革项目，激发学校和教师创新育人方式方法。

（五）加强考试招生和评价的育人导向。加快推进考试招生制度改革，注重综合考查学生发展情况，引导学校实施素质教育，科学选拔人才。各级考试命题机构要严格以国家课程标准和国家人才选拔要求为依据组织中、高考命题，评估命题质量，保证考试的导向性、科学性和规范性。建立考试命题人员资格制度，命题人员应熟悉中小学课程标准、教材、教学实际以及学校招生要求，充分发挥课程标准研制人员在中、高考命题中的作用。加强发展性评价，发挥评价促进学生成长、教师发展和改进教学实践的功能。各地要组织实施中小学教育质量综合评价改革，鼓励学校积极探索，完善科学多元的评价指标体系，引导树立科学的教育质量观。将学生践行社会主义核心价值观情况纳入综合素质评价体系，使社会主义核心价值观内化为学生的精神追求，外化为实实在在的自觉行动。将学生体育课和艺术课学习状况纳入考试招生和评价体系中，促进学生提高身心健康水平和审美素养。

（六）强化教师育人能力培养。把社会主义核心价值观纳入教师教育课程体系，融入教师职前培养和准入、职后培训和管理的全过程。教师教育院校要创新教师培养模式，着力提升教师综合素质，增强育人能力。地方各级教育行政部门要根据新修订的课程标准，以提升师德修养、育人意识和能力为目的，组织开展教师培训与研修。建立以课程标准研制专家、教材编写专家和一线优秀教师等组成的教师培训团队。研究设计基于新课程标准的培训与研修课程，开发优质资源。各级教师培训与研修要在以本学科为主的基础上，适当兼顾相关学科基本内容。开展校长专项培训与研修，提高校长统筹学校各项育人活动的能力。充分发挥校本教研、区域教研、联片教研、网络教研等多种教研形式在提升教师育人能力中的作用。

（七）完善各方参与的育人机制。地方各级教育行政部门要建立健全中小学教学指导专业组织，聘请有关专家学者共同参与教学研究与指导。创新管理机制，支持和鼓励学校聘用社会专业人士担任兼职教师或来校挂职。学校要建立健全中小学家长委员会制度，加强家长学校建设，推动家长转变教育观念，树立良好家风，提高家庭教育水平，形成家校育人合力。联合宣传思想、共青团、妇联等有关部门，充分利用电视、广播、报刊、网络等媒体平台，营造学校与社会合力育人的良好氛围。

（八）实施研究基地建设计划。教育部建立中小学学科教育教学研究基地，集聚和培育专业团队，进行长期研究。针对不同学段学生的特点，就学习内容遴选、学习程度要求等问题开展基础研究；面向教学一线，就推进学科课程实施及教学方式方法改革等开展应用研究；跟踪国外课程改革的最新动态，就学习、借鉴国际经验，开展中外课程教材比较研究；围绕社会主义核心价值观进教材、进课堂、进头脑的方式方法、有效途径、实施成效等，开展专题研究。研究基地要选择一批中小学作为学科教学研究实验学校。鼓励各地建立相应研究平台和实验基地。各地要加强教研机构建设，改革教研机制，创新教研方式，充分整合一线教师、教研员、专家学者等力量，开展教育教学实践研究，为学校和教师提供专业服务和指导。

（九）整合和利用优质教育教学资源。采取多种方式，构建利用信息化手段扩大优质教育资源覆盖面的有效机制。加快推进边远贫困地区小学教学点数字教育资源全覆盖项目建设。大力开发与课程教材配套的基础教育和职业教育优质数字教育资源。建设一批高校精品视频公开课程和精品资源共享课程。各地可通过购买服务等方式，引导学校、科研院所、社会机构等开发服务于学生的优质教育资源。地方各级教育行政部门要整合区域内各种优质教学资源，建设共享平台。加强信息技术教学应用展演交流，促进优质教学资源开发和应用。加强中小学社会实践基地和高等教育、职业教育实习实训基地建设，充分发挥社会资源的育人功能。学校要探索利用科技馆、博物馆等社会公共资源进行育人的有效途径。

（十）加强课程实施管理。各地和学校要全面落实基础教育国家课程方案，要将综合实践活动、技术、音乐、美术、体育等课程开设情况作为考核学校工作的重要内容。各地要做好地方课程和学校课程的规范管理和分类指导。进一步落实学校在教学进度安排、教学方式运用和教学评价实施等方面的自主权。建立普通高中学生发展指导制度，指导学生学会选择课程，做好生涯规划。教育部建立课程实施监测制度，定期对课程实施和教材使用情况进行评估，修改完善课程标准和教材。各地要根据监测结果，加强和改进课程实施工作。高等学校和职业院校要按照人才培养目标，落实课程要求，确保教学效果。

四、切实加强课程改革的组织保障

（一）强化组织领导。全面深化课程改革，落实立德树人根本任务，是一项艰巨而复杂的工作。教育部将健全课程教材工作管理机制，整合课程、教材、教学等各类专家组织，充分发挥专业力量的作用，统筹协调高校和中小学课程建设。各地和学校要建立健全相应的工作机制，制订全面深化课程改革的实施方案，明确改革的具体任务和政策措施。教育部将对各地开展工作的情况进行指导。加强对课程实施状况的督导，将其纳入学校督导评估范畴，定期发布督导报告。加强督导问责，推动工作顺利开展。

（二）加强条件保障。各级教育行政部门和各级各类学校要在各级政府的统筹领导下，加强对课程改革工作的条件保障。要把教师实施课程能力培训作为“国培计划”等各级教师培训的重点。要根据职责任务，在经费、人员以及信息技术手段等方面为课程改革提供必要的保障。

（三）健全激励机制。采取有力措施，充分激发广大教育工作者投身课程改革的积极性和创造性。教育部和各地定期开展优秀教学成果评选和教学名师评选，将研究和破解课程改革重点、难点问题的成果作为评选的重要内容。总结推广课程改革典型经验和优秀成果。把课程改革中重大研究任务列入教育部和地方有关社会科学研究项目，鼓励专家学者积极参与课程改革研究。项目承担单位要将项目成果作为重要科研成果予以承认，对取得突破性进展的优秀成果给予奖励。把课程改革实施情况作为重要内容纳入各地教育行政部门和学校的工作考核范围。

教育部
2014 年 3 月 30 日

中共中央 国务院
关于全面深化新时代教师队伍建设改革的意见

（2018 年 1 月 20 日）

百年大计，教育为本；教育大计，教师为本。为深入贯彻落实党的十九大精神，造就党和人民满意的高素质专业化创新型教师队伍，落实立德树人根本任务，培养德智体美全面发展的社会主义建设者和接班人，全面提升国民素质和人力资源质量，加快教育现代化，建设教育强国，办好人民满意的教育，为决胜全面建成小康社会、夺取新时代中国特色社会主义伟大胜利、实现中华民族伟大复兴的中国梦奠定坚实基础，现就全面深化新时代教师队伍建设改革提出如下意见。

一、坚持兴国必先强师，深刻认识教师队伍建设的重要意义和总体要求

1．战略意义。教师承担着传播知识、传播思想、传播真理的历史使命，肩负着塑造灵魂、塑造生命、塑造人的时代重任，是教育发展的第一资源，是国家富强、民族振兴、人民幸福的重要基石。党和国家历来高度重视教师工作。党的十八大以来，以习近平同志为核心的党中央将教师队伍建设摆在突出位置，作出一系列重大决策部署，各地区各部门和各级各类学校采取有力措施认真贯彻落实，教师队伍建设取得显著成就。广大教师牢记使命、不忘初衷，爱岗敬业、教书育人，改革创新、服务社会，作出了重要贡献。

当今世界正处在大发展大变革大调整之中，新一轮科技和工业革命正在孕育，新的增长动能不断积聚。中国特色社会主义进入了新时代，开启了全面建设社会主义现代化国家的新征程。我国社会主要矛盾已经转化为人民日益增长的美好生活需要和不平衡不充分的发展之间的矛盾，人民对公平而有质量的教育的向往更加迫切。面对新方位、新征程、新使命，教师队伍建设还不能完全适应。有的地方对教育和教师工作重视不够，在教育事业发展中重硬件轻软件、重外延轻内涵的现象还比较突出，对教师队伍建设的支持力度亟须加大；师范教育体系有所削弱，对师范院校支持不够；有的教师素质能力难以适应新时代人才培养需要，思想政治素质和师德水平需要提升，专业化水平需要提高；教师特别是中小学教师职业吸引力不足，地位待遇有待提高；教师城乡结构、学科结构分布不尽合理，准入、招聘、交流、退出等机制还不够完善，管理体制机制亟须理顺。时代越是向前，知识和人才的重要性就愈发突出，教育和教师的地位和作用就愈发凸显。各级党委和政府要从战略和全局高度充分认识教师工作的极端重要性，把全面加强教师队伍建设作为一项重大政治任务和根本性民生工程切实抓紧抓好。

2．指导思想。全面贯彻落实党的十九大精神，以习近平新时代中国特色社会主义思想为指导，紧紧围绕统筹推进“五位一体”总体布局和协调推进“四个全面”战略布局，坚持和加强党的全面领导，坚持以人民为中心的发展思想，坚持全面深化改革，牢固树立新发展理念，全面贯彻党的教育方针，坚持社会主义办学方向，落实立德树人根本任务，遵循教育规律和教师成长发展规律，加强师德师风建设，培养高素质教师队伍，倡导全社会尊师重教，形成优秀人才争相从教、教师人人尽展其才、好教师不断涌现的良好局面。

3．基本原则

——确保方向。坚持党管干部、党管人才，坚持依法治教、依法执教，坚持严格管理监督与

激励关怀相结合，充分发挥党委（党组）的领导和把关作用，确保党牢牢掌握教师队伍建设的领导权，保证教师队伍建设正确的政治方向。

——强化保障。坚持教育优先发展战略，把教师工作置于教育事业发展的重点支持战略领域，优先谋划教师工作，优先保障教师工作投入，优先满足教师队伍建设需要。

——突出师德。把提高教师思想政治素质和职业道德水平摆在首要位置，把社会主义核心价值观贯穿教书育人全过程，突出全员全方位全过程师德养成，推动教师成为先进思想文化的传播者、党执政的坚定支持者、学生健康成长的指导者。

——深化改革。抓住关键环节，优化顶层设计，推动实践探索，破解发展瓶颈，把管理体制改革与机制创新作为突破口，把提高教师地位待遇作为真招实招，增强教师职业吸引力。

——分类施策。立足我国国情，借鉴国际经验，根据各级各类教师的不同特点和发展实际，考虑区域、城乡、校际差异，采取有针对性的政策举措，定向发力，重视专业发展，培养一批教师；加大资源供给，补充一批教师；创新体制机制，激活一批教师；优化队伍结构，调配一批教师。

4．目标任务。经过 5 年左右努力，教师培养培训体系基本健全，职业发展通道比较畅通，事权人权财权相统一的教师管理体制普遍建立，待遇提升保障机制更加完善，教师职业吸引力明显增强。教师队伍规模、结构、素质能力基本满足各级各类教育发展需要。

到 2035 年，教师综合素质、专业化水平和创新能力大幅提升，培养造就数以百万计的骨干教师、数以十万计的卓越教师、数以万计的教育家型教师。教师管理体制机制科学高效，实现教师队伍治理体系和治理能力现代化。教师主动适应信息化、人工智能等新技术变革，积极有效开展教育教学。尊师重教蔚然成风，广大教师在岗位上有幸福感、事业上有成就感、社会上有荣誉感，教师成为让人羡慕的职业。

二、着力提升思想政治素质，全面加强师德师风建设

5．加强教师党支部和党员队伍建设。将全面从严治党要求落实到每个教师党支部和教师党员，把党的政治建设摆在首位，用习近平新时代中国特色社会主义思想武装头脑，充分发挥教师党支部教育管理监督党员和宣传引导凝聚师生的战斗堡垒作用，充分发挥党员教师的先锋模范作用。选优配强教师党支部书记，注重选拔党性强、业务精、有威信、肯奉献的优秀党员教师担任教师党支部书记，实施教师党支部书记“双带头人”培育工程，定期开展教师党支部书记轮训。坚持党的组织生活各项制度，创新方式方法，增强党的组织生活活力。健全主题党日活动制度，加强党员教师日常管理监督。推进“两学一做”学习教育常态化制度化，开展“不忘初心、牢记使命”主题教育，引导党员教师增强政治意识、大局意识、核心意识、看齐意识，自觉爱党护党为党，敬业修德，奉献社会，争做“四有”好教师的示范标杆。重视做好在优秀青年教师、海外留学归国教师中发展党员工作。健全把骨干教师培养成党员，把党员教师培养成教学、科研、管理骨干的“双培养”机制。

配齐建强高等学校思想政治工作队伍和党务工作队伍，完善选拔、培养、激励机制，形成一支专职为主、专兼结合、数量充足、素质优良的工作力量。把从事学生思想政治教育计入高等学校思想政治工作兼职教师的工作量，作为职称评审的重要依据，进一步增强开展思想政治工作的积极性和主动性。

6．提高思想政治素质。加强理想信念教育，深入学习领会习近平新时代中国特色社会主义思想，引导 教师树立正确的历史观、民族观、国家观、文化观，坚定中国特色社会主义道路自信、理论自信、制度自信、文化自信。引导教师准确理解和把握社会主义核心价值观的深刻内涵，增强价值判断、选择、塑造能力，带头践行社会主义核心价值观。引导广大教师充分认识中国教育辉煌成就，扎根中国大地，办好中国教育。

加强中华优秀传统文化和革命文化、社会主义先进文化教育，弘扬爱国主义精神，引导广大教师热爱祖国、奉献祖国。创新教师思想政治工作方式方法，开辟思想政治教育新阵地，利用思想政治教育新载体，强化教师社会实践参与，推动教师充分了解党情、国情、社情、民情，增强思想政治工作的针对性和实效性。要着眼青年教师群体特点，有针对性地加强思想政治教育。落实党的知识分子政策，政治上充分信任，思想上主动引导，工作上创造条件，生活上关心照顾，使思想政治工作接地气、入人心。

7．弘扬高尚师德。健全师德建设长效机制，推动师德建设常态化长效化，创新师德教育，完善师德规范，引导广大教师以德立身、以德立学、以德施教、以德育德，坚持教书与育人相统一、言传与身教相统一、潜心问道与关注社会相统一、学术自由与学术规范相统一，争做“四有”好教师，全心全意做学生锤炼品格、学习知识、创新思维、奉献祖国的引路人。

实施师德师风建设工程。开展教师宣传国家重大题材作品立项，推出一批让人喜闻乐见、能够产生广泛影响、展现教师时代风貌的影视作品和文学作品，发掘师德典型、讲好师德故事，加强引领，注重感召，弘扬楷模，形成强大正能量。注重加强对教师思想政治素质、师德师风等的监察监督，强化师德考评，体现奖优罚劣，推行师德考核负面清单制度，建立教师个人信用记录，完善诚信承诺和失信惩戒机制，着力解决师德失范、学术不端等问题。

三、大力振兴教师教育，不断提升教师专业素质能力

8．加大对师范院校支持力度。实施教师教育振兴行动计划，建立以师范院校为主体、高水平非师范院校参与的中国特色师范教育体系，推进地方政府、高等学校、中小学“三位一体”协同育人。研究制定师范院校建设标准和师范类专业办学标准，重点建设一批师范教育基地，整体提升师范院校和师范专业办学水平。鼓励各地结合实际，适时提高师范专业生均拨款标准，提升师范教育保障水平。切实提高生源质量，对符合相关政策规定的，采取到岗退费或公费培养、定向培养等方式，吸引优秀青年踊跃报考师范院校和师范专业。完善教育部直属师范大学师范生公费教育政策，履约任教服务期调整为6年。改革招生制度，鼓励部分办学条件好、教学质量高院校的师范专业实行提前批次录取或采取入校后二次选拔方式，选拔有志于从教的优秀学生进入师范专业。加强教师教育学科建设。教育硕士、教育博士授予单位及授权点向师范院校倾斜。强化教师教育师资队伍建设，在专业发展、职称晋升和岗位聘用等方面予以倾斜支持。师范院校评估要体现师范教育特色，确保师范院校坚持以师范教育为主业，严控师范院校更名为非师范院校。开展师范类专业认证，确保教师培养质量。

9．支持高水平综合大学开展教师教育。创造条件，推动一批有基础的高水平综合大学成立教师教育学院，设立师范专业，积极参与基础教育、职业教育教师培养培训工作。整合优势学科的学术力量，凝聚高水平的教学团队。发挥专业优势，开设厚基础、宽口径、多样化的教师教育课程。创新教师培养形态，突出教师教育特色，重点培养教育硕士，适度培养教育博士，造就学科知识扎实、专业能力突出、教育情怀深厚的高素质复合型教师。

10．全面提高中小学教师质量，建设一支高素质专业化的教师队伍。提高教师培养层次，提升教师培养质量。推进教师培养供给侧结构性改革，为义务教育学校侧重培养素质全面、业务见长的本科层次教师，为高中阶段教育学校侧重培养专业突出、底蕴深厚的研究生层次教师。大力推动研究生层次教师培养，增加教育硕士招生计划，向中西部地区和农村地区倾斜。根据基础教育改革发展需要，以实践为导向优化教师教育课程体系，强化“钢笔字、毛笔字、粉笔字和普通话”等教学基本功和教学技能训练，师范生教育实践不少于半年。加强紧缺薄弱学科教师、特殊教育教师和民族地区双语教师培养。开展中小学教师全员培训，促进教师终身学习和专业发展。转变培训方式，推动信息技术与教师培训的有机融合，实行线上线下相结合的混合式研修。改进

培训内容，紧密结合教育教学一线实际，组织高质量培训，使教师静心钻研教学，切实提升教学水平。推行培训自主选学，实行培训学分管理，建立培训学分银行，搭建教师培训与学历教育衔接的“立交桥”。建立健全地方教师发展机构和专业培训者队伍，依托现有资源，结合各地实际，逐步推进县级教师发展机构建设与改革，实现培训、教研、电教、科研部门有机整合。继续实施教师国培计划。鼓励教师海外研修访学。加强中小学校长队伍建设，努力造就一支政治过硬、品德高尚、业务精湛、治校有方的校长队伍。面向全体中小学校长，加大培训力度，提升校长办学治校能力，打造高品质学校。实施校长国培计划，重点开展乡村中小学骨干校长培训和名校长研修。支持教师和校长大胆探索，创新教育思想、教育模式、教育方法，形成教学特色和办学风格，营造教育家脱颖而出的制度环境。

11．全面提高幼儿园教师质量，建设一支高素质善保教的教师队伍。办好一批幼儿师范专科学校和若干所幼儿师范学院，支持师范院校设立学前教育专业，培养热爱学前教育事业，幼儿为本、才艺兼备、擅长保教的高水平幼儿园教师。创新幼儿园教师培养模式，前移培养起点，大力培养初中毕业起点的五年制专科层次幼儿园教师。优化幼儿园教师培养课程体系，突出保教融合，科学开设儿童发展、保育活动、教育活动类课程，强化实践性课程，培养学前教育师范生综合能力。

建立幼儿园教师全员培训制度，切实提升幼儿园教师科学保教能力。加大幼儿园园长、乡村幼儿园教师、普惠性民办幼儿园教师的培训力度。创新幼儿园教师培训模式，依托高等学校和优质幼儿园，重点采取集中培训与跟岗实践相结合的方式培训幼儿园教师。鼓励师范院校与幼儿园协同建立幼儿园教师培养培训基地。

12．全面提高职业院校教师质量，建设一支高素质双师型的教师队伍。继续实施职业院校教师素质提高计划，引领带动各地建立一支技艺精湛、专兼结合的双师型教师队伍。加强职业技术师范院校建设，支持高水平学校和大中型企业共建双师型教师培养培训基地，建立高等学校、行业企业联合培养双师型教师的机制。切实推进职业院校教师定期到企业实践，不断提升实践教学能力。建立企业经营管理者、技术能手与职业院校管理者、骨干教师相互兼职制度。

13．全面提高高等学校教师质量，建设一支高素质创新型的教师队伍。着力提高教师专业能力，推进高等教育内涵式发展。搭建校级教师发展平台，组织研修活动，开展教学研究与指导，推进教学改革与创新。加强院系教研室等学习共同体建设，建立完善传帮带机制。全面开展高等学校教师教学能力提升培训，重点面向新入职教师和青年教师，为高等学校培养人才培育生力军。重视各级各类学校辅导员专业发展。结合“一带一路”建设和人文交流机制，有序推动国内外教师双向交流。支持孔子学院教师、援外教师成长发展。服务创新型国家和人才强国建设、世界一流大学和一流学科建设，实施好千人计划、万人计划、长江学者奖励计划等重大人才项目，着力打造创新团队，培养引进一批具有国际影响力的学科领军人才和青年学术英才。加强高端智库建设，依托人文社会科学重点研究基地等，汇聚培养一大批哲学社会科学名家名师。高等学校高层次人才遴选和培育中要突出教书育人，让科学家同时成为教育家。

四、深化教师管理综合改革，切实理顺体制机制

14．创新和规范中小学教师编制配备。适应加快推进教育现代化的紧迫需求和城乡教育一体化发展改革的新形势，充分考虑新型城镇化、全面二孩政策及高考改革等带来的新情况，根据教育发展需要，在现有编制总量内，统筹考虑、合理核定教职工编制，盘活事业编制存量，优化编制结构，向教师队伍倾斜，采取多种形式增加教师总量，优先保障教育发展需要。落实城乡统一的中小学教职工编制标准，有条件的地方出台公办幼儿园人员配备规范、特殊教育学校教职工编制标准。创新编制管理，加大教职工编制统筹配置和跨区域调整力度，省级统筹、市域调剂、以

县为主，动态调配。编制向乡村小规模学校倾斜，按照班师比与生师比相结合的方式核定。加强和规范中小学教职工编制管理，严禁挤占、挪用、截留编制和有编不补。实行教师编制配备和购买工勤服务相结合，满足教育快速发展需求。

15．优化义务教育教师资源配置。实行义务教育教师“县管校聘”。深入推进县域内义务教育学校教师、校长交流轮岗，实行教师聘期制、校长任期制管理，推动城镇优秀教师、校长向乡村学校、薄弱学校流动。实行学区（乡镇）内走教制度，地方政府可根据实际给予相应补贴。逐步扩大农村教师特岗计划实施规模，适时提高特岗教师工资性补助标准。鼓励优秀特岗教师攻读教育硕士。鼓励地方政府和相关院校因地制宜采取定向招生、定向培养、定期服务等方式，为乡村学校及教学点培养“一专多能”教师，优先满足老少边穷地区教师补充需要。实施银龄讲学计划，鼓励支持乐于奉献、身体健康的退休优秀教师到乡村和基层学校支教讲学。

16．完善中小学教师准入和招聘制度。完善教师资格考试政策，逐步将修习教师教育课程、参加教育教学实践作为认定教育教学能力、取得教师资格的必备条件。新入职教师必须取得教师资格。严格教师准入，提高入职标准，重视思想政治素质和业务能力，根据教育行业特点，分区域规划，分类别指导，结合实际，逐步将幼儿园教师学历提升至专科，小学教师学历提升至师范专业专科和非师范专业本科，初中教师学历提升至本科，有条件的地方将普通高中教师学历提升至研究生。建立符合教育行业特点的中小学、幼儿园教师招聘办法，遴选乐教适教善教的优秀人才进入教师队伍。按照中小学校领导人员管理暂行办法，明确任职条件和资格，规范选拔任用工作，激发办学治校活力。

17．深化中小学教师职称和考核评价制度改革。适当提高中小学中级、高级教师岗位比例，畅通教师职业发展通道。完善符合中小学特点的岗位管理制度，实现职称与教师聘用衔接。将中小学教师到乡村学校、薄弱学校任教 1 年以上的经历作为申报高级教师职称和特级教师的必要条件。推行中小学校长职级制改革，拓展职业发展空间，促进校长队伍专业化建设。进一步完善职称评价标准，建立符合中小学教师岗位特点的考核评价指标体系，坚持德才兼备、全面考核，突出教育教学实绩，引导教师潜心教书育人。加强聘后管理，激发教师的工作活力。完善相关政策，防止形式主义的考核检查干扰正常教学。不简单用升学率、学生考试成绩等评价教师。实行定期注册制度，建立完善教师退出机制，提升教师队伍整体活力。加强中小学校长考核评价，督促提高素质能力，完善优胜劣汰机制。

18．健全职业院校教师管理制度。根据职业教育特点，有条件的地方研究制定中等职业学校人员配备规范。完善职业院校教师资格标准，探索将行业企业从业经历作为认定教育教学能力、取得专业课教师资格的必要条件。落实职业院校用人自主权，完善教师招聘办法。推动固定岗和流动岗相结合的职业院校教师人事管理制度改革。支持职业院校专设流动岗位，适应产业发展和参与全球产业竞争需求，大力引进行业企业一流人才，吸引具有创新实践经验的企业家、高科技人才、高技能人才等兼职任教。完善职业院校教师考核评价制度，双师型教师考核评价要充分体现技能水平和专业教学能力。

19．深化高等学校教师人事制度改革。积极探索实行高等学校人员总量管理。严把高等学校教师选聘入口关，实行思想政治素质和业务能力双重考察。严格教师职业准入，将新入职教师岗前培训和教育实习作为认定教育教学能力、取得高等学校教师资格的必备条件。适应人才培养结构调整需要，优化高等学校教师结构，鼓励高等学校加大聘用具有其他学校学习工作和行业企业工作经历教师的力度。配合外国人永久居留制度改革，健全外籍教师资格认证、服务管理等制度。帮助高等学校青年教师解决住房等困难。推动高等学校教师职称制度改革，将评审权直接下放至高等学校，由高等学校自主组织职称评审、自主评价、按岗聘任。条件不具备、尚不能独立组织评审的高等学校，可采取联合评审的方式。推行高等学校教师职务聘任制改革，加强聘期考核，准聘与长聘相结合，做到能上能下、能进能出。教育、人力资源社会保障等部门要加强职称评聘事中事后监管。深入推进高等学校教师考核评价制度改革，突出教育教学业绩和师德考核，将教授为本科生上课作为基本制度。坚持正确导向，规范高层次人才合理有序流动。

五、不断提高地位待遇，真正让教师成为令人羡慕的职业

20．明确教师的特别重要地位。突显教师职业的公共属性，强化教师承担的国家使命和公共教育服务的职责，确立公办中小学教师作为国家公职人员特殊的法律地位，明确中小学教师的权利和义务，强化保障和管理。各级党委和政府要切实负起中小学教师保障责任，提升教师的政治地位、社会地位、职业地位，吸引和稳定优秀人才从教。公办中小学教师要切实履行作为国家公职人员的义务，强化国家责任、政治责任、社会责任和教育责任。

21．完善中小学教师待遇保障机制。健全中小学教师工资长效联动机制，核定绩效工资总量时统筹考虑当地公务员实际收入水平，确保中小学教师平均工资收入水平不低于或高于当地公务员平均工资收入水平。完善教师收入分配激励机制，有效体现教师工作量和工作绩效，绩效工资分配向班主任和特殊教育教师倾斜。实行中小学校长职级制的地区，根据实际实施相应的校长收入分配办法。

22．大力提升乡村教师待遇。深入实施乡村教师支持计划，关心乡村教师生活。认真落实艰苦边远地区津贴等政策，全面落实集中连片特困地区乡村教师生活补助政策，依据学校艰苦边远程度实行差别化补助，鼓励有条件的地方提高补助标准，努力惠及更多乡村教师。加强乡村教师周转宿舍建设，按规定将符合条件的教师纳入当地住房保障范围，让乡村教师住有所居。拿出务实举措，帮助乡村青年教师解决困难，关心乡村青年教师工作生活，巩固乡村青年教师队伍。在培训、职称评聘、表彰奖励等方面向乡村青年教师倾斜，优化乡村青年教师发展环境，加快乡村青年教师成长步伐。为乡村教师配备相应设施，丰富精神文化生活。

23．维护民办学校教师权益。完善学校、个人、政府合理分担的民办学校教师社会保障机制，民办学校应与教师依法签订合同，按时足额支付工资，保障其福利待遇和其他合法权益，并为教师足额缴纳社会保险费和住房公积金。依法保障和落实民办学校教师在业务培训、职务聘任、教龄和工龄计算、表彰奖励、科研立项等方面享有与公办学校教师同等权利。

24．推进高等学校教师薪酬制度改革。建立体现以增加知识价值为导向的收入分配机制，扩大高等学校收入分配自主权，高等学校在核定的绩效工资总量内自主确定收入分配办法。高等学校教师依法取得的科技成果转化奖励收入，不纳入本单位工资总额基数。完善适应高等学校教学岗位特点的内部激励机制，对专职从事教学的人员，适当提高基础性绩效工资在绩效工资中的比重，加大对教学型名师的岗位激励力度。

25．提升教师社会地位。加大教师表彰力度。大力宣传教师中的“时代楷模”和“最美教师”。开展国家级教学名师、国家级教学成果奖评选表彰，重点奖励贡献突出的教学一线教师。做好特级教师评选，发挥引领作用。做好乡村学校从教30年教师荣誉证书颁发工作。各地要按照国家有关规定，因地制宜开展多种形式的教师表彰奖励活动，并落实相关优待政策。鼓励社会团体、企事业单位、民间组织对教师出资奖励，开展尊师活动，营造尊师重教良好社会风尚。

建设现代学校制度，体现以人为本，突出教师主体地位，落实教师知情权、参与权、表达权、监督权。建立健全教职工代表大会制度，保障教师参与学校决策的民主权利。推行中国特色大学章程，坚持和完善党委领导下的校长负责制，充分发挥教师在高等学校办学治校中的作用。维护教师职业尊严和合法权益，关心教师身心健康，克服职业倦怠，激发工作热情。

六、切实加强党的领导，全力确保政策举措落地见效

26．强化组织保障。各级党委和政府要满腔热情关心教师，充分信任、紧紧依靠广大教师。要切实加强领导，实行一把手负责制，紧扣广大教师最关心、最直接、最现实的重大问题，找准教师队伍建设的突破口和着力点，坚持发展抓公平、改革抓机制、整体抓质量、安全抓责任、保证抓党建，把教师工作记在心里、扛在肩上、抓在手中，摆上重要议事日程，细化分工，确定路线图、任务书、时间表和责任人。主要负责同志和相关责任人要切实做到实事求是、求真务实，善始善终、善作善成，把准方向、敢于担当，亲力亲为、抓实工作。各省、自治区、直辖市党委常委会每年至少研究一次教师队伍建设工作。建立教师工作联席会议制度，解决教师队伍建设重大问题。相关部门要制定切实提高教师待遇的具体措施。研究修订教师法。统筹现有资源，壮大全国教师工作力量，培育一批专业机构，专门研究教师队伍建设重大问题，为重大决策提供支撑。

27．强化经费保障。各级政府要将教师队伍建设作为教育投入重点予以优先保障，完善支出保障机制，确保党和国家关于教师队伍建设重大决策部署落实到位。优化经费投入结构，优先支持教师队伍建设最薄弱、最紧迫的领域，重点用于按规定提高教师待遇保障、提升教师专业素质能力。加大师范教育投入力度。健全以政府投入为主、多渠道筹集教育经费的体制，充分调动社会力量投入教师队伍建设的积极性。制定严格的经费监管制度，规范经费使用，确保资金使用效益。各级党委和政府要将教师队伍建设列入督查督导工作重点内容，并将结果作为党政领导班子和有关领导干部综合考核评价、奖惩任免的重要参考，确保各项政策措施全面落实到位，真正取得实效。

教育部
关于深化高校教师考核评价制度改革的指导意见

教师〔2016〕7号

各省、自治区、直辖市教育厅（教委），新疆生产建设兵团教育局，有关部门（单位）教育司（局），部属各高等学校：

为全面贯彻党的十八大和十八届历次全会精神，深入贯彻习近平总书记系列重要讲话精神，深化高等教育领域综合改革，破除束缚高校教师发展的体制机制障碍，激发高校教师教书育人、科学研究、创新创业活力，按照中共中央《关于深化人才发展体制机制改革的意见》和中共中央办公厅、国务院办公厅《关于进一步加强和改进新形势下高校宣传思想工作的意见》要求，现就深化高校教师考核评价制度改革提出如下指导意见。

一、把握考评总体要求

（一）将教师考核评价作为高等教育综合改革的重要内容。考核评价是高校教师选聘、任用、薪酬、奖惩等人事管理的基础和依据。考核评价政策是调动教师工作积极性、主动性的“指挥棒”，对于新时期高校推动教学改革、提高教育质量、坚持正确科研导向、促进科研成果转化、开展创新创业和社会服务，具有全局性和基础性影响。完善教师考核评价制度是当前和今后一段时期深化高等教育综合改革的紧迫任务。

（二）坚持问题导向推进改革。近年来各地各高校积极探索教师考核评价改革，在教师分类管理、考核指标体系建立、评价机制创新、强化聘期考核等方面做了有益尝试，积累了不少经验，但仍然存在教师选聘把关不严、师德考核操作性不强；考核评价缺乏整体设计，对教师从事教育教学工作重视不够、重数量轻质量的情况还比较严重；考核评价急功近利，考核结果的科学运用有待完善等问题。必须通过深化改革，有针对性地加以解决。

（三）坚持考核评价改革的正确方向。以师德为先、教学为要、科研为基、发展为本为基本要求，坚持社会主义办学方向，坚持德才兼备，注重凭能力、实绩和贡献评价教师，克服唯学历、唯职称、唯论文等倾向，切实提高师德水平和业务能力，努力建设有理想信念、有道德情操、有扎实学识、有仁爱之心的党和人民满意的高素质专业化教师队伍。

（四）把握考核评价的基本原则。坚持社会主义办学方向与遵循教育规律相结合，全面贯彻党的教育方针，以立德树人为根本任务，培养社会主义合格建设者和可靠接班人。同时，各高校要从自身发展阶段和办学特色出发，遵循高等教育规律，探索建立科学合理的考核评价体系。坚持全面考核与突出重点相结合，全面考核教师的师德师风、教育教学、科学研究、社会服务、专业发展等内容，同时针对当前教师队伍发展的突出问题和薄弱环节，进行重点考察和评价。坚持分类指导与分层次考核评价相结合，根据高校的不同类型或高校中不同类型教师的岗位职责和工作特点，以及教师所处职业生涯的不同阶段，分类分层次分学科设置考核内容和考核方式，健全教师分类管理和评价办法。坚持发展性评价与奖惩性评价相结合，充分发挥发展性评价对于教师专业发展的导向引领作用，合理发挥奖惩性评价的激励约束作用，形成推动教师和学校共同发展的有效机制。

二、加强师德考核力度

（五）将师德考核摆在教师考核的首位。完善师德考核办法，健全师德建设长效机制，将师德考核贯穿于日常教育教学、科学研究和社会服务的全过程。推行师德考核负面清单制度，建立教师师德档案。将师德表现作为教师绩效考核、职称（职务）评聘、岗位聘用和奖惩的首要内容。高校教师有师德禁行行为的，师德考核不合格，并依法依规分别给予相应处分，实行师德“一票否决”。

（六）严把选聘考核思想政治素质关。把思想政治素质作为教师选聘考核的基本要求，贯穿到教师管理和职业发展全过程。在教师招聘过程中，坚持思想政治素质和业务能力双重考察。严格聘用程序，规范聘用合同，将思想政治要求纳入教师聘用合同，并作为教师职称（职务）评聘、岗位聘用和聘期考核的重要内容。

三、突出教育教学业绩

（七）严格教育教学工作量考核。所有教师都必须承担教育教学工作，都负有关爱学生健康成长的重要责任，要将人才培养的中心任务落到实处。建立健全教学工作量评价标准，把教授为本专科生上课作为基本制度，明确教授、副教授等各类教师承担本专科生课程、研究生公共基础课程的教学课时要求。教师担任班主任、辅导员，解答学生问题，指导学生就业、创新创业、社会实践、各类竞赛以及老中青教师“传帮带”等工作，应计入教育教学工作量，并纳入年度考核内容。

（八）加强教学质量评价工作。完善教学质量评价制度，多维度考评教学规范、教学运行、课堂教学效果、教学改革与研究、教学获奖等教学工作实绩。引导教师贯彻党的教育方针，遵守教学纪律，改进教学方法，启发学生思考，指导合作学习与研究性学习。学校应实行教师自评、学生评价、同行评价、督导评价等多种形式相结合的教学质量综合评价。

（九）健全教学激励约束机制。提高教师教学业绩在校内绩效分配、职称（职务）评聘、岗位晋级考核中的比重，充分调动教师从事教育教学工作的积极性。除访学、进修、培训、组织派遣、产假等原因外，教学工作量不能达到学校规定要求或教学质量综合评价不合格的教师，其年度或聘期考核应为不合格。

（十）强化课堂教学纪律考核。把坚持党的基本路线作为教学基本要求，坚持正确的育人导向，严格高校课堂教学纪律，加强对教师课堂教学活动、教学实践环节等的督导力度。对在课堂传播违法、有害观点和言论的，依纪依法严肃处理。

四、完善科研评价导向

（十一）坚持服务国家需求和注重实际贡献的评价导向。鼓励原始创新和聚焦国家重大需求，引导教师主动服务国家创新驱动发展战略和地方经济社会发展，推进科教结合，提升人才培养质量。扭转将科研项目与经费数量过分指标化、目标化的倾向，改变在教师职称（职务）评聘、收入分配中过度依赖和不合理使用论文、专利、项目和经费等方面的量化评价指标的做法。

（十二）探索建立“代表性成果”评价机制。扭转重数量轻质量的科研评价倾向，鼓励潜心研究、长期积累，遏制急功近利的短期行为。完善同行专家评价机制，积极探索建立以“代表性成果”和实际贡献为主要内容的评价方式，将具有创新性和显示度的学术成果作为评价教师科研工作的重要依据。防止学术不端。

（十三）实行科学合理的分类评价。针对不同类型、层次教师，按照哲学社会科学、自然科学等不同学科领域，基础研究、应用研究等不同研究类型，建立科学合理的分类评价标准。对从事基础研究的教师主要考察学术贡献、理论水平和学术影响力。对从事应用研究的教师主要考察经济社会效益和实际贡献。对科研团队实行以解决重大科研问题与合作机制为重点的整体性评价。注重个体评价与团队评价的结合。

（十四）建立合理的科研评价周期。教师科研评价周期原则上不少于3年；科研团队考核评价周期原则上不少于5年。统筹年度考核、聘期考核、晋升考核等各类考核形式，根据绩效情况，可以减少、减免考核，适当延长考核评价周期。共享考核评价结果，避免不必要的重复评价。

五、重视社会服务考核

（十五）综合考评教师社会服务。突出社会效益和长远利益，综合评价教师参与学科建设、人才培训、科技推广、专家咨询和承担公共学术事务等方面的工作。鼓励引导教师积极开展科学普及工作，提高公众科学素质和人文素质。鼓励引导教师主动推进文化传播，弘扬中华优秀传统文化，发展先进文化。充分认可教师在政府政策咨询、智库建设、在新闻媒体及网络上发表引领性文章方面的贡献。建立健全对教师及团队参与社会服务工作相关的经费使用和利益分配方面的激励机制。

（十六）完善科研成果转化业绩的考核。大力促进教师开展科研成果转化工作。聘任科研成果转化、技术推广与服务岗位的教师，主要考察其实施科研成果转化的工作绩效，并作为职称（职务）评聘、岗位聘用的重要依据。落实国家关于高校教师离岗创业有关政策，保障教师在科技成果转化中的合法收益。鼓励教师积极参与技术创新和产品研发，把科研成果转化作为着力培育大众创业、万众创新的新引擎。

六、引领教师专业发展

（十七）将教师专业发展纳入考核评价体系。高校应调整完善教师考核评价指标体系，增设教师专业发展考评指标，根据学校实际情况细化对教师专业发展的具体要求。确立教学学术理念，鼓励教师开展教学改革与研究，提升教师教学学术发展能力。落实每5年一周期的全员培训制度。加强教师教学基本功训练和信息技术能力培训。鼓励青年教师到企事业单位挂职锻炼，到国内外高水平大学、科研院所访学以及在职研修等。职业院校专业课教师每5年到企业顶岗实践不少于6个月。

（十八）建立考核评价结果分级反馈机制。高校应建立教师考核评价的校、院（系）分级管理体系。维护教师权利，考核结果应通知教师本人。注重与教师的及时沟通和反馈，科学分析教师在考核评价中体现出来的优势与不足，根据教师现有表现与职业发展目标的差距以及影响教师职业发展的因素，制订教师培养培训计划，提供相应的帮助和指引，促进全体教师可持续发展。

（十九）积极推进发展性评价改革。支持高校普遍建立教师发展中心，完善教师培训和专业发展机制。支持高校开展教师发展性评价改革，加大对教师专业发展的政策支持与经费投入。通过引领示范，以点带面，逐步全面推开发展性评价改革。

七、切实加强组织实施

（二十）合理运用考核评价结果。充分尊重和切实保障高校教师在办学中的主体地位，加强考核评价结果运用。考核评价结果要作为职称（职务）评定、绩效分配、评优评先、继续培养的重要依据，充分发挥考核评价的鉴定、指导、激励、教育等综合功能。

（二十一）建立政策联动机制。要探索建立院校评估、本科教学评估、学科评估和教师评价政策联动机制，优化、调整制约和影响教师考核评价政策落实的评价指标。扭转评价指标过度强调教师海外学历、经历或在国外学术期刊上发表论文的倾向，并作为院校评估、本科教学评估和学科评估改革的重要内容。

（二十二）推进部门协调落实。建立健全学校主要领导牵头，人事管理部门协调，教学、科研、研究生等管理部门配合的协调机制，做好人员配备和工作保障。加强高校教师管理信息系统建设，充分利用信息化手段，采集整合教师工作的各类数据信息，形成完整准确的教师考核评价工作信息数据库，为考核评价提供基础，实现学校管理部门间的信息共享。

各高校要把教师考核评价制度改革工作摆在学校改革发展的重要位置，列入重要议事日程抓实抓好。要结合实际制订本校教师考核评价制度改革实施方案，并报学校教育主管部门备案。

教育部

2016年8月25日

教育部
关于全面落实研究生导师立德树人职责的意见

教研〔2018〕1号

各省、自治区、直辖市教育厅（教委），新疆生产建设兵团教育局，有关部门（单位）教育司（局），中央军委训练管理部职业教育局，部属各高等学校：

研究生教育作为国民教育体系的顶端，是培养高层次专门人才的主要途径，是国家人才竞争的重要支柱，是建设创新型国家的核心要素。研究生导师是我国研究生培养的关键力量，肩负着培养国家高层次创新人才的使命与重任。为贯彻全国高校思想政治工作会议精神，努力造就一支有理想信念、道德情操、扎实学识、仁爱之心的研究生导师队伍，全面落实研究生导师立德树人职责，制定本意见。

一、指导思想和总体要求

1．指导思想。高举中国特色社会主义伟大旗帜，以马克思列宁主义、毛泽东思想、邓小平理论、“三个代表”重要思想、科学发展观、习近平新时代中国特色社会主义思想为指导，增强中国特色社会主义道路自信、理论自信、制度自信、文化自信。全面贯彻党的教育方针，把立德树人作为研究生导师的首要职责，为实现“两个一百年”奋斗目标、实现中华民族伟大复兴的中国梦，培养德才兼备、全面发展的高层次专门人才。

2．总体要求。落实导师是研究生培养第一责任人的要求，坚持社会主义办学方向，坚持教书和育人相统一，坚持言传和身教相统一，坚持潜心问道和关注社会相统一，坚持学术自由和学术规范相统一，以德立身、以德立学、以德施教。遵循研究生教育规律，创新研究生指导方式，潜心研究生培养，全过程育人、全方位育人，做研究生成长成才的指导者和引路人。

二、强化研究生导师基本素质要求

3．政治素质过硬。坚持正确的政治方向，拥护中国共产党的领导，不断提高思想政治觉悟；贯彻党的教育方针，严格执行国家教育政策，坚持教育为人民服务，为中国共产党治国理政服务，为巩固和发展中国特色社会主义制度服务，为改革开放和社会主义现代化建设服务；自觉维护祖国统一、民族团结，具有高度的政治责任感，将思想教育与专业教育有机统一，成为社会主义核心价值观的坚定信仰者、积极传播者、模范实践者。

4．师德师风高尚。模范遵守教师职业道德规范，为人师表，爱岗敬业，以高尚的道德情操和人格魅力感染、引导学生，成为先进思想文化的传承者和社会进步的积极推动者；谨遵学术规范，恪守学术道德，自觉维护公平正义和风清气正的学术环境；科学选才，规范招生，正确行使导师权力，确保招生录取公平公正；有责任心和使命感，尽职尽责，确保足够的时间和精力及时给予研究生启发和指导；有仁爱之心，以德育人，以文化人。

5．业务素质精湛。具有深厚的学术造诣和执着的学术追求，关注社会需求，推动知识文化传承发展；熟悉国家招生政策，胜任考试招生工作。秉承先进教育理念，重视课程前沿引领，创新教学模式，丰富教学手段；不断提升指导能力，着力培养研究生创新能力，实现理论教学与实践指导之间的平衡，助力研究生成长成才。

三、明确研究生导师立德树人职责

6．提升研究生思想政治素质。引导研究生正确认识世界和中国发展大势，正确认识中国特色和国际比较，正确认识时代责任和历史使命，正确认识远大抱负和脚踏实地；树立正确的世界观、人生观、价值观，坚定为共产主义远大理想和中国特色社会主义共同理想而奋斗的信念，成为德智体美全面发展的高层次专门人才。

7．培养研究生学术创新能力。按照因材施教和个性化培养理念，积极参与制定执行研究生培养计划，统筹安排实践与科研活动，强化学术指导；定期与研究生沟通交流，指导研究生确定研究方向，深入开展研究；营造和谐的学术环境，培养研究生的创新意识和创新能力，激发研究生创新潜力；引导研究生跟踪学科前沿，直面学术问题，开拓学术视野，在学术研究上开展创新性工作。

8．培养研究生实践创新能力。鼓励研究生积极参加国内外学术和专业实践活动，指导研究生发表各类研究成果，培养研究生提出问题、分析问题和解决问题的能力，强化理论与实践相结合；支持和指导研究生将科研成果转化应用，推动产学研用紧密结合，提升创新创业能力。

9．增强研究生社会责任感。鼓励研究生将个人的发展进步与国家和民族的发展需要相结合，为国家富强和民族复兴贡献智慧和力量；支持和鼓励研究生参与各种社会实践和志愿服务活动，在服务人民与奉献社会的过程中实现自己的人生价值；培养研究生的国际视野和家国情怀，积极致力于构建人类命运共同体，努力成为世界文明进步的积极推动者。

10．指导研究生恪守学术道德规范。培养研究生严谨认真的治学态度和求真务实的科学精神，自觉遵守科研诚信与学术道德，自觉维护学术事业的神圣性、纯洁性与严肃性，杜绝学术不端行为；在研究生培养的各个环节，强化学术规范训练，加强职业伦理教育，提升学术道德涵养；培养研究生尊重他人劳动成果，提高知识产权保护意识。

11．优化研究生培养条件。根据不同学科、类别的研究生培养要求，积极为研究生的学习和成长创造条件，为研究生开展科学研究提供有利条件；鼓励研究生参与各种社会实践和学术交流；积极创设良好的学术交流平台，增加研究生参与社会实践和学术交流的机会；鼓励研究生积极参与课题研究，并根据实际情况，为研究生提供相应的经费支持。

12．注重对研究生人文关怀。要加强人文关怀和心理疏导，加强校规校纪教育，把解决思想问题同解决实际问题结合起来，了解学生成长环境和过程，在关心帮助研究生的过程中做好教育和引导工作。加强与研究生的交流与沟通，建立良好的师生互动机制，关注研究生的学业压力，营造良好的学习氛围，提供相应的支持和鼓励，保护研究生合法权益；关注研究生的就业压力，引导研究生做好职业生涯规划，关心研究生生活和身心健康，不断提升研究生敢于面对困难挫折的良好心理素质。

四、健全研究生导师评价激励机制

13．完善评价考核机制。坚持立德树人，把教书育人作为研究生导师评价的核心内容，突出教育教学业绩评价，将人才培养中心任务落到实处。教育行政部门要把立德树人纳入教学评估和学科评估指标体系，加强对研究生导师立德树人职责落实情况的评价；研究生培养单位要结合自身办学实际和学科特色，制订研究生导师立德树人职责考核办法，以年度考核为依托，坚持学术委员会评价、教学督导评价、研究生评价和导师自我评价相结合，建立科学、公平、公正、公开的考核体系。

14．明确表彰奖励机制。研究生培养单位要将研究生导师立德树人评价考核结果，作为人才引进、职称评定、职务晋升、绩效分配、评优评先的重要依据，充分发挥考核评价的鉴定、引导、激励和教育功能。强化示范引领，对于立德树人成绩突出的研究生导师，研究生培养单位要给予表彰与奖励，推广复制优秀导师、优秀团队的成功经验。

15．落实督导检查机制。教育行政部门和研究生培养单位要把研究生导师立德树人职责落实情况纳入教学督导范畴，加强督导检查。对于未能履行立德树人职责的研究生导师，研究生培养单位视情况采取约谈、限招、停招、取消导师资格等处理措施；对有违反师德行为的，实行一票否决，并依法依规给予相应处理。

五、强化组织保障

16．各级教育主管部门加强组织领导。尊重高校办学自主权，优化管理，强化服务，加强宏观指导；统筹协调各方资源，切实保障各项投入，为研究生导师队伍建设积极创造条件；强化督导检查，确保政策落实；突出制度建设，形成落实导师立德树人职责的长效机制。

17．研究生培养单位全面贯彻落实。制定和完善相关规章制度，强化落实，确保实效；安排专项经费用于导师队伍建设，定期组织交流、研讨，提升导师学术研究水平和研究生指导能力；尊重和保障导师自主性，维护和规范导师在招生、培养、资助、学术评价等环节中的权利；保障导师待遇，加强导师培训，支持导师参加学术交流活动和行业企业实践，逐步实现学术休假制度；改善导师治学环境，提供必要的工作场所、实验设施等条件；积极听取导师意见，营造良好校园文化环境，提升导师工作满意度。

18．倡导全社会共同关心协同参与。积极营造全社会尊师重教的良好氛围，动员各界力量关心导师队伍建设；大力宣传导师立德树人先进典型，加强榜样示范教育；倡导全社会共同关心、协同参与，促进导师立德树人工作机制的常态化科学化。

各省级教育主管部门和研究生培养单位，要根据本意见制定相关的实施细则。

教育部

2018 年 1 月 17 日

教育部
关于印发《新时代高校教师职业行为十项准则》《新时代中小学教师职业行为十项准则》《新时代幼儿园教师职业行为十项准则》的通知

教师〔2018〕16号

各省、自治区、直辖市教育厅（教委），新疆生产建设兵团教育局，有关部门（单位）教育司（局），部属各高等学校、部省合建各高等学校：

为深入贯彻习近平新时代中国特色社会主义思想和党的十九大精神，深入贯彻落实全国教育大会精神，扎实推进《中共中央　国务院关于全面深化新时代教师队伍建设改革的意见》的实施，进一步加强师德师风建设，我部研究制定了《新时代高校教师职业行为十项准则》《新时代中小学教师职业行为十项准则》《新时代幼儿园教师职业行为十项准则》（以下统称准则）。现印发给你们，请结合实际，认真贯彻执行。

一、准则是教师职业行为的基本规范。师德师风是评价教师队伍素质的第一标准。长期以来，广大教师牢记使命、不忘初心，爱岗敬业、教书育人，改革创新、服务社会，作出了重大贡献，党和国家高度肯定，学生、家长和社会普遍尊重。但是，也有个别教师放松自我要求，不能认真履职尽责，甚至出现严重违反师德行为，损害教师队伍整体形象。制定教师职业行为准则，明确新时代教师职业规范，针对主要问题、突出问题划定基本底线，是对广大教师的警示提醒和严管厚爱，是深化师德师风建设，造就政治素质过硬、业务能力精湛、育人水平高超的高素质教师队伍的关键之举。

二、立即部署扎实开展准则的学习贯彻。各地各校要立即行动，结合落实师德师风建设长效机制，开展准则的学习贯彻。要结合本地区、本学校实际进行细化，制定具体化的教师职业行为负面清单及失范行为处理办法，提高针对性、操作性。要做好宣传解读，坚持全覆盖、无死角，采取多种形式帮助广大教师全面理解和准确把握，做到人人应知应做、必知必做，真正把教书育人和自我修养结合起来，时刻自重、自省、自警、自励，自觉做以德立身、以德立学、以德施教、以德育德的楷模，维护教师职业形象，提振师道尊严。

三、把准则要求落实到教师管理具体工作中。要把好教师入口关，在教师招聘、引进时组织开展准则的宣讲，确保每位新入职教师知准则、守底线。要将准则要求体现在教师聘用、聘任合同中，明确有关责任。要强化考核，在教师年度考核、职称评聘、推优评先、表彰奖励等工作中必须进行师德考核，实行师德失范“一票否决”。改进师德考核方式方法，避免形式化、随意化。完善师德考核指标体系，提高科学性、实效性。

四、以有力措施坚决查处师德违规行为。各地各校要按照准则及相应的处理指导意见、处理办法要求，严格举报受理和违规查处。对于发生准则中禁止行为的，要态度坚决，一查到底，依法依规严肃惩处，绝不姑息。对于有虐待、猥亵、性骚扰等严重侵害学生行为的，一经查实，要撤销其所获荣誉、称号，追回相关奖金，依法依规撤销教师资格、解除教师职务、清除出教师队伍，同时还要录入全国教师管理信息系统，任何学校不得再聘任其从事教学、科研及管理等工作。涉嫌违法犯罪的要及时移送司法机关依法处理。要严格落实学校主体责任，建立师德建设责任追究机制，对师德违规行为监管不力、拒不处分、拖延处分或推诿隐瞒等失职失责问题，造成不良影响或严重后果的，要按照干部管理权限严肃追究责任。

各地贯彻落实准则的情况，请及时报告教育部。教育部将适时对落实情况进行督查。

教育部

2018 年 11 月 8 日

新时代高校教师职业行为十项准则

教师是人类灵魂的工程师，是人类文明的传承者。长期以来，广大教师贯彻党的教育方针，教书育人，呕心沥血，默默奉献，为国家发展和民族振兴作出了重大贡献。新时代对广大教师落实立德树人根本任务提出新的更高要求，为进一步增强教师的责任感、使命感、荣誉感，规范职业行为，明确师德底线，引导广大教师努力成为有理想信念、有道德情操、有扎实学识、有仁爱之心的好老师，着力培养德智体美劳全面发展的社会主义建设者和接班人，特制定以下准则。

一、坚定政治方向。坚持以习近平新时代中国特色社会主义思想为指导，拥护中国共产党的领导，贯彻党的教育方针；不得在教育教学活动中及其他场合有损害党中央权威、违背党的路线方针政策的言行。

二、自觉爱国守法。忠于祖国，忠于人民，恪守宪法原则，遵守法律法规，依法履行教师职责；不得损害国家利益、社会公共利益，或违背社会公序良俗。

三、传播优秀文化。带头践行社会主义核心价值观，弘扬真善美，传递正能量；不得通过课堂、论坛、讲座、信息网络及其他渠道发表、转发错误观点，或编造散布虚假信息、不良信息。

四、潜心教书育人。落实立德树人根本任务，遵循教育规律和学生成长规律，因材施教，教学相长；不得违反教学纪律，敷衍教学，或擅自从事影响教育教学本职工作的兼职兼薪行为。

五、关心爱护学生。严慈相济，诲人不倦，真心关爱学生，严格要求学生，做学生良师益友；不得要求学生从事与教学、科研、社会服务无关的事宜。

六、坚持言行雅正。为人师表，以身作则，举止文明，作风正派，自重自爱；不得与学生发生任何不正当关系，严禁任何形式的猥亵、性骚扰行为。

七、遵守学术规范。严谨治学，力戒浮躁，潜心问道，勇于探索，坚守学术良知，反对学术不端；不得抄袭剽窃、篡改侵吞他人学术成果，或滥用学术资源和学术影响。

八、秉持公平诚信。坚持原则，处事公道，光明磊落，为人正直；不得在招生、考试、推优、保研、就业及绩效考核、岗位聘用、职称评聘、评优评奖等工作中徇私舞弊、弄虚作假。

九、坚守廉洁自律。严于律己，清廉从教；不得索要、收受学生及家长财物，不得参加由学生及家长付费的宴请、旅游、娱乐休闲等活动，或利用家长资源谋取私利。

十、积极奉献社会。履行社会责任，贡献聪明才智，树立正确义利观；不得假公济私，擅自利用学校名义或校名、校徽、专利、场所等资源谋取个人利益。

教育部
关于高校教师师德失范行为处理的指导意见

教师〔2018〕17号

各省、自治区、直辖市教育厅（教委），新疆生产建设兵团教育局，有关部门（单位）教育司（局），部属各高等学校、部省合建各高等学校：

为进一步规范高校教师履职履责行为，落实立德树人根本任务，弘扬新时代高校教师道德风尚，努力建设有理想信念、有道德情操、有扎实学识、有仁爱之心的高校教师队伍，现就教师违反《高等学校教师职业道德规范》《教育部关于建立健全高校师德建设长效机制的意见》和《新时代高校教师职业行为十项准则》等规定，发生师德失范行为的处理提出如下指导意见。

一、各高校要严格落实师德建设主体责任，建立完善党委统一领导、党政齐抓共管、牵头部门明确、院（系）具体落实、教师自我约束的工作机制。党委书记和校长抓师德同责，是师德建设第一责任人。院（系）行政主要负责人对本单位师德建设负直接领导责任，院（系）党组织主要负责人也负有直接领导责任。

二、高校教师要自觉加强师德修养，严格遵守师德规范，严于律己，为人师表，把教书育人和自我修养结合起来，坚持以德立身、以德立学、以德施教、以德育德。发生师德失范行为，本人要承担相应责任。

三、对高校教师师德失范行为实行“一票否决”。高校教师出现违反师德行为的，根据情节轻重，给予相应处理或处分。情节较轻的，给予批评教育、诫勉谈话、责令检查、通报批评，以及取消其在评奖评优、职务晋升、职称评定、岗位聘用、工资晋级、干部选任、申报人才计划、申报科研项目等方面的资格。担任研究生导师的，还应采取限制招生名额、停止招生资格直至取消导师资格的处理。以上取消相关资格处理的执行期限不得少于24个月。情节较重应当给予处分的，还应根据《事业单位工作人员处分暂行规定》给予行政处分，包括警告、记过、降低岗位等级或撤职、开除，需要解除聘用合同的，按照《事业单位人事管理条例》相关规定进行处理。情节严重、影响恶劣的，应当依据《教师资格条例》报请主管教育部门撤销其教师资格。是中共党员的，同时给予党纪处分。涉嫌违法犯罪的，及时移送司法机关依法处理。

四、对师德失范行为的处理，应坚持公平公正、教育与惩处相结合的原则，做到事实清楚、证据确凿、定性准确、处理适当、程序合法、手续完备。

五、高校要建立健全师德失范行为受理与调查处理机制，指定或设立专门组织负责，明确受理、调查、认定、处理、复核、监督等处理程序。在教师师德失范行为调查过程中，应听取教师本人的陈述和申辩，同时当事各方均不应公开调查的有关内容。教师对处理决定不服的，按照国家有关规定提出复核、申诉。对高校教师的处理，在期满后根据悔改表现予以延期或解除，处理决定和处理解除决定都应完整存入个人人事档案。

六、高校师德师风建设要坚持权责对等、分级负责、层层落实、失责必问、问责必严的原则。对于相关单位和责任人不履行或不正确履行职责，有下列情形之一的，根据职责权限和责任划分进行问责：

（一）师德师风制度建设、日常教育监督、舆论宣传、预防工作不到位；

（二）师德失范问题排查发现不及时；

（三）对已发现的师德失范行为处置不力、方式不当；

（四）已作出的师德失范行为处理决定落实不到位，师德失范行为整改不彻底；

（五）多次出现师德失范问题或因师德失范行为引起不良社会影响；

（六）其他应当问责的失职失责情形。

七、教师出现师德失范问题，所在院（系）行政主要负责人和党组织主要负责人需向学校分别做出检讨，由学校依据有关规定视情节轻重采取约谈、诫勉谈话、通报批评、纪律处分和组织处理等方式进行问责。

八、教师出现师德失范问题，学校需向上级主管部门做出说明，并引以为戒，进行自查自纠与落实整改。如有学校反复出现师德失范问题，分管校领导应向学校做出检讨，学校应在上级主管部门督导下进行整改。

九、各地各校应当依据本意见制定高校教师师德失范行为负面清单及处理办法，并报上级主管部门备案。

十、民办高校的劳动人事管理执行《中华人民共和国劳动合同法》规定，对教师师德失范行为的处理，遵照本指导意见执行。

教育部

2018 年 11 月 8 日

中共教育部党组
关于加强和改进高校领导干部
深入基层联系学生工作的通知

教党函〔2019〕34号

各省、自治区、直辖市党委教育工作部门、教育厅（教委），新疆生产建设兵团教育局，部属各高等学校党委、部省合建各高等学校党委：

为深入学习贯彻习近平新时代中国特色社会主义思想特别是习近平总书记关于教育的重要论述，认真贯彻落实全国教育大会、全国高校思想政治工作会议和学校思想政治理论课教师座谈会精神，推动高校领导干部落实立德树人根本任务，切实履行办学治校、育人育才、维护稳定的政治责任和领导责任，现就加强和改进高校领导干部深入基层联系学生工作通知如下。

一、建立健全制度。各地各高校要围绕“培养什么人、怎样培养人、为谁培养人”这一根本问题，着眼增强高校思想政治工作亲和力针对性，着眼加强干部队伍作风建设，着眼维护高校政治安全和意识形态安全，建立健全学校、部处、院（系）领导干部深入基层联系学生制度，促进高校各级领导干部把工作重心下移到基层单位，工作重点放到学生思想政治工作上，体察校情、关爱学生、答疑解惑、解决问题，推动形成育人合力。

二、明确重点任务。高校领导班子成员尤其是党委书记、校长，要主动进课堂、进班级、进宿舍、进食堂、进社团、进讲座、进网络，深入一线联系学生。高校领导班子每名成员每学期至少给学生讲1堂思想政治理论课或形势政策课，每周至少“面对面”接触学生1次。倡导领导班子成员每人联系1个学生班级或1个学生宿舍或1个学生社团等。学校机关部处、院（系）负责同志，要做到和学生常态化联系交流，具体要求由各学校根据实际情况作出规定。高校党委工作部门特别是学生工作部门的负责同志，要把一半以上的时间精力放在直接到一线联系学生、做学生工作上，同普通同学交朋友，推动解决学生思想、心理、生活、就业等实际问题，切实把思想政治工作做到学生的心坎上。

三、强化工作实效。高校领导班子成员要认真践行以人民为中心的理念，减少不必要的出访出差，减少不必要的会议活动，把时间留在校园里，心思聚焦在办学治校中，精力花在立德树人上。要创新联系方式，把思政小课堂同社会大课堂结合起来，通过参加主题党日团日、主题班会、社团活动、文体竞赛等，拉近与学生距离，成为学生喜爱的人；通过作形势报告、座谈交流、开设讲座等，用深厚的理论功底赢得学生，成为为学为人的表率；通过微博、微信、微视频等方式倾听学生诉求、疏导学生情绪，以“键对键”作为“面对面”的有益补充。要坚决杜绝形式主义、官僚主义，做到问题导向联系、情真意切联系、实实在在联系。要建立完善信息收集反馈机制，对学生反映的问题、提出的建议，要及时汇总分析、研究落实，把深入基层联系学生工作作为大兴调查研究之风、狠抓工作落实的重要途径。

四、严格落实责任。各地各高校要推动领导干部落实联系制度情况实现“三个纳入”：纳入高校干部任用工作重要依据，纳入党员领导干部民主生活会对照检查重要内容，纳入校、院（系）级党组织抓党建述职评议考核指标体系。要健全完善干部选拔任用机制，新提任的党委工作部门负责人应有学生工作经历。对联系学生工作不到位或弄虚作假的，依规依纪追责问责，作出严肃处理。

各地各高校要按照通知要求，结合实际制定本地本校领导干部深入基层联系学生工作方案。工作进展情况及时报告教育部党组。

中共教育部党组

2019 年 3 月 20 日

第三部分

学术不端相关文件

科学技术部 教育部 中国科学院 中国工程院 中国科协 关于科技工作者行为准则的若干意见

广大科技工作者是先进生产力的开拓者，是科技知识和现代文明的传播者，是社会主义现代化建设的骨干力量。科技工作者的言行在社会上具有较大的影响，应当在社会主义物质文明和精神文明建设中起到模范和表率作用。因此，在建立和完善社会主义市场经济体制的新形势下，提高科技工作者的政治素质，业务能力和道德修养，规范科技工作者行为，是新时期科技工作的一项重要内容，是保障我国科学技术事业的健康发展、深入实施科教兴国战略、加强社会主义四个现代化建设的一项重要任务。

为此，特提出规范科技工作者行为准则的若干意见如下。

第一条 科技工作者应当遵守我国宪法和法律，拥护中国共产党的领导和党的基本路线，发扬爱国主义精神，增强政治责任感和实现中华民族伟大复兴的历史使命感，自觉把自己从事的科技工作与社会主义祖国的前途和命运联系起来。无论何时何地均不得有任何危害国家安全和社会稳定、损害国家荣誉和利益的行为。

科技工作者要以推动社会主义四个现代化事业为己任，努力发挥科技第一生产力的作用，不断创新，勇于攀登科学技术高峰，加速科技成果转化。科技工作者要以向广大人民群众普及科学技术知识为自身义务，积极弘扬科学精神、传播科学思想和科学方法，提高全民族科学文化素质。

科技工作者要坚持辩证唯物主义和历史唯物主义，牢固树立正确的世界观、人生观和价值观。要高举科学的伟大旗帜，坚持真理，自觉维护科学尊严，并以科学技术知识为武器，勇于同一切愚昧、迷信活动和各种伪科学活动做斗争。科技工作者要正确对待各种自然现象，不得参与、支持任何形式的伪科学和愚昧、迷信活动。

第二条 科技工作者要在遵守社会公德方面率先垂范，严于律己，大力弘扬团结协作的集体主义精神，自觉维护科技界良好的社会形象，努力以自己所掌握的知识和技术服务于人民群众，回馈社会对科技工作者的尊重。在科研工作及其他科技活动中，要相互尊重，主动搞好协作配合，注意避免不利于团结协作的现象发生。对不同学术观点，应进行平等的争论，不得武断压制，更不得进行人身攻击。要发扬尊老扶新的良好风尚，尊重老科技工作者，关心他们的工作和生活；广大老科技工作者也要注意培养和关心青年科技人才，放手让他们担当重任。

第三条 科技工作者要以实事求是的态度、严格的要求、严谨的方法对待科研工作。科学技术研究是有风险的探索性活动，应当允许失败，要发扬大胆探索、积极开拓、勇于创新的精神，认真总结经验教训，正确对待失败，不断攀登科技高峰。要倡导学术上的百花齐放、百家争鸣，鼓励和支持新发现以及新理论、新学说的创立。在科学技术研究活动中，不得为得出某种主观期望的结论而捏造、篡改、拼凑研究结果或者实验数据，也不得投机取巧、断章取义，片面给出与客观事实不符的研究结论。对于一些缺乏科学依据、未经严格科学验证的现象和观点，应当在学术界内部进行严谨的论证、研讨，不得不负责地在公共场合或者通过大众媒体进行传播。广大科技工作者要以高度的社会责任感，自觉把人民的生命和财产安危放在心上，坚决抑制唯利是图等各种不良行为。对那些可能造成重大社会影响，但对其真实性、科学性尚有较大争议的研究项目，尤其是对那些可能对社会造成负面影响而又没有经过专门研究机构和规范化实验程序检验的研究项目，应当严格按照有关规定进行论证和实验。

第四条　科技工作者在科研开发项目（或课题，下同）申报或者接受委托时，必须对项目进行认真的调查研究和充分的可行性论证。在科研立项的有关材料中，应当对该项目国内外的研究现状、研究人员的科研水平和能力、完成项目的学术价值，预期经济效益或者项目目标、所需科研经费及有关技术指标等作出客观、真实的反映。禁止故意夸大项目的学术价值和经济效益，禁止通过弄虚作假等不正当手段骗取项目。

第五条　科技工作者和有关科技管理机构在科研立项、科技成果的评审、鉴定、验收和奖励等活动中，应当本着对社会负责的科学态度，遵循客观、公正、准确的原则，如实反映其水平，相关的评价结论要在充分的国内外对比数据或者检索证明材料基础上，对评价对象的科学、技术和经济内涵进行全面分析，不得滥用“国内先进”、“国内首创”、“国际先进”“国际领先”、“填补空白”等抽象的用语。对未经规定程序进行验证或者鉴定的研究成果，不得随意冠以“重大科学发现”、“重大技术发明”或者“重大科技成果”等夸大性用语进行宣传、推广。对用不正当手段拔高或者贬低他人成果水平以及不认真负责、不实事求是、在评价活动及其结论中弄虚作假等行为，应当坚决制止。要按照对科技成果的创造性贡献大小，合理确定成果完成单位和完成人，未参加研究或者仅从事辅助性、服务性工作的单位和人员，不得以任何方式挤入排名顺序，侵占他人应得的权益。

第六条　科技工作者要做保守国家秘密、保护知识产权的模范。在对内、对外的科技合作与交流及其他各种社会、经济活动中，要切实保守国家秘密和单位的技术秘密。要采取有效措施保护和管理自己的知识产权，尊重他人的知识产权。在科研论著中引用他人的成果，必须注明引证出处；未参加研究或者论著写作的人员，不得在论著中署名或者牟取其他不正当利益。严禁抄袭他人著作、论文或者剽窃他人科研成果的行为。在所承担的国家和单位科研课题或者科技项目完成后，不得故意隐瞒关键技术或者资料，故意妨碍后续研究与开发。职务技术成果的完成人应当保证单位能够充分、有效地使用该成果，禁止将研究成果非法据为己有。

科技工作者在技术开发、转让、咨询、服务等技术交易活动中，应当遵循诚实守信互利的原则，尊重社会主义市场经济规则，如实反映项目的技术状况及相关内容，不得故意夸大技术价值，隐瞒技术风险。要严格履行技术合同有关约定，保证科技成果转化的质量和应用的效益。

第七条　科技管理工作者要树立全心全意为科技人员服务、为人民服务的思想，转变工作作风，提高政策水平和业务素质，加强决策的民主化、科学化，贯彻民主集中制，严格依法秉公办事。在有关科技计划和项目的审批、经费划拨、物资分配、成果鉴定、成果奖励、人事调配等方面不得以权谋私。要提高工作效率，不和推诿扯皮。各级科技管理部门的工作人员要加强科学道德修养，弘扬科学精神，保持严格、严密、严谨的科学作风，在工作中不得弄虚作假，不得隐瞒或者歪曲事实真相，不得违反科学规律。不得批准成立任何形式的与伪科学和迷信活动相关的所谓“科研机构”，不得组织相关的所谓“成果鉴定”或者提供变相的支持和便利，不得为愚昧、迷信活动及伪科学活动提供场所、经费及其他便利。任何科学仪器设备，不得用于支持此类活动，也不得为其进行所谓的“科学鉴定”、“评奖颁奖”和“科学调查”等。

第八条　科技工作者要遵守所在单位制订的科技工作者行为规范或者守则，加强自身的道德修养，对在科研工作和各项社会活动中的行为进行自律。科技管理机构要把科技工作者职业道德作为年度或者聘期考核的重要内容，有关考核结果应记入个人技术档案，作为其申报项目、职务、职称聘任、晋升、评比先进和实施奖惩的依据。

第九条　科技工作者要自觉接受舆论的监督。对严重违背科技工作者职业道德、影响极其恶劣的行为，在准确把握事实真相的基础上，要充分运用报刊、广播、电视等新闻媒体对其进行严厉鞭笞。新闻媒体在进行舆论监督时，不得对他人恶意诬告、中伤诽谤，不得侵犯当事人和他人的合法权益。

第十条　对违背科技工作者行为准则的不良行为，可以向各级科技行政管理部门和其他科技管理机构进行投诉。一经查实，各级科技管理部门和相关单位可视具体情况，给予批评教育、责令改正或者赔礼道歉、撤销项目、追回科研经费、行政处分、取消相应资格（包括但不限于一定期限内的科研项目申请资格、评审或者鉴定专家资格、申报科技奖励资格等）和职务、职称及其他称号等相应的处理。触犯法律的，依法追究有关当事人的法律责任。

对科技活动中各种不良行为的调查处理，各级科技行政管理部门和有关科技管理机构要严格掌握政策界限，既要坚持原则、严肃认真，又要科学公正、实事求是；以教育帮助为主、处罚为辅。在有关当事人认识错误、端正态度、悔过改正的前提下，可以从轻处理。切忌武断片面、偏听偏信、感情用事、盲目草率，挫伤科技工作者的积极性。在有关的调查和处理活动中，要广泛听取广大科技人员的意见，以求所作出结论经得起科学和历史的检验。对经查证核实，没有不良行为，受到不正当指控的单位和个人，要采取适当措施予以澄清、正名，使有关调查处理工作真正起到扶正压邪的作用。

学位论文作假行为处理办法

中华人民共和国教育部令第 34 号

《学位论文作假行为处理办法》已经 2012 年 6 月 12 日第 22 次部长办公会议审议通过，并经国务院学位委员会同意，现予发布，自 2013 年 1 月 1 日起施行。

教育部部长　袁贵仁

2012 年 11 月 13 日

学位论文作假行为处理办法

第一条　为规范学位论文管理，推进建立良好学风，提高人才培养质量，严肃处理学位论文作假行为，根据《中华人民共和国学位条例》、《中华人民共和国高等教育法》，制定本办法。

第二条　向学位授予单位申请博士、硕士、学士学位所提交的博士学位论文、硕士学位论文和本科学生毕业论文（毕业设计或其他毕业实践环节）（统称为学位论文），出现本办法所列作假情形的，依照本办法的规定处理。

第三条　本办法所称学位论文作假行为包括下列情形：

（一）购买、出售学位论文或者组织学位论文买卖的；

（二）由他人代写、为他人代写学位论文或者组织学位论文代写的；

（三）剽窃他人作品和学术成果的；

（四）伪造数据的；

（五）有其他严重学位论文作假行为的。

第四条　学位申请人员应当恪守学术道德和学术规范，在指导教师指导下独立完成学位论文。

第五条　指导教师应当对学位申请人员进行学术道德、学术规范教育，对其学位论文研究和撰写过程予以指导，对学位论文是否由其独立完成进行审查。

第六条　学位授予单位应当加强学术诚信建设，健全学位论文审查制度，明确责任、规范程序，审核学位论文的真实性、原创性。

第七条　学位申请人员的学位论文出现购买、由他人代写、剽窃或者伪造数据等作假情形的，学位授予单位可以取消其学位申请资格；已经获得学位的，学位授予单位可以依法撤销其学位，并注销学位证书。取消学位申请资格或者撤销学位的处理决定应当向社会公布。从做出处理决定之日起至少 3 年内，各学位授予单位不得再接受其学位申请。

前款规定的学位申请人员为在读学生的，其所在学校或者学位授予单位可以给予开除学籍处分；为在职人员的，学位授予单位除给予纪律处分外，还应当通报其所在单位。

第八条　为他人代写学位论文、出售学位论文或者组织学位论文买卖、代写的人员，属于在读学生的，其所在学校或者学位授予单位可以给予开除学籍处分；属于学校或者学位授予单位的教师和其他工作人员的，其所在学校或者学位授予单位可以给予开除处分或者解除聘任合同。

第九条　指导教师未履行学术道德和学术规范教育、论文指导和审查把关等职责，其指导的学位论文存在作假情形的，学位授予单位可以给予警告、记过处分；情节严重的，可以降低岗位等级直至给予开除处分或者解除聘任合同。

第十条　学位授予单位应当将学位论文审查情况纳入对学院（系）等学生培养部门的年度考核内容。多次出现学位论文作假或者学位论文作假行为影响恶劣的，学位授予单位应当对该学院（系）等学生培养部门予以通报批评，并可以给予该学院（系）负责人相应的处分。

第十一条　学位授予单位制度不健全、管理混乱，多次出现学位论文作假或者学位论文作假行为影响恶劣的，国务院学位委员会或者省、自治区、直辖市人民政府学位委员会可以暂停或者撤销其相应学科、专业授予学位的资格；国务院教育行政部门或者省、自治区、直辖市人民政府教育行政部门可以核减其招生计划；并由有关主管部门按照国家有关规定对负有直接管理责任的学位授予单位负责人进行问责。

第十二条　发现学位论文有作假嫌疑的，学位授予单位应当确定学术委员会或者其他负有相应职责的机构，必要时可以委托专家组成的专门机构，对其进行调查认定。

第十三条　对学位申请人员、指导教师及其他有关人员做出处理决定前，应当告知并听取当事人的陈述和申辩。

当事人对处理决定不服的，可以依法提出申诉、申请行政复议或者提起行政诉讼。

第十四条　社会中介组织、互联网站和个人，组织或者参与学位论文买卖、代写的，由有关主管机关依法查处。

学位论文作假行为违反有关法律法规规定的，依照有关法律法规的规定追究法律责任。

第十五条　学位授予单位应当依据本办法，制定、完善本单位的相关管理规定。

第十六条　本办法自 2013 年 1 月 1 日起施行。

国务院学位委员会
关于在学位授予工作中加强学术道德
和学术规范建设的意见

学位〔2010〕9号

各省、自治区、直辖市学位委员会，新疆生产建设兵团教育局，有关部门（单位）教育（人事）司（局），中国人民解放军学位委员会，中共中央党校学位评定委员会，各学位授予单位：

自1981年我国实施学位制度以来，各学位授予单位按照《中华人民共和国学位条例》及其暂行实施办法的规定，建立健全规章制度，树立良好学习风气，认真做好学位授予工作，保证了我国学位授予的质量，为我国高层次人才培养做出了重要贡献。近年来，在学位授予工作中出现了一些学术不端行为，损害了我国学位形象。为进一步加强学术道德和学术规范建设，特提出如下意见。

一、在学位授予工作中加强学术道德和学术规范建设，对树立良好学风，培养正直诚信、恪守科学道德、献身科学研究的拔尖创新人才具有重要作用，各学位授予单位必须高度重视学位授予工作中的学术道德和学术规范建设，保证学位授予质量，自觉维护我国学位授予的严肃性和权威性。

二、学位授予单位要建立健全学术道德标准和学术规范，通过各种有效途径，对学位申请者和指导教师进行学术道德和诚信教育。在整个培养过程中，都要安排必修环节，对学位申请者进行学术道德教育和学术规范训练，培养学位申请者严谨的治学态度和求实的科学精神。要进一步加强指导教师的师德教育，督促指导教师自觉维护学术尊严和学者声誉，加强学术自律，恪守学术诚信和学术道德。

三、学位授予单位要不断深化学术评价制度改革，改进学术评价方法，完善与学位授予相关的考核评价制度，建立有利于提高学位授予质量的、科学合理的学术评价体系。

四、学位授予单位应依据《中华人民共和国学位条例》及其暂行实施办法的规定，建立和完善对学位授予工作中舞弊作伪行为的惩处机制，制订切实可行的处理办法，惩治舞弊作伪行为，促进学术自律。

五、在学位授予工作中，学位授予单位对以下的舞弊作伪行为，必须严肃处理。

（一）在学位授予工作各环节中，通过不正当手段获取成绩；

（二）在学位论文或在学期间发表学术论文中存在学术不端行为；

（三）购买或由他人代写学位论文；

（四）其他学术舞弊作伪行为。

六、学位评定委员会是各学位授予单位负责处理学位授予工作中舞弊作伪行为的评决机构。学位授予单位在处理舞弊作伪行为时，要遵循客观、公正、合法的原则，根据舞弊作伪行为的性质和情节轻重，依据法律、法规和有关规章制度对相关人员做如下处理。

（一）对于学位申请者或学位获得者，可分别做出暂缓学位授予、不授予学位或撤销学位授予的处理；

（二）对于指导教师，可做出暂停招生、取消导师资格的处理；严重败坏学术道德的，由学位授予单位依据国家有关学术不端行为处理办法进行处理；

（三）对于参与舞弊作伪行为的相关人员，由学位授予单位按照有关规定进行处理。

处理结果应报省级学位委员会（军队系统报军队学位委员会）备案，并在一定范围内公开，接受社会监督。

七、学位授予单位调查和处理舞弊作伪行为，要规范程序，查清事实，掌握证据，正确把握政策界限；要对举报人提供必要的保护；要建立合理规范的复议程序，接受被调查者的复议申请，并在规定时间内做出复议决定；要维护被调查者的人格尊严和正当合法权益；对受到不当指控的单位和个人要及时予以澄清。

八、学位授予单位是国家授权从事学位工作的法人单位，对保证学位授予质量负有直接责任，要认真履行职责，加强领导，依据本《意见》精神，完善相关规章制度，制订实施细则，采取切实有效的措施，在学位授予工作中加强学术道德和学术规范建设，努力营造良好的学术环境。

九、各省级学位委员会和军队学位委员会应对本区域或本系统学位授予单位落实本《意见》情况进行监督，指导、协助学位授予单位在学位授予工作中做好学术道德和学术规范建设。

国务院学位委员会

二〇一〇年二月九日

国家教育考试违规处理办法

（2004年5月19日中华人民共和国教育部令第18号发布
根据2012年1月5日《教育部关于修改〈国家教育考试违规处理办法〉的决定》修正）

第一章　总　则

第一条　为规范对国家教育考试违规行为的认定与处理，维护国家教育考试的公平、公正，保障参加国家教育考试的人员（以下简称考生）、从事和参与国家教育考试工作的人员（以下简称考试工作人员）的合法权益，根据《中华人民共和国教育法》及相关法律、行政法规，制定本办法。

第二条　本办法所称国家教育考试是指普通和成人高等学校招生考试、全国硕士研究生招生考试、高等教育自学考试等，由国务院教育行政部门确定实施，由经批准的实施教育考生的机构承办，面向社会公开、统一举行，其结果作为招收学历教育学生或者取得国家承认学历、学位证书依据的测试活动。

第三条　对参加国家教育考试的考生以及考试工作人员、其他相关人员，违反考试管理规定和考场纪律，影响考试公平、公正行为的认定与处理，适用本办法。

对国家教育考试违规行为的认定与处理应当公开公平、合法适当。

第四条　国务院教育行政部门及地方各级人民政府教育行政部门负责全国或者本地区国家教育考试组织工作的管理与监督。

承办国家教育考试的各级教育考试机构负责有关考试的具体实施，依据本办法，负责对考试违规行为的认定与处理。

第二章　违规行为的认定与处理

第五条　考生不遵守考场纪律，不服从考试工作人员的安排与要求，有下列行为之一的，应当认定为考试违纪：

（一）携带规定以外的物品进入考场或者未放在指定位置的；

（二）未在规定的座位参加考试的；

（三）考试开始信号发出前答题或者考试结束信号发出后继续答题的；

（四）在考试过程中旁窥、交头接耳、互打暗号或者手势的；

（五）在考场或者教育考试机构禁止的范围内，喧哗、吸烟或者实施其他影响考场秩序的行为的；

（六）未经考试工作人员同意在考试过程中擅自离开考场的；

（七）将试卷、答卷（含答题卡、答题纸等，下同）、草稿纸等考试用纸带出考场的；

（八）用规定以外的笔或者纸答题或者在试卷规定以外的地方书写姓名、考号或者以其他方式在答卷上标记信息的；

（九）其他违反考场规则但尚未构成作弊的行为。

第六条 考生违背考试公平、公正原则，在考试过程中有下列行为之一的，应当认定为考试作弊：

（一）携带与考试内容相关的材料或者存储有与考试内容相关资料的电子设备参加考试的；

（二）抄袭或者协助他人抄袭试题答案或者与考试内容相关的资料的；

（三）胁迫他人为自己抄袭提供方便的；

（四）携带具有发送或者接收信息功能的设备的；

（五）由他人冒名代替参加考试的；

（六）故意销毁试卷、答卷或者考试材料的；

（七）在答卷上填写与本人身份不符的姓名、考号等信息的；

（八）传、接物品或者交换试卷、答卷、草稿纸的；

（九）其他以不正当手段获得或者试图获得试题答案、考试成绩的行为。

第七条 教育考试机构、考试工作人员在考试过程中或者在考试结束后发现下列行为之一的，应当认定相关的考生实施了考试作弊行为：

（一）通过伪造证件、证明、档案及其他材料获得考试资格、加分资格和考试成绩的；

（二）评卷过程中被认定为答案雷同的；

（三）考场纪律混乱、考试秩序失控，出现大面积考试作弊现象的；

（四）考试工作人员协助实施作弊行为，事后查实的；

（五）其他应认定为作弊的行为。

第八条 考生及其他人员应当自觉维护考试秩序，服从考试工作人员的管理，不得有下列扰乱考试秩序的行为；

（一）故意扰乱考点、考场、评卷场所等考试工作场所秩序；

（二）拒绝、妨碍考试工作人员履行管理职责；

（三）威胁、侮辱、诽谤、诬陷或者以其他方式侵害考试工作人员、其他考生合法权益的行为；

（四）故意损坏考场设施设备；

（五）其他扰乱考试管理秩序的行为。

第九条 考生有第五条所列考试违纪行为之一的，取消该科目的考试成绩。

考生有第六条、第七条所列考试作弊行为之一的，其所报名参加考试的各阶段、各科成绩无效；参加高等教育自学考试的，当次考试各科成绩无效。

有下列情形之一的，可以视情节轻重，同时给予暂停参加该项考试 1 至 3 年的处理；情节特别严重的，可以同时给予暂停参加各种国家教育考试 1 至 3 年的处理：

（一）组织团伙作弊的；

（二）向考场外发送、传递试题信息的；

（三）使用相关设备接收信息实施作弊的；

（四）伪造、变造身份证、准考证及其他证明材料，由他人代替或者代替学生参加考试的。

参加高等教育自学考试的考生有前款严重作弊行为的，也可以给予延迟毕业时间 1 至 3 年的处理，延迟期间考试成绩无效。

第十条 考生有第八条所列行为之一的，应当终止其继续参加本科目考试，其当次报名参加考试的各科成绩无效；考生及其他人员的行为违反《中华人民共和国治安管理处罚法》的，由公安机关进行处理；构成犯罪的，由司法机关依法处理追究刑事责任。

第十一条 考生以作弊行为获得的考试成绩并由此取得相应的学位证书、学历证书及其他学业证书、资格资质证书或者入学资格的，由证书颁发机关宣布证书无效，责令收回证书或者予以没收；已经被录取或者入学的，由录取学校取消录取资格或者其学籍。

第十二条　在校学生、在职教师有下列情形之一的，教育考试机构应当通报其所在学校，由学校根据有关规定严肃处理，直至开除学籍或者予以解聘：

（一）代替考生或者由他人代替参加考试的；

（二）组织团伙作弊的；

（三）为作弊组织者提供试题信息、答案及相应设备等参与团伙作弊行为的。

第十三条　考试工作人员应当认真履行工作职责，在考试管理、组织及评卷等工作过程中，有下列行为之一的，应当停止其参加当年及下一年度的国家教育考试工作，并由教育考试机构或者建议其所在单位视情节轻重分别给予相应的行政处分：

（一）应回避考试工作却隐瞒不报的；

（二）擅自变更考试时间、地点或者考试安排的；

（三）提示或暗示考生答题的；

（四）擅自将试题、答卷或者有关内容带出考场或者传递给他人的；

（五）未认真履行职责，造成所负责考场出现秩序混乱、作弊严重或者视频录像资料损毁、视频考试系统不能正常工作的；

（六）在评卷、统分中严重失职，造成明显的错评、漏评或者积分差错的；

（七）在评卷中擅自更改评分细则或者不按评分细则进行评卷的；

（八）因未认真履行职责，造成所负责考场出现雷同卷的；

（九）擅自泄露评卷、统分等应予保密的情况的；

（十）其他违反监考、评卷等管理规定的行为。

第十四条　考试工作人员有下列作弊行为之一的，应当停止其参加国家教育考试工作，由教育考试机构或者其所在单位视情节轻重分别给予相应的行政处分，并调离考试工作岗位；情节严重，构成犯罪的，由司法机关依法追究刑事责任：

（一）为不具备参加国家教育考试条件的人员提供假证明、证件、档案，使其取得考试资格或者考试工作人员资格的；

（二）因玩忽职守，致使考生未能如期参加考试的或者使考试工作遭受重大损失的；

（三）利用监考或者从事考试工作之便，为考生作弊提供条件的；

（四）伪造、变造考生档案（含电子档案）的；

（五）在场外组织答卷、为考生提供答案的；

（六）指使、纵容或者伙同他人作弊的；

（七）偷换、涂改考生答卷、考试成绩或者考场原始记录材料的；

（八）擅自更改或者编造、虚报考试数据、信息的；

（九）利用考试工作便利，索贿、受贿、以权徇私的；

（十）诬陷、打击报复考生的。

第十五条　因教育考试机构管理混乱、考试工作人员玩忽职守，造成考点或者考场纪律混乱，作弊现象严重；或者同一考点同一时间的考试有 1/5 以上考场存在雷同卷的，由教育行政部门取消该考点当年及下一年度承办国家教育考试的资格；高等教育自学考试考区内一个或者一个以上专业考试纪律混乱，作弊现象严重，由高等教育自学考试管理机构给予该考区警告或者停考该考区相应专业 1 至 3 年的处理。

对出现大规模作弊情况的考场、考点的相关责任人、负责人及所属考区的负责人，有关部门应当分别给予相应的行政处分；情节严重，构成犯罪的，由司法机关依法追究刑事责任。

第十六条　违反保密规定，造成国家教育考试的试题、答案及评分参考（包括副题及其答案及评分参考，下同）丢失、损毁、泄密，或者使考生答卷在保密期限内发生重大事故的，由有关部门视情节轻重，分别给予责任人和有关负责人行政处分；构成犯罪的，由司法机关依法追究刑事责任。盗窃、损毁、传播在保密期限内的国家教育考试试题、答案及评分参考、考生答卷、考试成绩的，由有关部门依法追究有关人员的责任；构成犯罪的，由司法机关依法追究刑事责任。

第十七条　有下列行为之一的，由教育考试机构建议行为人所在单位给予行政处分；违反《中华人民共和国治安管理处罚法》的，由公安机关依法处理；构成犯罪的由司法机关依法追究刑事责任：

（一）指使、纵容、授意考试工作人员放松考试纪律，致使考场秩序混乱、作弊严重的；

（二）代替考生或者由他人代替参加国家教育考试的；

（三）组织或者参与团伙作弊的；

（四）利用职权，包庇、掩盖作弊行为或者胁迫他人作弊的；

（五）以打击、报复、诬陷、威胁等手段侵犯考试工作人员、考生人身权利的；

（六）向考试工作人员行贿的；

（七）故意损坏考试设施的；

（八）扰乱、妨害考场、评卷点及有关考试工作场所秩序后果严重的。

国家工作人员有前款行为的，教育考试机构应当建议有关纪检、监察部门，根据有关规定从重处理。

第三章　违规行为认定与处理程序

第十八条　考试工作人员在考试过程中发现考生实施本办法第五条、第六条所列考试违纪、作弊行为的，应当及时予以纠正并如实记录；对考生用于作弊的材料、工具等，应予暂扣。

考生违规记录作为认定考生违规事实的依据，应当由 2 名以上监考员或者考场巡视员、督考员签字确认。

考试工作人员应当向违纪考生告知违规记录的内容，对暂扣的考生物品应填写收据。

第十九条　教育考试机构发现本办法第七条、第八条所列行为的，应当由 2 名以上工作人员进行事实调查，收集、保存相应的证据材料，并在调查事实和证据的基础上，对所涉及考生的违规行为进行认定。

考试工作人员通过视频发现考生有违纪、作弊行为的，应当立即通知在现场的考试工作人员，并应当将视频录像作为证据保存。教育考试机构可以通过视频录像回放，对所涉及考生违规行为进行认定。

第二十条　考点汇总考生违规记录，汇总情况经考点主考签字认定后，报送上级教育考试机构依据本办法的规定进行处理。

第二十一条　考生在普通和成人高等学校招生考试、高等教育自学考试中，出现第五条所列考试违纪行为的，由省级教育考试机构或者市级教育考试机构做出处理决定，由市级教育考试机构做出的处理决定应报省级教育考试机构备案；出现第六条、第七条所列考试作弊行为的，由市级教育考试机构签署意见，报省级教育考试机构处理，省级教育考试机构也可以要求市级教育考试机构报送材料及证据，直接进行处理；出现本办法第八条所列扰乱考试秩序行为的，由市级教育考试机构签署意见，报省级教育考试机构按照前款规定处理，对考生及其他人员违反治安管理法律法规的行为，由当地公安部门处理；评卷过程中发现考生有本办法第七条所列考试作弊行为的，由省级教育考试机构做出处理决定，并通知市级教育考试机构。

考生在参加全国硕士研究生招生考试中的违规行为，由组织考试的机构认定，由相关省级教育考试机构或者受其委托的组织考试的机构做出处理决定。

在国家教育考试考场视频录像回放审查中认定的违规行为，由省级教育考试机构认定并做出处理决定。

参加其他国家教育考试考生违规行为的处理由承办有关国家教育考试的考试机构参照前款规定具体确定。

第二十二条　教育行政部门和其他有关部门在考点、考场出现大面积作弊情况或者需要对教育考试机构实施监督的情况下，应当直接介入调查和处理。发生第十四、十五、十六条所列案件，情节严　重的，由省级教育行政部门会同有关部门共同处理，并及时报告国务院教育行政部门；必要时，国务院教育行政部门参与或者直接进行处理。

第二十三条　考试工作人员在考场、考点及评卷过程中有违反本办法的行为的，考点主考、评卷点负责人应当暂停其他工作，并报相应的教育考试机构处理。

第二十四条　在其他与考试相关的场所违反有关规定的考生，由市级教育考试机构或者省级教育考试机构做出处理决定；市级教育考试机构做出的处理决定应报省级教育考试机构备案。

在其他与考试相关的场所违反有关规定的考试工作人员，由所在单位根据市级教育考试机构或者省级教育考试机构提出的处理意见，进行处理，处理结果应当向提出处理的教育考试机构通报。

第二十五条　教育考试机构在对考试违规的个人或者单位做出处理决定前，应当复核违规事实和相关证据，告知被处理人或者单位做出处理决定的理由和依据；被处理人或者单位对所认定的违规事实认定存在异议的，应当给予其陈述和申辩的机会。

给予考生停考处理的，经考生申请，省级教育考试机构应当举行听证，对作弊的事实、情节等进行审查、核实。

第二十六条　教育考试机构做出处理决定应当制作考试违规处理决定书，载明被处理人的姓名或者单位名称、处理事实根据和法律依据、处理决定的内容、救济途径以及做出处理决定的机构名称和做出处理决定的时间。

考试违规处理决定书应当及时送达被处理人。

第二十七条　考生或者考试工作人员对教育考试机构做出的违规处理决定不服的，可以在收到处理决定之日起 15 日内，向其上一级教育考试机构提出复核申请；对省级教育考试机构或者承办国家教育考试的机构做出的处理决定不服的，也可以向省级教育行政部门或者授权承担国家教育考试的主管部门提出复核申请。

第二十八条　受理复核申请的教育考试机构、教育行政部门应对处理决定所认定的违规事实和适用的依据等进行审查，并在受理后 30 日内，按照下列规定作出复核决定：

（一）处理决定认定事实清楚、证据确凿，适用依据正确，程序合法，内容适当的，决定维持；

（二）处理决定有下列情况之一的，决定撤销或者变更：

1．违规事实认定不清、证据不足的；

2．适用依据错误的；

3．违反本办法规定的处理程序的。

做出决定的教育考试机构对因错误的处理决定给考生造成的损失，应当予以补救。

第二十九条　申请人对复核决定或者处理决定不服的，可以依法申请行政复议或者提起行政诉讼。

第三十条　教育考试机构应当建立国家教育考试考生诚信档案，记录、保留在国家教育考试中作弊人员的相关信息。国家教育考试考生诚信档案中记录的信息未经法定程序，任何组织、个人不得删除、变更。

国家教育考试考生诚信档案可以依申请接受社会有关方面的查询，并应当及时向招生学校或单位提供相关信息，作为招生参考条件。

第三十一条　省级教育考试机构应当及时汇总本地区违反规定的考生及考试工作人员的处理情况，并向国家教育考试机构报告。

第四章　附　则

第三十二条　本办法所称考场是指实施考试的封闭空间；所称考点是指设置若干考场独立进行考务活动的特定场所；所称考区是指由省级教育考试机构设置，由若干考点组成，进行国家教育考试实施工作的特定地区。

第三十三条　非全日制攻读硕士学位全国考试、中国人民解放军高等教育自学考试及其他各级各类教育考试的违规处理可以参照本办法执行。

第三十四条　本办法自发布之日起施行。此前教育部颁布的各有关国家教育考试的违规处理规定同时废止。

教育部
关于修改《国家教育考试违规处理办法》的决定

中华人民共和国教育部令第 33 号

《教育部关于修改〈国家教育考试违规处理办法〉的决定》已经 2011 年 12 月 23 日第 41 次教育部部长办公会议通过，现予发布，自 2012 年 4 月 1 日起施行。

教育部部长　袁贵仁

二〇一二年一月五日

教育部
关于修改《国家教育考试违规处理办法》的决定

为进一步保障考试安全，维护考试秩序，规范对国家教育考试中违规行为的处理，保障参加国家教育考试人员的合法权益，教育部决定对《国家教育考试违规处理办法》做如下修改：

一、将第二条修改为“本办法所称国家教育考试是指普通和成人高等学校招生考试、全国硕士研究生招生考试、高等教育自学考试等，由国务院教育行政部门确定实施，由经批准的实施教育考试的机构承办，面向社会公开、统一举行，其结果作为招收学历教育学生或者取得国家承认学历、学位证书依据的测试活动。”

二、将第六条第一段修改为：“考生违背考试公平、公正原则，在考试过程中有下列行为之一的，应当认定为考试作弊；”

将第（一）项修改为：“携带与考试内容相关的材料或者存储有与考试内容相关资料的电子设备参加考试的；”

将第（三）项“强迫他人为自己抄袭提供方便的”，修改为“胁迫他人为自己抄袭提供方便的；”

将第（四）项修改为：“携带具有发送或者接收信息功能的设备的；”

将第（九）项修改为：“其他以不正当手段获得或者试图获得试题答案、考试成绩的行为。”

三、将第七条（一）项中的“考试资格和考试成绩的”修改为：“考试资格、加分资格和考试成绩的”；

第（二）项修改为：“评卷过程中被认定为答案雷同的”。

四、将第八条第一段修改为：“考生及其他人员应当自觉维护考试秩序，服从考试工作人员的管理，不得有下列扰乱考试秩序的行为；”

第（三）项修改为：“威胁、侮辱、诽谤、诬陷或者以其他方式侵害考试工作人员、其他考生合法权益的行为；”

增加一项作为第（四）项："故意损坏考场设施设备；"

原第（四）项修改为第（五）项。

五、将第九条第二款修改为："考生有第六条、第七条所列考试作弊行为之一的，其所报名参加考试的各阶段、各科成绩无效；参加高等教育自学考试的，当次考试各科成绩无效。

有下列情形之一的，可以视情节轻重，同时给予暂停参加该项考试 1 至 3 年的处理；情节特别严重的，可以同时给予暂停参加各种国家教育考试 1 至 3 年的处理；

（一）组织团伙作弊的；

（二）向考场外发送、传递试题信息的；

（三）使用相关设备接收信息实施作弊的；

（四）伪造、变造身份证、准考证及其他证明材料，由他人代替或者代替考生参加考试的。"

增加一款作为第四款："参加高等教育自学考试的考生有前款严重作弊行为的，也可以给予延迟毕业时间 1 至 3 年的处理，延迟期间考试成绩无效。"

六、将第十条中的"《治安管理处罚条例》"，修改为"《中华人民共和国治安管理处罚法》"。

七、将第十二条修改为："在校学生、在职教师有下列情形之一的，教育考试机构应当通报其所在学校，由学校根据有关规定严肃处理，直至开除学籍或者予以解聘：

（一）代替考生或者由他人代替参加考试的；

（二）组织团伙作弊的；

（三）为作弊组织者提供试题信息、答案及相应设备等参与团伙作弊行为的。"

八、第十三条第（四）项后增加一项作为第（五）项："未认真履行职责，造成所负责考场出现秩序混乱、作弊严重或者视频录像资料损毁、视频系统不能正常工作的；"

将第（五）项修改为第（六）项，其中的"积分误差"修改为"积分差错"。

其后各项序号依次顺延。

九、在第十六"造成国家教育考试的试题、答案及评分参考丢失、"后增加"损毁、"。

十、将第十七条第一段修改为："有下列行为之一的，由教育考试机构建议行为人所在单位给予行政处分；违反《中华人民共和国治安管理处罚法》的，由公安机关依法处理；构成犯罪的，由司法机关依法追究弄刑事责任："；

第一款第（二）项修改为："代替考生或者由他人代替参加国家教育考试的"；

第（三）项修改为："组织或者参与团伙作弊的"；

增加一款作为第二款："国家工作人员有前款行为的，教育考试机构应当建议有关纪检、监察部门，根据有关规定从重处理。"

十一、在第十九条增加一款，作为第二款："考试工作人员通过视频发现考生有违纪、作弊行为的，应当立即通知在现场的考试工作人员，并应当将视频录像作为证据保存。教育考试机构可以通过视频录像回放，对所涉及考生违规行为进行认定。"

十二、在第二十一条第一款后增加两款，分别作为第二款："考生在参加全国硕士研究生招生考试中的违规行为，由组织考试的机构认定，由相关省级教育考试机构或者受其委托的组织考试的机构做出处理决定。"

第三款："在国家教育考试考场视频录像回放审查中认定的违规行为，由省级教育考试机构认定并做出处理决定。"

原第二款修改为第四款。

十三、将第二十五条第款修改为："给予考生停考处理的，经考生申请，省级教育考试机构应当举行听证，对作弊的事实、情节等进行审查、核实。"

十四、将第二十九条修改为："申请人对复核决定或者处理决定不服的，可以依法申请行政复议或者提起行政诉讼。”

十五、将第三十条修改为：“教育考试机构应当建立国家教育考试考生诚信档案，记录、保留在国家教育考试中作弊人员的相关信息。国家教育考试考生诚信档案中记录的信息未经法定程序，任何组织、个人不得删除、变更。

国家教育考试考生诚信档案可以依申请接受社会有关方面的查询，并应当及时向招生学校或单位提供相关信息，作为招生参考条件。”

第三篇

医学研究生教育相关文件

第一部分

医药学专业学位的设置

临床医学专业学位试行办法

学位〔1998〕6号 附件

为了完善我国医学学位制度，加速培养临床医学高层次人才，提高临床医疗队伍的素质和临床医疗工作水平，促进卫生事业的发展，以适应社会对高层次临床医师的需要，特此设置临床医学专业学位。

一、授予学位的级别和名称

临床医学专业学位分为两级：

临床医学硕士专业学位（Master of Medicine，M. M.）

临床医学博士专业学位（Doctor of Medicine，M. D.）

二、授予学位的对象

临床医学专业学位主要授予符合条件的临床医学研究生和在职临床医师。

同时授予临床医学七年制毕业生，其授予标准、申请资格等根据七年制的特点参照本办法另行制定。

三、授予学位的标准

（一）临床医学硕士专业学位

1．拥护中国共产党的领导，拥护社会主义制度，热爱祖国，具有良好的医德医风，团结协作，身体健康，愿为我国现代化建设和临床医学事业而献身；

2．具有较强的临床分析和思维能力，能独立处理本学科（指二级学科，内科与外科分别不少于3个三级学科，以下同）领域内的常见病，能对下级医师进行业务指导，达到卫生部颁发的《住院医师规范化培训试行办法》中规定第一阶段培训结束时要求的临床工作水平；

3．掌握本学科坚实的基础理论和系统的专业知识；

4．能结合临床实际，学习并掌握临床科学研究的基本方法，完成一篇学位论文并通过答辩；

5．掌握一门外国语，具有较熟练阅读本专业外文资料的能力。

（二）临床医学博士专业学位

1．拥护中国共产党的领导，拥护社会主义制度，热爱祖国，具有良好的医德医风，团结协作，身体健康，愿为我国现代化建设和临床医学事业而献身；

2．具有较严密的逻辑思维和较强的分析问题、解决问题的能力，熟练地掌握本学科的临床技能，能独立处理本学科常见病及某些疑难病症，能对下级医师进行业务指导，达到卫生部颁发的《住院医师规范化培训试行办法》中规定第二阶段培训结束时要求的临床工作水平；

3．掌握本学科坚实宽广的基础理论和系统深入的专业知识；

4．具有从事临床科学研究工作的能力，能紧密结合临床实践，选定科研课题，实施科学研究，完成一篇具有一定临床应用价值的学位论文并通过答辩；

5．掌握一门外国语，能熟练阅读本专业外文资料，具有一定的听、说和写作能力。

四、申请资格

（一）具有研究生学历者申请临床医学专业学位

1．现行的临床医学研究生采取“分段连续培养、中期考核筛选、择优进入第二阶段、直接攻读博士学位”的办法培养。完成第一、第二阶段培养者，可申请临床医学博士专业学位；完成第一阶段培养但未升入第二阶段者，经过一年临床工作实践，可申请临床医学硕士专业学位。

2．通过研究生培养的途径获得临床医学硕士学位者，自获得学位后在相应专业从事临床工作三年以上，经学位授予单位考核，认为其临床工作能力达到授予临床医学博士专业学位要求的水平，可接受其在职申请临床医学博士专业学位。申请人可免于提交住院医师规范化培训证书，其他需提交的材料，同第四条款（三）中的有关规定。

（二）在职临床医师申请临床医学硕士专业学位

1．申请人获得医学学士学位后，在本学科从事临床医疗工作至少 3 年，完成二级学科临床能力训练，结束住院医师规范化培训第一阶段并通过考核；

2．申请人须通过在职人员以研究生毕业同等学力申请硕士学位外国语课程水平全国统一考试，待条件成熟后将逐步增加专业课统一考试；

3．申请人需提供以下材料：

（1）个人简历及医学学士学位证书；

（2）所在单位推荐意见（包括政治思想表现、医德医风、临床工作能力等）；

（3）住院医师规范化培训第一阶段考核成绩；

（4）在职人员以研究生毕业同等学力申请硕士学位外国语课程水平全国统一考试成绩合格证书；

（5）两位临床医学副教授或副主任医师以上职称的专家推荐书，其中一位应是学位授予单位的临床医学研究生指导教师；

4．申请人应在学位授予单位相应学科、专业，在导师指导下从事不少于六个月的临床工作，以考核其临床工作能力，并由指导教师提出是否同意申请学位的意见。

（三）在职临床医师申请临床医学博士专业学位

1．申请人应已获得临床医学硕士专业学位；

2．申请人已完成第二阶段住院医师规范化培训；

3．申请人须通过全国医学博士外语统一考试；

4．申请人需提供以下材料：

（1）个人简历及硕士学位证书；

（2）所在单位推荐意见（包括政治思想表现、医德医风、临床工作能力等）；

（3）住院医师规范化培训合格证书；

（4）全国医学博士公共外语成绩合格证明；

（5）两位临床医学教授或主任医师推荐书，其中一位应是学位授予单位的临床医学博士研究生指导教师；

5．申请人应在接受单位相应学科、专业，在导师指导下从事不少于六个月的临床工作，以考核其临床工作能力，并由指导教师提出是否同意申请学位的意见。

五、考核与学位授予

申请人必须通过学位课程考试、临床能力考核和学位论文答辩。由学位授予单位的学位评定委员会审核批准授予专业学位。

（一）临床医学硕士专业学位

1．学位课程考试：考试科目包括政治理论、专业课及基础理论课，总门数不少于5门。由学位授予单位组织考试。

2．临床能力考核与学位论文答辩：由学位授予单位按学科、专业组成考核答辩委员会，考核答辩委员会应由3至5位具有临床医学副教授或副主任医师以上职称的专家（含临床医学硕士生导师1-2名）组成。

临床能力考核：主要考核申请人是否具有规范的临床操作和独立处理本学科常见病的能力。

学位论文答辩：由考核答辩委员会以论文答辩的形式考核申请人的临床科研能力。

临床医学硕士专业学位论文的要求：

（1）学位论文可以是病例分析报告或文献综述；

（2）学位论文应紧密结合临床实际，以总结临床实践经验为主；

（3）学位论文应表明申请人已经掌握临床科学研究的基本方法。

（二）临床医学博士专业学位

1．学位课程考试：考试科目包括专业外语、专业课和基础理论课，总门数不少于4门。由学位授予单位组织考试。

2．临床能力考核与学位论文答辩：由学位授予单位按学科、专业组成考核答辩委员会，考核答辩委员会应由5至7位具有临床医学副教授或副主任医师以上职称的专家组成，其中半数以上应是具有临床医学教授或主任医师职称的临床医学专家（包括临床医学博士生导师和外单位专家1-2人）。

临床能力考核：主要考核申请人是否具有较高的临床操作技能和独立处理本学科常见病和某些疑难病症的能力。

学位论文答辩：由考核答辩委员会按学位条例规定程序组织论文答辩。

临床医学博士专业学位论文的要求：

（1）论文课题紧密结合临床实际；

（2）研究结果对临床工作具有一定的应用价值；

（3）论文表明申请人具有运用所学知识解决临床实际问题和从事临床科学研究的能力。

六、经费

申请人在申请学位期间所需费用，参照国家有关研究生的经费标准，原则上由申请人所在单位支付。

七、组织管理

试点工作在国务院学位委员会、国家教育委员会、卫生部和国家中医药管理局的领导下进行。选择部分学位授予单位进行试点，待取得经验后逐步推广。

本办法的解释权属国务院学位委员会办公室。

口腔医学专业学位试行办法

学位办〔2000〕77号　附件

为了完善我国口腔医学学位制度，加速培养口腔医学高层次人才，提高口腔临床医疗队伍的素质和口腔临床医疗工作水平，以适应社会对高层次口腔临床医师的要求，特此设置口腔医学专业学位。

一、授予学位的级别和名称

口腔医学专业学位分为两级：

口腔医学硕士专业学位（Master of Stomatological Medicine，S. M. M.）

口腔医学博士专业学位（Doctor of Stomatological Medicine，S. M. D.）

二、授予学位的对象

口腔医学专业学位授予符合条件的口腔临床医学研究生、口腔医学七年制毕业生和在职口腔临床医师。

三、授予学位的标准

（一）口腔医学硕士专业学位

1．遵守国家宪法和法律，热爱祖国，具有良好的医德医风，团结协作，身心健康，愿献身于我国现代化建设和口腔医学事业。

2．具有较强的临床分析和思维能力，能独立处理本学科（指口腔内科学、口腔颌面外科学、口腔修复科学、口腔正畸学等，以下同）领域内的常见病，达到卫生部颁发的《住院医师规范化培训试行办法》中规定第一阶段培训合格的临床工作水平。

3．掌握口腔临床医学较宽广的基础理论和较系统的专业知识。

4．能结合临床实际，学习并掌握临床科学研究的基本方法，完成一篇学位论文并通过论文答辩。

5．掌握一门外国语，具有较熟练阅读本专业外文资料的能力。

（二）口腔医学博士专业学位

1．遵守国家宪法和法律，热爱祖国，具有良好的医德医风，团结协作，身心健康，愿献身于我国现代化建设和口腔医学事业。

2．具有较严密的逻辑思维和较强的分析问题、解决问题的能力，熟练地掌握本学科的临床技能，能独立处理本学科常见病及某些疑难病症，达到卫生部颁发的《住院医师规范化培训试行办法》中规定的第二阶段培训合格的临床工作水平。

3．掌握本学科坚实宽广的基础理论和系统深入的专业知识。

4．具有从事临床科学研究工作的能力，能紧密结合临床实践，选定科研课题，实施科学研究，完成一篇具有一定临床应用价值的学位论文并通过论文答辩。

5．掌握一门外国语，能熟练阅读本专业外文资料，具有一定的听、说和写作能力。

四、申请资格

（一）研究生申请口腔医学专业学位

现行的口腔临床医学研究生采取分段连续培养、中期考核筛选、择优进入第二阶段、直接攻读博士学位的方式培养。完成第一、二阶段培养者，可申请口腔医学博士专业学位；完成第一阶段培养但未升入第二阶段者，经过一年临床工作实践，可申请口腔医学硕士专业学位。

（二）在职口腔临床医师申请口腔医学硕士专业学位

1．申请人获得口腔医学专业的学士学位后，在本学科从事临床医疗工作至少三年，结束住院医师规范化培训第一阶段并通过考核。

2．申请人须通过同等学力人员申请硕士学位外国语水平全国统一考试和条件成熟后增加的专业综合水平统一考试。

3．申请人需提供以下材料：

（1）个人简历及学士学位证书；

（2）所在单位推荐意见（包括政治思想表现、医德医风、临床工作能力等）；

（3）住院医师规范化培训第一阶段考试成绩；

（4）同等学力人员申请硕士学位外国语水平全国统一考试及专业综合水平统一考试成绩合格证书；

（5）两位口腔医学副教授或副主任医师以上职称的专家推荐书，其中一位应是学位授予单位的口腔医学研究生指导教师。

4．申请人应在接受单位相应学科、专业，在导师指导下从事不少于六个月的临床工作，以考核临床工作能力，并由指导教师提出是否同意申请学位的意见。

（三）在职口腔临床医师申请口腔医学博士专业学位

1．申请人应已获得口腔医学硕士专业学位。

2．申请人已完成第二阶段住院医师规范化培训。

3．申请人须通过全国医学博士外语统一考试。

4．申请人需提供以下材料：

（1）个人简历及硕士学位证书；

（2）所在单位推荐意见（包括政治思想表现、医德医风、临床工作能力等）；

（3）第二阶段住院医师规范化培训合格证书；

（4）全国医学博士公共外语成绩合格证明；

（5）两位口腔医学教授或主任医师推荐书，其中一位应是学位授予单位的口腔医学博士研究生指导教师。

5．申请人应在接受单位相应学科、专业，在导师指导下从事不少十六个月的临床工作，以考核其临床工作能力，并由指导教师提出是否同意申请学位的意义。

（四）具有研究生学历者在职申请口腔医学博士专业学位

具有研究生学历并获得口腔医学硕士以上（包括硕士）学位者，自获得学位后在相应专业从事临床工作三年以上，经学位授予单位考核，认为其临床工作能力达到授予口腔医学博士专业学位要求的水平，可接受其在职申请口腔医学博士专业学位。申请人可免于提交住院医师规范化培训证书，其他需提交的材料，同本条第（三）款中的有关规定。

五、考核与学位授予

申请人必须通过学位课程考试、临床能力考核和学位论文答辩。由学位授予单位的学位评定委员会审核批准授予口腔医学专业学位。

（一）口腔医学硕士专业学位

1．学位课程考试：考试科目包括政治理论、专业课及基础理论课，总门数不少于5门。由学位授予单位组织考试。

2．临床能力考核与学位论文答辩：由学位授予单位按学科、专业组成考核答辩委员会，考核答辩委员会应由3至5名具有口腔医学副教授或副主任医师以上职称的专家（含口腔医学硕士生导师1-2名）组成。

临床能力考核：主要考核申请人是否具有规范的口腔临床操作和独立处理本学科常见病的能力。

学位论文答辩，由考核答辩委员会以论文答辩的形式考核申请人的临床科研能力。

口腔医学硕士专业学位论文的要求：

（1）学位论文可以是包含文献综述的病例分析报告；

（2）学位论文应紧密结合临床实际，以总结临床实践经验为主；

（3）学位论文应表明申请人已经掌握临床科学研究的基本方法。

（二）口腔医学博士专业学位

1．学位课程考试：考试科目包括专业外语、专业课和基础理论课，总门数不少于4门。由学位授予单位组织考试。

2．临床能力考核与学位论文答辩：由学位授予单位按学科、专业组成考核答辩委员会，考核答辩委员会应由5至7名具有口腔医学副教授或副主任医师以上职称的专家组成，其中半数以上应是具有口腔医学教授或主任医师职称的口腔医学专家（包括口腔医学博士生导师和外单位专家1-2名）。

临床能力考核：主要考核申请人是否具有较高的口腔临床操作技能和独立处理本学科常见病和某些疑难病症的能力。

学位论文答辩：由考核答辩委员会按学位条例规定程序组织论文答辩。

口腔医学博士专业学位论文的要求：

（1）论文课题紧密结合临床实际；

（2）研究结果对临床工作具有一定的应用价值；

（3）论文表明申请人具有运用所学知识解决临床实际问题和从事临床科学研究的能力。

六、经费

申请人在申请学位期间所需经费，参照国家有关研究生的经费标准，原则上由申请人所在单位支付。

七、组织管理

试点工作在国务院学位委员会、教育部和卫生部的领导下进行。选择部分学位授予单位进行试点，待取得经验后逐步推广。

本办法的解释权属国务院学位委员会办公室。

公共卫生硕士专业学位试行办法

学位〔2001〕9 号　附件

为不断完善和改进我国医学学位制度，促进卫生事业的发展，培养适应社会主义市场经济需要的高素质、高层次公共卫生应用型专门人才，特设置公共卫生硕士专业学位。

一、授予学位的名称

公共卫生硕士专业学位的设置，其中文正式名称为：公共卫生硕士专业学位；英文名称为：Master of Public Health，英文缩写为 MPH。

二、招生对象及入学考试办法

1．从事公共卫生及相关工作的在职人员；

2．大学本科毕业后（一般应为医药卫生类专业且获得学士学位）工作满 3 年者；

3．通过公共卫生硕士专业学位全国联合考试，择优录取。

三、授予学位的标准

1．拥护中国共产党的领导，热爱祖国，热爱人民，遵纪守法，具有良好的职业道德，热爱公共卫生事业；

2．具有所学专业较宽广的基础理论和较系统的专业知识，并掌握现代公共卫生及相关学科的理论知识；

3．掌握公共卫生的管理方法和技能，能独立从事公共卫生的现场工作；能结合公共卫生实际发现问题，并运用所学的理论与方法分析问题和解决问题；

4．具有一定的科学研究能力，完成专业学位论文并通过答辩；

5．掌握一门外国语，能较熟练地阅读本专业外文资料，具有一定的写作能力。

四、学习年限

一般为 2-4 年。

五、培养内容与要求

在培养中，强调人才培养与我国公共卫生实际需要相结合；采用理论学习、社会实践、课题研究三结合的培养模式，注重培养解决实际问题的能力和管理能力。各培养单位可根据培养工作的需要，实行培养单位导师与现场导师共同指导的培养方式。

（一）学位课程

分设必修课和选修课，实行学分制（指导性培养方案另行制定）。具体课程由各培养单位参照培养方案自行制定。

（二）社会实践

在学期间安排至少一个月时间进行社会实践，并完成社会实践报告。

（三）学位论文

公共卫生硕士专业学位的论文工作，应结合公共卫生的实际需要进行选题，突出课题的实际意义和应用价值。公共卫生硕士专业学位论文应符合以下基本要求：

1．选题应紧密结合卫生工作的实际；

2．专业学位论文的形式可以是质量较高的现场调查报告，也可以是针对存在的问题提出科学合理的研究设计方案，或其他研究论文；

3．论文应表明作者运用所学知识进行调查研究和分析公共卫生实际问题的能力，并能提出相应的对策和改进方法；

4．论文结果应对公共卫生实际工作具有较高的应用价值。

六、学位授予

攻读学位者按培养计划的要求，通过学位课程考试，完成公共卫生现场实践，完成学位论文并通过答辩者授予公共卫生硕士专业学位。

七、组织管理及其他

试点工作在国务院学位委员会、教育部的领导下进行，全国医学专业学位教育指导委员会负责对教学、培养的具体工作进行指导。选择部分学位授予单位先行试点，待取得经验后逐步推广。

本办法的解释权属国务院学位委员会办公室。

护理硕士专业学位设置方案

学位〔2010〕15 号　附件

一、为适应我国医学事业发展对护理专门人才的迫切需求，完善护理人才培养体系，创新护理人才培养模式，提高护理人才培养质量，特设置护理硕士专业学位。

二、“护理硕士专业学位”英文名称为“Master of Nursing Specialist”，简称 MNS。

三、护理硕士专业学位培养目标是：培养具备良好的政治思想素质和职业道德素养，具有本学科坚实的基础理论和系统的专业知识、较强的临床分析和思维能力，能独立解决本学科领域内的常见护理问题，并具有较强的研究、教学能力的高层次、应用型、专科型护理专门人才。

四、护理硕士招生对象一般为学士学位获得者或具有同等学力者，并已通过注册护士资格考试。

五、护理硕士的课程设置要充分反映护理实践领域对专门人才的知识与素质要求，以培养学生的临床护理实践能力为主，同时注重培养研究能力和教学能力。

六、护理硕士培养模式采取以临床实践为主，辅以一定的课程学习和科研训练。

七、护理硕士专任教师须具有较强的护理专业实践能力和教育教学水平。

八、学位论文须与培养临床护理决策能力紧密结合，体现学生运用护理及相关学科理论、知识和方法分析、解决护理实际问题的能力。论文类型可以是研究报告、个案研究等多种形式。学位论文答辩形式可多种多样，答辩成员中须有护理实践领域具有专业技术职务的专家。

九、临床实践与课程考试合格，并通过学位论文答辩者，授予护理硕士专业学位。

十、积极推进护理硕士专业学位与专业护士类职业资格考试的有效衔接。

十一、护理硕士专业学位由经国家批准的护理硕士专业学位研究生培养单位授予。

药学硕士专业学位设置方案

学位〔2010〕15 号　附件

一、为适应我国医药事业发展对药学专门人才的迫切需求，完善药学人才培养体系，创新药学人才培养模式，提高药学人才培养质量，特设置药学硕士专业学位。

二、药学硕士专业学位英文名称为“Professional Master of Pharmacy”，缩写为 M. Pharm。

三、药学硕士专业学位培养目标是：面向药物技术转化、生产、流通、使用、监管等职业领域，培养具备良好的政治思想素质和职业道德素养，较好掌握药学及相关学科专业知识，具有较强的技术创新能力和解决实际问题能力的高层次、应用型药学专门人才。

四、药学硕士的课程设置要充分反映药学实践领域对专门人才的知识与素质要求，突出交叉性、实用性，重视人文、社会科学课程，强调以应用和问题为主线对不同学科知识加以整合，注重分析能力和创造性解决实际问题能力的培养。教学方法要重视运用案例分析、现场研究、模拟训练等方法。

五、药学硕士的培养过程须突出药学实践导向，加强实践教学，实践教学时间不少于半年。

六、药学硕士专任教师须具有较强的专业实践能力和较高的教育教学水平。重视吸收来自药学实践领域的专业人员承担专业课程教学，构建“双师型”的师资结构。

七、学位论文的选题须紧密结合药学及相关领域科技转化、注册与申报、生产与技改、推广与流通、药学服务及药品监管等实际问题，注重针对性、实用性。学位论文类型可以是专题研究、典型案例分析、技改方案等，体现综合运用科学理论和方法解决实际问题的能力。论文答辩形式可多种多样，答辩成员中须有药学实践领域具有专业技术职务的专家。

八、修满规定学分、专业技能考核合格并通过学位论文答辩者，授予药学硕士专业学位。

九、积极推进药学硕士专业学位与药学类职业资格考试的有效衔接。

十、药学硕士专业学位由经国家批准的药学硕士专业学位研究生培养单位授予。

十一、药学硕士专业学位证书由国务院学位委员会办公室统一印制。

中药学硕士专业学位设置方案

学位〔2010〕15号　附件

一、为适应我国中医药事业发展对中药学专门人才的迫切需求，完善中药学人才培养体系，创新中药学人才培养模式，提高中药学人才培养质量，特设置中药学硕士专业学位。

二、中药学硕士专业学位英文名称为“Master of Chinese Materia Medica”，英文缩写为MCMM。

三、中药学硕士专业学位培养目标是：热爱中医药事业，具备良好的专业素质和职业道德，系统掌握本学科基本理论和专业技能，具有较强的实践能力和创新精神，能结合实际工作发现问题、提出问题、分析和解决问题，胜任中药生产、质量评价与控制、新药研发、注册申请、流通管理、合理使用、临床及社会服务等工作高层次、应用型的中药学专门人才。

四、中药学专业学位的教学内容要突出知识交叉性、实用性、创新性的特点，实现“工与学”有机结合，从“以学科为中心划分”转变为“以知识或问题（能力）为中心划分”的人才培养模式，以知识或问题（能力）为主线把不同学科知识加以综合，重视人文、社会科学课程。

五、教学方式采用课程讲授、案例研讨和专业实习等多种形式，以能力与技术培养为核心，重视实践教学。聘请在中药研发、注册、生产、流通、应用、监管等环节有丰富实践经验的专家参与教学，教学方式注重教师讲授与学生研讨、模拟、案例教学的有机结合。

六、学位论文须与中药产业的实际需要相结合，体现学生运用中药学及相关学科理论、知识和方法分析、解决中药学实际问题的能力。论文类型可以是质量较高的现场调查分析报告、针对主要技术问题提出科学合理的研究设计解决方案，或者其他相关研究论文。学位论文答辩形式可多种多样，答辩成员中须有药学实践领域具有专业技术职务的专家。

七、课程考试合格、完成专业技能考核并通过专业学位论文答辩者，授予中药学硕士专业学位。

八、积极推进中药学硕士专业学位与中药学类职业资格考试的有效衔接。

九、中药学硕士专业学位由经国家批准的中药学硕士专业学位研究生培养单位授予。

十、中药学硕士专业学位证书由国务院学位委员会办公室统一印制。

中医专业学位设置方案

学位〔2014〕45号　附件

一、为服务我国中医药事业发展对中医专门人才的迫切需求，完善中医人才培养体系，创新中医人才培养模式，提高中医人才培养质量，特设置中医专业学位。

二、中医专业学位分为博士、硕士两级，含中西医结合及民族医。中医博士专业学位英文名称为“Doctor of Chinese Medicine”，缩写为“DCM”；中医硕士专业学位英文名称为“Master of Chinese Medicine”，缩写为“MCM”。

三、中医博士专业学位培养目标是：热爱中医药事业，具备良好的专业素质和职业道德，掌握坚实宽广的中医基础理论、系统深入的专科知识和临床技能，具有较强的传承创新能力和实践创新能力，结合临床开展研究并做出创造性的成果，能够独立从事中医临床、教学科研工作的高级专门人才。

中医硕士专业学位培养目标是：热爱中医药事业，具备良好的专业素质和职业道德，系统掌握中医基础理论、专业知识和临床技能，同时掌握必要的现代医疗技术，具有较强的传承学习能力、实践能力和临床研究能力，能够独立从事中医临床工作的高层次应用型专门人才。

四、中医专业学位研究生培养与中医临床医师毕业后教育有机衔接。中医博士专业学位研究生，其临床能力培养与中医专科医师规范化培训标准有机衔接；中医硕士专业学位研究生，其临床能力培养按照中医住院医师规范化培训标准进行。

五、教学方式采用课程讲授、专题讲座、案例研讨、社会实践、跟师学习、专业训练和科研实践等多种形式。重视名老中医药专家经验总结与传承，激发学生自主学习能力。坚持理论与实践相结合、临床与科研相结合。

六、中医专业学位研究生培养实行导师或导师组负责制。积极吸纳规范化培训指导教师参与研究生培养。

七、学位论文应结合中医临床实际选题，突出实际意义和应用价值。博士学位论文应紧密结合临床实际，对临床工作具有较高的应用价值和创新性。硕士学位论文应反映研究生运用相关学科理论、知识和方法，分析、解决临床实际问题的能力，可以是研究报告、临证经验总结、专业文献研究、医案医话解析等。学位论文答辩成员中须有中医临床一线具有高级专业技术职务的专家。

八、考核方式分为学位课程考试、临床能力考核和论文答辩三部分，考核通过者，授予中医博士或硕士专业学位。

九、中医博士、硕士专业学位由经国家批准的中医博士或硕士专业学位研究生培养单位授予。

第二部分

医药学专业学位研究生指导性培养方案

临床医学硕士专业学位研究生指导性培养方案

学位〔2015〕9号 附件

为贯彻落实国家卫生计生委等七部门《关于建立住院医师规范化培训制度的指导意见》(国卫科教发〔2013〕56号)及教育部等六部门《关于医教协同深化临床医学人才培养改革的意见》(教研〔2014〕2号)精神，不断完善我国临床医学人才培养体系建设，积极推进临床医学专业学位研究生教育改革，建立适应临床医学特点的人才培养制度，促进临床医学专业学位研究生教育与住院医师规范化培训制度衔接，更好地服务医药卫生体制改革和事业发展，特制定临床医学硕士专业学位研究生指导性培养方案。

第一条 培养目标与要求

一、培养热爱医疗卫生事业，具有良好职业道德、人文素养和专业素质的临床医师。

二、掌握坚实的医学基础理论、基本知识和基本技能，具备较强临床分析和实践能力，以及良好的表达能力与医患沟通能力。能独立、规范地承担本专业和相关专业的常见多发病诊治工作。

三、掌握临床科学研究的基本方法，并有一定的临床研究能力和临床教学能力。

四、具有较熟练阅读本专业外文资料的能力和较好的外语交流能力。

第二条 招生对象与入学方式

一、招生对象。为符合医师资格考试报考条件规定专业的应届或往届本科毕业生。对于已经获得住院医师规范化培训合格证书人员原则上不得报考临床医学硕士专业学位研究生。

二、入学方式。参加全国硕士研究生招生，并达到规定要求，着重考核学生的综合素质、专业能力和专业基础知识。

第三条 学习年限与培养原则

一、学习年限。学习年限为3年。在规定时间内未达到培养要求者可以延期学习年限，具体由学位授予单位根据有关文件自行规定。

二、培养原则。培养采用理论学习、临床轮转与导师指导相结合的方式，以临床轮转为主。培养过程应按照住院医师规范化培训内容与标准进行，同时重视学位课程学习以及临床研究能力和教学能力的全面培养。

第四条 课程学习与考核

一、课程设置。课程包括：公共必修课（政治、外语）、专业基础课、专业课和选修课。应根据硕士生必须具备的知识结构开设课程，学位课程应满足学位授予以及住院医师规范化培训的要求。

专业基础课、专业课和选修课内容应涵盖人文素养、临床科研方法、公共卫生、法律法规等类别课程，例如：临床思维与人际沟通、医学文献检索、医学统计学、临床流行病学、循证医学、预防医学与公共卫生、重点传染病防治知识、医学法律法规等。

二、课程学分。学位课程要求总学分应不少于16学分。政治理论课3学分，外语2学分。

三、课程教学。可采取集中授课、网络教学、专题讲座等方式相结合。考核可采取笔试、读书报告等多种方式。

学位课程可与住院医师规范化培训公共理论和临床专业理论学习相结合，由学位授予单位和培训基地共同开展教学。

在临床轮转期间，每月安排不少于两个半天的集中学习，以讲座、教学研讨会、案例分析等方式，学习各相关学科的新进展、新知识。

第五条　临床能力训练和考核

一、临床能力训练以提高临床实践能力为主，应在卫生计生行政部门公布的住院医师规范化培训基地进行。

二、临床轮转按照《国家卫生计生委办公厅关于印发住院医师规范化培训基地认定标准（试行）和住院医师规范化培训内容与标准（试行）》（国卫办科教发〔2014〕48号）进行，实际培训时间应不少于33个月，达到各专业培训标准细则的要求。

三、临床能力考核。主要考核硕士生是否具有较强的临床分析、思维能力和实践操作能力。严格按照住院医师规范化培训的过程考核和结业考核进行，学位授予单位应认定其临床能力考核结果。

第六条　科研与教学培训

一、硕士生应掌握文献检索、资料收集、病例观察、医学统计、循证医学等科学研究方法。能够熟练地搜集和处理资料，在临床实践中发现问题，科学分析和总结，研究解决问题，探索有价值的临床现象和规律。

二、硕士生应参加教学查房、病例讨论会、专题讲座、小讲课等教学工作；能够参与见习/实习医生和低年资住院医师的临床带教工作。

第七条　学位论文与答辩

一、选题要求。选题应从临床实际出发，紧密结合临床需求，体现临床医学特点，具有科学性与实用性，鼓励与专业最新进展密切相关的自主选题。

二、学位论文形式。学位论文可以是研究报告、临床经验总结、临床疗效评价、专业文献循证研究、文献综述、针对临床问题的实验研究等。

三、学位论文要求。学位论文应符合学术规范要求。论文作者必须恪守学术道德规范和科研诚信原则。学位论文必须由研究者独立完成，与他人合作完成的学位论文需注明作者在其中的贡献度和具体研究内容。注重知识产权保护，研究资料和数据具有可溯源性。对涉及国家机密和尚不能公开的研究结果，以及临床研究报告论文中涉及研究对象隐私和权益等问题，应遵守国家有关法律法规执行。

四、学位论文答辩。学位授予单位按照有关规定制定学位论文答辩的具体要求和程序，组织论文答辩。

第八条　学位申请与授予

一、申请条件

1．完成学位授予单位培养方案所规定的各项要求；

2．取得《医师资格证书》；

3．完成住院医师规范化培训并取得《住院医师规范化培训合格证书》；

4．通过硕士学位论文答辩。

二、学位授予

硕士生达到临床医学硕士专业学位的学位授予条件后，向所在学位授予单位学位管理部门提出申请，经学位评定委员会批准，授予临床医学硕士专业学位。

第九条　分流机制

学位授予单位应按照研究生学籍管理有关规定制订相关政策，对不适宜继续按照临床医学硕士专业学位培养的研究生进行合理分流。

一、第二学年内未获得《医师资格证书》，根据学生意愿，可安排其转入学术学位研究生培养渠道，但应按照学术学位研究生的培养要求完成学位课程学习和论文答辩。

二、在规定的学习年限内，未通过学位课程考核、住院医师规范化培训考核或学位论文答辩者，经学位授予单位批准，可适当延长学习年限。

三、对在规定的学习年限内获得《医师资格证书》、完成学位课程考核，但未获得《住院医师规范化培训合格证书》者，可对其进行毕业考核和论文答辩，准予毕业。毕业后三年内取得《住院医师规范化培训合格证书》者，可回原学位授予单位申请硕士专业学位。

第十条　组织管理

硕士生同时也是参加住院医师规范化培训的住院医师，接受学位授予单位、卫生计生行政部门培训基地管理，由学位授予单位研究生主管部门统筹负责。硕士生的指导教师包括学位论文指导教师和临床能力训练指导医师，分别负责学位论文指导和临床带教工作。各轮转科室需成立指导小组，负责指导研究生的临床能力训练。

第十一条　附则

一、本方案适用于攻读临床医学硕士专业学位研究生。

二、学位授予单位应根据本方案，从招生录取、培养方案、学位授予等方面制订具体规定。

三、本细则自发文之日起实施。未尽事宜参阅相关配套文件。

国务院学位委员会

2015 年 5 月 29 日

口腔医学硕士专业学位研究生指导性培养方案

学位〔2015〕9号　附件

为贯彻落实国家卫生计生委等七部门《关于建立住院医师规范化培训制度的指导意见》(国卫科教发〔2013〕56号)及教育部等六部门《关于医教协同深化临床医学人才培养改革的意见》(教研〔2014〕2号)精神，不断完善我国口腔医学人才培养体系，积极推进口腔医学专业学位研究生教育改革，建立适应口腔医学临床工作特点的人才培养制度，更好地服务医药卫生体制改革和卫生计生事业发展，特制定口腔医学硕士专业学位研究生（以下简称硕士生）指导性培养方案。

第一条　培养目标

一、培养热爱医疗卫生事业，具有良好的职业道德、人文素养和专业素质口腔临床医师。

二、掌握口腔医学基础理论、基本知识和基本技能，掌握所在学科的各种疾病的发病机理、临床表现、诊断、鉴别诊断和处理，具备较强口腔临床实践能力，具备良好医患沟通能力，能独立、规范地承担本专业和相关专业的常见多发病诊治工作。

三、掌握从事口腔临床科学研究的基本方法，了解所在学科的科研方向、发展趋势、研究前沿和临床热点，并有一定的口腔医学临床研究能力和临床教学能力。

四、具有较熟练阅读本专业外文资料的能力和较好的外语交流能力。

第二条　招生对象及入学考试

一、招生对象。为符合医师资格考试报考条件规定的应届或往届本科毕业生。已经获得口腔相关住院医师规范化培训合格证书人员原则上不得报考口腔医学硕士专业学位研究生。

二、入学考试。参加全国硕士研究生招生，并达到规定要求，着重考核学生的综合素质、专业能力和专业基础知识。

第三条　学习年限与培养原则

一、学习年限。学习年限为3年。在规定时间内未达到培养要求者可以适当延长学习年限，具体由学位授予单位根据有关文件自行规定。

二、培养原则。培养采用理论学习、临床轮转与导师指导相结合的方式，以临床轮转为主。培养过程应按照住院医师规范化培训内容与标准进行，同时重视学位课程学习以及临床研究能力和教学能力的全面培养。

第四条　课程学习与考核

一、课程设置。课程包括：公共必修课（政治、外语）、专业基础课、专业课和选修课。学位授予单位应根据硕士生必须具备的知识结构开设课程，课程应满足学位授予以及住院医师规范化培训的要求。

专业基础课、专业课和选修课内容应涵盖人文素养、临床科研方法、公共卫生、法律法规等类别课程，例如：临床思维与人际沟通、医学文献检索、医学统计学、临床流行病学、循证医学、预防医学与公共卫生、重点传染病防治知识、医学法律法规等。

二、课程学分。学位课程学习实行学分制，总学分应不少于16学分，其中政治理论课3学分，外语2学分。

三、课程教学。可采取集中授课、网络教学、专题讲座、案例分析等方式进行。考核可采取笔试、读书报告等多种方式。

学位课程可与住院医师规范化培训公共理论和临床专业理论学习相结合，由学位授予单位和培训基地共同开展教学。

第五条　临床能力训练和考核

一、临床能力训练以提高临床实践能力为主，应在卫生计生行政部门公布的住院医师规范化培训基地进行。

二、临床轮转按照《国家卫生计生委办公厅关于印发住院医师规范化培训基地认定标准（试行）和住院医师规范化培训内容与标准（试行）》（国卫办科教发〔2014〕48号）进行，实际培训时间应不少于33个月，达到相应专业培训标准细则的要求，完成规定的专业理论学习和临床实践技能培训。

三、临床能力考核。主要考核硕士生是否具有较强的临床分析、思维能力和实践操作能力。严格按照住院医师规范化培训的过程考核和结业考核进行，学位授予单位应认定其临床能力考核结果。

第六条　科研与教学培训

一、硕士生应掌握文献检索、资料收集、病例观察、医学统计、循证医学等科学研究的基本方法，掌握运用资料和数据进行综合分析和解决临床问题的能力，探索有价值的临床现象和规律。

二、硕士生应参加教学查房、病例讨论会、专题讲座、小讲课等教学工作；能够参与见习/实习医生和低年资住院医师的临床带教工作。

第七条　学位论文与答辩

一、选题要求。学位论文应紧密结合口腔临床工作实际，具有科学性与实用性，选题范围需与专业领域一致，鼓励与专业最新进展密切相关的自主选题。

二、学位论文形式。学位论文可以是病例分析报告、研究报告、临床经验总结、临床疗效评价、专业文献循证研究、文献综述、针对临床问题的实验研究等。

三、学位论文要求。学位论文应在导师指导下由硕士生独立完成。表明硕士生已经具备运用口腔临床医学的理论和方法分析解决实际问题的能力。论文应符合学术道德规范和科研诚信原则。凡临床研究报告论文中涉及研究对象隐私和权益等问题，应予以保密或征得对方知情同意后方可公开，对涉及国家机密和尚不能公开的研究结果，须遵守国家法律。

四、学位论文答辩。学位授予单位按照有关规定制定学位论文答辩的具体要求和程序，并组织论文答辩。

第八条　学位申请与授予

一、学位申请条件：

1．完成学位授予单位培养方案所规定的各项要求；

2．取得《医师资格证书》；

3．完成住院医师规范化培训并取得《住院医师规范化培训合格证书》；

4．完成硕士学位论文并通过答辩。

二、学位授予

硕士生达到口腔医学硕士专业学位授予条件后，向所在的学位授予单位学位管理部门提出申请，经学位评定委员会批准，授予口腔医学硕士专业学位。

第九条　分流机制

学位授予单位应按照研究生学籍管理有关规定制订相关政策，对不适宜继续按照口腔医学硕士专业学位培养的研究生进行合理分流。

一、第二学年内未获得《医师资格证书》，根据学生意愿，可安排其转入学术学位研究生培养渠道，但应按照学术学位研究生的培养要求完成学位课程学习和论文答辩。

二、在规定的学习年限内，未通过学位课程考核、住院医师规范化培训考核或学位论文答辩者，经学位授予单位批准，可适当延长学习年限。

三、对在规定的学习年限内获得《医师资格证书》、完成学位课程考核，但未获得《住院医师规范化培训合格证书》者，可对其进行毕业考核和论文答辩，准予毕业。毕业后三年内取得《住院医师规范化培训合格证书》者，可回原学位授予单位申请硕士专业学位。

第十条　组织管理

硕士生同时也是参加住院医师规范化培训的住院医师，接受学位授予单位、卫生计生行政部门培训基地管理。由学位授予单位研究生主管部门统筹负责。硕士生的指导教师包括学术指导教师和临床能力训练指导医师。学术指导教师主要负责对硕士生的学位论文进行指导。各轮转科室需成立指导小组，负责指导硕士生的临床能力训练。

第十一条　附则

一、本方案适用于攻读口腔医学硕士专业学位研究生。

二、学位授予单位应根据本方案，从招生录取、培养方案、学位授予等方面制订具体规定。

三、本方案自发布之日起实施。未尽事宜参阅相关配套文件。

国务院学位委员会

2015 年 5 月 29 日

中医硕士专业学位研究生指导性培养方案

学位〔2015〕9号　附件

为贯彻落实国家卫生计生委等七部门《关于建立住院医师规范化培训制度的指导意见》(国卫科教发〔2013〕56号)及教育部等六部门《关于医教协同深化临床医学人才培养改革的意见》(教研〔2014〕2号)精神，不断完善我国中医学人才培养体系，积极推进中医临床专业学位研究生教育改革，建立适应中医特点的人才培养制度，促进中医专业学位研究生教育与住院医师规范化培训制度衔接，更好地服务医药卫生体制改革和事业发展，特制定中医硕士专业学位研究生指导性培养方案。

第一条　培养目标与要求

一、培养热爱中医药事业，具有良好职业道德、人文素养和专业素质的中医临床医师。

二、掌握坚实的中医基本理论、基本知识和基本技能，以及基本的现代诊疗技术，具备较强临床分析和实践能力，以及良好的表达能力和医患沟通能力，能独立、规范承担本专业和相关专业的常见疾病诊治工作。

三、掌握临床科学研究的基本方法，具有较强传承学习、临床研究能力，并有一定的临床教学能力。

四、具有较熟练阅读本专业外文资料的能力和较好的外语交流能力。

第二条　招生对象与入学方式

一、招生对象。为符合中医医师资格考试报考条件规定的专业要求的应届或往届本科毕业生。已经获得住院医师规范化培训合格证书人员原则上不得报考中医硕士专业学位研究生。

二、入学方式。参加全国硕士研究生招生，并达到规定要求，着重考核学生的综合素质、专业能力和专业基础知识。

第三条　学习年限与培养原则

一、学习年限。中医硕士生学制3年。在规定时间内未达到培养要求者可以延期学习年限，最长学习年限和申请学位年限由学位授予单位根据有关文件要求自行规定。

二、培养原则。培养采用理论学习、临床轮转与导师指导相结合的方式，以临床轮转为主。培养过程应涵盖中医住院医师规范化培训基本内容与要求，重视学位课程学习以及临床研究能力和教学能力的全面培养，同时注重祖国医学传统经典传承。研究生培养实行导师或指导教师组负责制，积极吸纳中医住院医师规范化培训指导教师参与研究生教学培养。

第四条　课程学习与考核

一、课程学分。学位课程学习实行学分制，总学分应不少于20学分。其中，政治理论课3学分；外语2学分。

二、课程设置。应根据中医专业学位硕士生必须具备的知识结构开设课程，课程应满足学位授予以及中医住院医师规范化培训的要求。课程类别：公共必修课（政治、外语）、专业基础课、专业课和选修课。课程内容应包括：中医辨证思维、临床实践课、临床科研方法、中医临床进展、经典医籍，预防医学与公共卫生、重点传染病防治知识、人文素养与职业道德、医学伦理、法律法规、人际沟通等。

三、课程教学。可采取集中授课、网络教学、专题讲座、案例研讨等方式进行。重视名老中医药专家经验总结与传承，激发学生自主学习能力。坚持理论与实践相结合、临床与科研相结合。

学位课程可与中医住院医师规范化培训公共专业理论学习科目相结合，由学位授予单位和培训基地共同组织实施教学。

在临床轮转期间，每月安排不少于两个半天的集中学习，以讲座、教学研讨会、案例分析等方式，学习各相关学科的新进展、新知识。

四、课程考核。主要考核中医硕士生是否掌握本专业相关学科基础理论知识。考核可采取笔试、学术报告等多种方式进行。公共必修课（政治、外语）由学位授予单位统一组织授课并考试。专业课、专业基础课考核由学位授予单位和培训基地共同组织实施，考核合格后获得相应学分。

第五条　临床能力训练和考核

一、临床能力训练以提高临床实践能力为主，应在中医药管理部门公布的中医住院医师规范化培训基地进行。

二、临床能力训练按照国家中医药管理局印发的《中医住院医师规范化培训标准（试行）》进行。在临床培训基地规定的科室轮转培训时间不少于 33 个月，参加培训基地的专业领域相关科室的临床诊疗工作，接受临床基本技能训练，同时学习相关专业理论知识。临床轮转分为两个阶段：第一阶段为 24 个月，第二阶段为 9 个月。

第一阶段为通科能力训练。在中医各专科轮转培训，培养中医临床工作能力，掌握相关的西医基本技能。主要轮训科室为中医内科、中医外科、中医妇科、中医儿科、针灸科、推拿科、中医康复科、中医骨伤科、中医耳鼻喉科、中医眼科等。辅助科室主要以诊断方法训练为主，中药房以辨识各类中药饮片及了解品种调剂为主。

第二阶段为专科能力训练。在所学专业进行定向专业培训，以强化专业知识和临床技能为主，提高中医专科疾病的诊疗能力，掌握中医专科诊疗规范、临床操作技术、中医专科特色疗法、相关学科西医的基本技能，熟悉相关辅助科室的检查检验内容和诊断方法。硕士生根据专业选择在相应的专业领域病房、门诊以及密切相关科室轮训。并在导师指导下完成学位论文工作。

三、跟师学习。根据临床专业人才培养特点，各培训基地均应将师承培养方式融入到培训之中，跟师学习根据指导教师的临诊时间可与临床轮转第一阶段、第二阶段同步进行，每周半天，每年不少于 30 次。培训期间，可采用临诊抄方等多种形式学习指导教师学术思想、诊疗思路或临证经验。

四、临床能力考核。主要考核硕士生是否具有较强的临床分析、思维能力和实践操作能力。临床能力考核由培训基地按照中医住院医师规范化培训的过程考核和结业考核进行，对取得《住院医师规范化培训合格证书》者，学位授予单位认定其临床能力考核合格。

第六条　科研与教学训练

硕士生在读期间应掌握文献检索、资料收集、病例观察、医学统计、循证医学等科学研究的基本方法，培养临床科研思维和分析运用能力。参加中医学生的见习、实习等教学工作，包括参与临床带教、教学查房和小讲课等；参加院内专题讲座及病例讨论会。

第七条　学位论文与答辩

一、选题要求

选题应从临床实际出发，紧密结合临床需求，具有科学性与实用性，鼓励与专业最新进展密切相关的自主选题。

二、学位论文形式和规范要求

1．学位论文形式。学位论文必须体现中医学特点，反映研究生运用相关学科理论、知识和方法，分析、解决临床实际问题的能力，可以是病例分析报告、临证经验总结、临床疗效评价、临床应用基础研究、专业文献循证研究、文献综述、针对临床问题的实验研究等。能够展示对临床基础理论、基本知识、基本技能的掌握程度。

2．学位论文要求。学位论文应符合学术规范要求。论文作者必须恪守学术道德规范和科研诚信原则。学位论文必须由研究者独立完成，与他人合作完成的学位论文需注明作者在其中的贡献度和具体研究内容。注重知识产权保护，研究资料和数据具有可溯源性。对涉及国家机密和尚不能公开的研究结果，以及临床研究报告论文中涉及研究对象隐私和权益等问题，应遵守国家有关法律法规执行。

三、学位论文答辩

学位授予单位按照有关规定制定学位论文答辩的具体要求和程序，并组织论文答辩。

答辩委员会经无记名投票且三分之二以上同意，方可做出准予毕业和建议授予中医硕士专业学位的决议。论文答辩不合格的，经答辩委员会同意，可在一年内修改论文，重新答辩一次。

第八条　学位申请与授予

一、申请条件

1．完成学位授予单位培养方案所规定的各项要求；

2．取得《医师资格证书》；

3．完成住院医师规范化培训并取得《住院医师规范化培训合格证书》；

4．通过硕士学位论文答辩。

二、学位授予

硕士生达到了中医硕士专业学位的培养要求后，向所在学位授予单位研究生主管部门提出申请，经学位评定委员会批准，授予中医硕士专业学位，颁发中医硕士专业学位证书和毕业证书。

第九条　分流机制

学位授予单位应按照研究生学籍管理有关规定制订相关政策，对不适宜继续按照中医硕士专业学位培养的研究生进行合理分流。

一、第二学年内未获得《医师资格证书》，根据学生意愿，允许其申请转入学术学位研究生培养渠道，但应按照学术学位研究生的培养要求完成学位课程学习和论文答辩。

二、在规定的学习年限内，未通过学位课程考核、医师资格考试、住院医师规范化培训考核或学位论文答辩者，经学位授予单位批准，可适当延长学习年限。

三、对在规定的学习年限内获得《医师资格证书》、完成学位课程考核，但未获得《住院医师规范化培训合格证书》者，可对其进行毕业考核和论文答辩，准予毕业。毕业后三年内取得《住院医师规范化培训合格证书》者，可回原学位授予单位申请中医硕士专业学位。

第十条　组织管理

硕士生具有硕士研究生和住院医师双重身份，接受学位授予单位、培训基地管理，由学位授予单位研究生主管部门统筹负责。硕士生的指导教师包括学术指导教师和临床能力训练指导医师。学术指导教师主要负责指导硕士生学位论文工作；各轮转科室需成立指导小组，负责指导研究生的临床能力训练。

第十一条　附则

一、本方案适用于攻读中医硕士专业学位研究生。对一些具有中医临床特色的经典桥梁学科如伤寒、金匮、温病、中医诊断、方剂学等，培养目标为临床专业学位型者可参照本方案执行。

二、根据《关于印发〈中医专业学位设置方案〉的通知》（学位〔2014〕45 号）精神，中西医结合及民族医专业学位硕士研究生培养参照本方案执行。

三、学位授予单位应根据本方案，从招生录取、培养方案、学位授予等方面制定具体规定。

四、本方案自发文之日起实施。未尽事宜参阅相关配套文件。

国务院学位委员会

2015 年 5 月 29 日

护理硕士专业学位研究生指导性培养方案（试行）

学位办〔2011〕34号　附件

一、培养目标及基本要求

（一）培养目标

培养热爱护理专业，愿为护理事业而奉献，直接参与临床护理实践的高层次、应用型、专科型护理人才。

（二）基本要求

1．掌握马克思主义基本原理和中国特色社会主义理论体系，具有良好的政治素质和职业操守，德才兼备，身体健康。

2．掌握本学科坚实的基础理论和系统的护理学专业知识，具有合格的临床专科护理工作能力。

3．具有较强的临床分析和思维能力，能独立解决本学科领域内的常见的护理问题，掌握临床护理教学技能，对下级护士进行业务指导，达到专科领域的临床工作水平。

4．能结合临床护理实践，针对临床实践中的问题进行调查分析，提出对策。

5．掌握一门外国语，具有较熟练阅读本专业外文资料的能力。

二、招生对象

国民教育序列大学护理学本科毕业，且通过国家注册护士执业资格考试，或具有注册护士执照。

三、学习方式与年限

采用全日制和非全日制两种学习方式，学习年限一般为2-3年。

四、培养方式

采取护理学院导师和临床医院导师（或副导师）联合指导与指导小组集体培养相结合，以理论课学习及护理学专业相关方向的临床实践为主的培养方式。

五、课程设置

实行学分制，总学分不少于22学分。

（一）公共课（6-7学分）

国家规定的相关公共课程，如政治理论、外语等。

（二）专业基础课（11-12学分）

1．高级健康评估（3学分）

2．药物治疗学（2学分）

3．病理生理学（2学分）

4．循证护理（2学分）

5．医学统计学（2.5学分）或临床流行病学（2学分）

（三）专业课（4 学分）

高级护理实践能力培养（4 学分）。

（四）学术活动（1 学分）

参加学校和医院学术讲座、国家级继续教育学习、会议交流等。

六、考核方式

（一）课程考核。

（二）临床能力考核： 主要考核是否具备规范的临床护理操作能力和独立处理本专业护理问题的能力。

（三）学位论文： 针对临床工作中存在的问题通过调研或循证方式设计解决方案，提出对策。

七、学位授予

修满相应课程并取得规定学分、临床实践考核合格、通过学位论文答辩者，经学位授予单位学位评定委员会审核，授予护理硕士专业学位。

药学硕士专业学位研究生指导性培养方案（试行）

学位办〔2011〕34 号　附件

一、培养目标和基本要求

（一）培养目标

培养掌握马克思主义基本原理和中国特色社会主义理论体系，具有良好的政治素质和职业道德，在药物技术转化、临床使用、监管与生产流通等应用领域的高层次、应用型药学专门人才。

（二）基本要求

掌握药学及相关学科专业知识，具有较强技术创新能力和解决实际问题能力，能利用所学知识解决问题，胜任本领域的实际工作。

二、招生对象

具有国民教育序列大学本科学历（或本科同等学力）人员。

三、学习方式与年限

采用全日制和非全日制两种学习方式，学习年限一般为 2-3 年。

四、培养方式

坚持理论与实践结合、在实践中学习的原则。建议采用培养单位与实践部门合作培养的模式。鼓励采取双导师制，即在校内和实践单位分别聘任研究生指导教师。校内导师负责指导研究生课程学习和培养全过程协调，实践单位导师负责指导研究生实践活动，校内导师与实践单位导师按照集体培养的方式，根据本专业培养方案的要求以及每个研究生的具体情况，制订培养计划，定期检查实施情况。导师由培养单位相关学科和实践部门的高级专业技术职务或相应行政职务人员担任。

五、课程设置

实行学分制，总学分不少于 24 学分。

（一）公共课（4-5 学分）

国家规定的相关公共课程，如政治理论课、应用英语等课程。

（二）通识理论知识（6-8 学分）

从事药学工作应具备的通用理论知识及药学前沿科学技术知识，如药事法规、药典、药学前沿等课程。

（三）领域专业知识（6-8 学分）

从事本领域技术工作应具备的专业知识，如新药设计、药物滥用与不良反应监测、药物经济学等不同领域的专业知识。

（四）职业培训知识（4 学分）

与执业药师资格相衔接的理论知识，如药学综合知识与技能的培训等课程。

（五）实习实践（4 学分）

研究生须在培养单位指定的实践单位进行实践学习，并完成学位论文研究工作。实习实践时间一般不少于 1 年。

六、学位论文

学位论文选题要紧密结合药学及相关领域科技转化、注册与申报、生产与技改、推广与流通、药学服务及药品监管等实际问题，注重针对性、实用性。学位论文可以是针对药学实践领域具有一定经济和社会效益的专题研究等。

七、学位授予

完成课程学习和实习实践等培养环节，取得规定学分，并通过学位论文答辩者，经学位授予单位学位评定委员会审核，授予药学硕士专业学位。

中药学硕士专业学位研究生指导性培养方案（试行）

学位办〔2011〕34号　附件

一、培养目标及基本要求

培养掌握马克思主义基本原理和中国特色社会主义理论体系，具有良好的政治素质和职业道德，注重学科交叉，具备创新精神，具有运用专业知识分析与解决实际问题能力，具备科技成果转化能力，能胜任中药生产、质量评价与控制、新药研发、药品注册、流通管理、合理使用、临床及社会服务等工作的高层次、应用型专门人才。

二、招生对象

具有国民教育序列大学本科学历（或本科同等学力）人员。

三、学习方式与年限

采用全日制和非全日制两种学习方式，学习年限一般为2-3年。

四、培养方式

培养坚持与实践结合、从实践中学习的原则。注重科学技术向生产力转化的衔接，实现社会优质资源的最佳配置。可采用“校-企合作”或“校-企”与“校-管双导师制”的培养方式。

培养应借助高校完整的培养体系和丰富的培养经验，结合产业部门直接面向市场、拥有一批实践经验丰富的专家和研究条件良好的实践基地的优势。研究生课程教育可在高校完成，实践环节应到产业部门实施；研究所选的课题要注重实用性、创新性及与实际工作的结合。

教学方式采用课程讲授、案例研讨和专业实习等多种形式，聘请在中药研发、注册、生产、流通、应用、监管等环节有丰富实践经验的专家参与教学，教学方式注重教师讲授与学生研讨、模拟、案例教学的有机结合。

五、课程学习与专业实践要求

课程包括基础理论知识与专业技能等课程教育及专业实践，分为制药工程与技术、中药检验与分析、医院调剂与制剂、药事管理四个方向。

（一）课程设置

课程分学位课、非学位课以及专业技能。学位课包括公共必修课与专业必修课，非学位课为选修课。学位课与非学位课总门数不少于8门。

1．公共课

（1）政治理论（自然辩证法、科学社会主义理论与实践）

（2）外国语

（3）医学统计学

（4）计算机应用

2．专业课

结合专业方向，选择1至2门专业必修课程。

（1）制药工程与技术方向

中药工业化制剂原理及技术、制药设备原理、中药药品设计与研发、中药炮制与饮片生产、GMP与技术改造等。

（2）中药检验与分析方向

中药品质评价与质量标准建立、药品检验标准操作规范、生药学（中药基原、性状与显微鉴定）、中药仪器分析专论等。

（3）医院调剂与制剂方向

中药临床研究管理、中药调剂学专论、中药制剂学专论、中药临床循证评价、中药临床药学概论，中药物流通论等。

（4）药事管理方向

中药知识产权与保护、药物经济学专论、G（X）P与实务、注册法规及相关技术指导原则、中药企业管理、中药药房管理、中药现代化和国际化对策等。

3．非学位课（选修课）

非学位课程应在导师指导下，结合所研究课题方向选择，可跨选其他方向课程，也可选择相关学科理论（包括科学学位有关课程）与跨学科理论及实践技能课程。不少于2门。

4．专业技能

包括基本实验技能培训、操作安全培训、岗位操作规程培训、规章制度培训、保密规定培训、机关应用文培训及自我学习能力培训等。

（二）专业实践

根据研究方向，研究生应在中药行业相关单位进行时间不少于12个月的专业实践。专业实践应有带教老师签名的每月的实践报告及结束后的专业实践总结。对于专业实践的评价方式需经高校与实践单位双方同意，评价标准应符合行业实际，并能真实体现研究生的专业水平。

1．制药工程与技术方向

包括中药前处理、提取、精制、制剂成型及质量检验、新药研发、GMP管理等岗位实践。

中药前处理、提取、精制、制剂成型可参加车间实习。应掌握中药常见固体及液体剂型生产基本理论、生产流程与各岗位操作规范，独立完成岗位操作法、SOP以及生产工艺的制定与修订工作。由企业的各生产部门组织考核并出具考核意见。

质量检验、新药研发、GMP管理等专业实践采取现场实践和专题讲座方式进行。应达到独立完成现场采样、检验、质量标准的制定与修订工作或能够组织立项并开展中药新药临床前研究相关工作或具备实施GMP管理及开展技术改造工作的能力。通过实际操作及主管评价的方式进行考核。

2．中药检验与分析方向

中药质控与质量评价：应熟练掌握药用植物分类鉴定的基本知识和技能；认识药用植物200种以上，并制作蜡叶标本。

药材性状与显微鉴定：应熟练掌握中药性状、显微鉴定的基本知识和技能，包括性状、显微图片的制作；认识常用药材400种以上，掌握不同药用部位药材的组织构造特征及各药材粉末显微特征。

质量标准研究：应熟悉实验室操作规范（包括基本操作、基本概念），熟练常规检查的检验操作（包括药典制剂通则的检查和附录检查法），熟练掌握TLCS、HPLC、GC、LC-MS、GC-MS、ICP-MS、UV等仪器的原理和标准操作规程及维护与简单故障排除方法。掌握质量标准制定的基本原则；质量标准方法学验证等。

化学成分提取分离鉴定：掌握各类化学成分的结构特征、理化性质、提取、分离、纯化方法，已知化合物的结构鉴定方法。

3．医院调剂与制剂方向

医院制剂方向应掌握中药饮片的鉴别、保管，掌握中药各种剂型的制备过程，熟悉原辅料及成品的检验流程和方法学的建立，熟悉各生产岗位的标准操作规程。

医院调剂方向专业实践应包括汤剂饮片的调配和汤剂的制备，中成药制剂的调配，以及根据医师处方为患者临时配制其他药剂等工作。

临床药学方向应协助临床科室查房，进行病例讨论，实践后应可达到对患者进行用药指导与评价，对医务人员提供信息服务，在临床用药实践中收集分析评价药品不良反应（ADR）与药品不良事件（ADE）的基本要求。

4．药事管理方向

药事管理方向可围绕下列方面进行专业实践：

（1）研究和解决公众在药品获得和使用过程中的社会因素与制度保障。

（2）研究医药领域中有关物资资源的经济问题与经济规律以及如何提高药物资源的配置和利用效率，控制药品费用的不合理增长，促进临床合理用药及制定药品政策提供参考。

（3）药物政策产生、发展及其变化规律，为行业制定药品的研制、生产、流通、使用和监督管理等方面的政策与规章提供决策依据。

（4）中药知识产权保护的政策与实操。通过实践研究生获得查阅文献、资料收集与分析、实践调查、信息处理与分析的能力。

实践部门：

（1）药品生产企业、经营企业政府事务部。

（2）医院临床药学部、药房。

（3）医药公司：注册部、办公室、政策研究室。

（4）政府部门：中医药管理、药监局、发改委、知识产权局。

（5）学会与协会：中华中医药学会、世界中医药联合会、中药学会、中国药学会。

（6）专利事务所。

六、学位论文

学位论文应结合中药产业发展的实际需要进行选题，突出课题的创新性和应用价值。

（一）选题应紧密结合中药产业的实际，深入基层现场，对中药产业领域中某些亟待解决的问题进行调查研究，制订、设计调查方案，收集资料，在现场实践的基础上，对存在的问题进行分析并提出合理对策。

（二）论文形式可以是一篇高质量的调研报告，可以是针对存在的主要技术问题提出科学合理的研究设计解决方案，或者其他相关研究论文。

（三）论文应反映作者运用所掌握中药学及相关学科理论、知识和方法进行调查研究、分析和解决中药产业领域中实际问题的能力。

（四）论文研究结果应对中药产业实际工作与发展具有一定的应用价值。

七、学位授予

完成课程学习和实习实践等培养环节，成绩合格，并通过学位论文答辩者，经学位授予单位学位评定委员会审核，授予中药学硕士专业学位。

第三部分

医教协同深化临床医学人才培养

教育部 卫生部
关于实施卓越医生教育培养计划的意见

教高〔2012〕7 号

各省、自治区、直辖市教育厅（教委）、卫生厅（局），各计划单列市教育局、卫生局，新疆生产建设兵团教育局、卫生局，教育部等部门部属有关高等学校：

为贯彻落实胡锦涛总书记在庆祝清华大学建校 100 周年大会上的重要讲话精神和《国家中长期教育改革和发展规划纲要（2010—2020 年）》、《中共中央　国务院关于深化医药卫生体制改革的意见》，加快推进临床医学教育综合改革，教育部、卫生部决定共同实施“卓越医生教育培养计划”，现提出如下意见。

一、指导思想和基本原则

（一）指导思想。

贯彻落实教育规划纲要和医药卫生体制改革意见，强化医学人才是卫生事业发展第一资源的理念，遵循医学教育规律和医学人才成长规律，从我国国情出发，借鉴国际有益经验，立足长远制度建设，着眼当前突出问题，以提高人才培养水平为核心，改革人才培养模式，创新体制机制，培养适应我国医药卫生事业发展的高水平医学人才，提升我国医疗卫生服务能力、水平和国际竞争力。

（二）基本原则。

按照“立足国情，分类指导，以点带面，整体推进”的原则。根据我国国情，遵循医学人才成长规律，科学制定医学人才的培养标准，支持不同类型医学院校参与“卓越医生教育培养计划”的实施。以试点高校的改革为重点，力争取得突破，以点带面，整体推进临床医学教育改革，全面提高医学人才培养质量。

二、目标任务和建设内容

（一）目标任务。

适应医药卫生体制改革的总体要求，探索建立“5+3”（五年医学院校本科教育加三年住院医师规范化培训）临床医学人才培养模式，培养一大批高水平医师；适应国家医学创新和国际竞争对高水平医学人才的要求，深化长学制临床医学教育改革，培养一批高层次、国际化的医学拔尖创新人才；适应农村医疗卫生服务需求，深化面向基层的全科医生人才培养模式改革，培养大批农村基层实用型全科医生。

（二）建设内容。

1．开展五年制临床医学人才培养模式改革试点。

根据区域教育、卫生规划，确定若干所地方医学院校和中央部委所属高等学校，开展五年制医学教育综合改革试点，推动高等医学院校更新教育教学观念，确定学生在教学中的主体地位，强化医学生医德素养和临床实践能力的培养；改革教学内容与课程体系，推进医学基础与临床课程的整合；创新教育教学方法，积极开展以学生为中心和自主学习为主要内容的教育方式和教学方法改革，推行启发式、探究式、讨论式、参与式教学，倡导小班教学、小班讨论；完善评价考核方法，建立形成性和终结性相结合的全过程评定体系；加强医教结合，强化临床实践教学环节，严格临床实习过程管理，实现早临床、多临床、反复临床，培养医学生关爱病人、尊重生命的职业操守和解决临床实际问题的能力。

2．开展临床医学硕士专业学位研究生培养模式改革试点。

结合国家住院医师规范化培训制度的建立，支持有条件的省市和高等医学院校开展临床医学硕士专业学位研究生培养与住院医师规范化培训有效衔接的综合改革试点，推动研究生招生和住院医师招录相结合，研究生培养与住院医师规范化培训相结合，专业学位授予标准与临床医师准入标准有机衔接，硕士研究生毕业证书、硕士专业学位证书授予与执业医师资格证书、住院医师规范化培训合格证书颁发有机结合，探索建立“5+3”（五年医学院校本科教育加三年住院医师规范化培训）临床医学硕士专业学位研究生培养模式，强化临床实践能力培养培训，为培养大批高水平、高素质临床医师打下坚实的基础。

3．开展拔尖创新医学人才培养模式改革试点。

结合区域医疗中心的建设，确定若干所高校开展拔尖创新医学人才培养综合改革试点，推进长学制医学教育改革，加强自然科学、人文科学和社会科学教育，为医学生的全面发展奠定宽厚的基础；改革教学方式，提高学生自主学习、终身学习和创新思维能力；建立导师制，强化临床能力培养，提升医学生的临床思维能力；促进医教研结合，培养医学生临床诊疗和科研创新的潜质；推动培养过程的国际交流与合作，拓展医学生的国际视野，为培养高层次、国际化的医学拔尖创新人才奠定基础。

4．开展面向农村基层的全科医生人才培养模式改革试点。

根据农村医疗卫生服务实际需求，确定若干所高校开展三年制专科临床医学教育人才培养模式改革试点和农村订单定向免费本科医学教育人才培养模式改革试点。围绕农村医疗卫生服务的基本要求，深化三年制临床医学专科教育人才培养模式改革，探索“3+2”（三年医学专科教育加两年毕业后全科医生培训）的助理全科医生培养模式；深化农村订单定向免费本科医学教育人才培养模式改革，加强医学生服务基层的荣誉感和责任感教育，增强学生扎根基层、服务农村的自觉性、坚定性。根据基层医疗卫生服务“预防、保健、诊断、治疗、康复、健康管理”六位一体的服务要求，优化调整教学内容和课程设置，实施早临床、多临床教学计划，增加到社区卫生服务中心和乡镇卫生院等基层医疗卫生机构的实习、实践，提高医学生对常见病、多发病、传染病和地方病等疾病的诊疗能力和基本卫生服务能力，培养大批面向乡村、服务基层的下得去、用得上、留得住的全科医生。

三、实施范围

（一）专业范围。

选择临床医学专业开展改革试点。

（二）学校范围。

“卓越医生教育培养计划”入选高校应具备以下基本条件：申报“拔尖创新医学人才培养改革试点”的高校为教育部批准举办八年制临床医学教育的高等学校；申报“临床医学硕士专业学位研究生培养模式改革试点”的高校应具有临床医学硕士专业学位授予权；申报“‘3+2’三年制专科临床医学教育人才培养模式改革试点”的高校为举办三年制专科临床医学专业的高校，申报“农村订单定向免费本科医学教育人才培养模式改革试点”的高校为承担农村订单定向免费本科医学教育任务的高校。

支持省级部门协调组织的全省（区、市）“5+3”全科医生培养或“5+3”住院医师规范化培训试点立项。

四、组织实施

（一）管理机构。

1．成立“卓越医生教育培养计划”委员会。委员会由相关部委组成，负责计划重要政策措施的制定和决策，重要问题的协商解决，指导计划的组织实施工作。委员会办公室设在教育部高等教育司。

2．成立“卓越医生教育培养计划”专家委员会。委员会负责论证高校申请卓越医生教育培养计划的申报方案以及卓越医生教育培养计划的评价工作。

（二）审批程序。

1．项目申报。

（1）各高等学校结合本校的办学定位、服务面向和办学优势与特色等，申报相应的试点项目。

（2）中央部委所属高等学校直接向教育部提出申请，申报名额不限。

（3）省属高等学校向所在地省级教育行政部门提出申请，每省（区、市）推荐开展五年制本科临床医学人才培养模式改革试点的高校不超过 2 所；推荐开展“3+2”三年制专科临床医学教育人才培养模式改革试点的高校不超过 2 所，优先推荐已获得中央财政支持实训基地建设或中央财政支持重点专业建设的高校；推荐开展其他试点项目的高校数名额不限。

（4）申报改革试点项目的省属高等学校和申报临床医学硕士专业学位研究生培养模式改革试点的高等学校，须有所在地省级卫生行政部门意见。

2．“卓越医生教育培养计划”专家委员会对高等学校的申报方案进行评价，形成论证意见。

3．“卓越医生教育培养计划”委员会根据专家论证意见进行审批。

（三）建设周期。

“卓越医生教育培养计划”实施周期为 10 年，分批进行立项建设，2012 年批准第一批试点高校。

（四）监督检查。

1．参与“卓越医生教育培养计划”实施的高等学校定期进行交流和总结，提交年度进展报告，专家委员会对计划实施情况进行年度评议。

2．适时对计划的实施情况进行评价，对评价不合格的高校将调整出该计划。

五、政策支持

1．支持参与高校围绕“卓越医生教育培养计划”的实施，在招生、培养模式、课程体系等方面进行改革，并重点支持临床医学硕士专业学位的发展。

2．对开展五年制临床医学人才培养模式改革试点和农村订单定向免费本科医学教育人才培养模式改革试点，且仅具有学士学位授予权的高等学校，在新增临床医学硕士专业学位授予单位和授权点工作中予以优先支持。

3．对开展临床医学硕士专业学位研究生培养模式改革试点的高等学校，在临床医学硕士专业学位研究生招生政策改革上给予支持。

4．在“高等学校本科教学质量与教学改革工程”中优先支持试点高校临床医学专业的改革发展。

5．优先支持试点高校临床医学专业的学生参与国际合作交流，包括公派出国留学、实习、交换学生等；优先支持试点高校相关青年骨干教师出国进修学习。

各地教育、卫生行政部门和有关高等学校要高度重视，加强组织领导，制订切实可行的实施方案，扎实推进改革试点工作，保证各项改革取得预期成效。

中华人民共和国教育部　中华人民共和国卫生部

二○一二年五月七日

教育部 国家卫生和计划生育委员会关于批准第一批临床医学硕士专业学位研究生培养模式改革试点高校的通知

教研函〔2013〕2号

各省、自治区、直辖市教育厅（教委）、卫生厅局（卫生计生委），新疆生产建设兵团教育局、卫生局，有关高等学校：

为贯彻落实《国家中长期教育改革和发展规划纲要（2010—2020年）》《中共中央　国务院关于深化医药卫生体制改革的意见》精神，加快推进临床医学专业学位研究生教育改革，根据《教育部　卫生部关于实施卓越医生教育培养计划的意见》（教高〔2012〕7号），教育部、国家卫生和计划生育委员会决定共同组织实施临床医学硕士专业学位研究生培养模式改革试点。

经高校申报、主管部门推荐、申报高校所在地卫生行政主管部门同意以及专家评审论证，教育部、国家卫生和计划生育委员会决定批准北京大学等64所高校为第一批临床医学硕士专业学位研究生培养模式改革试点高校（具体名单见附件）。

请试点高校根据临床医学教育综合改革目标和临床医学硕士专业学位研究生培养规律，制订试点实施方案，做好实施工作。试点实施方案中，应明确落实地方卫生行政部门在临床医学硕士专业学位研究生参加住院医师规范化培训等方面的支持政策，明确落实临床医学硕士专业学位研究生教育与住院医师规范化培训制度结合的具体措施。试点实施方案请于2013年6月30日前一式一份报教育部学位管理与研究生教育司（地址：北京西单大木仓胡同37号，邮编：100816，省属高校须经行政主管部门批准后上报），该方案将作为今后试点工作检查、评估的重要依据。

请有关省（区、市）教育和卫生行政部门，根据本地区实际情况，研究制定相关政策和措施，加强指导，创造条件支持试点工作。

特此通知。

附件：第一批临床医学硕士专业学位研究生培养模式改革试点高校名单

教育部　国家卫生和计划生育委员会

2013年5月6日

第一批临床医学硕士专业学位研究生培养模式改革试点高校名单

（以学校代码为序）

序号	高等学校名称
1	北京大学
2	北京协和医学院
3	首都医科大学
4	南开大学
5	天津医科大学
6	河北联合大学
7	河北医科大学
8	中国医科大学
9	辽宁医学院
10	大连医科大学
11	吉林大学
12	延边大学
13	北华大学
14	佳木斯大学
15	哈尔滨医科大学
16	复旦大学
17	同济大学
18	上海交通大学
19	南京大学
20	苏州大学
21	东南大学
22	江苏大学
23	南通大学
24	南京医科大学

序号	高等学校名称
25	徐州医学院
26	浙江大学
27	温州医学院
28	安徽医科大学
29	蚌埠医学院
30	皖南医学院
31	福建医科大学
32	南昌大学
33	山东大学
34	泰山医学院
35	滨州医学院
36	郑州大学
37	河南科技大学
38	新乡医学院
39	武汉大学
40	华中科技大学
41	中南大学
42	南华大学
43	中山大学
44	暨南大学
45	汕头大学
46	广西医科大学
47	四川大学
48	重庆医科大学

序号	高等学校名称
49	泸州医学院
50	贵阳医学院
51	遵义医学院
52	昆明医科大学
53	大理学院
54	西安交通大学
55	延安大学
56	宁夏医科大学

序号	高等学校名称
57	新疆医科大学
58	青岛大学
59	扬州大学
60	南方医科大学
61	第二军医大学
62	第三军医大学
63	第四军医大学
64	西安医学院

教育部等六部门
关于医教协同深化临床医学人才培养改革的意见

教研〔2014〕2号

各省、自治区、直辖市教育厅（教委）、卫生计生委（卫生厅局）、中医药管理局、发展改革委、财政厅（局）、人力资源社会保障厅（局），新疆生产建设兵团教育局、卫生局、发展改革委、财务局、人力资源社会保障局，教育部、国家卫生计生委直属有关高等学校：

为深入贯彻党的十八大和十八届三中全会精神，全面落实教育规划纲要，建立适应行业特点的人才培养制度，更好地服务医药卫生体制改革和卫生计生事业发展，现就深化临床医学（含口腔、中医等，以下同）人才培养改革提出如下意见。

一、指导思想

以邓小平理论、“三个代表”重要思想、科学发展观为指导，立足基本国情，借鉴国际经验，遵循医学教育规律，以“服务需求，提高质量”为主线，医教协同，深化改革，强化标准，加强建设，全面提高临床医学人才培养质量，为卫生计生事业发展和提高人民健康水平提供坚实的人才保障。

二、总体目标

到2020年，基本建成院校教育、毕业后教育、继续教育三阶段有机衔接的具有中国特色的标准化、规范化临床医学人才培养体系。院校教育质量显著提高，毕业后教育得到普及，继续教育实现全覆盖。

近期任务，加快构建以“5+3”（5年临床医学本科教育+3年住院医师规范化培训或3年临床医学硕士专业学位研究生教育）为主体、以“3+2”（3年临床医学专科教育+2年助理全科医生培训）为补充的临床医学人才培养体系。

三、主要举措

（一）深化院校教育改革，提高人才培养质量。

1．建立临床医学人才培养与卫生计生行业人才需求的供需平衡机制。国家和各省级卫生计生行政部门（含中医药管理部门，下同）根据卫生计生事业发展需要，研究提出全国和本地区不同层次各专业人才需求规划、计划；国家和各省级教育行政部门及高等医学院校，根据人才需求及医学教育资源状况，合理确定临床医学专业招生规模及结构，对临床医学专业招生规模过大或教育资源不能满足现有培养规模的地区和高等医学院校，调减招生规模。加强对医学院校设置、区域布局、专业结构、招生规模、教学资源配置的宏观调控。提升人才培养质量，重点加大对中西部地区高等医学院校的支持，缩小区域、院校和学科专业之间培养水平的差距。大力支持中医（含中西医结合、民族医）人才培养。

2．深化临床医学专业五年制本科生培养改革。加大教学改革力度，加强医学人文教育和职业素质培养，推进医学基础与临床课程整合，完善以能力为导向的评价体系，严格临床实习实训管理，强化临床实践教学环节，提升医学生临床思维和临床实践能力。过渡期内，在有条件的地区和高校，探索举办临床医学（儿科方向）、临床医学（精神医学方向）等专业，加强儿科、精神科等急需紧缺人才培养力度。鼓励各地和高等医学院校制定相关政策，采取有效措施，加大力度吸引优秀生源。

3．推进临床医学硕士专业学位研究生培养改革。逐步扩大临床医学硕士专业学位研究生招生规模，加快临床医学硕士专业学位研究生考试招生制度改革。2015 年起，所有新招收的临床医学硕士专业学位研究生，同时也是参加住院医师规范化培训的住院医师，其临床培养按照国家统一制定的住院医师规范化培训要求进行。入学前未取得《执业医师资格证书》的临床医学硕士专业学位研究生，在学期间可按照国家有关规定以相关本科学历报名参加国家医师资格考试。按照住院医师规范化培训标准内容进行培训并考核合格的临床医学硕士专业学位研究生，可取得《住院医师规范化培训合格证书》。2015 年起，将七年制临床医学专业招生调整为“5+3”一体化临床医学人才培养模式；转入硕士生学习阶段时，纳入招生单位当年硕士生招生计划及管理；在招生计划管理上，对招生单位临床医学硕士专业学位研究生予以积极支持。

4．探索临床医学博士专业学位人才培养模式改革。推进临床医学博士专业学位研究生教育与专科医师规范化培训有机衔接。在具备条件的地区或高等医学院校，组织开展“5+3+X”（X 为专科医师规范化培训或临床医学博士专业学位研究生教育所需年限）临床医学人才培养模式改革试点。

改革创新八年制临床医学人才培养模式，鼓励举办八年制医学教育的高等医学院校积极探索有效途径，培养多学科背景的高层次医学拔尖创新人才。

5．推进临床医学高职（专科）人才培养改革。加强专业理论知识基础教育，强化临床实践教学。建立高职院校与基层医疗卫生机构的合作机制，合理安排学生到有条件的社区卫生服务中心和乡镇卫生院进行实习、实践，提升基本医疗卫生服务能力。推进临床医学高职（专科）教育教学标准与助理全科医生培训标准有机衔接。积极开展面向农村基层的订单定向免费医学教育。

（二）建立健全毕业后教育制度，培养合格临床医师。

1．建立住院医师规范化培训制度。落实《关于建立住院医师规范化培训制度的指导意见》，全面实施住院医师规范化培训。加强培训体系建设及培训过程管理，严格培训考核，不断提高培训能力和培训质量，积极扩大全科及儿科、精神科等急需紧缺专业的培训规模。到 2015 年，各省（区、市）全面启动住院医师规范化培训，鼓励有条件的地区在确保培训质量的基础上加快推进；到 2020 年，在全国范围内基本建立住院医师规范化培训制度，所有未取得《住院医师规范化培训合格证书》的新进医疗岗位的本科及以上学历临床医师均须接受住院医师规范化培训。取得《住院医师规范化培训合格证书》并达到学位授予标准的临床医师，可以研究生毕业同等学力申请并授予临床医学硕士专业学位。

2．建立专科医师规范化培训制度。积极研究建立专科医师规范化培训制度，在培训对象、专科设置、培训标准、培训基地、培训师资、考核监督、经费保障等方面作出统一制度安排，并做好与住院医师规范化培训制度的衔接，完善政策、稳步推进，不断提升培训质量。到 2020 年，基本建立专科医师规范化培训制度，所有符合条件应参加培训的临床医师均接受专科医师规范化培训。

3．开展助理全科医生培训。贯彻落实《国务院关于建立全科医生制度的指导意见》《全国乡村医生教育规划（2011—2020 年）》，作为过渡期的补充措施，面向经济欠发达的农村地区乡镇卫生院和村卫生室，开展助理全科医生培训，培养高职（专科）起点的“3+2”执业助理医师，提高基层适用人才教育培训层次，努力提高基层医疗水平。

（三）完善继续教育体系，提升卫生计生人才队伍整体素质。

1．开展面向全员的继续医学教育。以岗位职责为依据，以个人实际素质能力为基础，以岗位胜任能力为核心，通过适宜方式，有针对性地开展面向全体卫生计生人员的职业综合素质教育和业务技术培训，不断提升全体卫生计生人员的职业素质能力。

2．优化继续教育实施方式。加强培训工作的统筹管理，充分利用高等医学院校、医疗卫生机构教学资源，发挥卫生计生专业学会、行业协会组织的优势和作用，创新教育模式及管理方法，将传统教育培训方式与网络、数字化学习相结合，加快课件、教材开发，提高继续教育的针对性、有效性和便捷性。

3．强化继续教育基地和师资队伍建设。集成各类优势资源，探索完善多元筹资机制，构建专业覆盖广泛、区域布局合理、满足各级各类卫生计生人员培训需求的继续教育基地体系。鼓励优秀卫生计生人才承担继续教育教学工作，加强项目负责人和教学骨干培养，重点培养一批高素质的全科医学师资，提高继续教育质量。

四、保障措施

（一）加强组织领导。健全有关部门之间、中央和地方之间、教育和卫生计生系统内部的医学教育工作协调机制，加强对临床医学人才培养的宏观规划、政策保障、工作指导和检查评估。各级教育、卫生计生行政部门及高等医学院校、医疗卫生机构要高度重视临床医学人才培养工作，加强组织领导。教育、卫生计生行政部门要积极主动协调发展改革、财政、人力资源社会保障等相关部门，加大相关配套政策的支持力度，为各级各类卫生计生人才培养提供必要的政策支持和制度保障。积极推进教育部、国家卫生计生委、国家中医药管理局等与地方省级人民政府共建高等医学院校。

（二）完善教育培训体系建设。修订完善各阶段临床医学人才培养标准和临床实践教学、培训基地标准，逐步规范临床医学人才培养培训工作。加快认定一批住院医师规范化培训基地（含全科医生规范化培养基地）、专科医师规范化培训基地及继续医学教育基地；对达到基地标准的高等医学院校附属医院、教学医院及实习医院等医疗卫生机构，优先认定。加强临床医学专业学位授权点建设，优先支持高等医学院校增列临床医学硕士专业学位授权点；在具备条件的地区和高等医学院校，积极推进临床医学博士专业学位授权点建设。

（三）健全投入机制。统筹利用政府、学校、医院、社会等各方面资源，健全多渠道筹措经费的机制。各地要根据临床医学人才培养的特点，进一步加大对医学教育的投入力度。落实普通高校本专科生和研究生奖助政策，加大对临床医学专业学生奖助力度。政府对按规划建设设置的住院医师规范化培训基地基础设施建设、设备购置、教学实践活动以及面向社会招收和单位委派培训对象给予必要补助，中央财政通过专项转移支付予以适当支持。临床医学硕士专业学位研究生参加住院医师规范化培训，培训基地可根据培训考核情况向其发放适当生活补助。

（四）强化激励措施。积极推动完善医疗技术劳务价格、人事分配等相关政策，改善医生职业发展前景，多途径切实提高卫生计生岗位吸引力。完善基层和急需紧缺专业岗位卫生计生人才收入分配激励约束机制，向全科医生和到中西部农村地区就业的人员倾斜。通过学费补偿、助学贷款代偿等措施，吸引临床医学专业毕业生到中西部、基层医疗卫生机构就业。面向农村地区的订单定向免费医学教育毕业生，参加住院医师规范化培训、助理全科医生培训的时间可计入基层服务时间。

教育部　国家卫生计生委　国家中医药管理局
国家发展改革委　财政部　人力资源社会保障部
2014 年 6 月 30 日

国务院学位委员会
关于印发《关于授予具有研究生毕业同等学力人员临床医学、口腔医学和中医硕士专业学位的试行办法》的通知

学位〔2015〕10号

有关学位授予单位：

为完善临床医师以研究生毕业同等学力获得临床医学、口腔医学、中医硕士专业学位的有效途径，根据《国务院学位委员会关于授予具有研究生毕业同等学力人员硕士、博士学位的规定》（学位〔1998〕54号）和教育部等六部门《关于医教协同深化临床医学人才培养改革的意见》（教研〔2014〕2号）文件精神，特制定《关于授予具有研究生毕业同等学力人员临床医学、口腔医学和中医硕士专业学位的试行办法》。同时废止国务院学位委员会关于下达《临床医学专业学位试行办法》（学位〔1998〕6号）和《口腔医学专业学位试行办法》（学位〔1999〕36号）中的相关内容。本通知发布之前，已经通过学位授予单位资格审核的申请人，仍然按原规定管理。

请有关学位授予单位，结合本单位工作实际制定相应细则，确保学位授予质量。

附件：《关于授予具有研究生毕业同等学力人员临床医学、口腔医学和中医硕士专业学位的试行办法》

国务院学位委员会

2015年5月29日

关于授予具有研究生毕业同等学力人员临床医学、口腔医学和中医硕士专业学位的试行办法

为完善临床医师以研究生毕业同等学力获得临床医学等硕士专业学位的有效途径，根据《国务院学位委员会关于授予具有研究生毕业同等学力人员硕士、博士学位的规定》(学位〔1998〕54号)，以及卫生计生委等七部门《关于建立住院医师规范化培训制度的指导意见》(国卫科教发〔2013〕56号）和教育部等六部门《关于医教协同深化临床医学人才培养改革的意见》(教研〔2014〕2号）文件精神，特制定本办法。

第一条　授予学位名称

临床医学硕士专业学位（Master of Medicine，M.M.)；
口腔医学硕士专业学位（Master of Stomatological Medicine，M.S.M.)；
中医硕士专业学位（Master of Chinese Medicine，M.C.M.)。

第二条 学位授予单位

经国务院学位委员会批准，具有临床医学或口腔医学、中医硕士专业学位授予权的学位授予单位。

第三条　申请资格

1．临床医学类、中医学类、中西医结合类和口腔医学类本科毕业生并获得学士学位。

2．正在接受住院医师规范化培训的住院医师或已获得《住院医师规范化培训合格证书》的临床医师。

3．申请人申请的专业学位类别应与住院医师规范化招收专业相对应。

第四条　申请程序

申请人向具有学位授予权的单位进行申请。学位授予单位对申请人进行资格审查后，通过相关课程考核、临床能力考核和学位论文答辩对申请人是否具备硕士研究生毕业同等学力水平进行认定。

第五条　课程考核

1．学位课程考核。由学位授予单位根据培养方案要求自行确定并组织考核。

2．全国统一考试。包括同等学力人员申请硕士学位外国语水平全国统一考试及申请临床医学、口腔医学和中医硕士专业学位学科综合水平全国统一考试。全国统一考试内容以临床专业知识及其实际运用为重点。

第六条 临床能力考核

在省级以上卫生计生行政部门（含中医药管理部门）公布的住院医师规范化培训基地完成住院医师规范化培训并取得医师资格证书和住院医师规范化培训合格证书的，视为通过临床能力考核。

第七条 学位论文答辩

1．学位论文导师。学位授予单位安排硕士生指导教师指导申请人完成硕士学位论文撰写工作。

2．学位论文要求。学位论文选题应结合临床实践。学位论文应表明申请人已经具备运用临床医学理论和方法分析解决临床实践问题的能力。

3．学位论文答辩。学位授予单位按照本单位学位论文答辩的具体要求和程序组织学位论文答辩。论文答辩委员会重点考核申请人的基本临床科研能力。

第八条 学位授予

对通过研究生毕业同等学力水平认定的申请人，经学位授予单位学位评定委员会批准，授予临床医学、口腔医学或中医硕士专业学位，颁发硕士专业学位证书。

第九条 附则

1．本办法自颁布之日起实施。

2．学位授予单位根据本办法制定本单位实施细则。

3．申请人需承担申请学位产生的费用。收费标准由学位授予单位根据国家有关规定确定并报当地省级教育和物价部门批准。

4．申请学位有关工作纳入“全国同等学力人员申请硕士学位工作管理信息平台”统一管理。

5．本办法的解释权属国务院学位委员会办公室。

国务院学位委员会

2015 年 5 月 29 日

国务院学位委员会
关于对 2015 年录取的不符合报考临床类别执业医师资格本科学历要求的临床医学硕士专业学位研究生培养工作处理意见的通知

学位办〔2015〕25 号

有关学位授予单位：

经研究决定，对 2015 年录取的不符合报考临床类别执业医师资格本科学历要求的临床医学硕士专业学位研究生，其培养要求可暂不执行《临床医学硕士专业学位研究生指导性培养方案》（学位〔2015〕9 号），具体培养办法由各培养单位自行决定。自 2016 年起，有关学位授予单位必须按照文件规定的招生对象和培养要求，招收培养临床医学硕士专业学位研究生。

国务院学位委员会办公室

2015 年 6 月 26 日

教育部办公厅 国家卫生计生委办公厅 国家中医药管理局办公室 关于加强医教协同做好临床医学硕士专业学位研究生培养与住院医师规范化培训衔接工作的通知

教研厅〔2016〕1号

各省、自治区、直辖市教育厅（教委）、卫生计生委、中医药管理局，新疆生产建设兵团教育局、卫生局：

加强医教协同，推进临床医学（含口腔、中医，下同）硕士专业学位研究生培养与住院医师规范化培训衔接，是深化医学教育改革和医药卫生体制改革的重要举措，对提高我国临床医师队伍的整体素质和水平具有重要意义。为贯彻落实国家卫生计生委等7部门《关于建立住院医师规范化培训制度的指导意见》（国卫科教发〔2013〕56号）和教育部等6部门《关于医教协同深化临床医学人才培养改革的意见》（教研〔2014〕2号）精神，现就有关事项通知如下：

一、各地教育、卫生计生、中医药管理部门要高度重视临床医学硕士专业学位研究生培养与住院医师规范化培训衔接工作，切实履行主体责任。各部门要加强领导，明确职责，密切协同，做好相关政策解读与宣传，把各项工作落到实处。开展临床医学硕士专业学位研究生教育的院校，要切实加强责任担当，不断深化研究生教育教学改革，积极推进临床医学硕士专业学位研究生培养与住院医师规范化培训的有机衔接，同时密切关注学生思想动态，加强教育引导和政策解读，及时消除学生疑虑，维护良好的教育教学秩序。培训基地要积极配合有关方面做好临床医学硕士专业学位研究生培养与住院医师规范化培训的相关衔接工作。

二、2020年之前，对具有临床医学专业学位研究生学历的人员，除当地省级卫生计生、中医药管理部门另有专门规定之外，医疗机构不能将取得住院医师规范化培训合格证书作为人员招聘的必备条件。

三、2015年及以后入学的临床医学硕士专业学位研究生，其培养要求按照国务院学位委员会《关于印发临床医学、口腔医学和中医硕士专业学位研究生指导性培养方案的通知》（学位〔2015〕9号）精神执行。

2015年以前入学的在读临床医学硕士专业学位研究生，按照自愿申请的原则，由所在院校依据培养方案和实际培养过程，对研究生在读期间的临床经历、培养内容出具书面证明，由省级卫生计生、中医药、教育管理部门共同审核。经审核，在读期间完成住院医师规范化培训相关要求并且达到结业考核报考条件者，可按照规定参加院校所在地的住院医师规范化培训结业考核；在读期间不符合结业考核报考条件者，其在读期间完成的临床经历、培养内容，可计入今后接受住院医师规范化培训的时间和内容。

教育部办公厅　国家卫生计生委办公厅

国家中医药管理局办公室

2016年4月1日

教育部
关于推进临床医学、口腔医学及中医专业学位硕士研究生考试招生改革的实施意见

教学〔2015〕5号

各省、自治区、直辖市高等学校招生委员会、教育厅（教委），新疆生产建设兵团教育局，有关部门（单位）教育司（局），解放军总参谋部军训部、总政治部干部部、总后勤部政治部，有关硕士研究生招生单位：

为贯彻党的十八大和十八届三中、四中全会及教育规划纲要精神，落实《教育部等六部门关于医教协同深化临床医学人才培养改革的意见》（教研〔2014〕2号）要求，为推动医疗卫生事业发展和提高人民健康水平提供坚实的人才保障，现就临床医学、口腔医学及中医（以下简称临床医学类）专业学位硕士研究生考试招生改革提出如下实施意见：

一、总体要求

遵循医学教育规律，建立更加符合临床实践要求、科学有效的考试招生机制，推动构建临床医学人才“5+3”（5年临床医学本科教育+3年住院医师规范化培训或3年临床医学硕士专业学位研究生教育）标准化、规范化培养体系。推进分类考试，实现临床医学类专业学位与医学学术学位分类考试，更好地适应临床医学类专业学位特点和选拔培养要求。促进科学选才，针对临床医学类专业学位培养要求和临床医生职业特点，改革考试内容，进一步突出职业素质和专业能力考查，加强考查实效性，促进优秀临床医学专门人才脱颖而出。简政放权、放管结合，充分发挥招生单位和导师的作用，同时建立有效约束机制，保障选拔质量。落实医教协同，贯彻临床医学人才“5+3”培养模式改革要求，实现研究生教育和职业规范化培训有机衔接，推动医教融合、协同发展。保障公平公正，进一步严格监管，落实并强化考试招生信息公开，切实保证机会公平、程序公开、结果公正。

二、改革措施

（一）推进分类考试。临床医学类专业学位和医学学术学位硕士研究生业务课考试科目分别设置。临床医学类专业学位硕士研究生初试环节设“临床医学综合能力”（分中、西医两类）科目，着重考查临床医学职业素质和专业能力，由教育部考试中心统一命题，满分300分。口腔医学专业学位既可选用统一命题的“临床医学综合能力”，也可由招生单位自主命题。医学学术学位硕士研究生初试业务课科目由招生单位按一级学科自主命题，着重考查医学专业素养和科研创新潜质。思想政治理论、外国语考试科目及分值保持不变。

（二）改革初试内容。“临床医学综合能力”在重视专业基础知识的同时，进一步丰富命题内容，提高初试考查的职业针对性和科学性。全面加强临床医学职业素质考核，对考生的人道主义精神、职业责任意识、医患沟通能力、医学伦理法规等基本职业素质方面进行考查；进一步强化临床技能考查，着重考查考生的临床思维和表达能力、基本诊断处理能力、合理选择临床技术能

力等。同时，推进专业知识、专业技能、职业素质考核的有机结合，提高考查实效性。

（三）强化复试考核。复试考核要坚持能力、素质与知识考核并重，科学设计考查内容、方法和评价标准，综合笔试、面试、实践操作等多种方式，提高选拔质量。要建立健全有效机制，在初试考核基础上，进一步加强对考生职业素质和临床实践技能的深入考查；要注重考生一贯表现，按照本科临床医学相关教育标准，对既往学业成就认真评价，同时强化对考生潜在能力素质的考查；要充分发挥导师群体在复试考核中的作用，提高导师群体科学规范选拔人才的能力。

（四）充分发挥招生单位录取主体作用。从2016年全国硕士研究生招生起，招生单位自主确定并对外公布报考本单位临床医学类专业学位硕士研究生进入复试的初试成绩要求，以及接受报考其他单位临床医学类专业学位硕士研究生调剂的成绩要求。教育部划定临床医学类专业学位硕士研究生初试成绩基本要求供招生单位参考，同时作为报考临床医学类专业学位硕士研究生的考生调剂到其他专业的基本成绩要求。招生单位自主划定的总分要求低于教育部划定的初试成绩基本要求的，下一年度不得扩大临床医学类专业学位招生规模。报考临床医学类专业学位硕士研究生的考生可按相关政策调剂到其他专业，报考其他专业的考生不可调剂到临床医学类专业学位。医学学术学位仍然执行国家统一的复试、调剂成绩要求。所有新招收的临床医学类专业学位硕士研究生，同时也是参加住院医师规范化培训的住院医师，其培养工作按照研究生培养方案和国家统一制定的住院医师规范化培训要求进行。

（五）加强监督管理。进一步明确各级管理部门权责，健全统一领导、集体研究、集体决策机制，规范考试招生程序，强化对行政权力和学术权力的有效约束，形成规范透明的招生工作环境。严格落实研究生招生录取信息公开要求，招生单位要准确、规范、充分、及时向社会公开招生计划、招生章程、复试录取办法、复试录取名单及咨询申诉渠道等招生工作重要内容，确保招生录取工作公平公正。

三、组织实施

（一）分步推进。按照积极稳妥、分步实施原则，2016年首先实施招生单位自主划定初试成绩要求等相关改革措施，从2017年全国硕士研究生招生起，全面实施临床医学类专业学位硕士研究生考试招生改革。

（二）精心组织。省级教育行政部门、招生考试管理机构和相关研究生招生单位要高度重视，周密安排，切实做好临床医学类专业学位硕士研究生考试招生改革工作。相关招生单位要与规范化培训单位密切沟通协调，认真制订工作方案，深入细致做好考试招生各环节的组织工作，并不断总结完善。省级教育行政部门、招生考试管理机构要加强对改革工作过程的指导、监督和检查，强化宣传和引导，完善与卫计部门的沟通协调机制，确保临床医学类专业学位硕士研究生考试招生改革顺利实施。

教育部

2015年7月15日

国务院学位委员会 教育部 国家卫生和计划生育委员会 人力资源社会保障部 国家中医药管理局 关于做好临床医学（全科）硕士专业学位授予和人才培养工作的意见（试行）

学位〔2013〕8号

各省、自治区、直辖市学位委员会、教育厅（教委）、卫生厅局（卫生计生委）、人力资源社会保障厅（局）、中医药管理局，新疆生产建设兵团教育局、卫生局、人力资源社会保障局，有关学位授予单位：

为贯彻落实《国家中长期教育改革和发展规划纲要（2010-2020年）》、《中共中央 国务院关于深化医药卫生体制改革的意见》和《国务院关于建立全科医生制度的指导意见》精神，适应医药卫生体制改革需要，不断完善我国医学人才培养体系，积极推进临床医学专业学位研究生教育改革，现就做好临床医学（全科）硕士专业学位授予和人才培养工作提出如下意见。

一、明确培养目标，大力培养能够胜任全科医生岗位的临床医学人才

临床医学（全科）硕士专业学位的培养目标是满足基层医疗卫生需要、能够胜任全科医生岗位的临床医学人才。

临床医学（全科）硕士专业学位获得者，应具有高尚的职业道德和良好的人文素养，掌握全科医学基本理论、基本知识和基本技能，具备较强基层临床实践能力和预防保健能力，能独立开展工作，能以维护和促进健康为目标，向个人、家庭与社区居民提供综合性、协调性、连续性的基本医疗保健和公共卫生服务。

二、改革招生录取办法，推进临床医学（全科）硕士专业学位研究生招生与全科医生规范化培养招录相衔接

临床医学（全科）硕士专业学位西医类别的招生对象为临床医学类专业本科毕业且获得医学学士学位者；中医类别的招生对象为中医学类、中西医结合类专业本科毕业且获得医学学士学位者。

大力推进临床医学（全科）硕士专业学位研究生招生考试改革，逐步扩大临床医学（全科）硕士专业学位研究生招生规模。通过全国硕士研究生招生考试招收的临床医学（全科）硕士专业学位研究生，符合全科医生规范化培养基地学员招录的有关规定，同时获得全科医生规范化培养资格。

三、改革培养模式，推进临床医学（全科）硕士专业学位研究生培养与全科医生规范化培养相衔接

全科医生规范化培养是培养合格全科医生的必要条件和主要途径。现阶段，全科医生规范化培养实行“毕业后规范化培训”和“临床医学研究生教育”两种方式。

为推进“临床医学研究生教育”方式全科医生规范化培养的顺利实施，保证临床医学（全科）硕士专业学位研究生的培养质量，有关学位授予单位应根据卫生部、教育部、国家中医药管理局等统一制订的《全科医生规范化培养标准》（含中医类别，以下同），制订本单位临床医学（全科）硕士专业学位研究生培养细则；积极组织学生在全科医生规范化培养基地接受全科医生规范化培养；紧密结合全科医生规范化培养实际，合理开设与全科医学密切相关的课程，采取集中授课、网络授课、自学、专题讲座等多种方式授课并与全科医生规范化培养的理论学习紧密衔接。积极推动临床医学（全科）硕士专业学位研究生早期接触基层医疗卫生服务，采取服务一定人群等方式增加基层实践锻炼的内容。

有关学位授予单位要大力加强临床医学（全科）硕士专业学位研究生培养能力和水平建设。应成立由全科及相关科室研究生指导教师、基层实践基地指导教师等共同组成的导师组，对临床医学（全科）硕士专业学位研究生进行集体指导；加强师资培训，不断提高师资队伍水平。应结合临床医学（全科）硕士专业学位研究生的培养，整合资源，加大投入，加强全科医生规范化培养基地特别是基层实践教学基地建设。

有关全科医生规范化培养基地要积极接收、安排研究生参加全科医生规范化培养；要按照国家有关规定，严格落实研究生参加全科医生规范化培养的内容和要求，提供相应的待遇和保障，保证规范化培养质量。

四、改革学位授予办法，推进临床医学（全科）硕士专业学位授予与住院医师规范化培训合格证书颁发有机衔接

入学前未获得执业医师资格证书的临床医学（全科）硕士专业学位研究生，入学后达到执业医师资格考试报考条件的，由所在全科医生规范化培训基地统一组织报名参加执业医师资格考试。入学前已参加住院医师规范化培训的临床医学（全科）硕士专业学位研究生，可根据其培训经历及临床实际能力，适当调整培养计划。临床医学（全科）硕士专业学位研究生参加执业医师资格考试结果和全科医生规范化培养的过程考核与结业考核成绩，作为其申请临床医学（全科）硕士专业学位的临床能力考核依据。

临床医学（全科）硕士专业学位研究生通过执业医师资格考试，完成全科医生规范化培养并取得住院医师规范化培训合格证书，完成相关的课程学习并通过考核，方可进行学位论文答辩。学位论文应紧密结合基层临床医疗和预防保健实践，突出全科特点，可以是全科医学有关的论文、综述、病例分析报告等。学位论文答辩由学位授予单位组织，答辩委员会成员须具有全科医学带教工作经历。

临床医学（全科）硕士专业学位研究生完成培养计划，通过学位论文答辩后，由学位授予单位学位评定委员会审核批准，授予临床医学（全科）硕士专业学位。

参加“毕业后规范化培训”的临床医师，培养合格符合学位申请条件的，可按有关规定向学位授予单位申请临床医学（全科）硕士专业学位。

五、加强组织保障，保证临床医学（全科）硕士专业学位授予和人才培养工作顺利开展

做好临床医学（全科）硕士专业学位授予和人才培养工作，对推动临床医学专业学位研究生培养模式改革、加快建立和完善全科医生制度具有重要意义。各地教育、卫生、人力资源和社会保障及中医药管理等相关部门和有关学位授予单位要高度重视，加强组织领导，认真做好各项工作。

国务院办公厅
关于深化医教协同
进一步推进医学教育改革与发展的意见

国办发〔2017〕63号

各省、自治区、直辖市人民政府，国务院各部委、各直属机构：

医教协同推进医学教育改革与发展，加强医学人才培养，是提高医疗卫生服务水平的基础工程，是深化医药卫生体制改革的重要任务，是推进健康中国建设的重要保障。为深入贯彻落实全国卫生与健康大会精神和《“健康中国2030”规划纲要》，进一步加强医学人才培养，经国务院同意，现提出以下意见。

一、总体要求

（一）**指导思想**。全面贯彻党的十八大和十八届三中、四中、五中、六中全会精神，深入贯彻习近平总书记系列重要讲话精神和治国理政新理念新思想新战略，认真落实党中央、国务院决策部署，统筹推进“五位一体”总体布局和协调推进“四个全面”战略布局，牢固树立和贯彻落实新发展理念，坚持以人民为中心的发展思想，紧紧围绕推进健康中国建设，贯彻党的教育方针和卫生与健康工作方针，始终坚持把医学教育和人才培养摆在卫生与健康事业优先发展的战略地位，遵循医学教育规律和医学人才成长规律，立足基本国情，借鉴国际经验，创新体制机制，以服务需求、提高质量为核心，建立健全适应行业特点的医学人才培养制度，完善医学人才使用激励机制，为建设健康中国提供坚实的人才保障。

（二）**主要目标**。到2020年，医学教育管理体制机制改革取得突破，医学人才使用激励机制得到完善，以“5+3”（5年临床医学本科教育+3年住院医师规范化培训或3年临床医学硕士专业学位研究生教育）为主体、“3+2”（3年临床医学专科教育+2年助理全科医生培训）为补充的临床医学人才培养体系基本建立，全科、儿科等紧缺人才培养得到加强，公共卫生、药学、护理、康复、医学技术等人才培养协调发展，培养质量显著提升，对卫生与健康事业的支撑作用明显增强。到2030年，医学教育改革与发展的政策环境更加完善，具有中国特色的标准化、规范化医学人才培养体系更加健全，医学人才队伍基本满足健康中国建设需要。

二、加快构建标准化、规范化医学人才培养体系，全面提升人才培养质量

（三）**提高生源质量**。本科临床医学类、中医学类专业逐步实现一本招生，已经实施招生批次改革的省份，要采取措施吸引优秀生源报考医学专业，提高生源质量。严格控制医学院校本科临床医学类专业单点招生规模。鼓励举办医学教育的中央部门所属院校适度扩大本科医学类专业招生规模，增加优质人才供给。

（四）**提升医学专业学历教育层次**。中职层次农村医学、中医专业要逐步缩减初中毕业生招生规模，逐步转向在岗乡村医生能力和学历提升。2020年后，逐步停止中职层次农村医学、中医专业招生；届时中西部地区、贫困地区确有需要举办的，应依据本地区村卫生室人员岗位需求，

按照省级卫生计生行政部门（含中医药管理部门，下同）有关开办区域、培养规模、执业地域范围等方面的要求，由省级教育行政部门会同省级卫生计生行政部门按照有关规定备案后招生。根据行业需求，严格控制高职（专科）临床医学专业招生规模，重点为农村基层培养助理全科医生。稳步发展医学类专业本科教育。调整优化护理职业教育结构，大力发展高职护理专业教育。

（五）深化院校医学教育改革。夯实5年制临床医学、中医学教育基础地位。把思想政治教育和医德培养贯穿教育教学全过程，推动人文教育和专业教育有机结合，引导医学生将预防疾病、解除病痛和维护群众健康权益作为自己的职业责任。统筹优化通识教育、基础教育、专业教育，推动基础与临床融合、临床与预防融合，加强面向全体医学生的全科医学教育，规范临床实习管理，提升医学生解决临床实际问题的能力，鼓励探索开展基于器官/系统的整合式教学和基于问题的小组讨论式教学。推进信息技术与医学教育融合，建设国家教学案例共享资源库，建设一批国家精品在线开放课程。加强教师队伍建设，在医学院校建立教师发展示范中心，对新任职教师（含临床教师）逐步实施岗前培训制度。积极推进卫生职业教育教学改革，构建现代卫生职业教育体系，坚持工学结合，规范和强化实践教学环节，健全教学标准动态更新机制，促进教育教学内容与临床技术技能同步更新。

深化临床医学、口腔医学、中医专业学位研究生教育改革。考试招生要加强临床医学职业素质和临床能力考查；统筹优化临床培养培训内容和时间，促进硕士专业学位研究生教育与住院医师规范化培训有机衔接；加强硕士专业学位研究生的临床科研思维和分析运用能力培养，学位论文可以是研究报告、临床经验总结、临床疗效评价、专业文献循证研究、文献综述、针对临床问题的实验研究等。严格控制8年制医学教育高校数量和招生规模，积极探索基础宽厚、临床综合能力强的复合型高层次医学人才培养模式和支撑机制。

加强医学院校临床教学基地建设，制订完善各类临床教学基地标准和准入制度，严格临床教学基地认定审核和动态管理，依托高校附属医院建设一批国家临床教学培训示范中心，在本科生临床实践教学、研究生培养、住院医师规范化培训及临床带教师资培训等方面发挥示范辐射作用。高校要把附属医院教学建设纳入学校发展整体规划，明确附属医院临床教学主体职能，将教学作为附属医院考核评估的重要内容；高校附属医院要把医学人才培养作为重大使命，处理好医疗、教学和科研工作的关系，健全教学组织机构，加大教学投入，围绕人才培养优化临床科室设置，加强临床学科建设，落实教育教学任务。

（六）建立完善毕业后医学教育制度。落实并加快完善住院医师规范化培训制度，健全临床带教激励机制，加强师资队伍建设，严格培训过程管理和结业考核，持续加强培训质量建设，培训合格证书在全国范围内有效。保障住院医师培训期间待遇，积极扩大全科、儿科等紧缺专业培训规模，探索建立培训招收计划与临床岗位需求紧密衔接的匹配机制，增补建设一批住院医师规范化培训基地，2020年前基本满足行业需求和人才培养需要；高校要加大投入、加快建设，提升附属医院临床教学水平，将符合条件的附属医院优先纳入培训基地。稳妥推进专科医师规范化培训制度试点，不断提高临床医师专科诊疗水平，探索和完善待遇保障、质量控制、使用激励等相关政策，逐步建立专科医师规范化培训制度。探索建立公共卫生与临床医学复合型人才培养机制，培养一批临床医学专业基础扎实、防治结合的公共卫生人才。

积极探索和完善接受住院医师规范化培训、专科医师规范化培训的人员取得临床医学、口腔医学、中医硕士和博士专业学位的办法。调整完善住院医师规范化培训和专科医师规范化培训标准、年限以及考核要求等规定，逐步建立统一规范的毕业后医学教育制度。

（七）健全继续医学教育制度。强化全员继续医学教育，健全终身教育学习体系。将继续医学教育合格作为医疗卫生人员岗位聘用和定期考核的重要依据，作为聘任专业技术职务或申报评定上一级资格的重要条件。以基层为重点，以岗位胜任能力为核心，围绕各类人才职业发展需求，分层分类制订继续医学教育指南，遴选开发优质教材，健全继续医学教育基地网络，开展有针对性的教育培训活动，强化规范管理。大力发展远程教育，支持建立以国家健康医疗开放大学为基础、中国健康医疗教育慕课联盟为支撑的健康教育培训云平台。

（八）强化医学教育质量评估。建立健全医学教育质量评估与认证制度，到2020年建立起具有中国特色、国际实质等效的院校医学教育专业认证制度，探索实施高职临床医学、护理等专业质量评估，加强医学类博士、硕士学位授权点合格评估，推进毕业后医学教育和继续医学教育第三方评估。将人才培养工作纳入公立医院绩效考核以及院长年度和任期目标责任考核的重要内容。将医师和护士资格考试通过率、规范化培训结业考核通过率、专业认证结果等逐步予以公布，并作为高校和医疗卫生机构人才培养质量评价的重要内容。建立预警和退出机制，对高校和承担培训任务的医疗卫生机构实施动态管理，质量评估与专业认证不合格者限期整改，整改后不达标者取消招生（收）资格。

三、促进医学人才供给与需求有效衔接，全面优化人才培养结构

（九）建立健全医学人才培养供需平衡机制。统筹卫生与健康事业各类医学人才需求，制定卫生与健康人才培养规划，加强全科、儿科、妇产科、精神科、病理、老年医学、公共卫生、护理、助产、康复、心理健康等紧缺人才培养。制定服务健康事业和健康产业人才培养的引导性专业目录，推动医学院校进一步优化学科专业结构。严格医学教育准入标准，规范医学专业办学，强化监督管理，新增医学类专业布点重点向中西部医学教育资源匮乏的地区倾斜。省级教育、卫生计生行政部门要定期沟通，坚持按需招生、以用定招，探索建立招生、人才培养与就业联动机制，省级卫生计生行政部门要定期制定和发布人才需求规划，省级教育行政部门及医学院校要根据人才需求及医学教育资源状况，合理确定医学专业招生规模及结构。

（十）加强以全科医生为重点的基层医疗卫生人才培养。通过住院医师规范化培训、助理全科医生培训、转岗培训等多种途径，加大全科医生培养力度。完善订单定向医学生教育培养政策，鼓励有条件的省份结合本地实际积极探索按照考生户籍以县为单位定向招生的办法，将本科毕业生全部纳入全科专业住院医师规范化培训，根据需求适度扩大培养规模；严格履约管理，及时落实就业岗位和薪酬待遇，鼓励各地探索实行“县管乡用”（县医院聘用管理、乡镇卫生院使用）的用人管理制度。对在岗基层卫生人员（含乡村医生）加强全科医学、中医学基本知识技能和适宜技术培训。

（十一）加强中医药人才培养。分类推进中医药教育改革，适度增加具有推荐优秀应届本科毕业生免试攻读研究生资格的中医类院校为“5+3”一体化招生院校，促进中医药院校教育与中医住院医师规范化培训的衔接。构建服务生命全周期的中医药学科专业体系，推进中医药养生保健、健康养老等人才培养。完善中医药师承教育制度，加强师承导师、学科带头人、中青年骨干教师培养，建立以名老中医药专家、教学名师为核心的教师团队，实施中医药传承与创新“百千万”人才工程（岐黄工程），加快推进中医药高层次人才培养。建立完善西医学习中医制度，鼓励临床医学专业毕业生攻读中医专业学位，鼓励西医离职学习中医。鼓励扶持民族地区和高等院校开办民族医药相关专业，支持有条件的院校开展民族医药研究生教育。

（十二）促进区域医学教育协调发展。以中西部地区为重点，加强薄弱地区医学院校教育、毕业后教育和继续教育能力建设。在中西部高等教育振兴计划实施过程中，加大对中西部医学院校的政策和资金支持力度。发挥高水平医学院校的辐射带动作用，提升薄弱院校办学水平，加大东部高校“团队式”对口支援西藏医学教育工作力度，加快西藏现代高等医学教育体系建设。以新疆和西藏为重点，实施住院医师规范化培训西部支援行动和专科医师规范化培训中西部地区支持计划。通过专家支援、骨干进修、适宜医疗技术推广等多种形式，提升中西部地区、贫困地

区、农村基层医务人员的医疗卫生服务能力。

四、创新体制机制，加强医教协同管理

（十三）建立医学教育宏观管理协调机制。国家和各省（区、市）要分别建立教育、卫生计生、机构编制、发展改革、财政、人力资源社会保障、中医药等多部门共同参与的医学教育宏观管理协调机制，统筹医学教育改革发展，共同研究协商重大政策与问题。

（十四）强化医学教育统筹管理。教育部、国家卫生计生委、国家中医药局要进一步加强医学教育综合管理和统筹协调。成立医学教育专家委员会，充分发挥专家智库作用，为医学教育改革与发展提供智力支持。支持行业学（协）会参与学科专业设置、人才培养规划、标准制修订、考核评估等工作，相关公共服务逐步交由社会组织承担。教育部、国家卫生计生委与省级人民政府要共建一批医学院校，教育部、国家中医药局与省级人民政府要共建若干中医药院校，在人才培养、科学研究、经费投入等方面给予政策倾斜，提升共建院校办学能力和水平，更好地服务区域和全国卫生与健康事业发展。在世界一流大学和一流学科建设中对医学院校和医学学科予以支持。

（十五）深化综合性大学医学教育管理体制改革。遵循医学教育规律，完善大学、医学院（部）、附属医院医学教育管理运行机制，保障医学教育的完整性。加强对医学教育的组织领导，在现有领导职数限额内，逐步实现配备有医学专业背景的副校长分管医学教育或兼任医学院（部）院长（主任），有条件的高校可根据实际需要探索由常务副校长分管医学教育或兼任医学院（部）院长（主任），或由党委副书记兼任医学院（部）书记。实化医学院（部）职能，建立健全组织机构，强化对医学教育的统筹管理，承担医学相关院系和附属医院教学、科研、人事、学生管理、教师队伍建设、国际交流等职能。教育部、国家卫生计生委要组织开展综合性大学医学教育管理体制改革试点，在国家改革建设重大项目上对试点高校予以倾斜支持。

五、完善人才使用激励政策

（十六）提升医疗卫生行业职业吸引力。深化医药卫生体制改革，理顺医疗服务价格，合理体现医务人员专业技术劳务价值，加快建立适应行业特点的人事薪酬制度，吸引优秀人才从事医疗卫生工作，特别是全科、儿科、精神科、公共卫生等紧缺专业。建立健全符合行业特点的人才评价机制，坚持德才兼备，注重凭能力、实绩和贡献评价人才，克服唯学历、唯资历、唯论文等倾向。完善职称晋升办法，拓宽医务人员职业发展空间。本科及以上学历毕业生参加住院医师规范化培训合格并到基层医疗卫生机构（新疆、西藏及四省藏区等艰苦边远地区可放宽到县级医疗卫生机构，下同）工作的，可直接参加中级职称考试，考试通过的直接聘任中级职称，增加基层医疗卫生机构的中高级专业技术岗位比例。对“定向评价、定向使用”的基层医疗卫生机构高级专业技术岗位实行总量控制、比例单列，不占各地高级岗位比例。

根据医疗卫生机构功能定位和工作特点，分层分类完善临床、公共卫生、护理、康复、医学技术等各类专业人才准入和评价标准。创新人才使用机制，落实公立医院用人自主权，对急需引进的高层次人才、紧缺专业人才以及具有高级专业技术职务或住院医师规范化培训合格证书、专科医师规范化培训合格证书的人员，可由医院采取考察的方式予以公开招聘。基层卫生计生事业单位招聘高层次和全科等急需紧缺专业技术人才，可直接考察聘用。

六、完善保障措施

（十七）加强组织实施。各地各有关部门要充分认识医教协同推进医学教育改革发展的重要意义，提高思想认识，加强组织领导，强化部门协同，明确责任分工，狠抓贯彻落实。各省

（区、市）要在2017年9月底前出台具体实施方案。

（十八）保障经费投入。积极发挥财政投入的引导和激励作用，调动社会、医疗卫生机构、个人出资的积极性，建立健全多元化、可持续的医学教育经费保障机制和政府投入动态调整机制。根据财力、物价变动水平、培养成本等情况适时调整医学门类专业生均定额拨款标准、住院医师规范化培训补助标准，探索建立专科医师规范化培训补助机制，加大继续医学教育投入，合理确定医学门类专业学费标准，完善对贫困家庭医学生的资助政策。改革探索以培养质量、绩效评价为导向的经费拨款方式，提高资金使用效率。地方各级人民政府要按照规定落实投入责任，加大投入力度，中央财政予以适当补助。

（十九）强化追踪监测。建立健全追踪监测机制，制订部门分工方案和追踪监测方案，对实施进度和效果进行监测评估。实施常态化、经常化的督导考核机制，强化激励和问责。对各地在实施过程中好的做法和有效经验，要及时总结推广。

国务院办公厅
2017年7月3日

第四篇

一级学科简介及学位基本要求

第一部分

学位授予和人才培养一级学科简介

1001 基础医学

一、学科概况

基础医学从宏观到微观层次研究人体结构与功能，揭示人体与外界因素的相互作用，阐明疾病发生发展的机理，为疾病防治提供理论和技术基础。基础医学起源于中世纪开启的人体解剖学。在观察研究正常人体与患病人体的形态学变化的基础上，解剖学成为疾病特征描述、机理研究和外科治疗的主要知识与技术基础。17 世纪后，借助新生的生物显微技术和早期细胞生物学理论，产生了在微观形态学水平上研究人体与疾病的组织学、胚胎学和细胞学理论与方法；同时在人体机能定量测定技术和机体化学组成与化学规律描述的基础上，发展了人体生理学和医学生物化学研究；随着人们对致病生物及免疫现象的发现，以及对人类遗传因素及其致病意义与规律的认识，形成了由人体解剖学、组织学与胚胎学、人体生理学、病理学、病理生理学、医学生物化学、病原生物学、医学免疫学、药理学、医学遗传学等为主干构成的基础医学学科基本框架，基础医学成为人体疾病治疗与健康维护的科学基础，同时也成为医学人才培养必备的知识基础。

20 世纪中，随着 DNA 双螺旋结构、遗传密码子等重大科学发现，人们对健康和疾病的科学解释开始建立在分子生物学基础上，基础医学中人体形态学、人体生理学、病原生物学、免疫学、病理学等各学科领域的研究逐步深入到分子水平。正常机体功能与疾病发生发展的分子基础，成为上世纪后半叶连接基础医学各学科最重要的纽带，开启了医学各基础领域的交叉融合，使基础医学学科发展呈现出整体性，也使基础医学学科人才培养在各学科之间显示出共性特征。

21 世纪以来，基础医学的学科内涵正经历着又一次飞跃。首先，随着分子生物学迅猛发展和人类基因组计划的完成，对人体生物分子的结构、表达及功能的解析，继续在微观尺度上深入，对生命和疾病现象及规律提出新的阐释；其次，基因组学和蛋白质组学等各种“组学”、生物信息学和系统生物学方法与理论的涌现，使从细胞到机体各个层次系统 - 整体 - 综合地研究疾病机理成为可能；再次，干细胞生物学与再生医学、分子医学与转化医学个体化医疗的发展，使基础领域发现的新现象和新规律，转化为疾病预防、诊断与治疗的新手段与新策略。目前基础医学学科发展前沿呈现出以下特点：(1) 以当代细胞分子生物学、生物医学组学、系统生物学等为纽带，基础医学各学科方向相互交融，从而深化对疾病机理的认识；(2) 基础医学与疾病防治实践联系更为密切并直接相关，成为转化医学最重要的创新源头，以解决特定疾病为导向来设置学科方向的趋势日渐明显；(3) 人与自然及社会、环境间的密切关系和相互作用得到更充分的认识和体现，进一步为“生物 - 心理 - 社会”新医学模式提供理论和实践基础；(4) 基础医学人才的培养过程中，各基础医学学科方向之间的互融，以及基础与临床之间的协同成为必须。

二、学科内涵

1. 研究对象 基础医学是研究人的生命和疾病的现象与本质及其变化规律的自然科学，研究对象为人体的机体、系统、组织、器官、细胞、分子、作用于人体的其他生物（主要是微生物与寄生虫）的形态、结构、功能，以及它们之间、它们与整体机能之间的关系，由此阐明人体正常机能与疾病的形态结构基础、功能基础和分子基础，以及疾病发生发展的机制和规律，为健康维护和疾病诊断、治疗、预防提供理论和技术基础。具体而言，基础医学研究的目标对象包括：人体的宏观与微观结构以及生长发育规律；正常人体与疾病状态下的机能、病理、遗传、免疫和分子变化规律；人体与相关微生物、寄生虫的相互作用及其健康与疾病发生发展的意义，以及与健康维护、疾病诊断、治疗和预防相关的其他理论和技术。值得注意的是，21 世纪以来由于科学技术的迅猛发展和健康需求的急剧增加，基础研究成果转化为临床诊治手段的过程将大大加速，转化医学实践由此迅速兴起，在此背景下基础医学正更多地以疾病为导向，以临床产生的科学问题为研究对象。这一趋势使基础医学研究对象的领域分类，从传统学科体系分类，逐步拓展到以具有相同或类似科学基础的疾病类型为区分，并更多地与临床学科的研究对象相融合。

2．理论　基础医学作为一门传统医学学科，建立在古老的解剖学知识基础之上，其经典理论体系涵盖了在健康与疾病状态下，从宏观到微观层次研究人体各级组成结构的形态学理论；研究人体各种功能现象、规律及致病机制的机能学理论；研究人体各种分子及其相互化学联系与作用的分子医学理论；研究与健康和疾病相关的寄生虫、微生物及其与人体相互作用规律的病原生物科学理论，以及研究化学药物及大分子重组蛋白质药物治疗疾病的规律的药理学理论。同时，作为医学的一门基础前沿学科，其理论前沿与当代生物学、临床医学，以及与其他理学、工学学科中的理论与技术领域交叉，产生了一系列新生医学基础科学，其中包括以干细胞生物学理论与技术为基础，以干细胞治疗和组织再生修复为目标的再生医学，以及以人类基因组学、蛋白组学和代谢组学为基础，以系统生物学为主要工具，以阐明正常或疾病状态的分子网络基础为目标的医学信息学与基因组医学等。因此，当代基础医学理论体系发展的趋势　：一是其自身理论范畴的不断丰富与拓展；二是与生命科学前沿理论与技术的广泛交叉；三是与临床医学和医疗新技术的实质性融合；四是与其他门类学科，如信息科学、化学、数学、物理学等交互渗透而不断形成新的边缘领域。

3．知识基础　基础医学既为临床医学、口腔医学、预防医学、中医学、药学、护理学、医学技术、特种医学等应用型专业的人才培养提供基础知识和基本技术，同时也作为一门依其自身规律发展的前沿基础学科，探索人体健康和疾病的基本规律，培养基础医学理论与实验研究的专门人才。在基础医学为整个医学提供的知识基础中，从宏观和微观层次研究和描述人体形态结构和生长发育的人体解剖学、组织学、胚胎学，是基础医学的学科发源所在，也是医学学科人才培养的入门基础；在此基础上，阐明人体在正常或各种疾病状况下的组织器官结构与机能状态，组织和细胞形态变化，新陈代谢，物理化学基础和分子作用规律的人体生理学，病理学，病理生理学，医学免疫学，医学遗传学，医学生物化学与分子生物学，以及研究致病寄生虫、微生物及其与人体相互作用的病原生物学，构成了当代基础医学的主体知识体系。与此同时，随着生命科学各前沿领域与医学的交叉和融合发展，如干细胞理论与技术在疾病发生发展机制和疾病治疗方面的运用，以及由细胞分子生物学与信息科学、系统科学融合产生的医学组学、医学生物信息学、系统医学等新兴学科领域，构成了目前基础医学知识的前沿。

4．研究方法　基础医学主体属于实验科学，遵从还原论的基本研究方法，认识人类健康与疾病发生发展的规律，为解决疾病问题提供新知识和新技术的过程中，在各个发展阶段形成了以当时科学技术前沿为基础的人体研究方法学。因此，基础医学的学科特征之一是各学科方向既代表了特定的理论体系，同时又代表一系列特定的研究方法学。这些研究方法不仅大多延续至今，而且又在不同时期吸纳新的技术理念和内容，总体来说包括以下几大类别：

（1）形态学方法：以传统大体解剖技术、显微组织学技术和超微细胞学技术为基本手段，探求人体各系统、器官、组织、细胞的形态、结构、组成，及其发生发育、病理变化，健康修复过程中的形态结构特征和动态规律，并为医学诊断学、医学影像学、外科治疗学等多种医学实践提供精准的结构形态学基础。

（2）机能学方法：以人体和模型动物及器官、组织、细胞的各种机能的定性与定量测定技术为基础，如以传统电生理技术、当代显微电生理技术、精细功能显微技术、气体及液体流变测定技术、能量代谢测定技术等为手段，揭示健康和疾病情况下人体机能的状态特征和变化规律，以及细胞和亚细胞结构等人体微观组成的功能学过程与结局。

(3) 细胞与分子医学方法：在传统生物化学代谢测定技术基础上发源，发展至一系列以细胞生物学与细胞分离鉴定技术、细胞发育与疾病模型、细胞培养与诱导分化技术、细胞重编程技术、细胞治疗技术、细胞与组织构建技术、分子生物学与核酸重组技术、蛋白质定量与定性检测技术、生物大分子结构解析技术、生物分子与药物高通量测定技术、分子细胞生物学技术等为主要前沿的细胞与分子医学方法学，研究人体正常或疾病状态下的化学组成特征、变化规律和细胞以及分子作用的规律。该方法学领域进入本世纪以来，进一步结合各相关前沿学科技术，发展为当今各种医学生物组学、医学系统生物学等先进研究方法。

(4) 人类疾病的动物模型构建与研究方法：通过传统实验机能学、化学与环境致病模拟、动物遗传修饰、动物影像学及手术等手段，用实验动物构建人类疾病与健康状态的活体模型，研究疾病发生发展机制和诊断、治疗、预防的策略，并为药物与疫苗的临床应用提供临床前试验参数和证据。

(5) 医学生物信息学与系统生物学方法：在生物大分子结构与功能解析，尤其是高通量分子检测等技术基础上，通过信息处理、统计与计算、系统归纳等手段，为阐明人体的各种复杂生理系统和疾病的复杂机制提供分子作用通路与网络等理论线索。

三、学科范围

基础医学学科主要覆盖人体解剖与组织胚胎学、人体生理与病理生理学、病原生物学、病理学、免疫学、再生医学、医学信息学与基因组医学、细胞生物学、医学遗传学等学科方向。

1．人体解剖与组织胚胎学　主要研究人体形态结构特征和生长发育规律，以及人体各系统、组织、器官的结构与功能之间的关系。

2．人体生理与病理生理学　主要研究健康与疾病状况下人体机能代谢，细胞结构与功能，生物分子（包括基因、蛋白、脂类等）结构与功能改变的特点、规律和机制。

3．病原生物学　是揭示生物病原体和媒介的生物学特征，与宿主相互作用规律和致病机理，以及研究感染性疾病诊断和防治技术的学科领域。

4．病理学　是研究疾病发生发展过程中生物分子、亚细胞、细胞、组织及器官水平形态学改变，疾病演变规律及诊断要点，揭示疾病的病因、发病机制及转归，密切联系临床的医学桥梁学科。

5．免疫学　是阐明免疫反应的本质和机体免疫系统的组织、结构及其功能的学科，主要研究在健康或疾病状态下免疫系统的功能；免疫系统功能异常所产生的疾病，以及免疫分子的物理、化学及生理性质。

6．再生医学　是通过研究干细胞的发育起源、增殖分化机理以及与微环境的相互作用．阐明干细胞在正常组织维持中的生理功能，参与创伤修复与再生机制，从而寻找有效的细胞治疗方法，促进机体修复与再生，或构建新的组织与器官，以改善或恢复损伤组织和器官功能的科学。

7．医学信息学　是信息学与医药卫生学相结合的交叉科学，涉及了将计算机和信息技术应用于医学研究、医疗、新药开发、公共卫生等领域的新兴学科。

8．基因组医学　是以人类基因组为基础，将生命科学与医学整合在一起，使基因组学的基础研究成果能够应用于转化医学的新兴学科。

9．细胞生物学　是研究细胞结构与功能联系的科学。

10．医学遗传学　是揭示遗传物质结构及组成改变如何影响人体发育、生长及功能的科学。

21世纪以来，随着人类基因组计划的完成，信息技术的迅速发展和干细胞研究等科学领域的突破，学科分立和学科交融并进，解决人类疾病的直接突破点不断向基础领域前移，各学科方向之间的界限逐渐模糊化，国际基础医学科学研究和人才培养出现了以某一系统疾病为导向，综合运用各种基础医学研究方法，以寻求该系统疾病诊治突破为直接目标的学科方向设置，如神经系统疾病基础与转化医学、心脑血管疾病基础与转化医学等。此外，由于多学科的交叉融合，基础医学的学科范围在其理论体系、知识基础、研究方法等维度上迅速拓展。因此，在上述“学科内涵”所定义的基础医学一级学科范畴内，我国的基础医学学科还涵盖一系列以其他名称出现的学科方向，这些学科方向一般由各学位授予单位根据健康与疾病基础与转化研究的发展趋势和人才培养的需要自主设置，比如分子医学、医学神经生物学、比较医学、医学病毒学、基础药理学与分子药理学、疾病蛋白组学与基因组学、热带医学、人兽共患疫病学、医学生物化学与细胞生物学等。

四、培养目标

1．硕士学位　具有良好的科学精神、科学知识基础和职业道德，坚实的生命科学和基础医学理论和技能基础，规范的学术训练和一定的创新能力，能在基础医学科研和教学团队中胜任主要辅助工作的优秀专业人才。具体培养目标包括：(1) 对相关领域人类健康与疾病及其研究的历史和现状有较深刻的科学认识；(2) 在整体掌握基础医学基本理论、基本知识、基本技能，了解学科研究现状、发展方向和趋势的基础上，深入、熟练地掌握相应学科方向的基础理论体系、前沿科学主题和重要技术方法；(3) 受到严谨规范的学术研究训练，具有良好的学术道德和科学态度，能够熟练与顺利阅读理解本专业的英（外）文资料，初步具备独立从事基础医学研究工作的能力，以及具有发展成为高层次学术人才的潜力；(4) 受到基本的基础医学教学训练，能完成基础医学教学工作。

2．博士学位　具有宽厚扎实的基础医学与生命科学基础知识，深入掌握相应学科方向的专门知识，能自主设计并能运用必要的科研方法独立从事科学研究，具有科学创新力和较高职业素养的高层次学术人才。具体培养目标是：(1) 深刻理解学术研究对人类社会的普遍意义和对人类健康的实际意义，有较好的生命科学和医学理论修养，整体了解医学科学体系，深入掌握基础医学的理论知识体系、研究方法技术和学理发展脉络，准确把握相应学科方向的学术前沿，认识开拓新研究领域的重要性；(2) 受到严格规范的独立研究训练，在医学问题的基础或转化领域的研究设计、研究方法、理论结合实际等方面具备较高的学术水平，较强的研究能力和初步的科研组织与管理能力；(3) 具有独立从事基础医学理论与实践教学工作的能力；(4) 对学术规范有深刻理解，恪守学术道德，具备一定的运用英语进行学术交流（包括学术论文撰写和口头学术报告）的能力。

五、相关学科

临床医学、口腔医学、药学、公共卫生与预防医学、生物学、心理学。

六、编写成员

曹雪涛、马大龙、柏树令、鲍朗、曹亚、陈国强、陈竺、丁彦青、高友鹤、柯杨、黎孟枫、李雍龙、李玉林、李云庆、裴雪涛、吴玉章、熊思东、姚智、张凤民。

1002 临床医学

一、学科概况

临床医学是研究疾病的病因、诊断、治疗和预后，提高临床治疗水平，促进人体健康的科学。它根据病人的临床表现，从整体出发研究疾病的病因、发病机理和病理过程，进而确定诊断，通过治疗和预防以最大程度上消除、控制或延缓疾病，恢复病人健康，减轻病人痛苦，提高病人生活质量，保护劳动力。

临床医学是一门历史悠久的科学。早期的临床医学仅仅是对疾病现象的观察和尝试性治疗的总结，即天然和本能的经验医学。而后人们将物理学的原理用于体格检查，设计出如听诊器等简单工具，并形成了西医体格检查之视、触、叩、听等方法。随着解剖学研究的深入，血液循环系统的发现，特别是显微镜、X 射线用于临床诊断等，使临床医学在疾病的认识和研究等方面不断取得突破。以青霉素的发现和磺胺等抗菌药物化学合成成功为代表的生物学、化学研究的突破以及工业化时代的到来，使疾病治疗效果得到显著提升；无菌概念的形成和发展，麻醉药品的研发与使用为手术治疗奠定了基础，外科学从此得到长足发展。现代临床医学的理论知识体系框架形成于 18 世纪。迄今，临床医学学科建设日臻完善，学科分类日趋精细，逐渐形成了许多分科和专业。譬如内科学、儿科学、老年医学、神经病学、精神病与精神卫生学、皮肤病与性病学、影像医学与核医学、临床检验诊断学、外科学、妇产科学、眼科学、耳鼻咽喉 - 头颈外科学、肿瘤学、康复医学与理疗学、运动医学、麻醉学、急诊医学等。近年来，重症医学、疼痛医学、再生医学、器官移植学等新兴研究方向也越来越得到重视。

随着人类文明的不断进步和经济社会的迅猛发展，现代医学模式不断发生着显著变革。20 世纪 70 年代以后，“生物 - 心理 - 社会医学模式”（bio-psycho-social medical model）逐步取代传统生物医学模式，从生物、心理、社会全面结合的角度理解人的生命、疾病和健康，更加重视人的社会生存状态。20 世纪 90 年代，循证医学带来了临床医学又一次新的变革，其核心思想是有证可循，有据乃行，在医疗决策中应遵循客观的临床科学研究产生的最佳证据，将临床证据、个人经验与患者的实际状况和意愿三者紧密结合，从而制订出科学的防治策略，以达到治疗疾病，促进健康和提高生命质量的目的。

随着对人类生命与健康规律的认识趋向整体，对疾病控制策略的建构趋向系统，临床医学呈现出新的发展趋势，即走向“4P”（预防性 Preventive、预测性 Predictive、个体化 Personalized、参与性 Participatory）医学模式。这将为解决长期困扰人类的很多重大疾病，如恶性肿瘤、糖尿病、高血压、神经和精神疾病等的早期诊断、早期治疗开辟新途径。此外，传统的临床实践与基础研究是被一系列的障碍分隔着，而转化医学正努力在其间建立更直接的联系，进而促进基础医学研究成果的转化，为临床医学的快速发展提供新的科技动力。

二、学科内涵

1. 内容范畴和研究对象 临床医学是直接面对疾病、病人，对病人直接实施治疗的科学，具体研究人体各系统、器官、组织等器质性和功能性疾病的病因、发病机制、临床表现、诊断与鉴别诊断、治疗、预防和预后判断，同时也涉及人体正常的发生、发育和衰老机制，以及疾病的发生、发展与病人的生存环境关系的研究。其研究对象是患者和所罹患的疾病。

2．理论和知识　基础临床医学的理论和知识基础主要包括内科学、外科学、儿科学、老年医学、神经病学、精神病与精神卫生学、皮肤病与性病学、影像医学与核医学、临床检验诊断学、妇产科学、眼科学、耳鼻咽喉-头颈外科学、肿瘤学、康复医学与理疗学、运动医学、麻醉学、急诊医学等。另外，临床医学的理论和知识基础还包括生物学、基础医学、预防医学、护理学、医学技术、特种医学、口腔医学、药学等学科的相关理论和知识，也涉及自然科学、人文社会科学等相关学科的理论和知识。

3．研究方法　临床医学的研究方法主要包括生物学研究方法和临床研究方法等。

（1）生物学研究方法　主要包括观察描述性研究、比较分析性研究和实验性研究方法。描述性研究方法是指观察疾病的临床特征及患者的某些暴露特征等，再用归纳法将这些不同性质的疾病特征归并成不同的类群；比较分析性研究方法是指全面考察疾病和患者的各种性状，分析不同疾病之间的差异点和共同点，将它们归并成自然的类群；实验性研究方法则是人为地干预、控制所研究的对象，并通过这种干预和控制所造成的效应来研究对象的某种属性。随着现代物理学、化学的发展，电镜技术、层析法、分光光度法、电泳技术、同位素示踪法、X射线衍射分析、细胞技术、基因和基因组技术、单克隆技术、酶和细胞固定法，以及连续发酵术等实验方法和技术纷纷建立，实验性研究方法取得长足进展。

（2）临床研究方法　临床研究方法分为观察性研究方法（根据事先有无专门设计的对照组分为描述性研究与分析性研究）和实验性研究方法。观察性研究方法是依靠全面、客观的描述或精心设计的方案对人群特征进行分析、比较、归纳、判断，以揭示事物之间的联系。实验性研究方法是由研究者随机分配研究对象的暴露因素，将人群随机分为试验组、对照组等，使用生物学统计方法分析研究。循证医学是上述两种方法的集中体现，是在认识到依据经验医学和基础医学的推理存在着偏离或误差的基础上，在医疗决策中将临床证据、个人经验与患者的实际状况和意愿三者相结合的一种主流研究方法，临床证据主要来自大样本的随机对照临床试验、系统性评价和荟萃分析。

三、学科范围

临床医学的主要学科方向包括内科学、外科学、儿科学、老年医学、神经病学、精神病与精神卫生学、皮肤病与性病学、影像医学与核医学、临床检验诊断学、妇产科学、眼科学、耳鼻咽喉-头颈外科学、肿瘤学、康复医学与理疗学、运动医学、麻醉学、急诊医学和疼痛医学等。

1．内科学　主要研究人体各个系统（不含神经系统）的以药物治疗为主要疗法的各种疾病的病因、发病机制、临床表现、诊断、治疗与预防，是临床医学的基础学科。根据疾病系统，内科学分成心血管病、血液病、呼吸系病、消化系病、内分泌与代谢病、肾病、风湿病和感染病学等研究方向。

2．外科学　主要研究损伤、感染、肿瘤、畸形及其他性质的一般以手术或手法为主要疗法的疾病的诊断、预防、治疗、发生和发展规律。包括普通外科学、骨外科学、泌尿外科学、胸心外科学、神经外科学、整形外科学、烧伤科学、野战外科学等研究方向。

3．儿科学　主要研究新生儿、婴幼儿、儿童和青少年时期的疾病和健康问题。儿科学的主要研究方向以系统划分为呼吸、消化、循环、神经、血液、肾脏、内分泌等，小儿外科、感染性疾病（包括传染病）、急救医学、儿童保健、免疫性疾病、新生儿疾病、寄生虫病和遗传性疾病等也是儿科学重要的研究方向。

4．老年医学　主要研究老年病以及涉及人类衰老的基础理论研究，以及老年医学教育的研究，包括老年基础医学、老年临床医学、老年流行病学、老年预防医学和老年社会医学等。

5．神经病学　主要研究中枢神经系统、周围神经系统及骨骼肌疾病的病因及发病机、病理、临床表现、诊断、治疗及预防的一门临床医学学科。神经病学主要研究方向包括血管性疾病（脑出血、脑梗死、蛛网膜下腔出血、颈动脉狭窄、颅内动脉狭窄等）、中枢神经系统感染性疾病、肿瘤、外伤、变性疾病、自身免疫性疾病、遗传性疾病、中毒性疾病、先天发育导常、营养缺陷、代谢障碍性疾病及各种神经内科疑难杂症。

6．精神病与精神卫生学　主要研究各种精神障碍的病因、发病机制、临床表现、发展规律、治疗以及康复的一门临床医学，研究内容包括生物学研究和社会学研究，如生物遗传学、神经化学、精神药理学、电生理学、脑影像学，以及精神障碍的流行病学调查、社区康复技术等。

7．皮肤病与性病学　皮肤病学是研究皮肤及其相关疾病的科学，主要研究各种皮肤及附属器相关疾病的病因、发病机制、临床表现、诊断、治疗和预防等，也包括正常皮肤及附属器的结构与功能；性病学是研究性传播疾病的科学，其内容包括各种性传播疾病的致病微生物、发病机制、临床表现、诊断、治疗和预防等。皮肤病与性病学的主要研究方向包括病毒性皮肤病、细菌性皮肤病、寄生虫皮肤病、代谢障碍性皮肤病、遗传性皮肤病、汗腺疾病、性传播性疾病、皮肤激光医学等。

8．影像医学与核医学　将核技术、电子计算机技术、影像技术和医学技术结合进行诊断、治疗和研究疾病，主要研究方向有放射诊断学和介入放射学，超声诊断学和介入超声学，核素诊断学和核素治疗学。

9．临床检验诊断学　主要采用实验室技术对来自机体的样本进行理化学、形态学、微生物学、分子生物学、遗传学、基因学、血药浓度等方面的研究和检验，为疾病的诊断、鉴别诊断、疗效判定和预后估计，以及疾病的预测等提供直接和间接的诊断依据。主要研究方向包括临床体液学、临床血液学、临床微生物学、临床生物化学、临床免疫学和临床分子生物学等。

10．妇产科学　是专门研究女性特有的生理、病理变化，以及生殖调控的一门临床学科，主要研究女性生殖器官疾病的病因、病理、诊断及防治，妊娠、分娩的生理和病理变化。包括普通妇科学、妇科肿瘤学、围产医学（亦称围生医学）、女性生殖内分泌学、计划生育研究、妇女保健学等。

11．眼科学　主要研究发生在视觉系统，包括眼球及与其相关联组织的有关疾病的发生、发展和转归，以及预防、诊断和治疗。包括眼睑病、泪器病、眼表疾病、结膜病、巩膜病、玻璃体病、视网膜病、视神经病、斜视、近视等方向的研究。

12．耳鼻咽喉 - 头颈外科学　主要研究耳、鼻、咽喉、气管、食管及头颈部等相关疾病的病因、发病机制、临床表现、诊断、治疗与预防，以及人体听觉、平衡觉、嗅觉和呼吸、吞咽、发声、语言等器官和部分头颈部的解剖结构、生理功能。其主要研究方向包括耳鼻咽喉、气管、食管及其相关头颈区域外科学。

13．肿瘤学　主要研究肿瘤的病因、发病机制、病理、临床表现、诊断与鉴别诊断、治疗与多学科治疗、转归和预防。包括肿瘤免疫学、肿瘤病因学、肿瘤病理学、分子肿瘤学、肿瘤诊断学、肿瘤治疗学、肿瘤预防学、实验肿瘤学、肿瘤遗传学等。

14．康复医学与理疗学　是一门研究病、伤、残者康复的医学应用学科，其研究对象为伤病所造成的功能障碍和能力受限的病、伤、残者，以及老年人当中的活动功能受限者。包括基础康复学、康复残疾学、临床康复评定学和临床康复治疗学等。

15．运动医学　主要研究与体育运动有关的医学问题，是医学与体育运动相结合的综合性应用科学。包括运动医务监督、运动损伤、运动营养学、运动康复和医疗体育等。

16．麻醉学　主要研究临床麻醉、生命机能调控、器官功能保护、重症监测治疗和疼痛诊疗的科学，贯穿于围手术期或急救过程中，全面参与为临床提供人性化医疗的环节中。包括麻醉生理学、麻醉药理学、麻醉应用解剖学等。

17．急诊医学　是给健康危急者提供全面、紧急和便捷的医疗服务，以避免死亡和残伤的发生，贯穿在院前急救、院内急诊、危重病监护、灾害救援过程中的相关理论和技能。包括心肺脑复苏、创伤急救、急性中毒、休克、多器官功能障碍、神经系统急症、环境因素所致急症、急危重症患者的代谢调节与营养支持等。

18．疼痛医学　是研究慢性顽固性痛的病因、发病机理、病程特点、发展与转归、诊断及治疗和预防等的科学。主要研究方向包括组织损伤性痛、内脏痛、头面部痛、神经损伤性痛、特殊痛等的诊疗。

四、培养目标

1．硕士学位　培养具有一定的人文和社会科学知识，比较熟悉临床医学的历史和现状，了解并掌握本学科的最新进展，在某一领域或者方向有一定的研究，具有从事临床医学研究、临床教学和医疗工作较高能力的高层次人才。具体包括：(1) 牢固掌握马克思主义、毛泽东思想、邓小平理论和“三个代表”重要思想的基本原理，坚持科学发展观，拥护中国共产党的领导，拥护社会主义制度。遵纪守法，具有良好的思想品质、实事求是的科学态度、严谨的科学作风，积极为国家医疗卫生事业建设做贡献；(2) 系统掌握临床医学知识、专业基础理论知识和相关的人文社科、自然科学知识；掌握本专业的基础理论、专科知识和与其研究方向相关的专业知识；(3) 系统掌握基本的科研方法和技能，具备一定的科学研究能力，能在导师指导下完成课题研究；(4) 牢固掌握专科临床技能，能够独立处理常见病、多发病，并能在上级医生指导下处理本专业的疑难疾病；(5) 具有一定的教学能力；(6) 熟练掌握及应用一门外国语；(7) 具有较好的交流、合作能力和表达能力；(8) 忠诚学术，淡泊名利，认真治学，牢固树立良好的学术道德观，恪守学术规范。

2．博士学位　培养具有厚实的人文和社会科学知识，熟悉临床医学的历史和现状，掌握本学科的最新进展，在某一领域或者方向有深入研究，具备独立从事临床医学研究、临床教学和医疗工作能力的高层次人才。具体包括：(1) 进一步牢固掌握马克思主义、毛泽东思想、邓小平理论和“三个代表”重要思想的基本原理，坚持科学发展观，拥护中国共产党的领导，拥护社会主义制度。遵纪守法，具有良好的思想品质、实事求是的科学态度、严谨的科学作风，积极为国家医疗卫生事业建设做贡献；(2) 系统掌握临床医学知识，具有坚实的专业基础理论知识和宽泛的人文、社科及相关自然科学知识；深入掌握本专业的基础理论和专科知识；对于与自己研究相关的重要理论、核心概念及其历史脉络，有透彻了解和把握；(3) 有敏锐的思辨和分析能力，能够判断问题的价值，跟踪学术前沿，进行理论和知识创新，具有独立从事本专业科学研究的能力，在临床医学科学和（或）专科技术上有创新性成果；(4) 有娴熟的专科技能，能够独立处理常见病、多发病和本专业的一般疑难疾病；(5) 具有独立从事本专业教学工作能力；(6) 精通一门外国语，基本掌握第二门外国语；(7) 具有良好的交流、合作能力和表达能力；(8) 忠诚学术，淡泊名利，认真治学，牢固树立良好的学术道德观，恪守学术规范。

五、相关学科

生物学、基础医学、口腔医学、公共卫生与预防医学、中医学、中西医结合、药学、中药学、特种医学、医学技术、护理学、生物医学工程以及化学等。

六、编写成员

樊代明、张运、丁洁、王虹、王辰、李广平、李兰娟、李兆申、余学清、尚红、陈香美、房静远、段丽萍、黄从新、崔丽英、谢鹏、葛均波、廖二元、冯英明、张斌、李伟、刘津平、袁晓亮、郭奕君、郑树森、顾玉东、曹谊林、陈仲强、樊嘉、冯敢生、高建华、胡盛寿、姜洪池、蒋建新、李康华、孙保存、汪建平、魏于全、杨惠林、杨培增、赵继宗、赵玉沛、周梁、陈瑜、刘荣波、吴健。

1003 口腔医学

一、学科概况

口腔医学是现代医学及生命科学的重要组成部分，是应用生物学、医学、生物医学工程、材料科学与工程、生物力学、计算机科学、心理学及其他自然科学和人文社会科学的理论和技术来研究和防治口腔及颌面部疾病的专门医学科学，是现代医学中的一个主要分支和重要组成部分。

我国口腔医学是在新中国成立前已经建立的牙医学基础上发展起来的。1950 年 8 月 7 日，在北京召开的新中国第一次全国卫生工作会议上，制定了全国卫生工作的总方针和任务，会议决定按照苏联的模式，将牙医学更名为口腔医学，英文 Dentistry 更名为 Stomatology，扩大了牙科学的范围，正确地反映了该学科的内涵。全国各高等医药院校相继更名或成立口腔医学系，并将其定位在一级专业培养口腔医学专业人才。

目前我国口腔医学已经形成了完整的理论体系和专业结构，部分学科与国际同步或处于领先地位，各分支学科的建设已逐步与国际接轨，在临床、教学、科研、预防等各个方面均取得了很大的进步，逐渐走向了快速发展的轨道。口腔及颌面部疾病的预防、治疗、教学和研究能力得到明显增强。设备先进的口腔专科医院、口腔科室或机构等如雨后春笋般地涌现，显著增强了口腔及颌面部疾病治疗的能力和水平。

随着 21 世纪老龄人口的急速增加，医学模式的转变，分子医学、遗传学、医学信息学、生物材料学、组织工程学、计算机技术等先进科学技术的发展，口腔医学必将迎来进一步的发展，学科建设体现出更加综合、交叉和分化的趋势：面对社会群体，口腔全科医师的数量将会增加，质量会不断提高。随着广大群众健康水平的不断提高，对疾病治疗的生存率和生活质量的要求相应提高，诸如老年口腔医学、口腔医学美学、语音病理学、口腔转化医学、口腔医学心理学等新的分支学科将进一步分化并趋于成熟。口腔临床医学各学科与口腔基础医学相关学科的紧密结合将促进口腔医学整体水平的提高。口腔医学与遗传学、分子生物学、组织工程学、医学信息学等的交叉融合，人工器官的应用，数字化口腔医学等新兴交叉学科的出现，必将大大促进口腔医学学术水平和口腔颌面疾病防治水平的提高。

二、学科内涵

1. 研究对象 我国口腔医学的含义和内容与国外的牙医学有所不同，口腔医学研究的范围更为广泛，涉及口腔及颌面颈部各种正常组织及器官的发生、发育、形态和功能维持，以及增龄性变化的机制研究，口腔及颌面部各种疾病的病因机制及防治研究，口腔及颌面部疾病与全身系统性因素、社会环境因素的关系研究，数字化技术的应用开发，口腔材料及设备的研制与开发等等。

2. 理论体系 作为一门实践性和交叉融合性很强的医学学科，口腔医学已经形成完整的理论体系。随着我国现代科学技术的不断更新和进步，中国特色的口腔医学的理论体系不断完善。口腔医学的理论体系主要包括两个部分：口腔基础医学理论体系，包括口腔生物学、口腔解剖生理学、口腔组织病理学、口腔材料学、口腔微生物学、口腔组织工程学等相关学科，以及与口腔医学相关的人文、社会科学理论体系（如口腔医学史等）。口腔临床医学理论体系，包括牙体牙髓病学、牙周病学、儿童口腔医学、老年口腔医学、口腔黏膜病学、口腔预防医学、口腔颌面外科学、口腔修复学、口腔正畸学、口腔颌面医学影像学，以及新兴临床学科等。

根据口腔医学多个领域的现有研究进展，结合我国口腔医学、基础医学、临床医学、人文社会科学等多学科的发展进步，口腔医学还将诞生新的理论，包括口腔转化学理论、口腔医学计算机应用技术理论、口腔疾病 - 系统性疾病相关关系理论、口腔医学美学理论、口腔医学心理学理论、口腔医学伦理学理论等。

3. 知识基础　口腔医学在发展过程中不断地形成和完善支撑学科体系的知识基础。本学科在系统科学的基础上，形成了两大知识基础，系统揭示和认识口腔颌面部的发生发育、解剖、生理、病理、病生理，以及认识和研发用于治疗口腔颌面部疾病的口腔材料的口腔基础医学；涵盖各类口腔颌面部疾病、缺损、畸形的预防、治疗、康复和研究的口腔临床医学。口腔基础医学是口腔医学专业必备的专业基础知识，口腔临床医学是口腔医学专业必备的专业理论知识和实践技能知识。口腔基础医学和口腔临床医学的知识基础各有侧重，相互依存并相互促进提高，两者共同构建了口腔医学的专业知识基础。

除了本学科的知识基础和发展之外，相关学科的理论和技术的知识和发展也使得口腔医学的知识基础不断深化和拓展。总体来说，这些知识基础至少包括五大类：与口腔颌面部疾病、缺损、畸形防治与研究相关的医学心理学、伦理学、社会学、外语等人文社会科学基础知识；与口腔医学发展密切相关的自然科学和生物医学工程等基础知识（如数学、物理学、化学、生物学、力学、计算机科学、生物医学工程等）；基础医学知识（解剖学与组织胚胎学、病理学与病理生理学、免疫学等）；临床医学知识（内科学、外科学等）；公共卫生与预防医学知识等。

4. 研究方法　口腔医学与基础医学、临床医学、公共卫生与预防医学等医学学科具有极大的相似性，并与材料科学、生物医学工程、计算机科学及数字化技术等高度交叉。其研究方法依赖上述学科的发展。具体来说，其研究方法涉及循证医学、临床流行病学、细胞生物学、分子生物学、生物力学、组织工程学、材料力学、生物信息学、计算机应用等实验技术或方法。研究手段从宏观的组织形态学研究发展到微观的基因及分子生物学水平，各种高通量基因或蛋白质芯片技术以及基因组学、蛋白质组学、代谢组学等组学技术相继在口腔医学研究中得到应用，为口腔医学未来的发展奠定了基础。总之，未来的口腔医学研究既注重口腔局部与全身及社会环境等整体性因素的关系，又注重向微观的及更深入的层次发展。因此，口腔医学的发展依赖于上述理论、知识和技术的成熟和发展。随着现代科技的发展，以各种高通量检测技术为基础的生物信息学技术，以干细胞为基础的组织工程再生技术，纳米工程技术，以及数字化技术等必将在口腔医学研究中起到关键作用。

三、学科范围

1. 口腔基础医学　是研究口腔颌面部各组织器官的形态结构、发生发育、生理功能、组织修复和疾病发生发展过程的学科。口腔基础医学与基础医学有着紧密的不可分割联系，又是口腔临床医学的重要基础。随着基础医学和口腔医学等学科的发展，口腔基础医学已建立了口腔颌面解剖学（含局部解剖学）、口腔生理学、殆学、口腔组织胚胎学、口腔病理学、口腔材料学、口腔生物学（含口腔微生物学、口腔免疫学、口腔生物化学、口腔分子生物学）等分支。其中口腔生物学、口腔解剖生理学、口腔组织病理学和口腔材料学 4 个学科发展更为全面。

（1）口腔生物学是口腔医学中的基础学科，是从现代生物学角度解析口腔医学中科学问题的一门年轻学科。包括：口腔生物化学与分子生物学、口腔微生物学与免疫学、口腔骨生物学等部分，主要研究口腔组织的结构、功能、发生和发展的规律，以及与周围环境的关系，从理论上解释口腔疾病的发生、发展和预后。

（2）口腔解剖生理学是口腔医学中的一门主要基础学科，包括牙体解剖及牙弓与殆、口腔颅颌面颈部解剖、口腔生理三个部分；是一门研究人体口腔、颅颌面、颈部等各部位的形态结构，尤其是牙的正常形态、咬合关系、发育规律以及口腔生理功能的一门科学。主要阐明人体口腔颌面颈部的层次关系和各器官形态结构及其毗邻，紧密结合临床应用，为后续的口腔医学专业课程奠定必要的形态学基础。

（3）口腔组织病理学是口腔医学中的一门主要基础学科，包括口腔胚胎学、口腔组织学和口腔病理学三部分内容。主要研究口腔颌面部组织和器官的发育过程及机制，其形态结构与功能，各类口腔颌面部疾病的病因、病变过程、病理变化及其分子机制等，是口腔临床医师正确认识口腔疾病，进而正确诊断和治疗疾病的基础。

（4）口腔材料学是口腔医学的一个基础学科，是以口腔医学、生物学、化学、物理学、工程学和材料科学等多个学科为基础的交叉学科，涉及材料组成、内部结构、材料性能及其与口腔临床应用之间的依存关系，渗透到口腔临床医学的各个领域。

2．口腔临床医学　是对口腔颌面部疾病、缺损、畸形等进行预防、治疗、康复和研究的一门口腔医学学科。在口腔临床医学形成和发展过程中，由于学科特点和业务领域的规范化，在我国已形成了牙体牙髓病学、牙周病学、儿童口腔医学、口腔黏膜病学、口腔预防医学、口腔颌面外科学、口腔修复学、口腔正畸学和口腔颌面医学影像学等 9 个主干学科，也符合当前国际上的学科分类体系。

（1）牙体牙髓病学主要研究发生于牙体硬组织、牙髓组织和牙根尖周围组织疾病的发病机制、病理变化、临床表现、疾病诊断、治疗与预防。

（2）牙周病学是研究牙周组织结构、生理和病理变化，牙周疾病发生、发展、诊断和防治，以及牙周疾病与系统性疾病关系的一门科学。牙周病学涉及口腔颌面多种软、硬组织，与预防医学、微生物学、病理学、分子生物学、基因学、组织工程学、生物材料学、临床医学存在着密切的联系。

（3）儿童口腔医学主要研究对象是生长发育期的儿童及少年，研究口腔颌面部牙齿、牙列、牙合、颌及软组织的形态、功能及其生长发育过程中的变化规律；研究儿童及少年时期口腔疾病的病因、病理、发病机制、流行病学特征、诊断、治疗和预防，使之发育成为形态正常、功能健全的口腔颌面组织和器官。

（4）口腔黏膜病学是系统研究和阐述发生在口腔黏膜及软组织各类疾病发生发展、转归的规律及其临床诊治。

（5）口腔预防医学是研究常见口腔疾病的流行状况及其影响因素，制定和实施预防与控制口腔疾病的策略与措施，促进与维护大众口腔健康，提高生命质量的科学。

（6）口腔颌面外科学是一门以外科治疗为主的口腔临床医学学科，研究口腔器官、面部软组织、颌面诸骨、颞下颌关节、涎腺、神经以及颈部某些疾病的病因及发病机制、疾病诊断、外科治疗及预防。

（7）口腔修复学是研究用符合生理的方法修复口腔及颌面部各种缺损的一门科学。研究口腔和颌面各种缺损的病因、机制、诊断、治疗和预防，利用人工材料制作各种修复体、装置或矫治器，以恢复、重建或矫治各类口颌系统的缺损或异常，恢复正常形态和功能。

（8）口腔正畸学主要研究各类错䫜畸形的病因、检查、诊断、预防和治疗，并研究儿童颅颌面生长发育及相关牙颌畸形的形成机制，利用各种矫治技术与方法治疗各类儿童与成人牙颌畸形，恢复患者口颌系统的正常形态与功能。

（9）口腔颌面医学影像学主要研究各类口腔颌面部疾病的影像学特点，采用各类医学影像学检查手段来诊断口腔颌面部疾病，并采用介入放射学手段治疗相关的口腔颌面部疾病。

四、培养目标

1．硕士学位　掌握基本的实验技能并能运用新的科学研究手段解决口腔医学研究中的问题，具备独立的实验室工作能力和在上级人员指导下从事研究工作的能力。可在高等院校或研究机构从事科研工作，或通过国家执业医师资格考试，在医疗机构从事口腔医疗工作，也是博士生的重要生源。

2．博士学位　熟练掌握基本的实验技能并能运用最新的科学研究手段、实验方法解决口腔医学中的科学问题；有敏锐的思辨和分析能力，能够跟踪学术前沿，对所研究的领域有创造性的新成果或见解，表明其具有独立从事科学研究工作的能力；具有严谨、求实的科学作风。可在高等院校或研究机构从事研究工作，或通过国家执业医师资格考试，在医疗机构从事口腔医疗、科研和教学工作。

五、相关学科

基础医学、临床医学、公共卫生与预防医学、生物医学工程、材料科学与工程、计算机科学与技术等。

六、编写成员

俞光岩、周学东、张志愿、赵铱民、边专、李铁军、陈谦明、刘洪臣、孙宏晨、周永胜。

1004　公共卫生与预防医学

一、学科概况

公共卫生旨在通过全社会努力改善环境卫生条件，预防和控制传染病与慢性病，培养健康行为和生活方式，在政策支持与法律保障的基础上为公众提供维护和促进健康的环境。预防医学是公共卫生与现代医学有机结合的部分，关注与人群疾病相关的各种危险因素，致力于疾病预防策略与技术措施的研究和实践。公共卫生和预防医学的使命是预防控制疾病，保护与促进健康，延长健康寿命，提高生活质量。

公共卫生起源于人类早期对疾病的认识与社会的发展，在16世纪前有关公共卫生的知识尚处于经验层次。17世纪后，为预防控制传染性疾病，公共卫生在已积累的知识基础上进入科学的定量研究阶段，学科开始形成。17世纪 John Graunt 进行了死亡分布及其规律性的研究，18世纪 Pierre Charles Alexandre Louis 和 William Farr 提出一系列流行病学重要概念，并将统计学引入公共卫生学；19世纪 Louis Pasteur 建立了疾病的细菌理论。至19世纪末20世纪初，基于战胜天花、霍乱、鼠疫、白喉等烈性传染病，以及环境卫生、职业卫生、营养与食品卫生、妇幼和青少年卫生成果，人类发展并掌握了系统的公共卫生学理论及人群预防措施，而且强调政府为公众提供卫生服务的重要性，由此指导了“第一次卫生革命”。

20世纪中期以后，公共卫生从医学领域脱颖而出。流行病学从研究“流行”到研究“分布”，从研究传染病扩大为研究所有疾病和健康问题，从研究疾病扩大为研究其影响因素，分子流行病学等交叉学科产生；安全系数概念被提出，暴露生物标志物、效应生物标志物、易感性生物标志物等广泛用于环境因素与健康关系的确认，细胞毒理学、分子毒理学、受体毒理学等研究领域迅速形成，卫生毒理学步入系统毒理学阶段；对环境有害因素的研究由急慢性中毒或死亡发展到研究致突变、致癌、致畸等远期效应；与环境科学和环境工程的结合使环境卫生研究由局部环境发展为针对生物地球化学性疾病，有害因素在环境中的迁移转化规律及其与人的活动的相互关系，区域和国家环境及生态系统变化与人的健康的关系；行为科学的诞生并与公共卫生学相结合奠定了健康教育学的理论基础，开创了对人的行为和生活方式与健康和疾病关系研究的新领域；社会科学的发展并与公共卫生学的结合导致社会医学产生，社会宏观因素与人群健康的关系被逐步揭示；经济学、公共政策和管理科学的发展并与公共卫生学的结合促成了卫生经济、卫生政策与管理和健康促进理论的形成与实践。

随着世界范围社会经济形势的快速发展和激烈变动，以及由此引起的人类生活方式改变、气候变暖、病原微生物改变、化学品大量使用、食品工业化生产、环境污染加剧、人口流动、电子途径人际连接、传染病全球传播加速，以及人口老龄化和公共卫生突发事件频发等新老公共卫生问题，人类健康面临着新的巨大挑战。为应对这些问题，公共卫生与预防医学学科将迅速向新领域探索。公共卫生和预防医学已经呈现出更宽广的视野，更多的学科和技术融合，更深入的微观探索和更大尺度信息整合的发展趋势。

二、学科内涵

1．研究内容　公共卫生与预防医学的研究对象很广泛并随时代的发展在不断增加，主要包括：人群中疾病与健康状况的分布和影响因素及防制疾病的策略；环境与人群健康的关系；与健康相关的化学物质的检测方法和理论，以及应对策略等外源性因素对人的健康的损害作用、生物学机制、安全性评价和危险性分析；公共营养规律及改善措施，食品中可能存在的危害人体健康的因素及作用机制，据此提出预防措施；识别、评价、预测和控制不良作业条件对职业人群健康的影响；人类行为和生活方式与健康之间的相互联系及其规律，探索有效、可行、经济的干预策略、措施及评价方法；社会因素与人类个体和群体的相互作用规律及相应保护健康措施；儿童青少年、妇女和老人的特殊保健；社会医疗保障规律、保险活动及相关关系；卫生事业管理的理论、方法、政策、资源、组织、行政和绩效及其系统关系；卫生数据的收集、分析、解释和表达的理论与方法；卫生信息管理的过程、规律和方法。

2．理论　公共卫生与预防医学是一门涉及范围广泛的科学，其理论体系处于不断发展的过程中。主要包括关于疾病及其影响因素的分布、病因与因果推断的理论；外源化学物毒性和毒效、危险度评估理论；人类与环境的相互关系、健康风险评价和环境质量评价理论；营养素功能及人体需要量、营养相关疾病、食品卫生问题及管理、食品安全性评价；职业生理学、心理学和病理学理论；健康相关行为及其改变理论；生命质量评价，卫生事业，人群健康与社会经济相互影响协调发展理论；卫生服务需求、供给、市场、资源筹集配置和成本核算；社会医疗保险基金测算、筹集、支付和管理理论；卫生系统的目标、规划、组织、协调、控制和绩效评价理论等。

3．知识基础　支撑公共卫生与预防医学学科体系的知识基础主要包括以下部分：关于疾病及其影响因素分布和病因的流行病学知识；关于环境有害因素与人类健康关系的环境卫生学知识；关于职业有害因素与劳动者健康关系的职业卫生知识；关于外源性化学物毒性及其影响人类健康的机制的毒理学知识；关于人类的营养需要及食品卫生问题对健康影响的营养与食品卫生学知识；关于消除或减少健康危害因素的卫生技术与工程知识；关于人类心理、健康相关行为及其影响因素的健康行为学知识；关于社会因素与健康和卫生服务的关系的社会医学知识；关于卫生经济、卫生管理和卫生政策法规的知识；关于卫生数据描述和推断的统计学知识；关于化学物和病原微生物分析检测的卫生检验学知识。

4．研究方法　公共卫生与预防医学在人类群体、社会水平和个体上立足于流行病学方法论基础上的研究方法及基于生理学、心理学、人类学、社会学等的研究方法；在细胞、分子及更微观水平上采用建立于分子生物学、分子遗传学、蛋白组学、细胞生物学和化学物理学等基础上的研究方法，以及将分子、细胞水平的方法与器官和生物个体水平整合的毒理学研究方法；在全球宏观水平上采用建立于地理生态学、信息学等学科基础上的研究方法；在各个研究水平均广泛采用卫生统计学方法。

三、学科范围

1．流行病与卫生统计学　流行病学是研究人群中疾病与健康的分布及其影响因素，并研究防制疾病及促进健康的策略和措施的科学；卫生统计学是运用概率论和数理统计的原理与方法，研究人群健康状况以及卫生服务领域中数据的搜集、整理分析，并进行统计推断的学科。流行病与卫生统计学不仅是公共卫生与预防医学中的理论与应用性学科，也是现代医学的基础与骨干学科。

2．职业卫生与环境卫生学　是研究自然环境、生产生活环境对健康影响的规律和预防其健康损害的学科。职业卫生与环境卫生学的主要任务是识别、评价、预测和控制环境有害因素，研究健康损害的作用机制，人机工效及不合理的人机环境，寻找预防干预的靶点，制订预防对策，创造良好的生活、生产环境，以保护和促进人群健康并促进国民经济的可持续发展。

3．营养与食品卫生学　营养学是研究食物中的营养素及其他生物活性物质对人体健康的生理作用和有益影响；食品卫生学则是研究食物中可能存在的各种有害因素对人体健康安全危害及其预防措施的科学。营养学与食品卫生学工作是疾病控制与卫生监督工作的重要内容之一，对保证社会人群健康、增强体质、降低发病率和死亡率及延长寿命均有重大意义。

4．儿少卫生与妇幼保健学　儿童青少年卫生与妇幼保健学是保护和促进妇女、儿童、青少年身心健康的科学。随着医学模式向生物一心理一社会模式转变，儿少卫生学形成以促进生长发育，心理健康，防治学生常见病，矫治青少年危险行为，早期预防成年期疾病等学科重点；妇幼保健学以妇女常见病防治，婴幼儿保健，促进生命早期健康为主要研究领域。

5．卫生毒理学毒理学　与人类日常生活和生产劳动关系日益密切，如环境污染，生态环境的恶化，药物的不良反应，食品的安全性，兽药及农药的危害，以及作业环境的有毒物质是世界范围内的严重问题，社会对毒理学需求增加。卫生毒理学是研究外源因素对生物系统的毒性损害作用，毒作用机制，安全性评价 / 危险性评估的科学，为制订卫生标准及防治措施提供理论依据。

6．健康教育学与健康促进健康教育学　是研究健康相关行为和健康教育基本理论与方法的科学，是公共卫生和预防医学与行为科学融合产生的交叉学科。健康教育与健康促进是动员全社会和多部门的力量，营造有益于健康的环境，传播健康相关信息，提高人们健康意识和自我保健能力，倡导有益健康的行为和生活方式，促进全民健康素质提高的活动。人类的行为与生活方式是健康和疾病的主要决定因素之一，健康教育学的任务是揭示和评估人类行为与健康之间的相互联系及其影响因素，探索有效、可行、经济的干预策略及措施并进行评价，从而服务于疾病预防和治疗康复，增进人类身心健康和生活质量。

7．社会医学与卫生事业管理学　主要研究社会性的医学问题及医学的社会问题，并从管理角度提出解决问题的策略和办法。通过研究社会因素与个体及群体健康和疾病之间相互作用及其规律，研究社会卫生状况及其变动规律，制订和建设社会卫生策略和卫生服务制度，介入公益事业管理，提供及时、有效、适宜的卫生服务，改善社会卫生状况和公民健康水平，在有限的医疗卫生资源条件下创造出最大的健康效益和经济社会效益。

8．卫生检验学　是以卫生化学、卫生微生物学为基础，采用现代分离、分析手段，研究检验方法的理论和技术，检验和监测公共卫生领域中与人群健康相关因素的种类、水平及其变化规律的一门应用性学科。卫生检验为公共卫生事业的正确决策提供可靠的数据，为疾病预防和应对突发公共卫生事件提供技术支撑。卫生检验学所涉及的行业领域包括疾病预防控制、卫生监督、商品检验、出入境卫生检疫、食品药品监督检验、医院和环境监测等。

9．军事预防医学　是使用公共卫生与预防医学的研究手段，研究军队平战时影响健康的因素，预防疾病的发生。主要由防原子、防生物、防化学武器的相关医学防护与救助的“三防医学”、军队卫生学、军事作业医学、军人健康心理学、军队流行病学，以及有关高技术武器伤害医学防护等多个学科组合而成。发展军事预防医学对于增进部队健康，维护国家安全具有重要意义。

四、培养目标

1．硕士学位　掌握一般医学理论知识与技能，系统掌握公共卫生与预防医学专业的基础知识和基本技能，了解所学专业的前沿理论知识，系统了解科学研究工作过程，并具有开展科学研究的能力。掌握开展公共卫生与预防医学工作的基本知识和技能；具有为人类健康服务的意识，具备不断学习、探索和解决实际问题的能力。掌握开展科学研究的一般过程和基本技能。熟悉现场调查的流程，具备解决公共卫生实际问题的能力和组织管理能力。能与他人配合协作，具有团队协作精神。能够较准确地表达与交流自己的研究成果。掌握一门外国语，有一定的外语应用交流能力。

2．博士学位　掌握公共卫生与预防医学专业的基础理论、基本知识和基本技能，深入掌握所学专业的前沿理论与知识，开展专题科学研究。具备独立从事科学研究所必需的能力。具有从事本学科工作的才智与涵养，具有批判性思维，具备深入探索科学问题与学术创新精神。所掌握的专业水平达到一定的广度和深度，具备运用专业知识开展创新研究的综合素质。能够在所从事的研究领域有所创新，包括提出独到见解，开展创新性思考，创新性科学研究和取得创新性成果的能力。具备科学、规范的学术论文和学术报告的写作与表达能力，能够在专业期刊展示学术成果或在学术会议上进行学术交流，表达学术思想。至少熟练掌握一门外国语，有较强的外语应用能力。

五、相关学科

化学、数学、生物学、医学、社会学、管理学、生态学、环境科学与工程。

六、编写人员

李立明、姜庆五、马骁、马爱国、吴坤、周宜开、胡永华、凌文华、曹佳、曹务春、江宇。

1005　中医学

一、学科概况

中医学是我国各族人民在几千年生产生活实践和与疾病作斗争过程中，逐渐积累经验、总结认识，并不断丰富发展的医学科学。中医学理论体系形成于先秦两汉时期，以《黄帝内经》、《难经》、《伤寒杂病论》和《神农本草经》等医学典籍的相继问世为标志。随着大量医疗实践的积累和临床经验的总结，魏晋隋唐时期出现众多名医名著，不断充实了中医理论。宋金元时期，文化领域的百家争鸣孕育了中医学理论的创新和发展，各具特色的医学流派和医学理论应运而生。明清时期，既有温病理论创新，又有对医学成就和临证经验的整理，许多不同类别的医学全书、丛书和类书相继问世，中医学理论体系更加完善。近代，随着西方文化和西医传入中国，中西医两种医学体系碰撞，产生了中西汇通派和中西医结合学科。

近60年来，在国家“中西医并重”的政策指导下，注重运用传统和现代科学方法开展中医理论和临床研究。中医学得到全面发展，学科体系渐臻完善，并与西医学、系统生物学、信息学、物理学、化学、分子生物学等现代科学前沿碰撞、交融，形成若干新兴学科。

二、学科内涵

中医学是奠基在丰富的中华民族传统文化基础之上，以人体健康为中心，把人体与自然、社会作为统一的整体，来认识和研究人类的生命过程、生理、病理、疾病诊治和养生防病规律，形成了以辨证论治为主要诊治特点的医学科学。其独特的理论体系和丰富的诊疗手段，在养生保健、防病治病方面体现出巨大的优势，为中华民族的繁衍昌盛做出了巨大贡献，对世界文明进步和人类健康产生了深远影响，成为世界医学的重要组成部分。

中医学以“天人合一”的整体观为指导思想，以脏腑经络的生理和病理为基础，以辨证论治为诊疗特点，主要研究人体的生命规律，以及疾病的发生、发展和防治规律。

中医学运用望、闻、问、切四诊方法收集人体和疾病信息；运用八纲、脏腑、经络、气血津液、六经、卫气营血与三焦等辨证方法，综合、分析、判断疾病的证候，确定治则治法；采用中药、针灸、推拿等手段来治疗疾病。

中医学注重人体功能的整体调节，激发人体的抗病能力和康复能力。运用司外揣内、以象测藏的意象思维与逻辑思维相结合的辩证逻辑为主的诊断思维模式，注重因人、因地、因时制宜。充分体现辨病与辨证相结合，形成以人为本的个体化诊疗模式。中医学“治未病”的防病治病理念，以及平衡阴阳、协调脏腑、扶正祛邪的治疗思想，至今有效地指导着临床实践，在维护人类健康、防病治病中发挥着重要作用。

随着生物学、物理学、信息学等学科的理论方法逐步引入中医学研究领域，丰富了中医学理论体系。同时，中医学的理论与实践也促进了现代时间医学、气象医学、预防医学、康复医学等的发展，为人类生命科学的发展做出了贡献。

中医学发展，要遵循自身规律，坚持基于临床实践的自主创新；坚持传承基础上的理论创新；坚持有效利用现代科学技术，引进、消化、吸收后再创新。不断丰富完善中医学理论与诊疗技术，为促进人类健康发挥更大作用。

三、学科范围

中医学可分为基础与临床两大学科类别。中医基础学科设有中医基础理论、中医诊断学、中医临床基础、中医医史文献、中医临床药学、方剂学等学科；中医临床学科设有中医内科学、中医外科学、中医骨伤科学、中医妇科学、中医儿科学、中医眼科学、中医耳鼻喉科学、针灸学、推拿学、民族医学等学科。

1．中医基础理论　是中医学阐述人体生命活动规律及其医学应用的基本原理与中医养生和疾病防治的理论基础。包括阴阳五行哲学基础、精气神、藏象、经络、气血津液、病因病机、防治原则、运气学说，以及中医理论体系和中医方法学等内容及《黄帝内经》、《难经》等经典课程。中医基础理论学科的主要任务是传承创新、丰富发展中医理论与中医思维方法，运用中医基础理论有效指导临床实践，在中医学维护人类健康中发挥重大作用。

2．中医诊断学　是以中医学理论为指导，研究诊察疾病，辨识病症的基本理论，基本知识和基本技能的一门学科，是衔接中医基础理论和中医临床各科的桥梁，主要包括诊法与辨证两部分内容。诊法是通过望、闻、问、切等诊察方法和手段获取临床资料；辨证是通过对四诊收集的临床资料进行综合分析，从而辨识疾病的病因、病机、病性、病位与变化转归等，确定相应的证候，为临床确立治法治则提供依据。

3．中医临床基础　以《伤寒论》、《金匮要略》和《温病学》等中医经典著作的理论与临床实践为研究重点的学科。以辨证论治体系为中心，探讨疾病的发生发展规律，阐述中医主要治则治法的理论和机制，深入研究经方和温病学方剂在治疗外感病、疑难杂病等临床各科疾病中的应用及思维方法，是中医基础学科和临床学科的桥梁。

4．中医医史文献　是运用文史学、中医理论与临床的知识和方法对中医学进行研究的学科，包括中医学史，中医文化，中医文献与历代著名医家学术思想与临床经验总结等内容。

5．中医临床药学　是在中医理论指导下，以临床用药为核心，研究中药基本理论及应用规律的一门学科，它是中医“理、法、方、药”中的重要组成部分。中医临床药学以药性理论为切入点，研究中药功能主治与临床用药的有效性、合理性、安全性，为提高中医临床疗效，减少不良反应提供科学依据。

6．方剂学　是在中医理论指导下，研究治法与方剂组方理论，配伍特点及其临证运用的一门学科。属中医“理法方药”的重要组成部分，是中医学基础学科中与临床学科联系最为密切的学科之一。在立足于临证疗效的基础上，运用现代科学技术手段，揭示其作用机理及物质基础。

7．中医内科学　是在中医理论指导下，研究内科疾病的病因病机与诊治规律的临床学科，是学习和研究中医临床各科的基础。本学科运用中医理论知识和现代科学技术与方法，研究内科疾病的发生发展、诊断治疗及预防规律。同时，总结中医内科专家的学术思想，临床经验和不同地域、流派学术特点，发展完善中医内科疾病的病因病机及证治理论，提高中医药防治内科疾病的临床疗效并探索其作用机理。

8．中医外科学　是在中医理论指导下，研究外科疾病的病因病机及诊治规律的临床学科。运用中医学理论研究中医外科疾病的发病及防治规律，研究中医外科不同流派的学术思想，传承中医外科学的独特的传统治疗方法，发展完善中医外科专业理论，提高中医药治疗外科疾病的临床疗效并探索其作用机理。

9．中医骨伤科学　是在中医理论指导下，研究骨、筋及关节疾病的病因、病机及其诊治规律的临床学科。研究范围包括整理、继承和发扬骨伤流派和名家的经验，发掘研究防治骨伤科疾病的方法、方药和适宜技术，提高中医药防治骨伤科疾病的临床疗效，并探讨其作用机制。

10．中医妇科学　是在中医理论指导下，研究女性解剖、生理、病因病机及其经、带、胎、产疾病、妇科杂病等的发生发展规律和诊断、防治方法的临床学科。主要研究中医妇科不同学术流派的学术思想，继承、整理妇科临床名家的经验，研究和完善中医妇科学理论，提高中医药治疗妇产科疾病的临床疗效，并探索其作用机理。

11．中医儿科学　是在中医理论指导下，研究小儿生理、病理特点及儿科疾病防治规律的临床学科。研究中医儿科不同学术流派的学术思想，继承、整理、发扬儿科临床名家的经验，研究小儿的生长发育、喂养保健、生理病理、诊断治疗的特点和儿科各类疾病的诊治、预防规律，发展完善中医儿科专业理论，提高中医药治疗儿科疾病的临床疗效并探索其作用机理。

12．中医眼科学　是在中医理论指导下，研究眼的生理、病理，和胞睑、两眦、白睛、黑睛、瞳神等眼部疾病的临床表现、诊断、辨证、治疗与预防的专门学科。它的任务是防治眼病，维护人体视觉器官的健康。中医眼科通过继承传统的中医理论和方法，研究眼科不同学术流派的学术思想，继承、整理临床名家的经验，结合现代科学技术，发展完善中医眼科理论，提高中医药防治眼科疾病的临床诊疗水平并探索其作用机理。

13．中医耳鼻咽喉科　是在中医理论指导下，研究耳鼻咽喉口腔生理病理、与疾病的病因病机、防治规律的临床学科。研究耳鼻喉科不同学术流派的学术思想，继承、整理临床名家的经验，研究耳鼻喉疾病的诊治、预防规律，发展完善中医耳鼻喉科专业理论，提高中医药治疗耳鼻喉科疾病的临床疗效并探索其作用机理。

14．针灸学　是以中医理论为指导，研究经络、腧穴及刺灸方法，探讨运用针灸防治疾病规律的一门学科。研究内容包括经络、腧穴、刺灸法及针灸治疗等部分。研究经络、腧穴、操作技能、治疗法则、作用机理及防治疾病规律。研究针灸不同学术流派的学术思想，继承、整理临床名家的经验，研究针灸防治疾病的基本理论与诊疗规律，探索作用机理，提高防治疾病的临床疗效。

15．推拿学　是以中医理论为指导，研究推拿治疗原理及其防治疾病规律的一门临床学科。研究推拿治疗疾病的作用机理、治疗方法、适用范围等。研究中医推拿不同学术流派的学术思想，继承、整理临床名家的经验，研究推拿防治疾病的基本理论与诊疗规律，探索作用机理，提高防治疾病的临床疗效。

16．民族医学　以研究藏、蒙、维等民族医学理论体系为核心，揭示疾病的发生发展规律；阐明民族医学主要治则治法的理论基础和作用机制，探讨药物与方剂在治疗临床各科疾病中的应用规律及其机理，同时对民族医学经典著作及著名民族医学家的学术思想与临床经验进行研究。

中医学一级学科已形成以上具有相对独立的知识体系和稳定学科方向，以及中医养生康复学、中医心理学、中医护理学、中医信息学等体现学科交叉与融合，具有学科发展潜力的培育学科。

四、培养目标

中医学人才培养目标是：培养适应社会主义现代化建设和中医药事业发展与服务民众健康需要，德、智、体、美全面发展，具备良好的科学与专业素质和大医精诚道德品质的高级中医人才。

1．硕士学位　具有宽广的人文和社会科学知识，全面、扎实的中医基础理论知识和系统的专业知识，具备学术研究的基本能力和从事中医学教学、科研和医疗工作的能力。掌握常见病、多发病的诊疗思路与方法，能运用传统研究方法或现代科学技术进行本学科领域的理论、文献、实验和临床研究。熟悉与本学科相关的理论基础，掌握本学科有关的国内外学术动态。具有较强的专业研究综合能力和创新意识。熟练掌握一门外国语。

2．博士学位　具有厚实的人文和社会科学知识，坚实宽广的中医基础理论知识和系统深入的专门知识，熟练掌握本专业诊疗技能，能独立诊疗本学科常见病、多发病及某些疑难疾病。全面掌握本学科有关的国内外学术研究的现状、进展和发展趋势。能站在本学科的前沿，运用中医学传统研究方法及现代科学技术对本专业的理论进行深入的文献、临床和实验研究，能独立从事中医学科研、教学和医疗工作，具备较强的创新能力。至少熟练掌握一门外国语，具备中医药传承与国际交流能力。

五、相关学科

中药学、中西医结合、基础医学、临床医学、哲学、中国史、中国语言文学、生物学等。

六、编写成员

曹洪欣、乔延江、罗颂平、汪受传、段俊国、李冀、莫新民、田金洲、马融、周安方、李祖伦、黄璐琦、王峥涛、段金廒、赖小平、宋春生、闫永红、马晓北、罗卫芳、杨卫彬、王乐。

1006 中西医结合

一、学科概况

中西医结合医学是医学门类中的新兴交叉学科。中西医结合医学是我国处在既有博大精深的传统医学（包括中医药学及其他民族医学，简称中医学），又有高度发展的现代医学（俗称西医学）的背景下，由国家大力提倡，并已经取得显著成绩的一门正在蓬勃发展的新生学科。中西医结合医学已经成为我国医药卫生领域中，与西医学、中医学并存的三支力量之一，在理论上不断发展，在实践中受到广泛认可和重视。

中西医结合医学的特色是一方面充分应用现代科学技术研究中医学独特的理论体系和丰富的实践经验，阐明其科学内涵，推动中医学与现代科学技术的相互渗透，扩大服务领域，提升发展空间；另一方面，中西医结合医学认真继承和充分发扬中医学对生命现象和疾病防治规律的独到认识和富有成效的防病治病手段，启迪创新思路，充实和丰富西医学乃至生命科学的知识体系，达到提高临床疗效和推动医学理论创新的目的。中西医结合医学寻求防治疾病的合理模式，力求提供优质的医学服务，充分展示了医学的人文关怀精神。中西医结合医学是当代医疗卫生事业的重要组成部分，是具有鲜明中国特色的中医学与具有强烈时代气息的西医学的有机结合，代表着整体医学的发展方向。

回顾中西医结合医学在我国的形成和发展过程，自明末清初起，西医学逐步传入我国并得到发展，引起了富有创新意识的中医学家的重视，出现了力图与西医沟通的中西医汇通学派。新中国成立以后，我国政府在20世纪50年代起贯彻了“团结中西医”和“中西医结合”的方针，提倡并组织西医学习中医，提倡应用现代科学技术和方法，继承、整理、提高和发展我国中医学，促进了中西医结合医学的发展。50多年以来，中西医结合研究工作已取得举世瞩目的成就。在内、外、妇、儿、皮肤、眼、耳鼻喉、口腔、神经、骨伤、肿瘤等临床各学科，取中、西医之长，相互补充提高，取得了显著的成绩。在急腹症、骨折治疗和针麻等方面还有所突破。应用现代科学技术和方法，进行中西医结合基础理论和临床研究，包括脏象与证候研究、肾本质研究、四诊研究、针刺镇痛作用机理研究、虚证与老年病研究、活血化瘀研究等等，均取得了重要进展。所有这些临床与基础研究成果，为我国中西医结合医学的进一步发展奠定了广阔的基础。自20世纪80年代改革开放以来，通过加速学习与引进新知识和新技术，中西医结合医学取得了新发展。不仅如此，中西医结合医学在国外的影响也日益扩大，目前，以中国中西医结合医学为主要代表的国际结合医学正在兴起，这也是我国对全世界医学事业发展的一项重要贡献。

目前，中西医结合医学是医学门类中富有学科交叉特色的一级学科之一，在全国数十所综合性大学医学院、医科大学及中医药大学中，设立中西医结合临床医学本科教学点，还有中西医结合医学的硕士点、博士点及博士后流动站。各地都有一批规模较大的中西医结合医院、中西医结合研究机构等。总之，不论是中西医结合临床防治，还是中西医结合基础研究，都已具备了一支有较高水平的专业队伍。

随着我国经济建设及医疗卫生事业的发展，中西医结合医学也将面临更为繁重的任务。当前，中西医结合医学工作范围包括：(1) 深入发掘中医学宝库，不断整理、研究出更多、更好的防治常见病、难治病和危重病的理、法、方、药，进一步提高临床疗效；(2) 应用现代科学的高新技术和方法，进行中西医结合的基础理论研究，包括疾病或病症结合动物模型的实验研究，进一步阐明中西医结合防治疾病的机理；(3) 继续开展中药及复方的物质基础及其作用机理研究，为开发我国自主创新的药物奠定基础；(4) 加强中西医结合队伍建设，特别要注意培养中青年骨干，进一步壮大专业队伍。因此，中西医结合医学的学科与专业划分，不完全类同于中医学和西医学的学科与专业，而要遵循中西医结合医学的理论、诊疗及研究的特点，一切从实际出发，不断创新和完善。

二、学科内涵

1．研究对象和理论　中医学理论与西医学理论是在不同历史背景条件下形成的两种医学理论体系。无论是中医学还是西医学，两者的研究对象都是人类的生命与健康，都要防治危害健康的各种疾病。正因为如此，在辩证唯物论的哲学思想的指导下，这两种不同的医学理论体系完全有可能随着当代科学技术的进步而不断发展，相互借鉴和启示，通过比较、分析、鉴别和验证，逐步做到有机结合，这正是中西医结合医学的学科内涵不断充实以及理论体系不断发展的必由途径。由于人类生命的结构和功能的高度复杂性，无论是中医学的传统理论，还是西医学的现代理论，对生命活动以及疾病防治的本质性的揭示和理解都还远远不够，这也为中西医结合医学新理论的形成和发展提供了宽广的空间。

因此，中西医结合医学无论在基础研究还是在临床应用方面，以中医学经典理论及西医学的现代理论为基础，通过实践和研究，用现代科学技术来诠释中医药的奥秘，用现代科学语言来阐明中西医结合提高疾病防治疗效的机制，从而促进中西医结合医学的理论和实践不断走向世界，推动世界结合医学的新发展。

2．知识基础和研究方法　中西医结合医学的知识基础，除了必要的自然科学基础及人文社会科学基础之外，还包括中医学和西医学的相关学科知识。

在基础研究方面，中西医结合医学既重视中医基础理论，重视中医学对疾病的病因与病机的认识，关注中药学在理法方药等方面的基本原则，又充分应用包括人体解剖学与生理学、生物化学与分子生物学、神经生物学、病理学与病理生理学、病原生物学与免疫学，以及药理学等现代生物医学基础理论和研究方法，深入诠释中医药（包括针刺等非药物疗法）对机体器官组织形态结构和功能的影响，揭示中医药作用的生物活性分子、作用靶点及病理转归的规律，探讨中医药防治疾病的机制。

在临床方面，中西医结合医学既高度重视中医学的丰富实践经验及在中医诊断和防治各科疾病方面的临床理论，也十分关注西医各临床学科包括内科学、外科学、妇产科学、儿科学、肿瘤学、神经病学、五官科学、皮肤病与性病学等等的理论、方法及最新进展。通过基础研究与临床研究的密切配合，大力促进中医、西医两套理论及方法相互取长补短，逐步有机结合，形成中西医结合特有的诊断及防治疾病的理论、思维和方法。

中西医结合医学的研究方法，主要是用现代科学技术方法研究中医及中西医结合提高防治疾病的疗效并揭示其科学机制。只要对研究有帮助，各种现代科学技术均可根据需要而加以利用。因此中西医结合医学研究发展进程，也是弘扬中医特色，坚持多学科理论、知识和技术相互渗透，结合和交融的过程。

三、学科范围

中西医结合医学包括中西医结合基础医学和中西医结合临床医学这两大部分。无论是基础医学还是临床医学，均为相对独立的学科群，包含了若干个学科分类。

1．中西医结合基础医学　包括人体形态与功能的基础研究及疾病发生发展与治疗的基础研究。

(1) 中西医结合人体形态与功能的基础医学研究包括中西医结合解剖学与生理学、中西医结合生物化学与分子生物学、中西医结合神经生物学等。

中西医结合解剖学（含组织学）与生理学的主要研究方向包括研究人体藏象、经络、气血津液等理论与机体内、外环境平衡及内稳态理论的内在联系，揭示人体器官、组织和细胞的形态结构和功能活动的整合效应；研究针灸、针刀效应的形态学及生理学基础和机制；中医四诊的数字信息化和量化研究等。

中西医结合生物化学与分子生物学的主要研究方向包括研究正常人体物质和能量代谢规律与中医基础理论的关联，阐明中医药治疗疾病的现代医学物质基础；阐明中医气的实质和气化理论的生化基础，揭示中医证候的科学内涵，为中西医结合微观诊断提供依据和方法。

中西医结合神经生物学的主要研究方向包括研究神经 - 内分泌 - 免疫网络调控系统与中医脏腑功能的相关性；中医药治疗神经系统疾患（包括精神疾病）的机制研究；针灸神经生物学研究，阐明针刺镇痛及针刺治病的神经生物学机制，揭示经络学说的功能实质。

（2）中西医结合疾病发生发展及治疗的基础医学研究包括中西医结合病理学与病理生理学、中西医结合病原生物学与免疫学、中西医结合药理学等。

中西医结合病理学与病理生理学的主要研究方向包括基于病证结合揭示中医证候学的病理生理学基础；人体各主要系统（心血管、呼吸、消化、泌尿、生殖、神经、内分泌系统等）常见疾病的病因、发病机制和病理改变及中西医治疗原则；中西医结合治疗高血压病、动脉粥样硬化、糖尿病、代谢综合征、肿瘤、神经变性疾病等的疗效机制；中西医结合实验动物病理模型的研制和应用。

中西医结合病原生物学与免疫学的主要研究方向包括中医药对病原生物的致病力和变异性的效应规律；中医药抗病毒感染性疾病的效应和机制；研究中医药对免疫功能的调节效应以及治疗感染性和自身免疫性疾病的作用机制；研究肿瘤的免疫治疗机制以及中药干预效应。

中西医结合药理学的研究方向包括筛查中药的作用靶标，筛选中药有效成分，阐明中药药效物质基础和中医药治疗疾病的作用机理及分子靶点；中西药合用增效、减毒机制研究；病证结合的药理药效研究和中西药作用机理比较研究，构建评价中药药效客观指标体系。

2．中西医结合临床医学　包括诊断、内、外、妇、儿科及其他临床学科。

（1）中西医结合诊断学包括健康与疾病状态辨识研究，运用四诊手段和系统科学原理和方法，认知健康与疾病；证候物质基础研究，应用现代科技手段对传统“四诊”进行客观化、标准化研究；运用生物化学和分子生物学等技术方法，从微观证角度，探究证候发生的物质基础；病证结合的现代研究，西医辨病与中医辨证相结合，认识疾病状态下证候分布规律和特点。

（2）中西医结合内科学包括心血管、血液、呼吸、消化、内分泌、泌尿等系统疾病，以及代谢、营养、结缔组织、关节、理化因素等方面疾病和各种传染病等。其主要研究方向是针对以上疾病的诊断和治疗开展中西医结合研究。研究内容是深入阐明内科疾病的病因、发病原理、发展规律、诊断方法和防治措施。

广义上看，中西医结合肿瘤学、神经病学也可归属于中西医结合内科学范畴。

中西医结合肿瘤学的主要研究方向包括采用中西医结合“阴阳平衡”、“扶正祛邪”的理论和方法干预恶性肿瘤的发生、发展和预后。主要研究内容包括源于中西医基本理论有关各种恶性肿瘤发生、发展的规律探索，中西医结合对于恶性肿瘤的治疗效果和作用机制，各种中药等治疗手段的效应研究及作用靶点和机制研究。

中西医结合神经病学研究范围包括中西医结合预防、治疗、康复干预神经系统疾病这三部分，主要研究方向有中西医结合防治脑血管病，中西医结合防治神经退行性疾病（痴呆、帕金森病和脊髓侧索硬化等），中西医结合防治周围神经系统和肌组织疾病，中西医结合防治精神心理疾病（如抑郁症）等。

(3) 中西医结合外科学涉及范畴包括腹部外科、心胸外科、泌尿外科、矫形外科、内分泌外科、血管外科和烧伤外科等疾病也包括骨伤科疾病。主要研究方向是针对以上疾病的诊断、治疗和围手术期处理开展中西医结合研究。主要研究内容包括中西医结合治疗急腹症、血管疾病、烧伤、中晚期肿瘤和器官移植领域中西医结合治疗研究、围手术期中西医结合治疗研究、中西医结合诊治骨与关节及软组织损伤、中西医结合诊治脊柱伤病、中西医结合诊治骨与关节病、骨肿瘤、骨代谢病及运动康复等。

(4) 中西医结合妇产科学包括中西医结合妇科学、中西医结合产科学两部分。主要研究中西医结合治疗及调控月经失调、生殖障碍性疾病、治疗生殖器官炎症、生殖器官肿瘤、子宫内膜异位症，中西医结合防治习惯性流产、妊娠期高血压疾病、产褥感染等疾病的疗效及其作用机制，探索中西医结合在辅助生殖技术中的作用。

(5) 中西医结合儿科学包括中西医结合儿科学基础概论、中西医结合儿科常见疾病防治、中西医结合儿科特殊疾病防治三部分。主要研究方向为中西医结合治疗新生儿疾病、中西医结合治疗儿童呼吸、消化、循环、泌尿、血液、神经肌肉、免疫、内分泌等系统疾病以及中西医结合治疗儿童传染病、寄生虫病、急性中毒等。

(6) 中西医结合临床医学还应包括其他学科，例如中西医结合五官科学、中西医结合皮肤病与性病学等。

中西医结合五官科学包括中西医结合眼科学、中西医结合耳鼻咽喉科学和中西医结合口腔医学三部分。主要研究方向为中西医结合防治出血性眼底病、免疫性眼病、视网膜变性疾病，中西医结合防治耳鸣及神经性耳聋，中西医结合防治变应性鼻炎，中西医结合防治鼻咽癌，中西医结合防治口腔黏膜病、牙周病及口腔黏膜美容保健等。

中西医结合皮肤病与性病学的主要研究方向包括中西医结合防治常见及多发性皮肤病（包括荨麻疹、湿疹、特应性皮炎、银屑病等），中西医结合治疗结缔组织病（如红斑狼疮、皮肌炎、硬皮病等），中西医结合防治感染性皮肤病（包含性传播性感染、真菌感染和病毒感染等），中西医结合治疗与美容有关的皮肤病（如脱发、痤疮、白癜风和其他色素性皮肤病）等。

四、培养目标

1. 硕士学位 从事中西医结合基础研究的硕士生，应具有比较扎实、系统的中西医结合基础的理论知识，熟悉本学科领域的国内外学术发展沿革、现状与发展趋势；掌握本专业领域的基础研究所必备的实验操作技能，初步具备独立从事科学研究和解决实际问题的能力，能开始从事高等院校和科研院所的教学与科研工作；较为熟练地掌握一门外国语，顺利阅读本专业的外文资料，并能撰写学位论文。

从事中西医结合临床各学科研究的硕士生，应掌握比较扎实的中西医学基础知识，能比较熟练应用中医诊法和掌握辨证施治原则，并掌握西医本专业领域内疾病的诊断和治疗技能，在临床实践中能够吸取和发扬中西两种医学的优势和长处，逐步将两者有机地结合起来，提高对疾病的预防、诊断和治疗水平，接近高年资住院医生的临床医疗水平；能应用现代科学方法和手段研究中医药学，在提高中西医结合临床应用水平方面开展工作；较为熟练地掌握一门外国语，能顺利阅读本专业的外文资料，并撰写学位论文。临床型研究生应当有更高的诊疗技能，科研型研究生应当有更突出的基础科研能力，并争取与毕业后开展住院医师规范化的相关制度相衔接。

2. 博士学位 从事中西医结合基础研究的博士生，应具备坚实宽广的中西医基础理论，全面熟悉本学科领域的国内外学术发展沿革、现状与发展趋势；熟练掌握现代医学本专业领域基础研究所必备的实验操作技能；具备独立从事创造性科学研究和解决实际问题的能力；能独立从事高等院校和科研院所的教学与科研工作；至少掌握一门外国语，能熟练地阅读本专业的外文资料，具有较好的写作能力和进行国际学术交流的能力。

从事中西医结合临床各学科研究的博士生，应掌握中西医学坚实宽广的理论基础和系统深入的专门知识；熟悉中医学理法方药的应用，熟练应用中医的辨证施治原则；掌握西医本专业领域疾病的诊断和治疗，以及有关的新技术、新方法，了解本学科的前沿动态，特别是中西医结合研究和临床应用的新动向；善于将中西医两种医学在医疗实践中融会贯通，提高疾病的预防、诊断和治疗水平，临床医疗能力要接近主治医生水平；至少掌握一门外国语，能熟练地阅读本专业的外文资料，具有较好的写作能力和进行国际学术交流的能力。临床型研究生应当有更高的诊疗技能，科研型研究生应当有更突出的基础科研能力，并争取与毕业后开展住院医师规范化的相关制度相衔接。

五、相关学科

中医学、中药学、基础医学、临床医学、药学。

六、编写成员

吴根诚、王阶、王伟、王彦青、刘彤、杜惠兰、杨明会、陈海龙、冼绍祥、凌昌全、徐列明、黄启福。

1007　药学

一、学科概况

药学是在人类与疾病斗争的过程中逐渐产生并发展起来的一门科学，具有悠久的历史。在古埃及，药物知识被记录在各种草纸上，如公元前16世纪的埃伯斯纸草文和埃德温·史密斯纸草文。在中国，有神农尝百草始有医药的传说。《神农本草经》是我国第一部专门系统记载药物及阐述药物理论的书籍，首次提出了药物的分类；首次系统阐述了用药的基本法则：君臣佐使的配伍理论，七情和合、四气五味、炮制加工的用药理论，丸、散、汤、酒、膏的药剂学剂型选择理论，追病寻源、寒者热之、热者寒之、以毒攻毒、择病择时等临床药学理论等。公元7世纪由唐朝朝廷组织编撰的《新修本草》，又名《唐本草》，是世界上第一部政府编修并颁布实施的药典性质的药学专著，收载药物852种。在中东，巴格达第一批药房建立于公元754年，被置于穆斯林黄金时期的阿巴斯职权领域；至公元9世纪，对这些药店有了国家规定。中东植物学和化学领域取得的成就，促进了中世纪伊斯兰教药物学的大幅度发展。在欧洲，12世纪开始出现商店形式的药房。1240年，费雷德里克二世颁布了一个法令，将医生和药剂师这两个行业分开。1498年意大利佛罗伦萨出版了《新调剂大全》，被认为是欧洲第一部药典。14世纪至16世纪在欧洲兴起的文艺复兴运动推动了现代自然科学的快速发展，分类学、解剖学的出现为药学的现代发展奠定了生物学基础；炼丹术、合成技术的发展为药学的现代发展奠定了化学基础。

现代药学学科的建立始于19世纪末20世纪初。磺胺、青霉素等药物的发明与发展，为保障人类的健康繁衍做出了重大贡献，也使药学学科形成了以化学研究为主导的发展时期。20世纪80年代以来，现代生命科学和生物技术的快速发展，为药学发展提供了新的发展机遇。因此，现代药学学科是以化学、生命科学、医学等相关学科为基础的一门综合性学科，其内容主要包括：药物靶标的发现与确证、药物发现、药物设计、药物作用机制、药物传输、药物质量控制、药物临床应用和药物监管等方面的相关理论和科学技术问题。随着科技不断地发展，一些新兴学科如基因组学、蛋白质组学、代谢组学、化学生物学、结构生物学、计算机和信息科学、社会管理学等不断渗入药学学科。多学科理论、技术的交叉和发展，有力地推动着药学学科的进步。

二、学科内涵

药物对保障人类的健康发挥着重要的作用。药学研究是为发现新药及保障药物安全、有效、可供、质量可控提供理论指导和技术支撑。药学学科研究涵盖药物研发、药物生产、药物使用、药物管理的全过程。其研究内容包括药物新靶点的发现与确证，药物设计、筛选、制备或合成，药物剂型和制剂的设计理论、处方及工艺，药物质量控制，药物体内过程，药物作用机理与有效性、安全性，临床合理用药，药事管理、药物经济、药物信息、社会药学与伦理等。按照研究对象划分，药学研究包括化学药物、生物药物、天然药物等不同类别；按照研发流程分类，药学研究包括药物发现、成药性研究、临床前研究、临床研究；按照服务领域和科学性质分类，药学研究可分为与药物研发生产相关的药物化学、分子生物学和药理学、药物分析学、药剂学、生药微生物与生物技术药物学，与药物临床应用相关的临床药学，与药物监管相关的社会与管理药学等。

药学学科是一门与应用密切相关的学科。面对人类防病治病的重大需求和随环境变化带来的人类疾病谱的改变，药学学科必须不断吸收相关学科的最新理论和技术方法，通过交叉融合，不断完善自身的理论和技术体系，同时拓展和建立新的研究领域。

药学学科在长期的发展过程中形成了自身的系统知识体系，同时又在发展过程中不断吸收新的科学知识。药学学科现已形成了以下四大主要知识体系：(1) 围绕药物的发现和制备，以化学为基础的药物化学知识体系；(2) 以揭示药物有效性、安全性为主要目标，以生命科学为基础的药理学知识体系；(3) 以保障药物临床合理使用为主要目标，以医学为基础的临床药学知识体系；(4) 以保障药物使用的合法性与经济性为主要内容，以管理学、经济学为基础的社会和管理药学知识体系。药学研究还常常需要了解和掌握工程学、材料学、信息科学、管理学、社会学等多学科的知识和方法。药学学科在借鉴多学科理论与技术的基础上，针对药物研究自身的特点和相关科学问题，通过科学实验、社会调查、统计分析等多种途径，实现自身理论体系的创新与发展，不断拓展药物相关研究与开发的科学方法和技术体系。因此，药学学科内各学科方向的理论、研究方法与技术常具有相互交叉的性质。药学学科的特点，要求学习者必须掌握更宽广的多学科理论知识，注意培育将多学科的知识交叉融合、综合运用的能力，提高研究内容原始创新、研究方法移植和集成创新的意识和水平。

三、学科范围

根据学科自身发展的要求和社会需求，药学一级学科下属的主要学科方向有：药物化学、药剂学、生药学、药物分析学、微生物与生物技术药物学、药理学、临床药学、社会与管理药学。

1．药物化学　是研究药物分子的发现、制备及其构效关系的一门学科。药物化学研究的主要内容包括：药物分子设计、合成和构效关系研究，天然活性物质分离纯化、结构鉴定及结构修饰，从分子水平解释药物的作用机制等。药物化学研究的主要任务是不断发展和完善药物化学学科的理论与方法；发现新化学实体，经结构改造和优化，提供高效、低毒的化合物；发展绿色、经济的制备技术。现代药物化学研究也常和药理学等生物学科结合，参与到药物作用新靶点的发现、确证和作用机制研究中。

2．药剂学　是研究药物剂型、制剂和递药系统的一门学科。药剂学研究的主要内容包括：药物剂型、制剂和递药系统的设计理论、处方、制备工艺、体内释放和转运过程，研究和开发安全有效、稳定及用药顺应性好的剂型和制剂等。随着科学技术的发展，新的药物传递系统及其载体材料（如纳米材料）、药用辅料等的研究也受到重视。药剂学研究的主要任务是将包括化学药物、生物药物和天然药物在内的原料药物制备成适用于疾病治疗、预防或诊断的药品。现代药剂学研究也涉及药物分子与药用辅料、药物制剂与机体（细胞或分子水平）的相互作用，以及药物剂型与治疗效果的关系。

3．生药学　是研究天然药物资源、品质与可持续利用的一门学科。生药学研究的主要内容是以天然来源的、未经加工或只经简单加工的、具有医疗或保健作用的植物、动物和矿物为研究对象，研究其品质和变化规律，发现新的药用资源，从中寻找有药理活性的药物先导物；探讨其资源的可持续利用；应用合成生物学与生物工程、生物转化 / 酶催化等现代生物技术研制重要天然药物。生药学研究的主要任务是研究及发掘天然药物资源，奇其品质进行评价，通过人工繁殖（养殖）或野生抚育保障药物的可持续利用和天然药物的创制，以及应用现代生物合成方法为天然药物的研制和生产提供支撑。

4．药物分析学　是研究和发展药物质量分析与控制方法，探索与解决药物安全有效相关质量问题的一门学科。药物分析学研究的主要内容涉及药品研究开发、生产流通、临床使用和监督管理等方面，包括药品的质量检验，药品质量标准研究和制订，生物体内药物的分析和监测等。药物分析学的主要任务是发现药物质量的相关规律，发展药物分析的理论和方法，全面控制和保证药品的质量。

5．微生物与生物技术药物学　是研究微生物药物、生物技术药物和生化药物的新药发现、研究开发、生产技术、质量控制及临床应用的理论和技术的一门学科。

微生物药物学研究的内容除化学药物相关常规内容外，还包括：药用菌种、分子遗传与选育、微生物代谢、相关生物技术、微生物药物化学及药物代谢、分子机制、发酵工艺、质量控制等。生物技术药物的主要研究内容包括：采用基因工程、细胞工程、蛋白质工程、抗体工程等现代生物技术发现、研究和制造用于治疗、预防和诊断的药物，涉及生物技术药物分子设计与筛选、构效关系、作用机理、质量控制、中试和生产工艺研究等。生化药物的主要研究内容包括：生化药物资源的开发与综合利用，生化活性物质的分离和结构鉴定，先导物的发现与构效关系研究，生化药物的作用机理、质量控制和生产工艺研究等。

微生物与生物技术药物学的主要任务是为解决微生物药物、生物技术药物和生化药物的发现、作用机理、制备、质量控制、中试和工业生产等问题提供理论的探索与应用技术的支撑。

6．药理学　是研究药物与机体（包括病原体）之间相互作用及其规律的一门学科。药理学分为基础药理学和临床药理学，其研究的主要内容是运用细胞与分子生物学、医学科学的理论方法及相关前沿技术，开展药物新靶点发现与确证、药效学、药代动力学、药物安全性评价与毒理学等研究。药理学研究的主要任务是研究药物新靶点和阐明药物的药效、作用机理、作用特点、体内过程及药物毒理，为新药研究开发和临床合理用药提供依据。

7．临床药学　是研究药物防病治病的有效性、安全性与合理性的一门学科。临床药学主要研究内容包括：药物治疗疾病的临床规律、临床合理用药、临床药物评价、药学监护、药物配伍与禁忌等。临床药学的主要任务是综合运用药学和医学的理论、观点和方法，为药物临床治疗的有效性、安全性、经济性提供保障。

8．社会与管理药学　是应用管理学、法学、经济学、社会学和行为科学等多学科理论与方法，研究药品在生产制备、流通、使用和管理过程中的社会因素、管理活动及其规律的一门学科。社会与管理药学研究的主要内容包括：药事管理学、药物政策学、药物经济学、行为药学、药学信息学、药物流行病学以及药学心理与伦理学等。社会与管理药学研究的主要任务是研究解决药物研发、生产、流通、使用、监管等各个环节中出现的社会问题，为药物的可及性、经济性、合理性等提供相关的理论和解决方案。

四、培养目标

1．硕士学位　是针对已获得学士学位或具有学士学位同等学力，通过在药学下属学科方向进行3年左右进一步的专门理论与技术知识系统学习，课程成绩合格，完成具有一定完整性和系统性的科学技术研究课题，撰写的硕士学位论文合格并通过毕业论文答辩者所授予的一种学位。鉴于所学的药学相关学科涉及研究或应用的不同领域，因此可授予理学硕士或医学硕士学位。药学学科硕士的培养目标是：有良好的人文和道德素养，掌握药学领域内较坚实的基础理论和较系统的专业知识，具备一定的独立从事药学相关教学和科学研究工作或担负专门技术工作，进行学术交流，自主持续学习本学科知识技能等能力的专门人才。

2．博士学位　为药学学科的最高学位，是授予通过3年左右（获得硕士学位者）或5年左右（获得学士学位并经专门机构审定具有直接攻读博士学位或硕博连读资格者）的药学下属学科方向系统深入学习，课程成绩合格，完成具有完整性、系统性和创新性的科学技术研究课题，撰写的博士学位论文合格并通过毕业论文答辩者的一种学位。鉴于所学的药学相关学科涉及研究或应用的不同领域，因此可授予理学博士或医学博士学位。药学学科博士的培养目标是：具有优良的人文、道德和学术素养，掌握药学及相关领域坚实宽广的基础理论，系统深入的专业知识和研究技能，具有综合运用相关学科知识、技能解决药学学科领域内问题的能力，有比较敏锐的思辨和分析能力，能够跟踪学术前沿，判断学术价值，独立进行理论、知识和技术创新，能在科学或专业技术上做出创新性成果的专门人才。

五、相关学科

化学、生物学、基础医学、临床医学、特种医学、公共卫生与预防医学、中药学、中西医结合、化学工程与技术、生物工程、物理学、数学、计算机科学与技术、统计学、公共管理、工商管理、社会学等。

六、编写成员

陈凯先、王晓良、毕开顺、关永源、朱宝全、刘俊义、张永泽、张永祥、张志荣、邹全明、余伯阳、李医明、高向东、柴逸峰、蒋建东。

1008 中药学

一、学科概况

中药学是中华民族在长期生产生活实践过程中，总结临床防治疾病经验所形成药学学科。中药的发现、应用及中药学的形成与发展，经历了漫长的实践过程。在原始时代，人类对药物的认识与觅食活动紧密相连。我国古籍中记载“神农尝百草……一日而遇七十毒”的传说，生动地反映了人们认识药物的艰难过程。很久以来，我国把药学一直称为“本草学”。从历代的本草著作中，可以勾勒出中药学的形成与发展的轨迹。西周时代的《诗经》收录了100多种药用动、植物名称，并记载了某些品种的采集、性状、产地及服用季节等。战国时期的《五十二病方》涉及药物240余种，对其炮制、制剂、用法及禁忌等均有记述。《神农本草经》系统总结了汉以前的药学成就，对中药的药性与功效、产地、采集与加工、真伪鉴别等进行了描述。南朝刘宋时期的《雷公炮炙论》是我国第一本炮制专著，标志着本草学新分支学科的产生。唐代《新修本草》由国家组织修定而成，是世界上公开颁布的最早药典，推动了中药应用的规范化与标准化。宋代的《太平惠民和剂局方》作为我国历史上由官方颁布的第一部制剂规范，对中药药剂的发展有里程碑式的意义。明代的《本草纲目》在突出中医理法方药特色的同时，还广泛介绍了植物学、动物学、矿物学、冶金学等多学科知识，其影响远远超出了本草学范围，对中药学发展起到了重要的推动作用。清代的《晶珠本草》对藏药的来源、性味及功效进行了描述。民国时期，随着西方药学知识和化学、生物学、物理学等近代科学技术在我国的迅速传播和发展，初步建立了以中药为主要研究对象的中药鉴定学、中药化学、中药制剂学、中药药理学、中药炮制学等新的分支学科。新中国成立以后，随着现代自然科学的迅速发展及中药事业自身发展的需要，中药的现代研究取得了瞩目成就，多个分支学科都取得了很大发展。中药鉴定学在本草考证、基原鉴定、性状及显微鉴定、理化鉴定等方面取得突破；中药化学等用现代科学技术对常用传统中药进行较系统的化学成分研究，发现了许多新药；中药药理学在系统药理学、证候药理学及药代动力学等方面的研究均取得较好的进展；结合中医临床用药理论和经验，中药炮制学在对古今炮制文献进行整理和研究的同时，应用多种现代科学技术，探索炮制原理，寻找制定合理的炮制方法，改进炮制工艺，制订饮片质量标准；中药制剂学在工艺、剂型、质量控制等方面都取得了较大成就；中药资源学在全国性的药源普查的基础上，开展了中药资源评价与动态规律研究，中药新品种、新资源的寻找与发现研究及中药资源合理开发与综合利用研究。

随着现代科学技术不断发展，学科交叉融合日益加深，中药学学科分化日趋成熟，形成了由中药资源学、中药炮制学、中药鉴定学、中药化学、中药分析学、中药药理学、中药药剂学、临床中药学和民族药学等多个学科组成的中药学科群。

二、学科内涵

中药学是以中医药理论为指导，研究中药相关理论、技术与方法的一门学科，其研究领域涵盖中药资源、鉴定、炮制、制剂、应用与流通全过程，包括中药基本理论、资源利用、物质基础、作用机理、应用方式、质量控制、新药研发与生产、安全性与有效性评价、营销与管理等方面。

1. 研究对象与方法 中药学是以中医药理论为指导，以为临床防治疾病提供安全有效和稳定可控的药物为目标，以中药及相关产品为研究对象，在继承传统中医药理论与融合现代科学技术成果的基础上，对中药资源的调查与评价和优质药材规范化生产，中药物质基础与作用机理，安全有效、稳定可控、经济适用的饮片及成药生产与创制，中药质量评价与控制，中药安全性与有效性评价，临床安全合理用药等开展研究，并在研究过程中不断创新理论与方法。

2．理论知识基础　中药学已有较完整的理论体系，包括中药药性、药材道地性、中药炮制、中药鉴定、中药制剂与给药系统、中药配伍、理论、技术与方法等，以及中医学、药学、化学、物理学、生物学等多个一级学科的相关基础理论、方法与技术，为中药学学科的发展奠定了基础。

3．应用体系　从科学研究角度，科学评价、合理开发中药及其相关产品，推动中药学术发展与创新。从人才培养角度，培养满足中药学各领域需求的各级、各类专业人才。从服务社会角度，为临床提供安全有效、稳定可控、经济适用药物，为中药产业发展和完善医疗健康保障体系提供学术和人才支撑。

三、学科范围

1．中药资源学　是在中医药理论指导下，研究中药资源的种类构成、数量、地理分布、时空变化、蕴藏量、合理开发利用和科学管理的一门学科。该学科是在生物学、农学、化学和管理学等有关学科的理论和技术的基础上发展起来的交叉学科，是中药产业发展的源头。其主要任务是实现中药资源生态效益、社会效益和经济效益的平衡协调发展，为人民保健事业和制药工业提供质优量足的药物原料。

2．中药炮制学　是在中医药理论指导下，研究中药炮制理论、工艺、规格、质量标准、历史沿革的学科。该学科是中药学独具特色的综合性应用学科，其主要任务是在继承中药传统炮制技术和理论的基础上，应用现代科学技术探讨炮制原理，改进炮制工艺，完善与制定饮片质量标准，提高中药饮片质量，保证临床应用的安全有效。

3．中药鉴定学　是在中医药理论指导下，鉴定和研究中药的品种和质量，制定中药质量标准的应用学科。该学科是中医药传统特色鲜明的学科，其主要任务是在继承传统的中药鉴别经验基础上，运用现代科学的理论和技术方法，考证和整理中药品种，鉴定中药真伪优劣，研究和制订中药质量相关标准，完善和创新中药鉴定方法，为中药的安全、有效和稳定提供科学依据。

4．中药化学　是在中医药理论指导下，运用化学及相关现代科学的理论、方法和技术研究中药药效物质基础的学科。该学科是中药学的基础学科。其主要任务是开展中药有效成分的理化性质、提取分离、检识鉴定、构效关系、结构修饰及生物合成途径等的研究，阐明中药药效物质基础，指导药物创新。

5．中药分析学　是在中医药理论指导下，研究和发展中药质量评价与控制的理论、技术和方法的学科。该学科是时代性较强的应用基础学科，其主要任务是建立中药化学成分和代谢产物的分析与评价方法，开展中药及其关联产品的质量分析，确保中药安全有效，质量稳定可控。

6．中药药理学　是在中医药理论指导下，研究中药与机体的相互作用及作用规律的应用基础学科。该学科是传统中医药学与现代生命科学之间的桥梁学科，其主要任务是研究与中药药性和功效相关的药效学和毒理学的科学内涵，揭示中药在体内的吸收、分布、代谢和排泄过程及规律，阐明中医药理论及其防治疾病的现代科学本质，为中药临床应用的安全有效提供依据。

7．中药药剂学　是在中医药理论指导下，研究中药药剂的配制理论、生产技术、质量控制与合理应用等的综合性应用学科。其主要任务是根据中药的性质与临床疾病防治的需求，研制具有安全有效、稳定可控、经济适用等特点的制剂，探讨剂型及生理因素对药物吸收、分布、代谢与排泄的影响。

8．临床中药学　是在中医药理论指导下，研究中药基本理论和临床合理应用的基础学科。

该学科是连接中医学与中药学的桥梁，其主要任务是科学阐述中药药性理论，探讨中药临床有效与安全的应用原则，指导临床合理用药，为疾病的防治、中药基本理论和临床合理应用的提供科学依据，推动全程化药学服务。

9．民族药学　是在民族医药理论指导下，研究民族药的基本理论、资源状况、加工生产、新药研发和临床应用等的学科。该学科是中药学科中独具特色的重要组成部分，其主要任务是传承和发扬民族药学的理论，开发和利用民族药用资源，阐释民族药的物质基础和作用机理，研究制订民族药的质量标准，研发安全有效的民族新药，指导民族药的临床合理应用。

中药学一级学科还分化出多个体现学科交叉与融合，具有学科发展潜力的培育学科。如分子生药学、中药信息学、中药制药工程学、中药生物工程学、中药药事管理学、中药商品学等。

四、培养目标

培养适应社会主义现代化建设和满足中医药事业与民众健康产业发展需要，德、智、体、美全面发展，具备良好的职业道德、专业素质与科学素养的中药专业人才。

1．硕士学位　系统掌握中药学相关的基本理论和专业知识，熟悉本学科的研究现状和发展趋势，具有较强的专业研究能力和创新意识；掌握与研究方向相关的论文撰写规范，具有一定的写作、知识传播与学术交流能力；掌握一门外国语，能熟练地阅读本专业的外文资料并具有一定的学术交流能力。具备从事本学科教学、科研和专门技术工作的能力。

2．博士学位　具有坚实宽广的基础理论和系统深入的专业知识，熟悉中药学的研究现状和发展趋势，在科学研究中具有较强创新能力；掌握与研究方向相关的论著的撰写规范，具有较强的知识传播与学术交流能力；至少熟练掌握一门外国语，能熟练地阅读本专业外文资料具有一定的写作和国际学术交流能力；具有独立从事科学研究、教学或专业技术工作的能力。

五、相关学科

中医学、药学、化学、生物学、物理学、数学、农学等。

六、编写成员

曹洪欣、乔延江、李祖伦、黄璐琦、王峥涛、段金廒、赖小平、罗颂平、汪受传、段俊国、李冀、莫新民、田金洲、马融、周安方、宋春生、闫永红、史新元、马晓北、罗卫芳、杨卫彬、王乐。

1009　特种医学

一、学科概况

特种医学是隶属于医学门类的一级学科，是伴随着医学向微观与宏观双向快速发展，医学学科之间在分离与交叉并进的趋势下，将分别隶属于基础医学、临床医学、公共卫生等的相关学科整合而成的特色学科。

特种医学是运用医学科学的基本原理和技术方法，以及自然科学相关理论与实践知识，研究在特殊环境条件下从业或从事其他活动的所有人群特有的卫生保健需求，解决在实践中涉及的各种特殊医学问题。其最终目的是从分子、细胞与整体水平认识特殊环境条件作用于人体所引起的生理及病理变化的现象及规律。

特种医学一级学科主要包括航空与航天医学、航海与潜水医学、放射医学、高原医学、应激医学、运动医学、职业病学和法医学等学科方向。随着科学技术的不断进步，社会发展的客观需求逐步增强，人类活动范围在不断扩大，所面临的特殊环境条件和特殊职业对人体产生的生理学以及病理学变化也愈加复杂，并形成了具有鲜明特色的学科体系。因此，特种医学一级学科的设立，为研究特殊环境对人体影响等重大问题开辟了新的空间，对相关疾病的预防、诊断与治疗奠定了新的基础。

二、学科内涵

1. 研究对象　运用医学科学的基本原理和技术方法，以及自然科学相关理论与实践知识.以在特殊环境条件下从业或从事其他活动的所有人群为对象，开展有针对性地从整体到分子水平的研究与医疗实践，重点解决特殊环境条件作用于人体所引起的病理生理变化、卫生保健.以及防护所涉及的各种医学问题。

2. 理论　作为一门新设立的医学一级学科，特种医学学科在融合生物学、医学、公共卫生等多学科知识、理论的基础上，逐步形成了具有本学科特色的理论，这就是阐明在特殊环境条件下从业或从事其他活动的所有人群，其体内正常或异常的生命活动现象及规律，解决特殊环境条件下所有人群中特有的卫生保健与防护等医学问题。随着特种医学学科的建设与发展，以及所涉及领域的不断扩大，特种医学的理论将得到不断地完善。

3. 知识基础　特种医学以实现特殊环境条件下所有人群的安全、健康和高效工作的需求为目标，需要综合集成生物学、基础医学、临床医学、公共卫生、机械工程等多学科理论和技术，掌握特种医学的基本理论、系统的专门知识、相应的研究技能和方法，掌握包括航空与航天医学、航海与潜水医学、高原医学、应激医学、放射医学、运动医学、职业病学和法医学等学科方向的理论、知识与技术特点。

4. 研究方法　特种医学需要通过实验论证以揭示人体相应生理及病理过程的机制及规律，探究在特殊环境条件下从业或从事其他活动的人群中，机体组织器官的生理病理变化的规律，以及在内外影响因素作用下导致机体组织器官功能失常的本质。其研究方法涉及医学与工程技术等自然科学学科的交叉融合，主要有实验室研究、现场调查、人群干预与防护等。对特殊环境条件下所有人群相关样本的实验室解析与监测，危险因素的实验室评价，人群健康指导与流行病学调查。特种防护技术的研究与现场应用等相关技术的运用也是本学科的鲜明特色之一。

三、学科范围

特种医学学科下设 8 个学科方向：航空与航天医学、航海与潜水医学、高原医学、应激医学、放射医学、运动医学、职业病学、法医学。

1．航空与航天医学　是研究在航空、航天特殊环境下人体所出现的各种医学问题的一门交叉边缘学科。其主要任务是为发展我国航空、航天事业提供相关的医学和（或）生命科学方面的理论和技术保障；培养高素质航空、航天医学事业的专业技术人才；研究航空、航天对人体健康的影响机制，以及相应疾患的预防、诊断和治疗，并提出防护措施，以保障作业人员与乘员在健康、安全、舒适的环境下工作。

航空与航天医学主要研究方向有航空航天生理学、航空航天生物动力学、航空航天心理学、航空航天工效学、航空航天临床医学、航空航天卫生学、航空航天医学工程等。

2．航海与潜水医学航海医学　是研究航海条件下人体各种医学问题的学科，它是医学科学与航海科学相互融合的一门边缘学科，是医学科学在航海条件下的具体应用。航海医学就是研究航海条件下，引起航海从业人员的生理、心理反应和病理变化，以及相关疾病的发生、发展规律、诊断和防护以及治疗措施的学科。

潜水医学主要研究和解决潜水作业过程中人体的各种医学问题，主要研究人体在水下和高压环境中以及潜水作业时的生理反应和病理变化，潜水疾病的防治，潜水作业中的卫生学要求和医学保健技术措施，潜水器具和装备的研制，以及医学生理学的鉴定等的评价。航海与潜水医学主要研究方向有航海卫生学、航海流行病学、航海心理学、潜水生理学与医学、潜艇医学、高压生理学与医学等。

3．高原医学　是研究高原自然环境和社会条件等因素对机体的影响，以及机体在高原环境下的适应规律和高原疾病的发生与防治的综合性学科。其主要任务是研究高原特殊环境对人体的伤害，防止和减轻高原环境因素对人体健康的不良影响，提高其在高原环境中的生存能力、作业能力，是一门新型且具有生命力的前沿科学。

高原医学主要研究方向有高原生理学、高原病理生理学、高原疾病学、高原流行病学、高原卫生学、高原医学地理学、高原卫生勤务学等。

4．应激医学　是研究人体对特殊环境和特殊职业因素的应对反应及其相关医学问题的一门综合学科。应激医学主要研究在特殊生存和职业环境条件下人体应激反应的生理、心理特征以及生物学基础。研究应激适应发生的生物学机制和促进应激适应的医学途径。研究不良应激反应所导致的病理损伤及其相关疾病的发生发展的规律、诊断和防护以及治疗措施。

应激医学的主要研究方向有应激生理学、应激神经生物学、应激心理学、应激测量学、应激生物学和应激适应等。

5．放射医学　是研究电离辐射对生物机体的作用、机理，放射损伤诊治与防护及其临床转化应用的一门医学综合性学科。放射医学的发展与核物理、放射化学、细胞和分子生物学及临床医学密切相关。放射医学主要应用现代科学技术，从分子、细胞和整体水平阐明电离辐射生物效应的作用、机理及其防治，促进核科学技术的发展和原子能的和平利用。放射医学尤其关注放射性工作人员和公众的放射生物效应及其安全防护，包括各类放射源、辐射装置和核设施包括反应堆的安全与防护，辐射监测、放射性废物的安全管理，职业照射人员的健康管理，核武器袭击的防护等，关注环境辐射对人类健康的影响。

放射医学研究方向主要有医学物理、放射化学、放射生物学、生物物理学、辐射血液学、辐射免疫学、辐射遗传学、放射毒理学、辐射剂量学、辐射流行病学、放射损伤临床、放射治疗学、辐射防护药和增敏药物，以及电离辐射的临床转化应用，包括临床肿瘤放射治疗、医学物理、核医学等放射医学转化应用。

6．运动医学　主要是研究运动和缺乏运动给人体带来的生理学、病理学问题，以及与竞技运动有关的医学问题。从医学角度阐明体力活动及静态生活方式对健康的影响，以及在各种慢性疾病病因学中的作用，为一些常见疾病的预防、治疗和康复研究提供医学手段，以达到增强体质、促进健康的目的。同时，运用医学知识和技术对竞技运动参加者进行医学监督和指导，防治运动伤病，保障运动参加者的健康，增强体质和提高运动成绩。

运动医学的主要研究方向有运动医务监督、运动损伤、运动营养学、医疗体育、运动康复及运动伤病的体育防治等。

7．职业病学　是研究特殊劳动环境对职业人群健康的影响和如何改善劳动条件的一门特殊学科，主要研究企业、事业单位和个体经济组织内的职业人群在职业活动中，因接触粉尘、放射性物质和其他有毒、有害物质等因素而引起的疾病。其主要任务是识别、评价、预测和控制特殊劳动条件对职业人群健康的影响。

职业病学主要研究方向有粉尘与尘肺，物理因素引起的职业病，生物因素引起的职业病，职业中毒，职业性放射性疾病，职业性肿瘤，职业性皮肤病等。

8．法医学　是应用医学及其他自然科学的理论与方法，研究并解决立法、侦查、审判实践中涉及的医学问题的一门科学。法医学是一门联结医学与法学的应用交叉医学学科，兼具自然科学和社会科学的双重属性。

法医学为制定法律提供科学依据，为侦查、审判提供客观的实验证据。法医学分为基础法医学和应用法医学两部分，前者研究法医学的基本原理、基础理论与技术，后者是运用法医学的理论和方法，解决司法、立法和行政管理上的有关问题，包括受理诸如伤害、死亡、交通事故、亲子鉴定等案件的医学鉴定、医疗纠纷等与法律有关的医学问题，以及脏器移植、现代生殖技术所涉及的法律和社会问题。另外，通过对非正常死亡的尸体检验，有助于发现传染病等疾病，明确中毒和灾害事故的原因，实施有效的防治及行政处理。

法医学主要研究方向有法医伦理学、法医病理学、临床法医学、法医物证学、法医血清学、法医人类学、法医牙科学、法医化学、法医放射学、法医毒物学、法医精神病学、法医昆虫学、医学法学等。

四、培养目标

特种医学学科的人才培养目标是具有深厚的人文思想，良好的人际间沟通技巧及合作共事的团队精神，系统的医学知识和基本技能，并能将医学理论知识应用于各种特定领域，掌握熟练的专业技术，具备从事特种医学领域的实际工作及教育、研究能力，能为我国的航空与航天医学、航海与潜水医学、放射与辐射医学、运动医学、职业病学和法医学做出贡献的高级专业技术人才和应用型人才。

1．硕士学位　培养遵纪守法、身心健康、品德良好，遵守学术规范，掌握本学科坚实的基础理论、系统的专门知识，具有扎实的专业技能和较好的创新意识，具有综合性的学术修养与团队合作精神，了解本学科的基本历史与现状，掌握一门外国语并有能力使用本专业的外文资料，具有从事科学研究、教学工作的能力或独立担负专门技术与管理工作的能力。可在一般的教学、研究机构或相关部门从事专业性工作，也可进一步攻读相关学科的博士学位。

2．博士学位　培养遵纪守法，具有为科学事业献身的精神，良好的品德和科学修养，健康的身体和良好的心理素质；遵守学术规范，在本门学科内掌握坚实宽广的基础理论和系统深入的专门知识，熟悉本学科国内外的研究现状，了解相近学科的知识，善于发现本学科的前沿性问题，并对之进行深入的原创性研究；掌握 1-2 门外国语，能熟练使用本专业的外文资料，具有一定的写作和国内外学术交流的能力；具有独立从事科学研究和教学工作的能力与合作、协调能力，并在科学或专门技术上做出创造性成果；同时具备在现场开展工作，处理应急事件，以及提供相应的医疗服务的能力。可在高等院校、科学研究单位和相关行业从事教育、研究和应用工作，也可在相关部门从事专业性管理等工作。

五、相关学科

基础医学、临床医学、口腔医学、药学、体育学、公共卫生与预防医学、生物学、物理学、计算机科学与技术、材料科学与工程、心理学、教育学、哲学。

六、编写成员

曹雪涛、马大龙、柏树令、鲍朗、曹亚、陈国强、陈竺、丁彦青、高友鹤、柯杨、黎孟枫、李雍龙、李云庆、裴雪涛、吴玉章、熊思东、姚智、李玉林、张凤民。

1010 医学技术

一、学科概况

医学技术是除临床医疗、护理专业以外的一组医学专业的总称，该专业通过提供一系列诊断、治疗、营养、康复等技术直接服务于病人以及为临床医生提供技术支持等方式来保证医疗体系的正常运转。该专业包括约 100 多种亚专业，如影像技术学、医学检验学、核医学技术学、临床营养学及病理技术学等。

第二次世界大战以后，科学知识爆炸式增长，带来了先进、复杂的医学诊断及治疗手段的飞速发展。公众对医学服务需求的提高，以及医疗费用的增加使得医疗服务出现了由医院向社区医疗、急救医疗、移动医疗及个体医疗拓展的趋势。在发展中国家，国际援助与合作的增加，也催生了增加医务人员的内涵以保障基本医疗服务实施的需求。医疗服务的变化和在医疗服务中对成本效益的强调不断增加了医学技术的行业内涵。

医学技术行业内涵的增加不仅包括其行业种类的增加，也包括各行业内所需专业知识和技能的增加。这一切都需要医学技术教育的发展以保证从事医学技术行业的人员具有良好的专业素质，扎实的专业理论和熟练的专业技能，以满足公众对医疗服务的需求。

由于医学技术涵盖广，实践性强，其教育方式和内容也非常复杂，在接受基本的医学教育基础上，其中一些专业从业者需要专门的技能和知识，必须接受专门的医学高等教育，其知识和技能须达到国家认证的标准，并获得毕业证书和执业证书，如影像技师、医学检验师、病理技师、呼吸治疗师、营养师、康复治疗师等；有些专业则不需要非常特殊的专业教育，主要通过从业后的专业培训来获得技能。随着医学技术队伍的扩大，所需专业知识的增加以及专业分工的细化，医学技术教育发展有着广阔的前景。

二、学科内涵

医学技术从业者通过为病人提供诊断、技术、治疗等直接服务和为医师提供支持而间接为病人服务，既是传统概念的临床医师获取病人信息和实施治疗措施的重要桥梁，又越来越多地直接参与临床诊疗。现代医学需要多种专业知识和技能的人才队伍，不同的专业需要不同的专业知识和技能。医学学科中各专业共同的基本知识和技能应该包括生命支持、诊疗技术、医学伦理和法规、沟通技巧、咨询技能、应用计算机处理文字、管理数据库和检索更新知识的技能。

医学技术学科以病人病理生理资料的采集、评估、诊断、非药物和手术治疗的措施、方式方法为研究对象。其主要理论基础为人体解剖学、组织解剖学、生理学、病理学、病理生理学、物理学、化学、免疫学、生物学、遗传学、心理学、医学伦理学、医学信息学和医学影像学等。该学科具有较强实践性、交叉性和时代性的特征。(1) 实践性：信息的采集、诊断提出与治疗措施的实施无不涉及，医疗服务的实践，保证实践的正确和有效是该学科的动力。(2) 交叉性：信息采集和非手术药物的治疗涉及最新医疗设备的应用，是传统医学和现代生命科学、物理学、化学、仪器学、计算机技术、信息学、人文科学和社会心理学知识的交叉。(3) 时代性：每一项科学技术进步成果在医学领域的应用，首先都是应用于患者病理生理信息的采集、诊断技术和非手术药物治疗措施的改进，如 CT、MRI 的应用，使人类对机体的认识达到了分子影像和功能影像的水平；分子生物学的发展，新的检验指标不断出现，使肿瘤、糖尿病等的早期诊断以及个体化治疗正在逐步实现，显著改善了患者生存质量和生活质量。

医学技术在传统医学基础上，充分吸收、整合、运用现代科学技术相关成果和医学研究的最新发现，发展出众多客观、准确、高效的诊疗技术，极大地推进了现代医学模式转变，向精细化、个体化诊疗，早期预测、预防，身心结合、健康保健等方向发展。

三、学科范围

不同国家对医学技术的学科方向有不同的界定，目前国际公认的达到54种，我国已经开展教育的主要学科方向是影像技术学、医学检验学、呼吸治疗学、临床营养学、眼视光学、听力学、病理学技术、康复治疗技术学。

1．影像技术学 是研究医学影像摄影与采集、传输、处理和存储，以及放射防护和治疗的一门学科，其学科内容涉及临床医学、解剖学、病理学、病理生理学、物理学、现代物理学、计算机网络、信息学、数字图像处理、影像检查技术学、介入放射技术等。其主要研究对象是医学图像的影像检查技术与采集方法，图像数据的传输存储，图像后处理技术，介入放射学技术方法。工作中要结合不同影像设备特点，基于病人和疾病的个性化采集方案的研究，在有效采集图像基础上，本着保护病人安全，解决病人问题，节约医疗资源，选择最佳的影像学检查方法和技术。为保证大量医学图像资源的有效利用，将数字图像处理为适合诊断和治疗需要，能反映器官功能状态，特别对临床医生选择治疗方案，实施治疗措施有着重要指导意义的图像。

2．医学检验学 是为临床提供实验室诊断的医学技术学科。实验室诊断是临床医学不可或缺的重要组成部分，有些已经成为确诊手段。医学检验学依据疾病进程中病理生理和病理生化改变，向临床提供新的检测项目，并采用化学、物理学、生物学、免疫学、分子生物学等多种技术手段，收集体液、细胞、组织等临床标本，检验检测各类项目的水平及其变化，从而为临床诊治提供极其重要的、客观的、精确的实验室诊断。医学检验学按照技术分类包括：基础检验、血液检验、生化检验、免疫检验、微生物检验、分子生物学检验、医学实验室管理等。近30年来，随着分子生物学、基因组学、蛋白质组学、代谢组学、自动化仪器、流式细胞技术、芯片技术、质谱技术等的发展以及在医学检验中的不断应用，不仅为临床提供了更多新的检验项目，而且使医学检验方法越来越体现精准、快速、方便、灵敏、特异等诸多优点，使许多疾病得到早期诊断。医学检验学发展迅猛，学科范围不断扩展，分子检验、个体化检验、组学检验、床旁快速检验等成为新兴的分支学科。医学检验的特点是诊断的快速、便捷和高效，通过收集大量检验数据，联合临床其他指标变化，运用计算机科学、统计学、生物信息学等现代化手段和技术，通过数据挖掘，使检验结果得到集成和提炼，作出更为准确、全面、早期的诊断和预测。

3．呼吸治疗学 是一门新兴医学技术类学科，是在医生的指导协作下，由呼吸治疗师对心肺功能不全或异常患者给予疾病预防、评价、诊断、治疗、管理、控制和照顾。呼吸治疗学科以心肺生理学和病理生理学为基础，预防、评价和治疗急、慢性心肺系统功能障碍患者；以医学工程学为基础，安全有效地对患者加以监测、评估和治疗。呼吸治疗学科依托呼吸病学、重症医学、麻醉学、护理学、康复医学而建立，借助医学工程学技术，对心肺功能不全或异常患者进行诊断、治疗和评价，自成一套专业技能和学科体系，其工作较传统医护人员专业性更强，并与传统医学呈互补态势。其学科体系是内科学、外科学、儿科学、重症医学、麻醉学、康复医学、护理学、医学工程学等多学科交叉渗透，同时辅以现代科学技术的综合体现。

4．临床营养学 是运用营养学知识提高机体免疫力，促进疾病康复，以治疗疾病为目的的一门学科。随着临床医学与营养科学的迅速发展，这两个领域的联系也越来越密切。其学科内容涵盖了营养相关因素在疾病发生、发展各环节中所起的不同作用，不仅包括机体在良好营养状况下对疾病产生抵抗力，还包括营养因素在疾病的预防、治疗、康复和保健中的作用等各方面内容，同时还包括肠内、肠外营养支持在临床治疗中的实际应用。所以，临床营养学在宏观上向流行病学，微观上向分子生物学融合发展，其已作为一门新型、专业性强的学科，成为营养学中的重要领域之一。临床营养学是一门将基础医学、预防医学、临床医学、公共营养、疾病营养、食品科学、生物工程、烹饪学融会贯通的学科；本学科所培养的临床营养人才不仅必须掌握多学科的基本知识，还要掌握多学科不同的实践技能，包括各类型肠内营养制剂急性的研制（包括稳定性、渗透压、调味等），具备医院各类治疗及实验膳食烹饪技巧，掌握医院膳食系统的管理技能，为今后从事临床营养治疗工作打下坚实的基础。研究方向：正常人群营养与健康的关系；亚健康人群营养与疾病防治关系；不同疾病状态下营养支持治疗和营养康复措施。研究内容：食物的消化、营养素的吸收和代谢；各种食物及营养素的生理功能；营养素缺乏病的防治与营养素过量的预防；机体内营养素水平鉴定和主要食物来源；食物的营养价值特点和品质鉴定，食物中营养素的合理提取，肠内营养制剂的调味；合理的膳食模式，平衡膳食与合理营养，膳食计划及实施；不同人群的营养状况评价，不同疾病人群的营养治疗方案的选择（治疗及实验膳食和肠内、肠外营养支持）；各系统疾病代谢特点，营养需要和膳食原则。

5．听力学　听力学和听觉科学是耳和听觉的医学技术专业。通过各种听力学检测方法 t 听觉及前庭功能障碍进行检测评估、诊断、预防，用各种听觉装置进行干预和康复，达到增进听力，改善听功能和言语语言及相关社会功能的目的。目前我国听力学专业研究方向为：在听力减退，耳鸣及眩晕的早期，科学地发现 / 诊断 / 干预；听觉保健及各级医学保健，听觉科学研究。研究内容包括：各种听觉平衡障碍的检测评估诊断；听力减退的补偿及辅助（气、骨导助听器等助听装置；FM 调频系统、远红外系统、环路系统、各种视觉及触觉等辅听装置；人工耳蜗、骨锚式助听器、声桥及电声联合植入体等人工听觉植入装置等）；听觉言语语言康复；耳鸣康复；前庭功能康复；听觉保健（含早期预防）；听力减退，耳鸣及眩晕（发病机制、病理、遗传、控制），听觉生物学（听觉系统的解剖生理），听觉科学（听功能、前庭功能及其缺陷的机制），听力学相关仪器等。

6．眼视光学　视光学和视觉科学是眼和视觉的健康保健医学专业，通过处方配镜，视功能训练，光学及药物等方法来诊断、治疗和预防相关疾病和障碍，达到增进视力、改善视功能的目的。目前我国眼视光学专业的研究方向为：屈光不正矫治、视觉保健、初级医学保健和视觉科学研究。研究内容包括：视光学临床研究（各种眼病的预防、检查、诊断）、屈光不正矫正（眼镜、角膜接触镜）、近视眼（发病机制、病理、遗传、控制）、视觉生物学（视器组织的解剖生理）、双眼视（弱视、斜视和各种非斜视性双眼视、调节异常的检查和康复）、视觉质量（眼镜光学系统的成像及其像差和矫正）、视觉科学（各种视觉功能及其缺陷的机制）、低视力康复（防盲、视觉缺陷的康复）、视光学仪器等。

7．病理学技术　是以形态学为基础的各种病理学技术的总称，是决定临床病理诊断准确和科研质量的关键环节之一。病理学技术包括传统的石蜡包埋技术、HE 染色技术、酶组织化学技术、特殊染色技术、大体标本制作技术、尸体解剖技术等。随着医学和生物科学技术近年来的发展，电子显微镜、免疫组织化学、原位杂交技术、图像分析、流式细胞术、激光共聚焦扫描显微术、显微切割、组织芯片和基因芯片等技术已经在许多医院和医学教育单位使用，这些复杂的高科技设备结合了计算机、光电技术、生命技术等前沿技术。病理学技术研究内容包括：各种以观察形态学改变为基础的技术方法（包括组织学技术、免疫组织化学技术、酶组织化学技术、FISH 技术、分子生物学技术、电子显微镜技术、医学显微摄影技术、流式细胞术、激光共聚焦扫描显微镜技术等）的建立，技术参数的制定，质量控制和技术改进等；实验室的设计，安全和管理；设备和仪器的维修等。

8．康复治疗技术学　是一门促进伤患者和残疾人身心功能康复的新的治疗学科，也是一门新的技术专业。其目的是使伤残人能够尽可能地恢复日常生活、学习、工作和劳动，以及社会生活的能力，重返社会，提高生活质量。康复治疗技术学的内涵除临床疾病学以外，主要包括：（1）康复评定学：是研究应用康复医学方法，对残疾者或功能障碍者的残存功能或恢复潜力进行评定，做出康复诊断，制定康复计划，对治疗结果及随访结果进行综合分析。（2）物理治疗学：应用各种物理因子（声、光、电、强、冷、热）和运动疗法恢复、改善或重建躯体功能的一类治疗方法。根据疾病的特点，选择合适的训练方法，制订运动处方或运动疗法方案。（3）作业疗法：有目的、有针对性地从日常生活活动、职业劳动、认知活动中选择一些作业项目，以达到最大限度地恢复躯体、心理和社会方面的功能，预防能力的丧失及残疾发生。（4）言语疗法：是对各种语言障碍和交流障碍进行评定、诊断、治疗和研究的学科。医生与病人的谈话技巧，逻辑性、艺术性，精其语言，让病人感到你对他的病重视，对口吃、失语、发音不清、发音困难、聋哑患者进行语言训练的一种康复方法。尽可能恢复其说、听和语言交际能力。（5）其他：如针灸学、推拿学、中医康复学、中医骨伤科学、中医筋伤学等。

四、培养目标

1．硕士学位　强化科学研究和教学能力培养，具有较强的科研意识和研究能力，能从事专业技术应用方法、范围的研究，特别是新技术应用领域的拓展研究。达到高等学校青年教师授课要求水平或临床技术中级水平，能胜任本科生的教学。培养科研总结和论文撰写能力，在读期间，至少在具有正式刊号的医学期刊发表专业论文 1 篇，或者在 SCI 收录的期刊上发表短篇报道或病例报道 1 篇。

2．博士学位　进一步强化科学研究能力和创新能力的培养。应具有强烈的科学研究意识和独立进行研究的能力，包括发现问题，独立设计研究和实验方案，独立或组织实施研究，分析研究结果，发表论文的能力。能进行专业技术应用方法和应用领域的拓展研究，特别是创新技术的基础研究和临床转化研究。能承担本科生的课堂授课和硕士生的实验指导。在读期间，必须至少发表 SCI 学术论文 1 篇，其内容可以是博士学位论文的部分或全部的总结。

五、相关学科

临床医学、物理学、化学、生物学、计算机科学与技术、动物实验学、影像设备与维修。

六、编写成员

郑树森、顾玉东、曹谊林、陈仲强、樊嘉、冯敢生、高建华、胡盛寿、姜洪池、蒋建新、李康华、孙保存、汪建平、魏于全、杨慧琳、杨培增、赵继宗、赵玉沛、周梁、陈瑜、刘荣波、吴健、樊代明、张运、丁洁、王虹、王辰、李广平、李兰娟、李兆申、余学清、尚红、陈香美、房静远、段丽萍、黄从新、崔丽英、谢鹏、葛均波、廖二元、冯英明、张斌、李伟、刘津平、袁晓亮、郭奕君。

1011 护理学

一、学科概况

护理学是一门以自然科学、人文社会科学为理论基础，研究有关预防保健和治疗疾病及康复过程中的护理理论、知识、技术及其发展规律的综合性应用科学。它从整体的角度，根据病人的身心特点，提供全方位护理服务，以最大程度减轻病人的痛苦，恢复病人的健康。

护理学的形成和发展与人类健康和文明需要息息相关，是在人类祖先自我防护本能的基础上，通过长期的抗病害斗争和劳动实践而逐渐发展起来的，每个发展时期都有其特定的时代和历史背景。

自从有了人类就有了生老病死问题，也就有了原始医护照顾的萌芽，古代早期的护理主要是自我保护式、互助式、经验式和家庭式。19 世纪中叶，南丁格尔开创了科学的护理专业，使护理学逐步走上了科学的发展轨道及正规的教育渠道，这是护理学发展的一个重要转折，也是现代护理学的开始。南丁格尔认为，护理是一门艺术，有其组织性、务实性及科学性。她创办了世界第一所护士学校，确定了护理学的概念和任务，提出了公共卫生的护理思想，并发展了独特的护理环境学说，为护理教育和学科的发展奠定了基础。

自 20 世纪开始，护理学进入迅速发展时期，护理分科越来越细，专科化趋势越来越明显，要求越来越高，除传统的内、外、妇、儿、急症等分科外，还出现了重症监护、职业病、社区及家庭等不同分科的护理；护理学进一步向专业化方向发展，对护理理论的研究和探讨不断深入，发展了一些护理概念框架和理论模式，对科研的重视及投入不断增加，各种护理专业团体逐步形成；各国纷纷开展规范的护理教育，逐步形成了多层次、较完善的护理教育体制；护理管理要求更加具体及严格，并将管理学的原理及技巧应用于护理管理中，强调人性化管理，注重护理管理的质量，开始建立较科学的护理管理体制。

进入 20 世纪 70 年代，随着“生物 - 心理 - 社会医学模式”的提出，形成了人是一个生物、心理、社会的统一整体的现代医学观，护理学也开始从生物、心理、社会全面结合的角度理解人的生命、健康和疾病，临床护理呈现出“以健康为中心”的特点，开始以整体护理观为指导，采用标准化的护理程序为病人提供全方位的护理服务；护理的定义、工作性质及范围发生了根本性变革，护理学科在健康保健、疾病预防中的独立作用日益突显；护士的角色日趋多元化，担负起提供者、计划者、管理者、协调者及健康教育者等多重角色，诞生了临床护理专家（Clinical Nursing Specialist，CNS）和高级临床护士（Advanced Practical Nursing，APN）。中国护理也走过了几千年漫长的历史阶段，社会的进步，科学技术的发展，生活水平的提高，健康需求的变化都有力地推动了护理事业的发展。进入 21 世纪，国际护理事业的蓬勃发展也为我国护理事业的发展注入了新的生机和动力。

当今，护理学发展呈现新的趋势特征，主要表现在：护理教育趋向于高层次、多方位，继续教育正式纳入国家规范化的管理，且更加重视各层次间的衔接；护理理论的研究会更加深入，理论体系越来越完善，对护理实践的指导作用越来越强，对高、新技术的应用越来越多，护理角色不断扩大；护理管理的科学化、标准化程度越来越高，相关的法律、法规将不断完善；对护理研究的重视程度越来越高，研究的深度和广度将不断扩展，护理研究的方法出现多元化发展趋势；护理学国际化趋势越来越明显，在专业目标、专业标准、执业资格与认证、临床与社区护理专家、护理伦理与法律，以及跨国护理援助或合作等多领域逐步开展国际合作。护理学将为促进健康、预防疾病、恢复健康、减轻痛苦开辟新途径，为人类健康提供更高层次的服务。

二、学科内涵

1．内容及范畴　护理学的基本任务是促进健康、预防疾病、恢复健康、减轻痛苦，最终目标是维护全人类的健康，提高全人类健康水平。护理学涉及影响人类健康的生物、社会、心理、文化及精神等多个因素，其实践范畴分为临床护理、社区护理、护理教育、护理管理、护理科研等；研究内容涉及促进正常人健康，减轻病人痛苦并促进康复，抢救危重患者，慰藉垂危病人的护理理论、知识及技能，以及国家健康保健系统和卫生政策等。

2．研究对象　护理学直接面对疾病、病人，其研究对象主要是人，包括健康人和病人。具体包括四大模块：一是护理理论的研究；二是与疾病恢复相关的护理活动；三是与人类健康相关的研究，包括影响因素，作用机制，维护及促进健康的措施，预防保健；四是医疗卫生保健政策与体系的研究。

3．理论、知识基础　现代护理理论的框架主要由人、环境、健康、护理 4 个基本概念组成，包括一般理论和护理理论。一般理论是将相关学科的理论应用于护理实践中，使该理论具有应用于护理学科的普适性和实践环境，代表理论有：系统理论、需要理论、应激与适应理论、生长与发展理论、沟通理论等。护理理论是由护理专家创建的理论或学说，是对护理现象和活动本质与规律的正确反映，可以科学、系统地解释护理学领域内的现象及现象间的关系，提供护理干预措施的框架，预测护理活动的结果，代表理论有：南丁格尔的环境学说、韩德森的护理本质学说、罗杰斯的整体人学说、奥瑞姆的自理理论、罗伊的适应理论、佩普劳的人际关系模式、雷宁格的跨文化护理理论以及纽曼的健康系统模式等。

护理学知识是由基础医学知识、护理专业知识和人文社会科学知识构成。基础医学知识包括人体解剖学、免疫学、生理学、病理学、生物化学、药理学等；护理专业知识包括常见病、多发病的发病机理、症状表现、预防保健及健康促进等方面的护理知识；人文与社会科学知识包括文学、哲学、美学、法学、心理学、伦理学、社会学等。

4．研究方法　护理研究方法主要包括观察性研究方法、实验性研究方法、比较分析性研究方法、循证护理等。

观察性研究方法是依据精心设计的方案，观察护理对象的生理、心理及行为特征，通过分析、比较、归纳、判断，揭示人群特征，各种因素之间的联系。实验性研究方法是由研究者随机分配研究对象的暴露因素，将人群随机分为试验组、对照组等，使用统计方法分析研究。比较分析性研究方法是指全面考察护理对象的各种特征，分析不同对象之间的差异点和共同点，并进行归纳、分类，为护理活动提供指导。循证护理是临床流行病学研究方法应用的具体体现，它提倡护理人员在计划护理活动中，将科研结论与临床经验，病人愿望相结合，获取证据，为临床护理决策提供依据。临床证据主要来自大样本的随机对照临床试验（Randomized Controlled Trial，RCT）、系统性评价和荟萃分析。

三、学科范围

随着护理学的不断丰富、深化，护理学与多学科之间相互渗透，理论上相互促进，方法上相互启迪，技术上相互借鉴，凝练了一批培养目标明确的研究方向，有力推动了护理学科体系的构建、发展和完善，包括内科护理学、外科护理学、妇产科护理学、儿科护理学、老年护理学、急危重症护理学、中医护理学、社区护理学、基础与理论护理学、人文护理学、精神与心理护理学、护理教育学、护理管理学、军事护理学等。

1．内科护理学　是关于认识内科病人对现存和潜在健康问题的反应，预防疾病、护理病人，促进康复，增进健康的学科。主要研究呼吸、循环、消化、神经、泌尿、血液、内分泌与代谢等各系统疾病病人的护理，以及风湿性疾病、传染病、肿瘤病人的护理。内容涉及内科疾病及其预防和护理的理论、知识和技能，涵盖各专科护理及护理技术的研究，病人的健康评估、心身护理、慢病管理、康复护理等研究，以及延续性护理等临床护理模式转变的研究。

2．外科护理学　是以外科学的系统理论和知识为基础，以创伤、感染、肿瘤、畸形、结石、梗阻、功能障碍等外科疾病病人为对象，研究病人现存或潜在健康问题的发生，发展规律及其预防，诊断和护理的一门临床应用学科。研究内容主要包括创伤、休克、感染等外科护理理论与技术，各系统外科疾病病人的围手术期，康复期的健康问题，护理评估，护理措施，以及外科常用的基本护理技术，外科护理学的进展等。

3．妇产科护理学　是在研究女性生理和病理改变的基础上，对现存和潜在健康问题的身心反应进行评估、诊断和处理，为女性健康和保健提供服务的一门学科。主要研究妇产科常见疾病护理、女性妊娠、分娩及产褥全过程的生理、心理、病理变化及护理；健康女性及女性患者身心和社会文化需求，疾病预防保健的基本理论与技术。

4．儿科护理学　以 0-14 岁儿童为对象，探究运用护理程序和方法解决儿童的健康问题，以促进儿童生长发育和身心健康的一门应用性学科。主要研究各种儿科疾病护理、儿童的生长发育、营养需求、儿童保健和疾病预防等。

5．老年护理学　是以老年人为研究对象，研究老年期的身心健康和疾病的影响因素、护理特点与预防保健，探求运用护理程序解决老年人的健康问题，以提高老年人生活质量的一门学科，是研究、诊断和处理老年人对自身现存和潜在的健康问题的反应的学科。主要研究老年人健康需求，健康的影响因素及干预措施，老年慢性病预防与护理，以及老年人的临终关怀。

6．急危重症护理学　是以急危重症病人为研究对象，运用迅速、准确、全面、有效的监测护理方法和急救护理措施，挽救病人生命，提高抢救成功率，以减少伤残率，提高生存质量的一门跨学科综合性应用学科。主要研究现场急救与护送，各种急救护理理论与技术，各类危重症病人监护理论与技术，各类灾害条件下常见疾病的护理，特殊环境中急危重症伤员的救护，感染控制以及心理应激反应的判断和护理干预等。

7．中医护理学　是在祖国传统医学理论和整体观念的指导下，运用独特护理技术，对老、弱、病、残、幼者施以辩证护理，以保护和促进人整体健康的一门应用学科。主要应用中医八纲辩证分析、归纳，确立病人的证型及健康问题，研究辨证施护理论，整体护理及中医护理技术等。

8．社区护理学　是综合应用护理学和公共卫生与预防医学的理论与技术，以社区为基础，以人群为对象，以服务为中心，将医疗、预防、保健、康复、健康教育、计划生育等融于护理学中，以促进和维护人群健康为最终目的，提供连续性的、动态的和综合的护理学专业服务的学科。其服务对象涉及健康人群、亚健康人群、患病人群，服务领域涉及社区、家庭和机构等。研究范围主要涉及：社区护理服务，包括社区和家庭健康护理，社区特殊人群保健，社区康复护理，社区健康教育等；社区护理适宜技术；社区护理管理与政策；社区护理教育以及社区护理的理论研究。

9．基础与理论护理学　是一门研究恢复、维护、增进人类身心健康的护理学基本知识、基本理论和基本技能的学科，是护理学专业知识体系的核心内容之一，其研究方向以护理服务为核心，探究满足人的生理、心理、社会需要的基本知识、技能和方法。研究范围涉及：护理学历史及发展；护理学专业理论；护理服务及卫生保健体系；护理学专业所需的基本知识与技能；护理学研究方法等。

10．人文护理学　人文护理学是集哲学与历史、伦理学、人际关系学、文学、美学、礼仪等为一体，以人文精神和人文关怀为核心的专业人文知识体系。主要研究护理哲理、护理伦理与法律、护理美学和美育、护理专业行为规范、护理人际沟通理论与技术。

11．精神与心理护理学　是以心理学、精神病学和护理学相关理论和技能为基础，以心理护理和精神障碍护理为核心，研究临床护理情境中心理问题及精神障碍发生、发展及变化规律，解决存在或潜在的心理问题和精神健康问题，促使人类保持心理健康，防止精神疾病的一门学科。主要研究精神疾病护理、精神障碍的预防、精神卫生健康教育，以及心理护理理论、心理干预技术及其在临床的应用。

12．护理教育学　是研究护理教育现象，揭示护理教育发生发展的规律，丰富和发展护理教育理论并将其应用到护理教育实践中的一门应用型学科。主要研究护理教育发展历史及其规律，护理教育培养目标，课程设置，教学内容，教学方法，护理师资培养方法与模式，临床护理教学，护理教学效果评价等。

13．护理管理学　是研究护理管理过程的基本规律与方法的一门学科。主要研究护理管理理论、护理过程管理、护理人力资源管理以及护理经济管理等。它根据护理学的特点及规律，运用管理学的理论及原理，对护理工作实施科学设计与管理，以优化护理效果，激励护理人员最大限度地发挥潜能，达到保证及持续提高护理质量，为社会提供高质量护理服务的目的。

14．军事护理学　是以护理学以及医学相关理论和技术为基础，研究在野战及灾害救援条件下，军队人员战创伤、常见疾病及心理障碍护理的理论、技术和组织管理的一门学科。主要研究现代战争条件下战创伤的阵地救护，特殊军事环境中伤病的护理，野外作训伤的护理以及战时心理应激与干预的护理等。

四、培养目标

以我国教育方针和政策为指导，以宪法、教育法为依据，培养适应卫生保健事业发展，满足现代护理发展需要，具备良好专业价值观、职业道德和团队合作精神，政治合格，现代护理学及医学理论、知识和技能扎实，能从事护理实践、护理教育、护理管理，以及护理研究的专门人才。

1．硕士学位

（1）思想品德与职业道德。牢固掌握中国特色社会主义理论，坚持科学发展观，拥护中国共产党的领导，拥护社会主义制度；遵纪守法，具有较强的思想品质和职业道德，具备良好的学术道德观，恪守学术规范；热爱护理事业，具有实事求是的科学态度、严谨的科学作风，独立思考、勇于创新的科学精神和献身精神。

（2）专业知识与能力。具有坚实的自然科学、人文社会科学和医学基础知识，在系统掌握护理专业知识和技能的基础上，牢固掌握与研究方向相关的专业知识和临床技能，能够独立担负或指导他人开展临床护理工作；系统掌握基本的科研方法和技能，具备一定的科研能力。

（3）身体与心理素质。身体健康，精力充沛，有较强的社会和心理适应能力。

（4）可在各级各类医院、院校、医疗卫生机构从事护理工作，也可继续攻读博士学位。

2．博士学位

（1）思想品德和职业道德。进一步牢固掌握中国特色社会主义理论，坚持科学发展观，拥护中国共产党的领导，拥护社会主义制度；遵纪守法，具有优秀的思想品质和职业道德，具备良好的学术道德观，恪守学术规范；热爱护理事业，具有实事求是的科学态度，严谨的科学作风，独立思考、勇于创新的科学精神和献身精神。

（2）专业知识和能力。具备广博的自然科学、人文社会科学和医学基础知识，进一步牢固掌握护理学科领域的基础理论、专业知识和技能，能够独立从事及指导他人开展护理工作；对于与自己研究相关的重要理论、核心概念及其历史脉络，有透彻了解和把握；在护理教育、研究、管理领域具有较强组织、判断、决策能力，尤其是在所从事的研究领域具有一定学术专长。

（3）科研能力。系统熟练掌握基本的护理科研方法和技能，具备较强的科学研究能力，能够独立开展课题研究；有敏锐的思辨和分析能力，能够判断问题的价值，掌握本学科的最新进展，在某一领域或者方向有深入研究；具有强烈科研意识、科学创新精神、独立研究能力及较强的专业实践和自我发展能力。

（4）身体与心理素质。身体健康，精力充沛，有优秀的社会和心理适应能力。

（5）可在各级各类医院、院校、医疗卫生机构从事护理工作。

五、相关学科

基础医学、临床医学、口腔医学、公共卫生与预防医学、中医学、中西医结合、药学、中药学，以及哲学、社会学、教育学、心理学、公共管理等。

六、编写成员

樊代明、张运、丁洁、王虹、王辰、李广平、李兰娟、李兆申、余学清、尚红、陈香美、房静远、段丽萍、黄从新、崔丽英、谢鹏、葛均波、廖二元、冯英明、徐莎莎、化前珍、张银玲、张斌、李伟、李津平、袁晓亮、郭奕君。

第二部分

一级学科博士硕士学位基本要求

1001　基础医学一级学科
博士硕士学位基本要求

第一部分　学科概况和发展趋势

基础医学是隶属于医学学科门类的一级学科，旨在通过探索人体生命和疾病发生规律，保障人类健康，服务于社会经济发展，其科学任务是在分子、细胞及整体水平，揭示人体的结构和功能活动特征，及其在疾病发生发展过程中这些结构和功能活动特征变化和演变的规律。随着医学门类其他学科如临床医学、口腔医学、预防医学和药学，以及生物学、信息科学、计算机科学与技术等的迅速发展和交叉，当代基础医学学科的组成既包括人体解剖与组织胚胎学、免疫学、病原生物学、病理学与病理生理学等传统学科方向，又包括医学信息学、基因组医学、再生医学（含组织工程学与干细胞生物学）等新兴学科方向。与此同时，基础医学一级学科内还形成了以疾病种类为导向、综合现有各学科方法学开展疾病研究的学科方向。基础医学作为临床医学、预防医学、药学、口腔医学、中医学、护理学、特种医学、医学技术等学科的基础，是促进整个医学发展的重要基石，同时也是将生物学的发展导入并转化为医学的桥梁。当前，基础医学的发展有以下特点：

（1）细胞与分子生物学、系统生物学等新技术、新概念被广泛应用于各个学科方向的发展。

（2）人与自然及社会、环境间的密切关系即相互间作用正在基础医学中得到认识和发展。

（3）与相关学科的联系和渗透更加显著，并成为再生医学、转化医学等新兴学科的生长领域。

（4）基础医学与疾病防治实践的联系日趋密切、直接，从解释疾病的发生发展中，人类正在利用发现的新现象和新规律联系疾病的预防、诊断与治疗，提出认识疾病、控制疾病的新措施。

第二部分　博士学位的基本要求

一、获本学科博士学位应掌握的基本知识及结构

基础医学是从整体到分子水平研究正常或异常的生命活动现象，探索生命奥秘和疾病规律的医学基础学科。基础医学对人类健康事业的影响重要而深远，是临床医学等学科的基石，为临床实践提供理论和技术基础。因此，基础医学博士生必须掌握坚实的基础医学和相关领域，包括人体解剖学、组织胚胎学、病原生物学、免疫学、病理生理学、病理学、医学遗传学、药理学、细胞生物学、医学生物化学与分子生物学、人体生理学、医学神经生物学和统计学等相关学科的理论基础、系统的专门知识、相应的实验技能和方法，具有独立从事基础医学及其相关专业科学研究的能力。

除掌握基础医学专业必需的基础医学、生命科学的基本理论、知识和研究技能外，基础医学博士生必须有能力把握基础医学的发展趋势，具有追踪基础医学相关专业最新进展，不断更新知识的能力，对所开展的研究课题及其所属前沿有深刻的理解，并胜任在高等学校从事专业教学工作，达到高级讲师的水平。

能够熟练地查找、阅读本专业的英文资料，具有一定的英文写作能力和国际学术交流能力。

此外，还需有一定的相关自然科学和人文社会科学相关知识，以及调查研究能力、交流沟通能力、科研组织与管理能力和了解基础医学学科相关的学科动态和技术方法的能力等。

二、获本学科博士学位应具备的基本素质

1．学术素养

树立和发扬科学精神并具备求真务实的科学素质，充分认识科学精神是人类社会不断发展前进的本质属性，充分认识科学精神作为激励和鼓舞人们不懈地探求新知、追求真理的精神力量的意义，同时应具备医学科学研究者的职业责任感和道德观。

具备较高的医学理论水平和扎实的基础医学理论基础，掌握一定程度的临床医学、药学等相关学科的基本理论并具备将这些知识运用到学术研究实践之中的能力，具备较强的自主学习和发现吸收新知识的能力，能在基础医学科研和实践中不断提高自己的理论水平，具有知识创新的勇气和精神。

经过博士生阶段的培养，具备独立从事基础医学研究的必要知识和能力，同时对于基础医学学术研究具有高度的兴趣和热情，并具有为基础医学学科发展乐于奉献的精神。

2．学术道德

学术道德和学术规范是医学科学研究工作者必须遵循的基本伦理，是保证学术正常交流、提高学术水平、实现学术积累和创新的根本保障。必须养成求真务实和严谨自律的治学态度，恪守学术道德规范，做到自尊、自爱、自律，严谨治学。应熟悉并严格遵守动物实验、人体实验等方面的医学伦理学规定。高度重视实验室安全，如熟悉生物安全防护的基本知识，并严格遵守转基因重组 DNA 技术、放射性及有毒有害物质的使用规定等。

三、获本学科博士学位应具备的基本学术能力

1．获取知识能力

由于医学知识的快速发展和更新，基础医学博士生必须具备能通过各种学习方式获取知识的能力，能熟练检索、阅读、分析、理解相关专著、论文、资料、专利及网络资源等，及时掌握基础医学主要进展并进行综合分析，能够判断本领域已有研究的科学内容和意义、方法学特点、未知及学术热点；能够认识基础医学专业特别是自己所从事专业存在的关键科学问题，也需及时了解相关的临床现象并具备通过基础医学研究解决临床问题的思路和能力。具备发现和利用相关信息资源不断提高自己的知识水平和工作能力。具有较强的学术交流能力，通过学术交流增强自身的学术水平。

2．学术鉴别能力

能明辨学术研究中的是非，能够鉴别学术规范与失范。能判断所承担研究课题的创新性、研究价值等；能确定所承担课题研究方法的先进性与可行性；能客观评价和判断所取得的研究成果的价值。

3．科学研究能力

应具备扎实的基础医学理论知识并对基础医学前沿有比较全面和深入的了解，在对大量文献检索和阅读的基础上，能根据基础医学研究的进展以及医学临床中的问题提出有价值的科学问题进行研究。

具备针对基础医学和临床医学方面的关键科学问题独立开展高水平基础医学研究的能力，能对拟开展的课题进行充分论证和严密设计，能组织实施和完成课题的研究且具备组织协调课题组开展工作的能力。能够实时把握课题研究的进展，且能客观地总结课题的研究结果，并能通过论文、会议交流等形式展示研究的结论，为基础医学研究和临床工作提供帮助或指导。

应善于发现与学习，能及时掌握和应用新的理论和研究方法，具备缜密的思维能力。

专利的提出和申请、课题申请书的撰写等也是基础医学博士生应具有的能力。

4．学术创新能力

基础医学的创新能力是指运用医学知识和理论，在医学领域中不断提供具有临床应用价直、经济价值、社会价值的新思想、新理论、新方法和新发明的能力。学术创新能力是衡量基础医学博士生发展潜力的重要指标。基础医学博士应具备对基础医学研究的兴趣及创新意识，具备开展创新性思维及创新性研究并获得创新性研究成果的能力。

5．学术交流能力

熟练掌握英语，能熟练地参与国内和国际学术交流，具备表达学术思想、展示学术成果的能力。

6．其他能力

具备从事与基础医学有关的实践教学和理论教学的能力。

四、学位论文基本要求

1．选题与综述的要求

博士学位论文是综合衡量博士生培养质量和学术水平的重要标志，是对博士生科学研究或承担专门技术工作的全面训练，是培养博士生创新能力，综合运用所学知识发现问题、分析问题和解决问题能力的主要环节。基础医学博士生应在导师指导下，选择基础医学学科前沿领域或对人类健康有重要意义的课题，所选课题必须立足于国际前沿或者具有应用前景，应能解决医学领域的理论或临床应用方面的问题，必须具有创新性。还需对该课题的国际与国内发展现状和存在问题进行全面而系统的综述。

2．规范性要求

博士生应在导师指导下独立完成学位论文。博士学位论文应能反映作者独立从事医学科学研究工作的能力，包括文献检索、实验设计与实施、数据分析、论文写作等各个环节。论文中的科学论点要概念清楚，并有理论上的论证，对所选用的研究方法要有科学依据，理论推导正确，计算结果无误，实验数据真实可靠，讨论充分，分析严谨。对结论应做理论上的阐述和讨论，引用他人的材料，要引证原著的思想和研究成果并要加附注。论文要求词句精炼通顺，条理分明，逻辑性强，文字图表清晰整齐，标点符号正确。为了保证博士学位论文质量，学位授予单位和导师应注意抓好学位论文选题、开题报告、中期考核、论文阶段检查、预答辩、答辩等关键环节。

3．成果创新性要求

博士论文应在基础医学学科领域的某些方面具有独创性成果，应能体现出作者在本学科领域坚实宽广的理论基础和系统深入的专业知识，以及独立研究解决本学科中的基础理论课题及前沿发展课题的能力。博士学位论文的创新性主要表现在以下几方面：第一次用书面文字的形式将新获科学信息进行完整记录；在前人工作的基础上做出的创新性工作；独立执行和完成导师设计的独创性工作；在即使并非完全独创的研究工作中，提出独创性的方法、视角或结果；在证明他人的观点中表现出独创性；进行前人尚未做过的实证性研究工作；首次对某一问题进行综合性表述，并使用自己的研究结果做出新的解释；将某一方法应用于新的研究领域；应用不同的方法论，进行交叉学科的研究；涉及本学科中他人尚未涉及的新的研究领域；以一种前人没有使用过的方式提供知识。

各专业应结合基础医学学科的特点，根据不同规格类型、人才的培养要求，制定本专业博士学位论文的具体标准及要求。

第三部分　硕士学位的基本要求

一、获本学科硕士学位应掌握的基本知识

基础医学硕士生必须掌握基础医学基础理论知识和技能，比较系统地掌握基础医学领域的专业理论知识和相关学科基本理论知识，了解所在医学领域的前沿，了解医学领域的新技术和新进展，掌握从事基础医学科研的基本原则、规范和方法。

具有一定的分析问题、解决问题能力，具有从事医学科学研究工作或独立承担专门技术工作的能力，具有一定的管理工作的能力；能熟练地阅读本专业英文资料。

二、获本学科硕士学位应具备的基本素质

1．学术素养

对医学理论具有一定的了解并具备一定的理论基础，对于其他相关学科包括生物学、临床医学、药学、公共卫生与预防医学等相关学科应有一定的了解。具备从事基础医学科研和教学工作的能力和专业素质。对基础医学学科具有一定的兴趣，对相关的研究方法有一定的了解，具备学习掌握新知识的能力。了解基础医学相关的知识产权、研究伦理等方面的知识。

2．学术道德

基础医学硕士必须具备明辨是非的能力。深刻认识和理解学术道德和学术规范是医学科学研究工作者应遵循的基本伦理和规范，是保证有效学术交流、提高学术水平、实现学术积累和创新的根本保障。必须养成求真务实和严谨自律的治学态度，恪守学术道德规范，自觉做到自尊、自爱、自律，严谨治学。应熟悉并严格遵守动物实验、人体实验等方面的医学伦理学规定。高度重视实验室安全，如熟悉生物安全防护的基本知识，并严格遵守转基因重组 DNA 技术，放射性及有毒、有害物质的使用规定等。

三、获本学科硕士学位应具备的基本学术能力

1．获取知识的能力

应能熟练检索、阅读、分析、理解各种专业相关专著、论文、资料、专利及网络资源等，了解基础医学主要进展并进行初步的综合分析，在研究生学习过程中，在导师指导下能够判断医学研究领域已有研究的科学内容和意义、方法学特点及研究热点，从而指导自己的学习和论文工作，获得在所从事领域开展研究所需的背景知识。

具备从文献、同行等处学习所需知识、研究方法的能力。

2．科学研究能力

应对基础医学前沿有一定的了解。应掌握基础医学领域相关专业的主要研究方法，能应用这些方法开展基础医学研究。应具有进行口头的、书面的和演示性专业交流的技能。对自己的研究计划、研究方法、研究结果及其解释进行设计、陈述和答辩，对他人的研究工作进行评价和借鉴。

3．实践能力

应能将掌握的基础理论应用于基础医学实践，包括学术研究和技术开发。应具备开展基础医学领域相关专业研究的实验技能，具备学习、吸收新技术的能力。应善于合作，能进行良好的沟通，并参与课题组的科研课题协同研究，具有良好的团队精神。

4．学术交流能力

必须熟练掌握英语，应具备参与国内和国际学术交流，表达学术思想及展示学术成果的专业能力。

5．其他能力

具备一定的从事基础医学有关的实验教学和理论教学的能力。

四、学位论文基本要求

1．规范性要求

硕士生在导师指导下独立完成学位论文。硕士学位论文对所研究的课题应当有新见解，表明作者具有从事科学研究工作或独立担负专门技术工作的能力，包括文献探索、实验设计与实施、数据分析、论文写作等各环节。论文中的科学论点要概念清楚，分析严谨。要求有理论上的论证，对所选用的研究方法要有科学根据。理论推导正确、计算结果无误，实验数据真实可靠。对结论应作理论上的阐述、分析和讨论。引用他人的材料，要引证原著。利用合著的思想和研究成果时，要加附注。论文要求词句精练通顺，条理分明，逻辑性强，文字图表清晰整齐，标点符号正确。

2．质量要求

基础医学硕士学位论文应对医学发展有一定的理论意义或使用价值；能够对本专业的科研或临床医疗工作做出一定的贡献。硕士学位论文要利用前人或本人的理论和方法，对医学领域中的某一有意义的问题，或是某一个较重要的问题的一个环节进行研究；在医学研究和应用技术方面有一定的改进和革新，或者将基本的原理应用于医学领域，取得新的成果，并有一定的实用价值。

为了保证学位论文质量，学位授予单位和导师应注意抓好学位论文选题、开题报告、中期考核、论文阶段检查、预答辩、答辩等关键环节。

第四部分　编写成员

曹雪涛、马大龙、柏树令、鲍朗、曹亚、陈国强、陈竺、丁彦青、高友鹤、柯杨、黎孟枫、李雍龙、李玉林、裴雪涛、吴玉章、熊思东、姚智、张凤民、于益芝。

1002　临床医学一级学科
博士硕士学位基本要求

第一部分　学科概况和发展趋势

临床医学是研究疾病的病因、诊断、治疗和预后，提高临床治疗水平，促进人体健康的科学。它根据病人的临床表现，从整体出发研究疾病的病因、发病机理和病理过程，进而确定诊断，通过治疗和预防以最大程度上消除、控制或延缓疾病，恢复病人健康、减轻病人痛苦、提高病人生活质量、保护劳动力。

早期的临床医学仅仅是对疾病现象的观察和尝试性治疗的总结，即天然和本能的经验医学。而后随着物理诊断学的形成、解剖学研究的深入、生物学和化学研究的突破以及无菌概念的形成和发展、麻醉药品的研发与使用等，临床医学得到长足发展。现代临床医学的理论知识体系框架基本形成于18世纪。迄今，临床医学学科建设日臻完善，学科分类日趋精细，形成了内科学、外科学、儿科学、妇产科学等学科方向。

同时，医学模式也不断发生着显著的变革。20世纪70年代，“生物-心理-社会医学模式”（bio-psycho-social medical model）逐步取代了传统生物医学模式，成为一种全新的医学模式，从生物、心理、社会全面结合的角度理解人的生命、健康和疾病，反映了临床医学的进步。20世纪90年代，循证医学带来了临床医学又一次新的变革，其核心思想是有证可循，有据乃行。当今，医学发展呈现新的趋势特征，生命与健康规律的认识趋向整体，疾病的控制策略趋向系统，临床医学正走向“4P”（预防性 Preventive、预测性 Predictive、个体化 Personalized、参与性 Participatory）医学模式。这将为解决长期困扰人类的很多重大疾病，如恶性肿瘤、糖尿病、高血压、神经和精神疾病等的早期诊断、早期治疗开辟新途径。此外，传统的临床实践与基础研究是被一系列的障碍分隔着，而转化医学正努力在其间建立更直接的联系，进而促进基础医学研究成果的转化，为临床医学的快速发展提供新的科技动力。

第二部分　博士学位的基本要求

一、获本学科博士学位应掌握的基本知识及结构

临床医学博士生是具有独立工作能力、强烈科学责任感和创新能力的医学科学工作者，同时又可在各级医院运用新的医疗技术、手段为病人诊治疾病，能在社区应用广博的医学知识及医疗相关法律、法规、人文伦理知识为患者提供医疗、预防、保健等服务。这就要求临床医学博士生具备医学科学、人文科学和社会科学的三维知识。

临床医学博士生应具有坚实宽广的基础医学知识，包括人体解剖与组织胚胎学、免疫学、生理学、生物化学与分子生物学、病理与病理生理学、药理学、医学遗传学等。还应掌握全面系统的临床医学知识，包括常见病、多发病的发病机理、症状表现、治疗转归和预防等方面的知识。系统掌握所属学科方向的基础理论知识和临床知识，掌握本学科发展的前沿和热点知识，对自己所从事的特定研究领域的历史发展过程、现有知识规律和假说具有足够的专业知识，充分了解本

领域最新研究成果。还应牢固掌握从事本学科方向科学研究、进行科学实验所需的实验技术和实验操作知识。

临床医学博士生还须兼顾和有机融入人文与社会科学知识。包括哲学、史学、法学、伦理学、教育学、宗教学、社会学等在内的学科知识，以使临床医学专业知识得到最大限度的发挥。

二、获本学科博士学位应具备的基本素质

1．学术素养

临床医学博士应具有献身科技、服务社会的使命感和责任感；对学术研究具有浓厚的兴趣，能够在临床实践和科学研究中积极发现问题并展开相关研究；具有勇于探索、解决本学科重大问题的创新精神，拥有以严谨的态度、百折不挠的勇气去探索医学奥秘的素质；能够崇尚科学精神，尊重科学事实，在借鉴以往研究成果的基础上，运用已有知识积极探索前沿未知领域；遵守本学科相关的知识产权、研究伦理等方面的规范，遵守动物实验、实验室安全和临床实验等方面的指南、法规、法律等。

2．学术道德

临床医学博士生在各项科学研究和学术活动中，应以严谨求实、科学创新的态度进行，自觉遵守法律法规、社会公德，保护知识产权，尊重他人劳动权益，恪守学术道德，遵守学术规范。不得发生有违反学术道德规范的行为，如伪造、编造或篡改研究成果、实验数据、引用资料及调查结果等弄虚作假行为，以抄袭、剽窃等不正当手段将他人科研成果据为己有，由他人代写和/或代替他人撰写学位论文或学术论文，提供虚假论文发表证明，编造学术经历，向研究资助人谎报研究结果等。也不得违反研究操作规定，故意损坏研究器材或原料，违反研究安全等。

三、获本学科博士学位应具备的基本学术能力

1．获取知识能力

临床医学博士生应能通过各种方式独立获取、掌握与应用本专业知识，包括研读与研究方向有关的主要经典著作和专业学术期刊上的文章，学习导师指定的相关领域的基础理论和专业知识，借助网络、期刊、书籍等手段检索、阅读、分析、理解各种专著、论文、资料、专利及网络资源等，熟悉并能够恰当分析学科前沿状况。能够通过学习掌握本专业科学研究的研究策略、实验材料与方法，并能对结果进行科学分析和推论。具有自我更新知识、整合各门学科知识的能力。同时，应具有从临床实践中获取和总结本学科知识的能力。

2．学术鉴别能力

临床医学博士生应勤于观察、敢于质疑、勇于评价，具有独立的批判思维。具有较高的综合分析能力，能够整合、归纳、应用各种知识、技术和技巧，创造性地发现、提出与分析问题；能够在涉猎广泛知识、占有足够信息、建立合理知识结构的基础上，对特定方向中的研究问题、研究过程、已有成果进行客观、独立的价值判断。即能对研究问题的学术价值、研究策略的可行性和研究成果的预判作出合理把握。

3．科学研究能力

临床医学博士生应具备较强的发现问题、分析问题和解决问题的能力，能独立或共同完成临床医学某一领域的高水平研究。具有根据本专业的临床实际（如某种疾病的发病机制、临床表现、诊断或治疗过程等）发现并提出有价值的研究问题，独立选取课题方向的能力；具有在综合现有知识的基础上提出假说，设计科研方案，执行科研计划的能力；具有通过规范的研究验证得出科学结论，总结科研结果，撰写科研论文的能力。

4．学术创新能力

临床医学博士生应具有在所从事的研究领域开展创新性思考、开展创新性科学研究和取得创新性成果的能力。能够在学习理论课程、阅读大量文献、通晓本专业知识、熟悉相关领域、充分了解本专业国内外研究进展、融会本学科最新前沿知识的基础上，对所从事研究领域、研究内容提出新观点、新思路、新方法、新理论。能够选取具有突破性、独创性和新颖性的课题，通过创新性思考和严密逻辑推导，应用新理论指导科学研究，开发新的实验方法，设计和创新研究方法，最终取得创新性成果。

5．学术交流能力

临床医学博士生应具备良好的学术交流能力，能够运用口头、书面、多媒体等多种方法，通过各种学术报告、学术争论、学术探讨、学术论文和学术演讲等多种学术形式清晰地表达学术见解和学术思想，主动传播研究发现和研究成果，证实学术研究价值，有效地进行国际、国内学术交流。

6．其他能力

能够独立处理常见病、多发病和本专业的一般疑难疾病，达到高年住院或主治医生基本水平；能够独立讲授临床医学课程。还需具备较强的组织协调能力和团队协作精神，并应具备一定的指导能力。临床医学博士生应精通一门外国语，基本掌握第二门外国语。能够熟练阅读并正确理解难度较大、结构复杂的专业外文文献，且能总结归纳文献的核心思想和学术论点，能够用外文规范撰写本专业学术文章或研究论文，并能与国际同行进行口头和书面的有效交流与沟通。同时，还应具有与患者充分沟通的能力，熟悉卫生系统的相关法律法规。

四、学位论文基本要求

1．选题与综述的要求

（1）选题

前沿性、应用性、可行性是衡量临床医学博士学位论文选题的主要标准。课题应该是别人没有研究过的或未明晰的，有一定的新见解或新发现，包括观点创新、视野创新、方法创新，最好能够填补前人研究的空白，或者是发现、证明其他人在学术上的错误观点。选题应紧密结合临床医疗实际，具有科学性，结论对临床工作有较大的应用价值和指导意义。选题应是在经费、仪器设备、试验条件等方面具有可实现的基本物质条件，并经过努力能按期完成的。

（2）综述

在掌握大量有关文献资料的基础上，对国内外在该研究方向上（特别是学科前沿）的研究动态、近年来取得的主要进展、主要研究方法及已有成果进行全面的介绍和分析，明确课题研究的目的和阐明课题的理论水平及实际意义。

2．规范性要求

临床医学博士学位论文撰写应符合国家有关标准（学位论文编写规则，GB/T7713.1—2006），保证论文的规范性。学位论文一般应包括封面、独创性声明和保护知识产权声明、扉页、目录、缩略语表、中文摘要、英文摘要、前言、文献回顾、正文、结论、参考文献、附录、个人简历及攻读学位期间发表的学术论文和取得的其他研究成果、致谢等。论文的印刷也应符合格式规范。论文中的计量单位、图表、公式、缩略词、符号、参考文献的使用必须遵循国家和学位授予单位规定的标准。论文中引用他人的成果、学术观点、实验方法时，必须注明参考文献；合作者及其他人做的工作必须明确说明，并给以恰当的致谢。

3．成果创新性要求

临床医学博士学位论文成果创新应是对所研究领域的某个问题提出新观点和新思路，或对研究方法提出了创新性的改进，或做出了创新性成果，并对学科建设、学术发展、临床实践具有较高的理论意义和应用价值。研究成果应在本专业主流刊物上发表，或获得国际/国家专利，或出版专著，或获得较高等级成果奖励。成果创新体现在多个方面：提出新的实验假说，填补临床医学及相关科学理论研究空白，发展已有的理论；修正和/或推翻已有理论和学说，证实了已存在的理论的片面性、错误性、不可存在性；创新研究方法，改进实验技术，运用新视角、新方法进行探索研究；改进现有设备或者研发新的实验仪器，提高了实验成功率。

第三部分　硕士学位的基本要求

一、获本学科硕士学位应掌握的基本知识

临床医学硕士生应系统掌握医学基础知识。应牢固掌握生理学、病理学与病理生理学、医学遗传学、人体解剖与组织胚胎学、免疫学、生物化学与分子生物学、细胞生物学和药理学等基础知识；掌握常见病、多发病的发生、发展演变规律和诊疗等临床医学知识；熟悉统计学的基本原理和方法。

临床医学硕士生应全面系统掌握所在学科方向的专业基础知识和专业知识；了解所在学科的科研方向、发展趋势、研究前沿和临床热点；掌握所在学科的各种疾病的发病机理、临床表现、诊断、鉴别诊断和处理以及常用药物分类、作用特点和临床应用的知识。

二、获本学科硕士学位应具备的基本素质

1．学术素养

临床医学硕士生应具有献身科技、服务社会的使命感和责任感；坚持实事求是的科学精神和严谨的治学态度；保护知识产权、尊重他人劳动和权益的法制观念；崇尚科学精神，对学术研究有浓厚的兴趣；能够及时更新相关研究方向知识，了解最新前沿发展动态，具备一定的学术潜力；遵守本学科相关的知识产权、研究伦理等方面的规范；遵守动物实验、实验室安全和临床实验等方面的指南、法规、法律等。

2．学术道德

临床医学硕士生在各项科学研究和学术活动中，应以严谨求实、科学创新的态度自觉遵守法律法规、社会公德，保护知识产权，尊重他人劳动权益，恪守学术道德，遵守学术规范。不得发生有违反学术道德规范的行为，如伪造、编造或篡改研究成果、实验数据、引用资料及调查结果等弄虚作假行为，以抄袭、剽窃等不正当手段将他人科研成果据为己有，由他人代写和/或代替他人撰写学位论文或学术论文，提供虚假论文发表证明，编造学术经历，向研究资助人谎报研究结果等。也不得违反研究操作规定，故意损坏研究器材或原料，违反研究安全等。

三、获本学科硕士学位应具备的基本学术能力

1．获取知识的能力

临床医学硕士生应具备有效获取临床医学基础理论和专业知识的能力。能通过查阅大量的专业书籍获取从事本学科科学研究和临床诊疗所需的基础理论知识、临床技能知识和科学研究方法；能通过阅读本专业学术期刊和文献资料、查阅相关的文献数据库获取相关学科的前沿知识，追踪相关研究领域国内外最新进展；能通过实验方法和实验技术的学习选择实验方法、设计实验路线和方案。还应具备较强的自学能力，并善于总结与归纳。

2．科学研究能力

临床医学硕士生应具备对临床医学前沿领域进行初步探索研究的能力。能根据已有的医学知识和临床经验，对现有研究成果进行总结、批判性评价，进而提取正确有用信息以指导今后研究；能独立选取课题方向、设计实验方案和统计分析实验结果，并撰写论著及学位论文；能利用已有的研究成果指导自己开展科学研究和提高临床诊疗技术水平，解决临床实际问题。能熟练掌握并能正确应用医学常规的实验方法和实验技术，如体外细胞培养实验技术、体内动物模型实验技术、免疫组织化学技术、细胞生物学实验技术、分子生物学实验技术等。

3．实践能力

临床医学硕士生应系统熟练地掌握从事临床工作和教学工作的基本方法。有较强的临床分析和思维能力，能全面、系统、准确的询问病史，并规范完成体格检查，熟悉并掌握各科常见诊断治疗操作常规，掌握本专业常见病诊断处理的临床基本技能，具有对本专业急、难、危、重症的初步处理能力；能及时完成日常临床工作记录，病历书写规范。能对实习生或进修医生进行业务指导。

4．学术交流能力

临床医学硕士生应具备良好的学术表达和交流能力。能够流畅的将个人的研究成果通过学术报告、发表论文等形式与同行进行口头和书面交流，逻辑思维能力和语言表达能力较强，特别是具有较好的外语表达能力。

5．其他能力

临床医学硕士生应具备熟练使用从事本学科专业科研和临床实践必要的工具性知识的能力。能够熟练查询信息和检索数据；能较熟练地使用常用统计学方法和常用办公软件；具备一定的组织协调能力、团队协作精神和医患沟通技巧；应熟练使用一门外国语，并牢固掌握专业外语。

四、学位论文基本要求

1．规范性要求

临床医学硕士学位论文撰写应符合国家有关标准（学位论文编写规则，GB/T7713.1—2006），保证论文的规范性。学位论文一般应包括封面、独创性声明和保护知识产权声明、扉页、目录、缩略语表、中文摘要、英文摘要、前言、文献回顾、正文、结论、参考文献、附录、个人简历及攻读学位期间发表的学术论文和取得的其他研究成果、致谢等。论文的印刷也应符合格式规范。论文中的计量单位、图表、公式、缩略词、符号、参考文献的使用必须遵循国家和学位授予单位规定的标准。论文中引用他人的成果、学术观点、实验方法时，必须注明参考文献；合作者及其他人做的工作必须明确说明，并给以恰当的致谢。

2．质量要求

临床医学硕士学位论文应具有一定的创新性，具有一定的学术价值和临床意义，且条理清楚、表达准确、数据真实、分析科学、结论合理。同时，学位论文应能表明作者确已系统掌握了本门学科的基础理论和专业知识，基本具有从事科学研究工作或独立承担专门技术工作的能力。

第四部分 编写成员

樊代明、张运、丁洁、王虹、王辰、李广平、李兰娟、李兆申、余学清、尚红、陈香美、房静远、段丽萍、黄从新、崔丽英、谢鹏、葛均波、廖二元、冯英明、张斌、李伟、刘津平、袁晓亮、郭奕君、郑树森、顾玉东、曹谊林、陈仲强、樊家、冯敢生、高建华、胡盛寿、姜洪池、蒋建新、李康华、孙保存、汪建平、魏于全、杨惠林、杨培增、赵继宗、赵玉沛、周梁、陈瑜、刘荣波、吴健。

1003 口腔医学一级学科
博士硕士学位基本要求

第一部分 学科概况和发展趋势

口腔医学是现代医学及生命科学的重要组成部分，是应用生物学、医学、生物医学工程、材料学、生物力学及其他自然科学的理论和技术来研究和防治口腔及颌面部疾病的专门医学科学。概括起来，其内涵除包括一般医学基本内容外，还有其较为广泛的专业基础理论和多个临床分支学科。口腔基础学科包括口腔生物学、口腔解剖生理学、口腔组织胚胎学、口腔病理学、口腔材料学、口腔药理学等；口腔临床学科包括牙体牙髓病学、牙周病学、儿童口腔医学、口腔黏膜病学、口腔颌面外科学、口腔修复学、口腔正畸学、口腔预防医学、口腔颌面医学影像学、老年口腔医学等。

口腔医学具有悠久的历史。其研究方向、研究对象和范围广泛，涉及口腔及颌面部各种正常组织及器官的发生、发育、形态和功能维持以及增龄性变化的机制研究，口腔及颌面部各种疾病的发病机制及防治研究，口腔及颌面部疾病与全身系统性因素、社会环境因素的关系研究，口腔材料及设备的研制与开发，计算机辅助设计与制造技术的应用开发等。近年来，随着基础医学、临床医学、自然科学、工程科学、计算机科学等科学理论及技术的不断渗透和交叉，口腔医学的研究内容及范围进一步地拓展和深入，研究方向越来越注重临床转化、多学科交叉等，并大大促进了新的交叉学科的诞生。

口腔医学研究方法涉及循证医学、临床流行病学、细胞生物学、分子生物学、生物力学、生物医学工程、材料力学、生物信息学、计算机应用等实验技术或方法。研究手段从宏观的组织形态学研究发展到微观的基因及分子生物学水平，各种高通量基因或蛋白质芯片技术以及基因组学、蛋白质组学、代谢组学等组学技术相继在口腔医学中得到应用，为口腔医学未来的发展奠定了基础。总之，未来的口腔医学研究既注重口腔局部与全身及社会环境等整体性因素的关系，又注重向微观及更深入的层次发展。随着现代科技的发展，以各种高通量检测技术为基础的生物信息学技术，以干细胞为基础的组织工程再生技术，纳米工程技术以及计算机辅助设计与制作技术等必将在口腔医学研究及发展中起到关键性作用。

第二部分 博士学位的基本要求

一、获本学科博士学位应掌握的基本知识及结构

（1）具有一定的人文与社会科学知识基础。口腔医学是一门临床学科。临床实践需遵循医疗相关法律、法规，为患者提供“以人为本”、符合生物—心理—社会—生态医学模式的医疗服务。作为高层次口腔医学专门人才，博士生需同时具备人文社会科学、法律学、口腔医学等全方位的知识。需了解法学、伦理学、心理学、社会学、哲学、教育学等人文和社会学科知识，能采用科学、辩证的方法观察事物，从而使口腔医学专业知识得到最大程度的发挥。

（2）具有扎实的基础医学、临床医学、预防医学和口腔医学专业知识基础。博士生应具有良

好的基础医学知识，包括解剖学、组织胚胎学、生理学、免疫学、病理学、药理学等；还应掌握一定的临床医学知识，如内外科常见病、多发病的基础知识和医学统计学、临床研究设计等预防医学知识；系统和熟练地掌握口腔医学基础和临床理论知识。

（3）掌握与口腔医学课题研究密切相关的基础理论、专业知识和实验技术（包括交叉学科）。博士生应了解本学科专业发展的课题前沿和热点知识，对本人研究领域的历史发展过程、现有知识规律、最新研究成果和未来发展具有足够的专业知识和分析判断能力；还应牢固和熟练掌握从事本学科专业科学研究所需的常用实验技术和操作技能，如口腔生物学、口腔组织病理学、口腔生物力学或口腔材料学等。

二、获本学科博士学位应具备的基本素质

1．学术素养

口腔医学研究的意义在于阐明口腔颌面部疾病的发生、发展规律，提高其防治能力。博士生应对口腔医学问题具有浓厚的兴趣，崇尚科学精神，有献身于口腔医学科学研究的强烈事业心。具有高尚的职业操守，始终以国家、社会和他人的利益为重，对国家和社会有强烈的责任感。在个人学术成长的生涯中始终坚持以学术为本的态度，能保持对学术的持续追求并为个人学术的发展不断努力。口腔医学往往涉及多学科交叉，知识更新快，因此需要及时更新相关研究方向的知识，拓展视野，了解最新前沿发展动态，具备一定的学术潜力。需掌握口腔医学相关的知识产权申请和保护等方面的知识。应该严格遵守动物实验、人体实验等方面的医学伦理学规定。高度重视实验室安全，如严格遵守转基因重组DNA技术、放射性及有毒物质的使用规定等。口腔医学研究越来越涉及多学科交叉，在学习和研究工作中应具有良好的团队精神，能与他人合作开展研究并尊重他人的学术思想和研究成果。此外，在研究中还应严格遵守国家有关的保密法律和规章。

2．学术道德

博士生在口腔医学研究中要遵守共同的学术道德规范，避免学风浮躁，始终保持客观、实事求是的学习和研究态度，坚持诚实撰文，不抄袭和剽窃他人成果，不伪造数据；合理、正确地引用文献和他人成果；杜绝请他人代写或代替他人撰写学位或学术论文；严禁编造学术经历及提供虚假论文发表证明；严禁故意违反操作程序、故意损坏实验设备或材料，严禁故意违反实验室安全生产规定等。

三、获本学科博士学位应具备的基本学术能力

1．获取知识能力

掌握文献（含论文、专利等）检索的各种方式和渠道，具有有效并全面获取口腔医学研究所需知识、成果、研究方法的能力，尤其是熟练运用计算机及网络技术进行文献检索、论文编辑和汇报成果等能力；能较熟练运用1~2门外语阅读外文专业文献，具备跟踪本学科最新进展的能力。

2．学术鉴别能力

学术鉴别能力主要指博士生能够判断分析已有口腔医学研究成果或文献的科学性（客观、实事求是）、全面性（针对研究问题的覆盖范围和深度）和系统性（科学问题或科研成果或文献之间的关联性和完整性）。

口腔医学研究发展迅速，在研究中还需要能够判断出哪些问题是学术前沿动态，哪些已经研究过，哪些还需要进一步研究，哪些研究具备开展的可行性条件，哪些研究的结论还存在异议，哪些研究更具临床意义。因此，要及时掌握口腔医学学术研究的前沿和动态，能够对即将开展的研究所涉及的科学问题进行鉴别，判断其与口腔医学其他理论体系或研究成果的内在联系，并判别已有研究成果和将要研究的问题在口腔医学中的意义和价值，提出解决方案。

口腔医学涉及多学科交叉，在研究中也需要有能力鉴别其他学科的知识、理论及技术是否适用于口腔医学研究以及鉴别获得的学科交叉成果是否在本学科具有应用价值。

3．科学研究能力

口腔医学的科学研究能力主要体现在提出和解决问题上。提出问题要在分析判断已有研究的基础上，根据学科发展的需求，提出具有操作性的、创新性的课题。解决问题需通过明确技术路线、找到可行性的方案并付诸实施。博士生需在导师指导下独立完成学位论文。学位论文对所研究的领域有创造性的新成果或见解，表明作者具有独立从事科学研究工作或独立担负专门技术工作的能力。应当将博士学位论文的部分或全部及时总结并能用外语书写论著并进行投稿，要求在SCI 收录期刊上发表至少 1 篇论著。

4．学术创新能力

在口腔医学研究上的创新性主要体现在以下几个方面：

（1）发现口腔颌面部疾病新的致病因素。

（2）明确口腔疾病发生发展的某一致病机制。

（3）发明一种新的口腔材料、新器材、新设备等。

（4）计算机及数字化技术在口腔医学领域中的新应用。

（5）建立新的理论及对已有理论进行修正。

（6）提出一种新的口腔医学研究方法。

博士生应具有上述一个或多个方面或其他创新性研究的能力。

5．学术交流能力

口腔医学博士生在参加国际和国内学术会议、研讨会中应具有熟练地进行学术交流、表达学术思想、展示学术成果的专业能力；在读期间至少应参加一次全国性的口腔医学学术会议，并能用展板或口头报告等形式报告研究成果。

6．其他能力

在科学研究工作中，博士生应能够帮助导师管理课题组或指导硕士生开展工作，表明其具有良好的科研组织协调能力。在读期间应参加口腔医学教学工作，对大学本科的教学实践有直接的初步体会，有较强的表达能力。参加教学实践的形式可以是试讲、辅导、组织课堂讨论、指导实验等。

四、学位论文基本要求

1．选题与综述的要求

在导师指导下，通过查阅收集有关文献资料、调查及预实验研究等，进行论文选题。选题的起点较高，为口腔医学前沿领域有重要意义的课题或对我国国民健康能产生重要及积极影响的课题，要以较强的研究条件和人力配备为依托。确定选题后，应写出文献综述，全面概括和系统分析已有研究成果，结合口腔医学的发展趋势和课题的社会、经济效益及社会发展意义进行选题，并进行开题报告与课题评议。

2．规范性要求

学位论文必须是一篇系统的、完整的学术论文。一般应由以下几部分组成：论文封面、原创性声明及关于学位论文使用授权的声明、中英文摘要、目录、引言、文献综述、论文正文、结语或总结、参考文献、附录及致谢等。学位论文正文部分应占全部论文的 60% 以上；参考文献部分应根据综述内容，列出有足够的引用条目并以近年来的新文献为主。学位论文学术观点必须明确，且逻辑严谨，文字通畅。博士生在论文中应对自己的创新成果做出详细的阐述，阐明本领域前人已有的成果和自己的贡献。

3．成果创新性要求

学位论文应在口腔医学科学或专门技术上做出创新性成果，利于促进我国口腔医学领域科学技术水平的提高，并在解决口腔医学重要科学或前沿问题方面具有一定的理论意义和实用价值，为口腔医学的发展做出贡献；同时，学位论文应在提高我国国民健康水平以及促进社会发展方面具有一定的价值。

第三部分　硕士学位的基本要求

一、获本学科硕士学位应掌握的基本知识

（1）具有深厚的人文与社会科学知识基础。口腔医学是一门临床学科。临床实践需遵循医疗相关法律、法规，为患者提供“以人为本”、符合生物—心理—社会—生态医学模式的医疗服务。作为较高层次口腔医学专门人才，硕士生需同时具备人文科学和社会科学、口腔医学等较全面的知识。需了解法学、伦理学、心理学、社会学、哲学、教育学、外语等在内的多门人文和社会学科知识，能为具有不同社会背景的患者提供适宜的、人文的优质服务；同时，能采用科学、辩证的方法观察事物，也是其从事口腔医学专业所需的知识基础和基本素质。

（2）具有基础医学、临床医学、预防医学和口腔医学知识基础。硕士生应具有一定的基础医学知识，包括解剖学、组织胚胎学、生理学、免疫学、病理学、药理学等；还应掌握一定的临床医学知识，如内外科常见病、多发病的基础知识和医学统计学、临床研究设计等预防医学知识；较系统地掌握口腔医学的基础和临床理论知识。

（3）掌握与口腔医学课题研究密切相关的基础理论、专业知识和实验技术（包括交叉学科）。硕士生应了解口腔医学相关专业发展的基本情况，对本人研究领域的历史发展过程、现有知识规律、最新研究成果和未来发展具有一定的调研和分析判断能力。还应掌握从事口腔医学专业科学研究所需的基本实验技术和操作技能，如口腔生物学、口腔组织病理学、口腔生物力学或口腔材料学等。

二、获本学科硕士学位应具备的基本素质

1．学术素养

硕士生应对口腔医学问题具有一定的兴趣，热爱口腔医学研究。应具备及时更新相关学科知识，及时了解学科最新前沿发展动态的能力，具备一定的学术潜力；需了解口腔医学相关的知识产权申请和保护等方面的知识；应严格遵守动物实验、人体实验等方面的医学伦理学规定；高度重视实验室安全，如严格遵守转基因重组 DNA 技术、放射性及有毒物质的使用规定等；口腔医学研究越来越涉及多学科交叉，在学习和研究工作中应具有良好的团队精神，能与他人合作开展研究并尊重他人的学术思想和成果。此外，在研究中还应严格遵守国家有关的保密法律和规章。

2．学术道德

硕士生在口腔医学研究中要遵守共同的学术道德规范，时刻保持实事求是的学习和研究态度，避免学风浮躁，严禁抄袭和剽窃他人成果，不伪造数据；合理、客观地引用和标注文献或他人成果；杜绝请他人代写或代替他人撰写学位或学术论文；严禁编造虚假学术经历及提供虚假论文发表证明；严禁故意违反操作程序、故意损坏实验设备或材料，严禁故意违反实验室安全生产规定等。

三、获本学科硕士学位应具备的基本学术能力

1．获取知识能力

掌握文献（含论文、专利等）检索的各种方式和渠道，具有有效并全面获取口腔医学研究所需知识、成果、研究方法的能力，尤其是熟练运用计算机及网络技术进行文献检索、论文编辑和汇报成果等能力；能较熟练运用1门外语阅读外文专业文献。

2．科学研究能力

口腔医学的科学研究能力主要体现在提出和解决问题上。提出问题要在调研已有研究的基础上，根据学科发展的需求，提出具有可操作性的、具有新意的课题。解决问题需通过明确技术路线、找到可行性的方案并付诸实施。硕士生应在导师指导下独立完成硕士学位论文，学位论文对所研究的领域有新见解，表明作者具有从事科学研究工作或独立担负专门技术工作的能力。能将硕士学位论文的部分或全部及时总结并在国内统计源期刊上发表至少1篇论著。

3．实践能力

硕士生应具有较强的实践能力，在开展口腔医学学术研究或新技术探索方面具有较强的本领；应能将掌握的口腔医学基础理论应用于口腔医学临床研究或基础研究实践，包括口腔医学学术研究和口腔临床技术、材料、设备的研发等。口腔医学硕士生应具备开展口腔医学领域相关专业研究的实验技能，具备学习新知识、新技术的能力，并能在导师指导下独立完成论文研究。

4．学术交流能力

口腔医学硕士生应具备良好的学术表达和交流能力，在读期间至少应参加一次地区性或全国性的口腔医学学术会议，并能用展报或口头报告等形式报告研究成果。

5．其他能力

在读期间应参加口腔医学本科教学工作，对大学本科的教学实践有直接的初步体会，有较强的表达能力。参加教学实践的形式可以是试讲、辅导、组织课堂讨论、指导实验等。

四、学位论文基本要求

1．规范性要求

口腔医学硕士学位论文一般应由以下几部分组成：论文封面、原创性声明及关于学位论文使用授权的声明、中英文摘要、目录、引言、文献综述、论文正文、结语、参考文献、附录及致谢等。学位论文应当达到一定的字数要求，其中正文部分应占整篇论文的60%以上。论文必须以口腔医学和相关学科的相关学术理论或数据作为论证自己观点的理论前提；论文的核心学术思想要明确、严谨、精炼；实验数据翔实、统计方法正确、论证合理、论据要充分、可靠，前后一致。所得的结果和结论推论合理；引用注释出处明确，引证全面，不能断章取义和歪曲引用。

2．质量要求

口腔医学硕士学位论文必须是一篇系统的、完整的学术论文。学术观点必须明确，且逻辑严谨，文字通畅。论文的基本科学论点和结论，应在口腔医学科学技术上具有一定的理论意义和实践价值。论文所涉及的内容，应反映出口腔医学硕士生具有坚实的基础理论和系统的专门知识，并对所研究的课题有新的见解。

第四部分　编写成员

俞光岩、周学东、张志愿、赵铱民、边专、李铁军、陈谦明、刘洪臣、孙宏晨、周永胜。

1004　公共卫生与预防医学一级学科 博士硕士学位基本要求

第一部分　学科概况和发展趋势

公共卫生与预防医学是以人群为主要研究对象，从预防为主的视角，探讨生物、遗传因素，物理与化学等环境自然因素以及心理、行为、社会等因素对人群健康的影响规律，研究健康促进与疾病防制策略与技术的学科。

公共卫生的目标旨在通过公共政策的形成，法律、法规的保证，创造一个促进和维护人群健康的环境，以达到保护与改善人群健康，提高生命质量的目的。预防医学是医学的一个领域与范畴，关注人群的健康、疾病发生及其影响因素，通过干预措施进行疾病预防与健康促进。

公共卫生与预防医学主要包括流行病学、卫生统计学、职业卫生学、环境卫生学、营养与食品卫生学、儿少卫生学、妇幼保健学、卫生毒理学、社会医学与卫生事业管理、健康教育学与健康促进、卫生检验学以及军事预防医学等范畴。

随着科学技术进步和社会发展，人类健康可能面临许多新的问题和挑战，公共卫生与预防医学也将迎来新的任务和发展需求。人类生存所面临的气候变化、环境污染加剧、人口老龄化、社会经济变化、人们生活方式改变等，均可对人类健康带来新的问题，如环境变化和生物病源变异使得已控制的传染病复燃，新的传染性疾病不断出现，生活方式改变使慢性非传染性疾病发生率逐年升高，精神性疾病、伤害、各类特殊人群健康问题不断增多，公共卫生安全管理以及健康服务水平和措施需要进一步完善等。与此同时，公共卫生与预防医学研究范围也日益扩展，医学与非医学学科深层次的交叉融合；在社会与行为科学、政策与管理、环境科学等宏观领域不断扩展；新型的设计方法与统计分析技术不断涌现，现代科学技术被广泛应用；在健康促进与社区保健方面，更加关注心理、精神和行为因素对健康的影响，将疾病防控与社区动员、政策支持和环境改善等密切结合。

第二部分　博士学位的基本要求

一、获本学科博士学位应掌握的基本知识及结构

博士生应在掌握医学理论知识与技能的基础上，系统地掌握公共卫生与预防医学专业的基础理论、基本知识和基本技能，深入掌握所学专业的前沿理论与知识，开展专题科学研究。

1．基础知识及技能

博士生通过学习基础医学及临床医学知识，了解人体的健康与疾病的本质及其规律，提高对疾病尤其是流行病的病因、诊治水平和防控能力；掌握公共卫生与预防医学基础知识，主要包括流行病学、卫生统计学、社会医学、卫生事业管理等。

2．专业知识及相关知识和技能

博士生应掌握公共卫生与预防医学专业知识和技能，主要包括营养与食品卫生、儿童青少年卫生学、妇幼卫生学、职业卫生学、环境卫生学、健康教育与健康促进、卫生毒理学、卫生检验

等；学习和了解其他相关学科，如实验分析、生物技术、计算机应用、统计分析技术等前沿知识和技能，可为开展公共卫生与预防医学研究提供必要的方法和技术支撑，具备创新性科学研究的基础。

二、获本学科博士学位应具备的基本素质

1．学术素养

掌握本学科相关的知识，具备开展学术研究所必需的能力。具有从事本学科工作的才智与涵养，具有批判性思维，具备深入探索科学问题与学术创新精神，具备运用专业知识开展创新研究的综合素质。

扎实的公共卫生与预防医学及相关学科的理论基础和创新性研究能力也是博士生学术素养的重要构成要素。本学科与相关学科具有交叉性，如环境科学、生物学、人文科学、经济学等，博士生应掌握相关学科知识，尤其是与自己主攻方向密切联系学科知识应有较深入的了解；具备科学研究计划的制订能力、人群调查和实验分析、综合评价能力，博士生应具备良好的团队精神及组织协作能力。

2．学术道德

博士生应严格遵守国家法律、法规，保护知识产权，严谨治学，探求真理，维护科学诚信，尊重他人的劳动成果和技术权益；严格遵守学术研究和学术活动的基本规范，认真执行学术刊物引文规范，杜绝弄虚作假、抄袭剽窃；正确对待学术研究和学术活动中的名利与收益，严禁沽名钓誉、损人利己行为，反对急功近利、粗制滥造，积极维护优良的学术氛围。

三、获本学科博士学位应具备的基本学术能力

1．获取知识能力

博士生应具备本学科相关专业宽广而扎实的理论基础和系统深入的专门知识的基础上，应具有从各种文献资料中获取公共卫生与预防医学相关前沿动态的能力，掌握快速有效获取所需的相关知识和研究方法，并能够正确理解与运用，探究知识的来源，进行研究方法的推导。能够深入了解相应学科的现状、发展方向及国际学术研究前沿，了解相关学科的重大进展。

2．学术鉴别能力

博士生具有较强的学术鉴别能力，包括对已有研究成果科学性的判断能力；对公共卫生与预防医学已有问题力求更简洁地描述和概括，判别已有研究成果及可能出现的公共卫生与人群健康问题在公共卫生与预防医学学科中的地位，对社会经济发展的影响。博士生应具有相应的科学批判性思维，对涉及本学科的研究课题、研究过程以及研究成果，具有良好的学术鉴别力，并能对其做出正确评价。

3．科学研究能力

公共卫生与预防医学的科学研究能力包括提出问题和解决问题的能力。提出问题应包括对已有研究的评判，了解学科发展的内在要求和社会经济发展的实际需要和问题解决的可能性。博士生应具有独立从事科学研究的能力，具备较强的信息检索与文献阅读能力，能够发现有价值的研究问题。解决问题的能力包括研究技术路线的确定、研究方法的选择、现场及实验研究的质量控制、数据获取，分析和综合得出研究结论等，博士生应熟练运用学科的基本知识和技能对各种疾病和健康相关问题进行项目选题、设计、组织协调、实施管理，熟悉基本的现场调查技术和实验室操作技术，较熟练地运用计算机软件工具进行数据统计分析，对研究结果进行科学的解读、总结与学术交流。

4．学术创新能力

创新能力指能够在所从事的研究领域提出独到见解，开展创新性思考、创新性科学研究和取得创新性成果的能力。公共卫生与预防医学研究的创新性主要体现在：发现新的健康问题及促进健康途径；获取有价值的数据和掌握获取数据的新方法；发现新的影响因素及其新的作用途径；建立新的疾病预防控制模型以及对已有模型的改进；建立新的理论以及对已有理论的修正完善；解决社会问题所做出的具有价值的研究等。博士生应具有在以上几个方面或其他创新性研究的能力。

5．学术交流能力

博士生应具备科学和规范的撰写学术论文、学术报告的能力，能够在专业期刊或会议上展示学术成果；同时应具备在专题学术研讨会、国际和国内学术会议等场合熟练地进行学术交流、表达学术思想和学术成果的能力。

6．其他能力

博士生应具备较强的人际沟通和团队协作能力；具备良好的心理素质；具备较强的自主学习和终身学习的能力。熟练掌握一门以上外语，具有较强的外语应用与学术交流能力。

四、学位论文基本要求

学位论文工作是博士生培养的主要任务，是培养本学科博士生科研能力与创新能力的重要环节。博士学位论文必须体现出严谨求实的治学态度和良好的科学作风；鼓励博士生在研究课题中参加现场工作。博士学位论文应在科学或专业技术上做出创新性成果；应对促进社会经济发展以及解决人群重大健康问题具有一定的理论意义和实用价值，为本学科的发展有所贡献。

1．选题与综述的要求

论文选题应符合科学发展和社会需要，对公共卫生事业的发展具有理论意义或实用价值，并需要进行充分的论证。

研究综述是进行选题论证的一种重要方式。综述应体现作者对本课题领域内的国内、外发展有充分的掌握，对重要文献资料应有全面的了解和评述，具有文献审读、总结、归纳的能力，能够反映出作者在本课题领域掌握了较为坚实的基础理论和系统深入的专门知识。根据研究需要，综述需要阅读大量的国内、外文献进行学术研究命题，其中近五年的文献不少于50%；技术发展研究命题应进行文献检索，重视文献中的国内、外专利文献。综述全文不少于5000字，参考文献不少于50篇。

综述应包括至少如下几部分：研究问题在人群健康的地位与作用、科学价值或对社会发展和学科发展的意义；研究问题的历史沿革或提出背景，阶段性进展或已有基础；尚未解决的问题及其原因与展望未来发展趋势的思路。

2．规范性要求

学位论文需要遵守学位授予单位规定的学位论文基本格式。论文立题依据充分，目的明确，研究内容与方法介绍全面，研究结果表述正确，分析方法合理，图表规范，讨论充分，结论明确。论文结构完整，格式规范，论文撰写语句通顺，条理清楚，重点突出。

此外，学位论文中涉及人群干预试验研究应标明伦理学许可、知情同意或临床注册号，动物实验应标明动物品系及合格证编号；生物或病源生物、植物名首次出现时标明拉丁名，化合物采用化学命名，首次出现时列出分子式，特殊情况还需注明结构式；所有研究和分析需采用标准或规定的分析方法，并注明出处；新方法需详细描述操作程序，所用化学药品需标明试剂公司和纯度，试剂盒需提供生产厂家及编号，所用仪器需标明厂家和出厂年份；样本分析需配有标准样品内标和分析质量控制说明；所用分析数据必须保留到分析方法或仪器检测限的最小有效位数，研究数据需采用统计分析或显著性检验，所有结论必须有统计显著性结果支撑；除了本一级学科惯用缩略语外，文中缩略语必须在第一次出现时注明全称；全文缩略语用单独列表形式排出，列在文前或参考文献后。学位论文各章应配有图表若干，并附有中英文标题。博士学位论文应有专门的一章进行所有各项研究结果的综合分析和讨论，应避免对各种结果的简单罗列。对各种结果进行交叉和互为印证的讨论，并进行适当的提炼，说明研究结果的科学意义或发现，提出进一步研究设想和问题，以供深入探讨或后人参考。

3．成果创新性要求

论文从立题、研究内容和研究方法等方面应具有创新性，研究成果能达到本学科学术前沿水平，或能明显促进医学成果转化，或有助于解决重大公共卫生实际问题。

学位论文的创新性研究成果的体现方式包括发表在本专业领域国际期刊，国内权威期刊或学位授予单位规定的其他刊物的学术研究论文，登记授权的发明专利以及国家接受或颁布的标准等著作权成果。

第三部分　硕士学位的基本要求

一、获本学科硕士学位应掌握的基本知识

硕士生应在掌握一般医学理论知识与技能的基础上，系统掌握公共卫生与预防医学专业的基础知识和基本技能，了解所学专业的前沿理论知识，系统了解科学研究工作过程，并具有一定的开展科学研究的基本能力。掌握的基本知识应包括医学相关知识、公共卫生与预防医学基本知识、公共卫生与预防医学专业知识和相关交叉学科知识。

公共卫生与预防医学基础知识课程为本学科硕士生必修课程，包括流行病学、卫生统计学、社会医学与卫生事业管理、健康教育学与健康促进等。

公共卫生与预防医学专业知识课程包括营养与食品卫生学、环境卫生学、职业卫生学、儿少卫生与妇幼卫生学、卫生检验学、卫生毒理学等。

相关交叉学科知识课程，如高等数学、统计方法应用、生物学技术、心理学等，以及文献检索、资料查询、现场调查和资料收集的知识和技能。

掌握一门外国语，具有一定的外语应用交流能力。

二、获本学科硕士学位应具备的基本素质

1．学术素养

掌握开展公共卫生与预防医学工作的基本知识和技能；具有为人类健康服务的意识，具备不断学习、探索和解决实际问题的能力。

硕士生应具有较好的才智、涵养和创新精神，较强的理论研究兴趣、学术悟性和语言表达能力，具备一定的学习和实践能力。能够将公共卫生与预防医学的理论研究与人群健康问题结合起来思考问题，具备一定的学术洞察力、较好的学术潜力和创新意识。此外，应掌握并尊重与本学科相关的知识产权，在研究过程中，要对本领域相关成果的获得者、相关观点的提出者进行明确而又准确地表述。遵循学术研究伦理，具有高度的社会责任感，借助学科知识服务于社会发展和人类健康事业。

2．学术道德

严格遵守国家法律、法规，具有严谨求实的学风和良好的学术道德与行为规范。能尊重他人的劳动成果和技术权益，严格遵守学术研究和学术活动的基本规范。维护优良的学术氛围，杜绝

剽窃、篡改、假造、选择性使用实验和观测数据。

三、获本学科硕士学位应具备的基本学术能力

1．获取知识的能力

硕士生应具备在导师指导下，有效地获取所需知识，了解本学科发展的历史背景、现状及进展。通过研究动态分析、生产实践调查、科研活动和学术交流等各种方式和渠道了解学科学术研究前沿问题，避免盲目选题，并通过系统的课程学习有效获取研究所需知识和方法的能力。

充分了解本学科的发展趋势，在公共卫生与预防医学实践中打下良好的基础；认真研读相关的研究成果，在科学研究、逻辑推理等方面锻炼自己的研究能力。

2．科学研究能力

硕士生应在导师的指导下学习、实践和掌握开展科学研究的一般过程和基本技能，具备一定的提出问题和解决问题的能力。硕士生应具备从事科学研究的基本能力，包括信息检索与文献阅读能力，发现或提出研究问题的能力；解决问题的能力包括针对科学问题，提出研究思路、设计技术路线及研究过程，开展现场调查和实验室分析，较熟练地运用计算机软件工具进行数据统计分析，并在获取第一手数据资料的基础上进行科学严谨的分析和推理，通过清晰的语言表达和逻辑严谨的归纳总结论证科学问题的解决过程。

硕士生通过学习和实践，能运用学科的基本知识和技能开展疾病、健康及其相关因素开展调查研究，了解或基本掌握科研及项目的选题、设计、组织协调、实施管理，结果总结与学术交流等。

3．实践能力

硕士生应具有较强的实践能力，在开展学术研究或应用技术探索方面具有较强的本领。在学术研究方面能独立完成文献综述，运用已有知识和技能去发现、了解和解决实际问题的实践能力；主要包括现场调查研究和实验研究能力。研究生应具备相关专业方向的实验设计、实验准备和实验技能，能较为独立的应用仪器设备开展实验研究。认真细致地参加现场调查，熟悉现场调查的流程，具备解决公共卫生实际问题的能力和组织管理能力；并能与他人良好配合，具有团队协作精神。

4．学术交流能力

硕士生应具备良好的学术表达和交流能力，善于表达学术思想、阐述研究思路和技术手段、展示自己的学术成果。学术思想的表达主要体现在运用特定的语言进行准确、清晰而富有层次的口头表达和文字表达。鼓励研究生积极参加各种校内、外和国内、外学术活动，了解本领域的前沿工作，拓宽学术视野；通过研究生综述报告及学术论文交流会，能够较准确、科学、严谨地表达与交流自己的研究成果。

5．其他能力

硕士生应具有将理论与实践相结合的能力，善于运用自己的知识和技能解决现场调查和社会经济发展的实际问题和技术需求；积极参与公共卫生与预防医学领域的科研活动或生产实践活动，并熟悉科研工作的一般流程和规范。具备良好的心理素质；具备较强的自主学习和终身学习能力。掌握一门外语，有一定的外语应用交流能力。

四、学位论文基本要求

学位论文工作是研究生培养的重要实践部分，是对研究生进行科学研究或承担专门技术工作的全面训练，是培养研究生创新能力，综合运用所学知识，发现问题，分析问题和解决问题能力的重要环节。

1．规范性要求

学位论文写作规范，论文撰写的具体内容应包括目录、中文摘要、英文摘要、符号（或缩略语说明）、前言（引言或序言）、正文（包括材料与方法、结果、讨论、结论等部分）、附录（包括图片及说明、声像资料等）、参考文献、文献综述、致谢、攻读学位期间发表学术论文、学位论文原创性声明和使用授权声明。要求硕士生的研究成果公开发表。

2．论文质量要求

学位论文应科学求实、文字简洁、条理清晰、分析严谨，理论推导和计算准确无误。研究内容与方法介绍全面，研究结果表述正确，分析方法合理，图表规范，讨论充分，结论明确。论文撰写语句通顺，条理清楚，重点突出，具有一定的新见解。

第四部分　编写成员

李立明、姜庆五、马骁、马爱国、吴坤、周宜开、胡永华、凌文华、曹佳、曹务春、颜虹、江宇。

1005 中医学一级学科
博士硕士学位基本要求

第一部分 学科概况和发展趋势

中医学是研究人体生命过程与健康维护、疾病防治的具有中国特色的生命科学。中医学以整体观念为指导思想，以脏腑、经络的生理与病理为基础，以辨证论治的个体化诊疗模式为诊疗特点，研究人体的生命规律以及疾病的发生、发展和防治规律，具有鲜明的医学人文精神与整体医学特征。

经过几千年的不断丰富发展，中医学一级学科已形成了诸多稳定的研究方向，主要包括：

（1）中医理论传承与创新研究。通过理论研究、临床研究、实验研究、名老中医学术经验传承整理等多种途径，探索研究中医理论传承与创新的模式。

（2）中医诊疗方法与技术研究。结合现代科学技术，对望、闻、问、切四诊进行定性和定量研究；研究中医证候实质、证候规范及中医特色诊疗技术与设备。

（3）中医辨证论治规律研究。通过临床研究、实验研究等对疾病的症候特点、演变规律等进行临床观察和规范化研究。

（4）中医防治常见病、多发病、疑难病的规律研究。研究中医药防治各科临床常见病、多发病、疑难病的辨证用药用量规律和优化治疗方案。

（5）中医防治突发性、传染性疾病（瘟疫）研究。研究历代中医药防治突发性、传染性疾病（瘟疫）的辨证与用药规律，传承创新中医温病理论，提高中医防治瘟疫能力。

（6）中医医史文献与历代医家学术思想研究。研究中医学术流派和著名医家学说的形成背景、学术源流、学术成就和学术思想，总结疑难病的历代方药、诊治规律。

（7）中药药性与临床应用规律研究。研究中药药性理论、作用机理、临床运用以及合理用药等。

（8）方剂配伍规律研究。研究方剂的组方理论、配伍特点、临证运用及其作用机理，物质基础等。

（9）针灸推拿理论、技术及临床应用研究。研究针灸、推拿防治疾病的基本理论与诊疗规律，探索其作用机理，提高防治疾病的临床疗效。

（10）中医学科学研究方法与临床评价体系研究。探索研究中医药科学研究的思路、方法，以及中医疗效评价体系。

（11）中医养生理论与实践研究。主要研究中医养生学的基本理论、基本原则、常用养生方法。

（12）中医文化研究。研究中医学的学术特征、思维模式、文化内涵及发展规律。

（13）中医标准化研究。研究中医标准化的理论和方法，中医标准化体系，中医标准的临床适用性、中医标准的制定等。

（14）民族医药理论与诊疗规律研究。研究民族医学理论、药物作用机制及临床运用；研究民族医学经典著作及著名民族医学家的学术思想及临床经验。

进入21世纪以来，随着医学模式和医学发展趋势由“以治病为目标的对高科技的无限追求”，向“预防疾病与损伤，维护和提高健康”转变，恰与中医学防病治病理念相一致。中医学“天人相应”“形神统一”整体观念及个体化诊疗模式也为世界医学发展提供了有益的借鉴；中医学“治未病”的理念，以及立足于以人体状态为中心的健康认知理论和方法，对于我国贯彻预防为主方针和“重心下移”战略，具有重大的意义；中医药“简便验廉”的治疗特点，可以促进“人人享有基本医疗卫生服务”目标的实现。中医学的这些学术特点，代表了医学发展的趋势。因此，中医学在世界医学领域，乃至整个科学领域中的重要作用将日益凸显。未来中医学将向着回归本体、注重发挥优势与特色的方向发展。

第二部分　博士学位的基本要求

一、获本学科博士学位应掌握的基本知识及结构

1．中医经典理论知识

中医学的一个显著特征就在于其先进的“自然—社会—心理—生物医学模式”。这决定了它不再停留于医术的层面，而是上升到医道的高度，成为医学的发展方向。中医学的这些理论精华与指引实践的理念，涵藏于浩如烟海的古代中医经典著作中，它们是中医学的灵魂，是中医创新发展的动力。因此，中医学博士生要深入学习、研究《黄帝内经》《伤寒论》《金匮要略》《温病条辨》等中医经典，具备较扎实的中医经典理论功底，从而培育中医思维方式，为从事高水平的中医药学术研究与创新注入活力。

2．中医临床知识和技能

中医学博士生，应该具有系统、全面的中医临床与中医药知识积累，同时深入系统地掌握本专业的知识，以及与本领域研究密切相关方法学知识与科研技术，了解本领域国内、外相关研究的最新进展。中医临床是中医理论与技术创新的源泉，中医学博士生应注重中医临床知识的积累，重视老中医经验的学习与继承，从中发现临床研究的新问题，启发研究思路，使研究成果更好地服务于中医的理论与技术创新，服务于民众健康。

3．中国传统文化相关知识

中医学博士生应广泛了解中国哲学史、中国医学史、中医哲学与中医思想史等相关优秀传统文化知识，以便于更深入、全面地领会中医理论精华，激发中医研究的智慧与思路，不断培养中医研究思维能力，为今后的医学科技创新奠定思想基础，从而以更开阔的视角、从更深层面研究中医。

4．中医学科学研究方法

中医学博士生应较全面地了解中医学传统的研究方法，如文献研究方法、临床研究方法，从而更客观地了解中医学发展的规律，更好地遵循中医规律开展研究。同时，根据研究需要，掌握与中医学学科发展密切相关的现代科研方法与技术，以便于立足科学前沿，从事本学科的理论、方法、技术研究。

二、获本学科博士学位应具备的基本素质

1．学术素养

热爱中医药事业，崇尚求实创新的科学精神，运用中医学理论揭示人体客观规律，能够发现学科学术发展中的重点问题，具备不懈的科学探索精神，能够正确对待科学研究的成功与失败。

具备较好的中华传统优秀文化素养，对中国传统文化，如中国古代哲学、历史，尤其是中医学思想史具有较全面而深入的了解。

具有开阔的学术视野与较敏锐的学术洞察力，熟悉本学科的学术源流和研究现状，能够把握本学科发展趋势，对本领域学术研究具有深入的了解。

临床学科博士生应具有较强的临床思维和分析能力，熟练地掌握本学科的临床技能，能独立诊治本学科常见病、多发病及某些疑难病症，能对下级医师进行业务指导。应具备人文关怀精神，熟悉相关的法律、法规及制度。

2．学术道德

掌握与本学科相关的知识产权、研究伦理等方面的知识，培养良好的学风、诚信的品质，成为学术道德的遵守者和学术规范的恪守者。

坚持实事求是的科学精神和严谨诚信的治学态度，在科学研究和学术活动中遵循以下原则：

（1）科学严谨，在科研工作中应保持严谨的态度和作风，在对自己或他人的研究进行介绍、评价时，应遵循客观、公正、准确的原则。注重论文质量，对学位论文和其他自主发表的学术著作承担法律责任。

（2）坚持诚实守信，在学术研究中杜绝沽名钓誉、弄虚作假，在数据资料采集、记录、分析和解释，成果公开、传播，成果审核、评价等过程的各个阶段，均应做到实事求是、客观诚实。

（3）遵守国家有关保密和知识产权的法律、法规，维护他人知识产权，不使用、不复制盗版出版物、影像制品和软件等产品。尊重他人尚未获得知识产权的成果。

（4）注重维护权益，参加各种学术活动应自觉维护学校的声誉和利益。自觉维护学术尊严和学者的声誉，保护本人尚未获得知识产权的成果。

三、获本学科博士学位应具备的基本学术能力

1．获取知识的能力

应具有较高水平的收集中医领域文献资料、获取信息的能力，掌握中文、外文文献资料的收集技巧，并能高效、准确地对文献进行整理、分类，具有较强的文献综述能力与传承创新能力。

2．学术鉴别能力

在掌握本学科领域知识和技术基础上，具有一定科学质疑能力，准确判断本学科科学问题的研究价值、研究趋势及发展方向等。

能够鉴别学术文献价值，对收集的文献资料能够做到“去粗取精、去伪存真”的选择和重新识别，鉴别学术研究已有成果的参考价值和意义。对他人科研成果的工作质量、学术水平、实际应用和成熟程度等能给予客观、具体、公正的评价。

对正在进行的学术研究，能够准确判断其设计的合理性，以及进一步探索的方向和获得成果的可能性，能够及时根据情况调整研究方向。

3．科学研究能力

具有学术敏锐性，能够把握本学科学术前沿信息、动态与走向趋势，具备善于发现问题、提出问题和解决问题的能力。

具有合理的知识结构和进行本学科研究的清晰思路，以及开展研究工作的实际操作能力。掌握现代技术在本学科领域中的应用，能够独立开展高水平的科学研究。

具有良好的团队合作精神，以及较强的科研组织、协调能力，善于凝聚各方面力量，共同实施科研项目。

4．学术创新能力

能够积极学习和掌握本学科前沿知识与技术，在本学科的研究领域进行创新性思考，凝练科学思想，开展创新性研究，并取得创新性科研成果。

5．学术交流能力

能够独立完成学术会议演讲稿的准备，具备在国内、外学术会议准确、清晰地凝练并表达学术思想，展示学术成果与同行交流的能力。

具有较强的成果发表与展示能力，如专业论文（包括SCI论文）撰写、论文投稿、修改意见回复等。

6．其他能力

具备良好的心理素质与社会环境适应能力。

四、学位论文基本要求

学位论文应符合《学位论文编写规则》（GB/T7713.1—2006）的规定，以及所在培养单位的相关规定。

1．选题与综述的要求

博士生在导师的指导下独立完成学位论文。选题应具有创新性，对国民经济、科学技术发展具有较大的理论意义或实用价值，研究方向明确。

论文综述能反映本项研究的渊源、沿革及国内、外研究现状和发展趋势以及面临的问题。行文言简意赅，逻辑性强。广泛阅读专业文献，对本学科及相关领域的综述与总结，能够全面反映该学科及相关领域的发展和最新成果。

2．规范性要求

博士学位论文一般包括以下部分：

（1）论文题目。简明扼要概括和反映出论文的核心内容。

（2）中英文摘要与关键词。论文摘要重点概述论文研究的目的、方法、成果和结论，力求文字精练、准确，突出论文的创新点。

（3）前言或绪论。对研究的背景及工作内容做简要说明。

（4）文献综述。对本研究领域相关的国内、外研究进展与成果进行较全面的回顾与述评。

（5）正文部分。这部分为学位论文的核心部分，不同专业可以有不同的写作方式。总的要求为内容系统、全面，清晰地表述研究内容与观点。

（6）结论。结论是全篇论文的重点，应精炼、准确地阐述作者研究的创造性成果及其在本研究领域中的意义，也可进一步提出研究展望和建议。

（7）参考文献。凡有引用他人论文或论著之处，均应注明出处，并严格按照引用文献的规范列于文末。

学位论文应具备系统性和科学性，立论正确，逻辑严密，分析严谨，文字流畅，材料翔实，论证充分；格式规范，图表精确、数据和计量单位正确。应能反映出博士生已经掌握了坚实宽广的中医学、现代科学的基础理论和系统深入的专业知识，具备了独立从事本学科领域的科学研究工作的能力。

3．成果创新性要求

论文的基本科学论点、结论，应在中医学术上和中医药科学技术上具有较高的理论意义和实践价值。创新性成果是衡量博士学位论文水平的主要指标，应从研究对象、研究方法、研究结果等方面衡量学位论文创新性，创新性具体可表现在课题主要研究领域有所发展，取得新见解、新发现、新知识、新技术、新发明、新理论，或对促进中医学学术和中医药科技发展或国民经济发展具有较重要作用。

第三部分　硕士学位的基本要求

一、获本学科硕士学位应掌握的基本知识

具有较扎实的中医理论功底和较系统深入的本专业知识，对《黄帝内经》《伤寒论》《金匮要略》《温病条辨》等中医经典理论有较系统地掌握，了解与中医理论密切相关的中国古代哲学、史学等知识。

了解本研究领域的国内、外学术发展动态，掌握与本领域研究直接相关的现代科研方法与技术，能够根据研究需要，运用中医传统研究方法或现代科研方法与技术从事本学科的研究工作。

二、获本学科硕士学位应具备的基本素质

1．学术素养

热爱中医药事业，有志于中医学术研究，坚持以严谨、求真、务实的态度，运用所掌握的中医学及相关学科理论、知识和方法进行相关研究。能够发现学科学术发展中的热点问题，具备不懈的科学探索精神，能够正确对待科学研究的成功与失败。

具备较好的中华传统文化素养，对中国传统文化，如中国古代哲学、历史，尤其是中医学思想史具有较全面的了解。

继承前人的中医药知识，同时又能密切关注相关领域的研究进展，广泛获得科学知识，传统知识与现代科技知识兼收并蓄，促进研究工作。

掌握与本学科相关的知识产权、研究伦理等方面的知识，掌握动物实验和人体试验的伦理道德知识，遵循科研伦理基本原则。

2．学术道德

掌握与本学科相关的知识产权、研究伦理等方面的知识，培养良好的学风、诚信的品质，成为学术道德的遵守者和学术规范的恪守者。

坚持实事求是的科学精神和严谨诚信的治学态度，在科学研究和学术活动中遵循以下原则：

（1）科学严谨，在科研工作中应保持严谨的态度和作风，在对自己或他人的研究进行介绍、评价时，应遵循客观、公正、准确的原则。注重论文质量，对学位论文和其他自主发表的学术著作承担法律责任。

（2）坚持诚实守信，在学术研究中杜绝沽名钓誉、弄虚作假，在数据资料采集、记录、分析和解释，成果公开、传播，成果审核、评价等过程的各个阶段，均应做到实事求是、客观诚实。

（3）遵守国家有关保密和知识产权的法律、法规，维护他人知识产权，不使用、不复制盗版出版物、影像制品和软件等产品。尊重他人尚未获得知识产权的成果。

（4）注重维护权益，参加各种学术活动应自觉维护学校的声誉和利益。自觉维护学术尊严和学者的声誉，保护本人尚未获得知识产权的成果。

三、获本学科硕士学位应具备的基本学术能力

1．获取知识的能力

具有较强的自主学习能力，能够利用专业书籍、文献、网络等途径有效获取实际工作中所需知识。能够从自身或他人实践经验中总结归纳知识，并用于指导实践工作。

具有较强的获取和分辨知识能力，对收集的文献资料能够做到“去粗取精、去伪存真”的选择。

2．科学研究能力

具有实施科研项目的能力，掌握中医基础理论和相关领域的研究进展，能够进行相关领域的科研方案设计，能够按照研究方案进行科学研究。

具有较强的写作能力，能够较好地进行专业论文的撰写、研究成果发表、理论探讨、病案书写、临床经验总结等。

具有全局意识和奉献精神，能发扬协作精神和团队精神；具有一定的组织能力和对外沟通能力，能够推动团队科研工作进展。

3．实践能力

应掌握文献学研究的基本方法，广泛研读中国古典医籍，从而加深对中医理论的理解；应掌握基本的实验室操作技术，用先进的实验方法对中医理论和临床疗效进行科学阐释。

在基础实验研究中，理解和掌握研究目的、实验原理、实验方法以及结果分析，锻炼综合能力，将实验研究与中医理论紧密结合，将实验技术应用于中医药实践中。

在培养中医辩证思维能力，掌握中医基本理论和特有的诊疗技能的基础上，能熟练运用临床科研的基本方法、西医的诊疗技术，在临床中实践中医理论。

4．学术交流能力

具有较强的语言表达能力，在参加国内学术会议、成果介绍与推广活动、项目课题答辩时，具备现场报告和回答问题的能力。熟练掌握一门外国语，并能应用其查阅本专业外文文献资料，具有一定的外文写作能力。

5．其他能力

具备良好的心理素质与社会环境适应能力。

四、学位论文基本要求

学位论文应参照《学位论文编写规则》（GB/T7713.1—2006）的规定，以及所在培养单位的相关规定。

1．规范性要求

硕士学位论文在导师指导下由硕士生独立完成。学位论文必须是一篇系统、完整的学术文章，应具备系统性和科学性。临床各专业学位论文的主体应以临床工作内容为主，或辅以实验研究内容。

学位论文一般包括以下部分：

（1）论文题目。简明扼要地概括和反映出论文的核心内容。

（2）中英文摘要与关键词。重点概述论文研究的目的、方法、成果和结论，力求文字精练、准确，突出本论文的创新点。

（3）前言或绪论。对论文的背景及工作内容做概括性说明。

（4）文献综述。对本研究领域相关的国内、外研究进展与成果进行较全面的回顾与述评。

（5）正文部分。该部分为学位论文的核心部分，不同专业可以有不同的写作方式。总的要求为内容系统、全面，清晰地表述研究内容与观点。

（6）结论。应精炼、准确地重阐述作者研究的创新性成果及其在本研究领域中的意义，也可进一步提出研究展望和建议。

（7）参考文献。凡有引用他人论文或论著之处，均应注明出处，并严格按照引用文献的规范列于文末。

学位论文应立论正确，学术观点必须言之有理、持之有据；方法合理，数据真实，图表规范；论述应文字简练，逻辑严密，推理严谨，论证充分，材料翔实。论文内容应层次分明。

2．质量要求

学位论文可以是导师科研项目中的一部分，在导师指导下独立完成，不得在调查、实验、观察数据中弄虚作假，不得抄袭或剽窃他人成果。学位论文内容应能反映研究生具备独立从事理论研究或应用研究的能力。论文成果应具备一定的理论意义或较强的实用价值。

第四部分　编写成员

曹洪欣、乔延江、罗颂平、汪受传、段俊国、李冀、莫新民、田金洲、马融、周安方、李祖伦、黄璐琦、王峥涛、段金廒、赖小平、宋春生、马晓北、罗卫芳、杨卫彬、闫永红、张艳玲、史新元、王乐。

1006　中西医结合一级学科博士硕士学位基本要求

第一部分　学科概况和发展趋势

中西医结合医学是当代医疗卫生事业的重要组成部分，是具有鲜明中国特色的中医学（我国传统医学的简称）与具有强烈时代气息的西医学（现代医学的俗称）的有机结合。

随着我国经济建设及医疗卫生事业的发展，中西医结合医学也将面临更为繁重的任务。当前，中西医结合医学工作范围包括：

（1）深入发掘中医学宝库，不断整理、研究出更多更好的防治常见病、难治病和危重病的理、法、方、药，使之融入现代医学防治体系，进一步提高临床疗效。

（2）应用现代科学的高新技术和方法，进行中西医结合的基础理论研究，包括疾病或病症结合动物模型的实验研究，进一步阐明中西医结合防治疾病的机理。

（3）继续开展中药及复方的物质基础及其作用机理研究，为开发我国自主创新的药物奠定基础。因此，中西医结合医学的学科与专业划分，不完全类同于中医学和西医学的学科与专业，而要遵循中西医结合医学的特点和发展，从实际出发，不断创新和完善。

中西医结合医学无论在基础研究还是在临床应用方面，以中医学经典理论及西医学的现代理论为基础，通过实践和研究，用现代科学技术来诠释中医药的奥秘，用现代科学语言来阐明中西医结合提高疾病防治疗效的机制，从而促进中西医结合医学的理论和实践不断走向世界，推动世界结合医学的新发展。

在基础研究方面，中西医结合医学既重视中医基础理论，重视中医学对疾病的病因与病机的认识，关注中药学在理法方药等方面的基本原则，又充分应用包括人体解剖学与生理学、生物化学与分子生物学、神经生物学、病理学与病理生理学、病原生物学与免疫学以及药理学等现代生物医学基础理论和研究方法，深入诠释中医药（包括针刺等非药物疗法）对机体器官组织形态结构和功能的影响，揭示中医药调控的作用靶点及病理转归的规律，探讨中医药防治疾病的机制。

在临床方面，中西医结合医学既高度重视中医学的丰富实践经验及中医诊断和防治各科疾病方面的临床理论，也十分关注西医各临床学科，包括内科学、外科学、妇产科学、儿科学、肿瘤学、神经病学、五官科学、皮肤病与性病学等的理论、方法及最新进展。通过基础研究与临床研究的密切配合，大力促进中医、西医两套理论及方法相互取长补短，逐步有机结合，形成中西医结合特有的诊断及防治疾病的理论、思维和方法。

中西医结合医学的研究方法主要是用现代科学技术方法研究中医及中西医结合提高防治疾病的疗效并揭示其科学机制。只要对研究有帮助，各种现代科学技术均可根据需要而加以利用。因此中西医结合医学研究发展进程，也是弘扬中医特色，坚持多学科理论、知识和技术相互渗透，结合和交融的过程。

第二部分　博士学位的基本要求

一、获本学科博士学位应掌握的基本知识及结构

中西医结合医学博士生，应熟悉我国中西医结合医学形成和发展的历史进程以及中西医结合医学的前沿进展，熟悉世界结合医学发展的新趋势，掌握中西医结合医学领域各自专业的相关学科（包括相应的中医及西医学科）的核心内容和基本知识，在中医、西医两套理论及方法的基础上，通过分析、比较、思索，实现西医学及中医学相应基本知识的取长补短，进而融会贯通，逐步有机结合，并在实验研究及临床应用中自觉进行去粗取精，争取有所发展和创新，实现综合疗效的不断提高及新理论研究的不断深入，促进相关的中西医结合医学理论和知识的发展和完善。

二、获本学科博士学位应具备的基本素质

1．学术素养

应以辩证唯物主义作为中西医结合研究的指导思想。崇尚科学精神，既精通中医学的经典理论又重视其当代研究发展，高度关注西医学的重要进展。热爱中西医结合事业，对中西医结合的学术研究有强烈的使命感和责任感，对自己所从事的专业有浓厚的兴趣和进取心。应牢记以人为本、救死扶伤的神圣使命，熟悉和掌握有关知识产权保护、涉及人体及实验动物科学研究的伦理规范等相应专业知识。严格遵守医药临床及科学实验管理的各项规范和制度。通过博士生阶段的培养和锻炼，进一步培育从事高层次研究的学术潜力。

2．学术道德

牢固树立遵纪守法的理念，以对社会对自己高度负责态度，遵守科学研究及研究生培养的学术道德规范。坚持学术诚信，包括研究内容的原创性，严肃对待实验结果及原始记录等。抵制和反对学术造假，严禁篡改或伪造实验数据，严禁剽窃和抄袭，严禁一稿多投等。在学术论文的个人及单位署名要遵照公认的学术惯例，在引用他人的文献材料时必须注明出处。

三、获本学科博士学位应具备的基本学术能力

1．获取知识能力

博士生应有很高的获取知识的能力。通过各种现代检索技术，广泛收集相关领域的学术研究资料。通过认真研读相关领域的中、外文教科书和国内、外最新生物医学杂志文献，掌握该领域学术研究的发展过程及前沿动态，熟悉相关学术研究与其他中、西医相邻学科之间的相互影响和联系，善于进行科学的分析、推理及综合思考。另外，通过积极主动的学术交流，获得有关专题方面的最新进展，不断修正自己的具体方案，以便更有针对性地做好学位论文研究。

2．学术鉴别能力

博士生应具有坚实的专业基础，具备把握学术发展趋势的能力。对于初步调研获得的科研材料，要具有去粗取精，去伪存真的鉴别能力。通过对比分析，从现有资料中理清思路，找出矛盾，从当前存在的一系列问题中找出值得深入开展中西医结合研究的关键科学问题，从以往的研究工作回顾中找出下一步具有重要意义以及可操作性的突破点，从而把科学研究的先进性和可行性恰当地结合起来。博士生要有鉴别伪科学的能力，抵制出于各种私利而出现的、打着“科学”或“创新”旗号、败坏中医或中西医结合医学声誉的学术欺骗。

3．科学研究能力

科学研究能力的培养是博士生学习阶段的最重要任务之一。博士生要结合各自专业熟悉中医

经典理论，掌握相关的最新中外医学进展，善于分析目前研究工作的实际情况，通过分工合作及集体讨论，选取兼有创新性和可行性的科学研究题目，并在研究过程中不断审视和调整，提高实事求是的分析和应变能力。博士生应具有独立撰写有竞争力的科研项目标书的能力。在独立开展高水平的科研过程中，要重视导师的指导作用，发挥科研团队的协作精神，从而学习和锻炼自己的组织协调能力。要善于总结经验，实现思维分析能力和技术操作能力的协同发展，争取中西医学多学科人员的密切配合，在科研合作中取得双赢或多赢。

4．学术创新能力

中西医结合学术研究贵在创新，包括原始性创新，在以往取得成绩基础上发展和提高，在引进新思路和新技术的基础上的再改进和再创造等。要大力发挥研究生的主观能动性，敢于向前人挑战，敢于超越导师。要在虚心学习前人成果的基础上大胆假设，谨慎求证，探索新思路，寻找新方法。要善于学习相关学科知识，善于开展多学科的综合性思考，从中西医结合的新视角探索科学问题的奥秘。

5．学术交流能力

博士生要主动积极地开展学术交流，善于用口头汇报、幻灯片演示、壁报张贴、论著发表等多种形式，宣传自己的学术观点和学术成果。口头表达要言简意赅，语言通顺；书面表达要求图文并茂，文笔流畅。学会用外语宣讲正在从事的中西医结合研究内容。通过学术交流，不断了解当今中西医结合学术领域的新进展，虚心听取学术同行对自己工作进展的分析和点评，锻炼和考验自己的科研能力和表达能力。

6．其他能力

博士生除了应全身心地投入学习和研究，还要积极参加适当的社会实践（包括各类公益性活动），从而锻炼自己的综合能力，提高回馈和奉献社会的主动性和积极性。要学会劳逸结合，合理安排和利用时间，确保具有强健的体格和良好的心理素质。善于以平和的心态处理日常的各种矛盾。要培养在中西医结合医学及相关领域就业的竞争能力，更好地用自己的专长为社会服务。

从事中西医结合临床医学的博士生还要具备独立诊治和处理疾病的能力，尊重患者及其家属，具有与患者及其家属进行交流、沟通的能力，要树立依法行医的法制观念，学会用法律保护自身的合法权益。具有终身学习观念，明确不断进取、逐步自我完善的重要性，具有不断追求卓越的精神。

四、学位论文基本要求

1．选题与综述的要求

中西医结合医学博士学位论文的选题要具有创新性和先进性，要针对本研究领域中有重要意义的关键科学问题，提出自己的科学假说和设想，设计进行探索研究的合理途径。要注意先进性和可行性的统一，长远目标和阶段目标的衔接。在有限的时间内，争取在中西医结合领域某一方面取得一定的创新和突破，切实可行地解决一部分问题。为今后在中西医结合医学相关领域开展长期深入的科学研究，实现可持续发展奠定基础。

文献综述是科学研究的前提和基础，文献综述的整理及撰写也是博士学位论文的重要内容之一。要善于广泛阅读和深入钻研中外文献，从中汲取营养，通过反复分析、比较、思索和实践，发现问题，提出解决问题的初步思考。对其中一些重要的关键文献要实行长期追踪，反复研读比较，启发思路。

2．规范性要求

博士学位论文的撰写应由各学位授予单位规定格式，一般包括题目、中英文摘要、前言、方法、结果、讨论和结论等。文献综述和个人在学期间的学术论著发表等内容应作为附件刊出。凡是以系列单篇论著的格式汇集而成的学位论文，也应该有统一的摘要、前言和结论，以便专家评议和读者阅读。各学位授予单位可根据实际情况，适当规定博士学位论文的具体要求。

3. 成果创新性要求

博士学位论文必须是博士生在导师指导和团队配合之下，由自己独立完成的创新性成果，包括参考前人总结及中外文献之后进行的中西医结合研究的独立设计，独创或借鉴前人的研究方法，研究过程的独立操作和详细观察，实验数据的详情收集，实验结果的分析推理等。学位论文的创新性可在理论创新、思路创新、技术方法创新等方面体现出来。科学研究的创新成果除有特殊保密性要求须按国家保密规定申请保密回避之外，都应该向中外生物医学学术期刊投稿，接受审查评阅，实现公开发表。各学位授予单位可根据学校特点，对博士学位论文的学术论著发表做出相应规定，以进一步促进学术交流和发展。各地学位管理部门也可会同各学位授予单位开展博士生学术论文的交流和评估，以便进一步提高学术水平。

第三部分　硕士学位的基本要求

一、获本学科硕士学位应掌握的基本知识

中西医结合医学硕士生应了解我国中西医结合医学形成和发展的历史背景以及中西医结合医学的前沿进展，了解世界结合医学发展的新趋势，熟悉中西医结合相关学科（包括相应的中医学及西医学学科）的基本知识，从而选择有价值的相应的科学问题开展硕士学位论文研究，具有一定的理论和（或）应用价值方面的意义。

二、获本学科硕士学位应具备的基本素质

1. 学术素养

应以辩证唯物主义理论作为中西医结合研究的指导思想。崇尚科学精神，把握中医学的经典理论，重视其当代研究，掌握相关学科西医学的理论和进展。热爱中西医结合事业，对中西医结合的学术研究有较强烈的使命感和责任感，对自己所从事的专业有较浓厚的兴趣和进取心。应牢记以人为本、救死扶伤的神圣使命，熟悉相关的知识产权保护、涉及人体及实验动物科学研究的伦理规范等相应专业知识。严格遵守医药临床及科学实验管理的各项规范和制度。通过硕士生阶段的锻炼，提高学术素养，启迪科研思维，培养科研能力。

2. 学术道德

牢固树立遵纪守法的理念，以对社会对自己高度负责态度，遵守科学研究和研究生培养的学术道德规范。坚持学术诚信，包括研究内容的原创性，认真保存原始记录及结果等。抵制和反对学术造假，严禁篡改或伪造数据，严禁剽窃和抄袭、严禁一稿多投等。学术论文的个人及单位署名应按照公认的学术惯例，在引用他人文献材料时必须注明出处。

三、获本学科硕士学位应具备的基本学术能力

1. 获取知识能力

硕士生应有较高的获取知识的能力。通过各种现代检索技术，收集相关领域的学术研究资料。通过研读相关领域的中、外文教科书和国内、外最新生物医学杂志文献，熟悉该领域学术研究的发展过程及前沿动态，了解相关学术研究与中西医结合其他相邻学科之间的相互影响和联系，能够进行科学的分析、推理及综合思考，从而找出下一步可能突破的研究方向。另外，通过积极的学术交流，获得有关专题方面的最新进展，便于不断修正自己的具体方案，以便更有针对

性地做好学位论文研究。

2．科学研究能力

中西医结合科学研究是探索未知的过程。科学研究的思维训练和能力培养是硕士生学习阶段最重要任务之一。硕士生要通过阅读中外文献，熟悉相关的最新中外医学进展，了解当前研究工作的实际情况，通过分工合作及集体讨论，选取具有一定意义和可行性的科学研究题目，并在研究过程中不断酌情调整，培养实事求是的分析和应变能力。在独立开展高水平的科研过程中，要重视导师的指导作用，发挥科研团队的协作精神。要善于总结经验，实现思维分析能力和技术操作能力的同步发展。

3．实践能力

硕士生除了学习基础及专业学位课程外，要重视实践能力的培养，包括在导师指导下初步独立开展科学研究的能力，学习和掌握各种实验技术和方法的能力。

4．学术交流能力

要在硕士生阶段积极开展学术交流，能够用口头汇报、幻灯片演示、壁报张贴、论著发表等多种形式，宣传自己的学术成果。口头表达要言简意赅、语言通顺（包括用外语表达）；书面表达要求图文并茂、文笔流畅。通过学术交流，不断了解当今中西医结合学术领域的新进展，听取学术同行对自己工作进展的评判和点评，锻炼自己的科研能力和表达能力。

5．其他能力

硕士生除了要全身心地投入学习和研究，还应积极参加适当的社会实践（包括各类公益性活动），从而锻炼自己的综合能力，提高奉献社会的主动性和积极性。要学会劳逸结合，合理安排和利用时间，确保具有强健的体格和良好的心理素质。善于以平和的心态处理各种矛盾。要培养自己服务社会的就业竞争能力。

从事中西医结合临床医学的硕士生还要具备在上级医师指导下诊治和处理疾病的能力，尊重患者及其家属，具有与患者及其家属进行交流、沟通的意识与能力；要树立依法行医的法制观念，学习用法律保护自身的合法权益。培育终身学习观念，认识到不断自我完善的重要性，在今后的工作和学习中继续上进，力争卓越。

四、学位论文基本要求

1．规范性要求

学位论文本身是重要的科学研究文献。硕士学位论文的撰写应由各学位授予单位规定格式，一般包括有题目、中英文摘要、前言、方法、结果、讨论和结论等。文献综述和个人在学期间的学术论著发表应作为附件刊出。凡是以系列单篇论著的格式结合而成的学位论文，也应该有统一的摘要、前言和结论，以便专家评议和读者阅读。各学位授予单位可根据实际情况，酌情规定学位论文的要求，也可制定其他形式的硕士学位论文要求（如学术思想总结、病例分析报告等）。

2．质量要求

除了另有保密要求的内容之外，硕士学位论文的研究内容应向国内、外的学术期刊公开投稿发表。各学位授予单位可对学术期刊的要求作适当的规定，促进硕士生研究能力和写作能力的提高。

第四部分　编写成员

吴根诚、王阶、王伟、刘彤、杜惠兰、杨明会、陈海龙、冼绍祥、凌昌全、徐列明、王彦青、黄启福。

1007　药学一级学科
博士硕士学位基本要求

第一部分　学科概况和发展趋势

药学是在人类与疾病斗争的漫长过程中逐渐产生和发展起来的一门科学，具有悠久的历史，对保障人类的健康发挥着重要的作用。药学研究为发现新药、保障药物安全、有效、可供、质量可控提供理论指导与技术支撑。药学学科研究涵盖药物研发、药物生产、药物使用、药物管理的全过程。其研究内容包括药物新靶点的发现与确证，药物设计、筛选、制备或合成，药物剂型和制剂的设计理论、处方及工艺，药物质量控制，药物体内过程，药物作用机理与有效性、安全性，临床合理用药，药事管理、药物经济、药物信息、社会药学与伦理等。按照研究对象划分，药学研究包括化学药物、生物药物、天然药物等不同类别；按照研发流程分类，药学研究包括药物发现、成药性研究、临床前研究、临床研究；按照服务领域和科学性质分类，药学研究可分为与药物研发生产相关的药物化学、分子生物学和药理学、药物分析学、药剂学、生药学、微生物与生物技术药物学，与药物临床应用相关的临床药学，与药物监管相关的社会与管理药学等。

药学学科是一门与应用密切相关的学科。面对人类防病治病的重大需求和随环境变化带来的人类疾病谱改变，药学学科必须不断吸收相关学科的最新理论和技术方法，通过交叉融合，不断完善自身的理论技术体系，同时拓展和建立新的研究领域。现代药学学科又是以化学、生命科学、医学等相关学科为基础的一门综合性学科，随着科学技术的迅猛发展，一些新兴学科如基因组学、蛋白质组学、代谢组学、化学生物学、结构生物学、信息学、社会管理学等，与药学学科的结合不断加强。这种多学科理论、技术的发展和交叉融合，有力地推动着药学学科的进步。

第二部分　博士学位的基本要求

一、获本学科博士学位应掌握的基本知识及结构

药学学科在长期的发展过程中形成了自身的知识体系，同时又在发展过程中不断吸收相关领域的科学知识。药学学科现已形成了以下 4 大主要知识体系：(1) 围绕药物发现和制备，以化学为基础的药物化学知识体系；(2) 以揭示药物有效性、安全性为主要目标，以生命科学为基础的药理学知识体系；(3) 以保障药物临床合理使用为主要目标，以医学为基础的临床药学知识体系；(4) 以保障药物使用合法性与经济性为主要内容，以管理学、经济学为基础的社会和管理药学知识体系。药学研究还常常需要了解和掌握工程学、材料学、信息、管理学和社会学等多学科的知识和方法。药学学科在借鉴多学科理论与技术的基础上，针对药物研究自身的特点和相关科学问题，通过科学实验、统计分析、社会调查等多种途径，实现自身理论体系的创新与发展，不断拓展药物相关研究与开发的技术方法。因此，药学学科内各学科方向的理论、研究方法与技术常具有相互交叉的性质。药学学科的特点，要求博士生必须掌握更宽广的多学科理论知识，注意培育将多学科的知识交叉融合、综合运用的能力，提高研究内容原始创新、研究方法移植和集成创新的意识和水平。

药学学科博士生应具有所学学科方向坚实的基础理论和系统深入的专业知识；对所从事的研究领域具有系统扎实的专业积累，深入了解和把握药学学科发展动向和研究前沿。应具有拓宽和加深药学及相关学科的交叉融合的能力，能综合利用本学科和相关学科的研究方法和技术独立开展有关的研究，具有坚实和熟练的实验技能和动手能力，能运用现代技术和手段，解决所研究的药学学科领域内的有关问题，能在科学或技术上做出创新性的成果。

二、获本学科博士学位应具备的基本素质

药学研究的目的和意义在于为保障药物安全、有效、可供、可控提供系统的理论知识和先进可靠的技术支撑。作为人类健康的保卫者，对药学学科博士生的总体要求是：热爱祖国，遵纪守法，品行端正；遵守学术规范，恪守学术道德；崇尚科学精神，对药学研究有浓厚的兴趣；掌握药学及相关学科的基本理论和系统深入的专门知识，具有较好的学术潜力和创新能力；能成为热爱祖国、献身科学、作风严谨、工作认真、身心健康的药学工作者。

药学学科博士生应具备以下素质：

1．学术素养

药学学科博士生应对药学研究具有浓厚兴趣，能以坚实的药学专业知识和宽广的相关学科知识技能，探索药物发现、研发、生产、使用和管理中的科学技术问题。药学学科理论和技术的发展与化学、生物学、医学、管理学以及物理学、数学等基础学科的发展密切相关，要求博士生具有坚实宽广的药学及相关学科的理论知识。药学作为一门实验性很强的学科，要求博士生具有较强的动手能力，掌握综合实验技能。药学研究需要借鉴相关学科的理论和技术方法，要求博士生具有综合运用多学科研究手段解决药学科学问题的能力。药学研究是一个系统工程，要求研究者具有较强的团队协作精神和交流沟通能力。总之，药学学科博士生应具有扎实宽广的药学及其相关学科的基本理论和实验技能，能利用多学科的知识解决药学科学问题，善于交流沟通，具有合作精神，通过科学实验、生物统计分析、社会调查等多种研究方法和途径，拓展药物相关研究与开发的技术方法，实现药学学科理论创新与技术发展。

药学学科博士生应具有较强的创新思维、学术悟性和语言表达能力，并具备较强的学习实践能力和学术洞察力，展示出良好的学术发展潜力。

2．学术道德

药学学科博士生应遵守共同的学术道德规范，遵守国家有关保密和保护知识产权的法律和规章，杜绝学术不端、不当行为和不良学风，严格恪守科学研究的伦理规范和要求。能规范、实事求是地记录研究数据和成果，科学合理地分析讨论研究结果，引用他人成果时能够正确辨识，并在自己的研究论文或报告中加以明确和规范的标示。

3．职业道德

药学研究与人类的健康和社会安定密切相关，药学学科博士生必须具备勇于探索创新、严谨治学、唯真求实、济世为怀、仁爱奉献、以社会公益为重、不以专业技能谋取不当私利的职业道德。关心药学相关科学和社会问题，具有强烈的社会责任感，以学科知识服务于社会发展和文明进步。

三、获本学科博士学位应具备的基本学术能力

药学学科博士生应具备的基本学术能力，包括：能综合应用药学学科及相关学科的知识和技术方法，独立、较系统和深入地开展具有创新性的科学与技术研究；能掌握药学学科主要研究领域的发展动态；善于利用本学科和相关学科的研究方法、新技术、新理论；能熟练掌握一门以上外国语，其中能熟练运用一门外语阅读专业文献、写作论文，进行国内外学术交流；能在科学或

专业技术上做出创造性的成果，并为发展新技术、新理论做出贡献。具体分述如下：

1．获取知识能力

科学文献是专业知识和科研成果的重要载体。药学学科博士生应掌握通过多种手段获取相关研究信息的规范途径和方法，应具有从各种文献获取药学相关研究前沿动态的能力，能够达到文献调研的全面性和系统性。要注意学术文献的研究理念和研究方法的针对性等因素，把握和判断其相互之间的联系以及它们对药学发展的价值。

2．学术鉴别能力

学术鉴别能力主要是指对已有研究成果真理性的评价和判断能力，此外还包括对药学已有问题的概括性、对表述与论证的简洁性等方面的把握能力。药学已有研究成果的真理性应从实验设计的严谨性、数据的有效性、研究结果对药学问题说明的针对性，以及研究逻辑的严密性来判定。研究逻辑的严密性反映论证的药学问题因果关系的可信度，是研究结果真理性赖以确立的重要因素。药学学科博士生必须具备识别和分析的基本能力，还应具备准确评价和判断药学研究成果的学术价值在解决人民健康、社会稳定、医药经济发展问题的作用以及重要性的能力。

3．科学研究能力

药学的科学研究能力包括提出问题和解决问题的能力。

提出问题的能力建立在三个基础上：一是对已有研究工作的分析和判断；二是对学科发展的内在要求和社会经济发展实际需要的认识；三是对解决问题可能性的把握。前两者需要长期的科学积累，后者需要研究者依据客观实际进行判断。

解决问题的能力包括：技术路线的设计、样品采集与制备、实验实施、数据获取、实验结果分析和综合，直至得出研究结论。药学学科的特点，要求药学学科博士生必须掌握宽泛的多学科理论知识，并能将多学科的知识交叉融合运用以解决药学科学问题。

此外，药学学科博士生还应具备一定的在本研究领域组织课题和开展团队合作研究的能力。

4．创新能力

药学研究的创新能力主要体现在以下几个方面：

（1）通过基础与应用研究以及多学科交叉和融合，发展和拓展药学领域的新理论、新概念、新领域、新的研究方向的能力；

（2）通过基础研究和吸收创新，发展和改进药物研究的新策略、新方法、新技术的能力；

（3）应用新策略、新技术和新方法，发现和获得新药研究创新成果（新靶点、新的药物先导结构、新剂型、新作用机制以及相关的新现象、新应用、新材料、新知识等）的能力；

（4）利用药学的理论和研究方法，解决与药学相关的社会与管理问题的能力。

药学学科博士生必须具备上述一个或几个方面的创新性研究能力，并在研究中注重提升多学科交叉融合运用的能力，提高研究内容原始创新、研究方法移植创新的意识和能力。

5．学术交流能力

学术交流是发现问题、拓展研究思路、掌握学术前沿动态、获取学术支持的重要途径之一。药学学科博士生应具备良好的学术交流能力，善于表达学术思想，阐述研究思路和技术手段，展示自己的学术成果。学术思想的表达主要体现在运用特定的语言进行准确、清晰而富有层次的口头陈述和文字表达。国际和国内学术会议、学术研讨是当今开展面对面学术交流的重要方式，药学学科博士生应具备在这些场合熟练地表达学术思想、展示学术成果、进行学术交流的专业能力。学术成果的表达主要包括：研究的起因和立题背景，研究的技术路线、方法和过程，研究结果、结论及进一步研究的方向等。

6．其他能力

药学学科博士生除应具有上述 5 个方面的能力外，还应当具有将理论与实践相结合的能力，能够运用所学的知识和技能解决药学相关的社会经济发展的实际问题和技术需求。

四、学位论文基本要求

博士学位论文总体要求是：具备科学性、创新性、系统性和逻辑性，基本论点和结果正确，方法可靠，数据真实，分析严谨，文字通顺，应能反映作者具备独立从事理论研究或应用研究的能力水平。论文成果应具备明显的科学意义或实用价值。

1．选题与综述的要求

药学学科博士生应根据研究方向，在导师的指导下，独立进行全面的文献调研，对调研结果进行科学分析，写出综述报告，为选题提供建设性意见，与导师共同确定研究课题。所选课题应具有创新性，并应是本学科前沿的基础研究或对国民经济发展和社会进步具有重要意义的应用基础或应用研究。学位论文的选题应符合科学发展的规律和技术发展需求，并需要进行充分的论证。论证的基本方式是对拟开展的研究进行充分和全面的研究综述和分析，为立题提供依据。在对文献和信息进行广泛深入调研和整理加工的基础上，综述选题领域的研究基础，特别是前人的研究进展，现有技术发展状态，论证技术发展趋势，所需求的新知识以及解决问题的瓶颈或制约因素。

根据研究需要，撰写综述需阅读大量相关的国内外文献，总结归纳学术研究问题，其中最近 3 ～ 5 年内的文献和权威文献应占较高比例；同时，总结归纳相关的技术和方法发展水平，必要时需进行文献查新，注重对国内外专利文献的分析。综述全文应有一定篇幅。

综述应至少包括如下几部分：(1) 所研究的问题在药学学科相关领域的地位与作用；(2) 所研究的问题在药学科学相关领域中的科学意义和对药学学科发展的意义；(3) 所研究问题的历史沿革或背景；(4) 所研究问题的现状和已有基础；(5) 尚未解决的问题及其原因或瓶颈；(6) 研究的思路、目标，关键科学或技术问题，以及拟采取的技术路线等。

2．规范性要求

博士学位论文须遵守国家和学位授予单位规定的学位论文基本格式。药学学科博士学位论文还必须符合如下要求：

(1) 名称、术语应符合药学学科有关规定，一般以中国药典为依据。

(2) 药材、植物名首次出现时应标明拉丁名；化合物采用化学命名，首次出现时列出分子式，特殊情况还需注明结构式。

(3) 所有研究和分析采用标准或规定的分析方法，并注明出处；新方法必须详细描述操作程序，所用化学药品必须标明试剂纯度级别，所用仪器必须标明仪器型号 / 规格和厂家和出厂年份等；环境样本分析必须配有标准样品内标和分析质量控制说明。

(4) 所用分析数据必须保留到分析方法或仪器检测限的最小有效位数，分析结果以平均值正负标准差表示。

(5) 须采用例行统计软件进行方差分析或显著性检验，所有结论必须有统计显著性结果支撑；文中的计算式必须用公式编辑器编排，并有顺序号。

(6) 除了药学学科惯用缩略语外（如 DNA），文中缩略语必须在第一次出现时注明全称，全文缩略语用单独列表形式排出，列在文前或参考文献后。

(7) 学位论文各章应有图表配合，并附有中英文图表标题。

(8) 博士学位论文应有专门一章进行所有各项研究结果的综合分析和讨论。其内容应避免对前述各种结果的简单罗列，而应对获得的各种结果进行交叉和互为印证的讨论，并进行适当的提炼，对研究结果或发现的科学意义加以说明，探讨进一步研究的问题导向或线索性信息，供后人参考。

3．成果创新性要求

药学学科博士学位论文必须在药学相关研究领域具有明显的创新性和先进性，在论文的主要研究领域有所发展，取得新见解、新知识、新发现、新发明、新理论，或对促进经济和社会发展具有较重要作用，可以是药学一级学科层面或其包含的学科方向层面理论和应用研究的创新，也可以是对医药领域可持续发展管理理念或发展战略的创新，或者是医药领域技术发展创新。具体可包括如下一个或几个方面：

（1）发展和建立新的药学理论，拓展新的药学研究领域；

（2）借鉴相关学科，特别是化学、生物学、医学、工学新的理论、研究思路和研究方法，通过移植性创新，建立适宜于药物研究开发的新方法体系；

（3）通过将多学科的理论与技术交叉融合，探索解决药学重要科学技术问题的新途径；

（4）通过化学、生物学等学科的合作，发现和验证新的药物作用靶点；

（5）发现新的药物先导物，或利用现代科学技术制备新的药物先导物；

（6）利用多种科学技术筛选与评价药物先导物成药的可能性，并为其成药提供依据；

（7）建立药物研究、评价、生产、使用、监管的新技术、新方法；

（8）发现药物的新作用特点、新作用机制，并为临床用药有效性提出建设性、指导性的新见解；

（9）发现或评价药物的安全性问题，运用科学研究方法阐述产生毒性的原因和机制，提出防范和解决用药安全隐患的新对策；

（10）利用药学的理论和研究方法解决与药学相关的社会与管理问题，提出具有社会价值的新研究观点和解决问题的新对策。

博士学位论文的创新性研究成果的体现方式，包括发表学术论文、发明专利以及国家接受或颁布的标准等著作权成果。

4．论文系统性要求

药学学科博士学位论文的研究工作，应具备较好的系统性，表现在研究工作应具备较好的深度和完整性，应包括所研究问题的各主要方面和主要层次，论据充分，结论可靠，体现基础与应用的紧密联系、理论与方法的相互支撑。

第三部分　硕士学位的基本要求

一、获本学科硕士学位应掌握的基本知识

药学学科硕士生应掌握所学学科方向的基本理论和专业知识，较为熟练地掌握一门外国语；熟悉相关学科的理论和研究方法，知晓所从事研究领域的现状，了解其发展趋势；得到独立进行科研及专门技术工作的训练，熟练使用相关仪器设备，能应用相关理论和实验技能从事药学科学研究及技术开发工作，能够基本独立完成一项比较完整的科学技术研究工作。为达到上述要求，药学学科硕士生应掌握的基本知识包括：

1．专业知识

药学学科硕士生应围绕药学的某一学科进行系统的课程学习并开展研究工作，较系统地掌握该学科方向的基础理论知识和实验技能，能够熟练运用该方向的基本研究方法。借助学位论文的科学选题，运用已有的知识积累、理论方法和研究技术开展研究工作，并进一步加深对该学科方向的理解。

2．工具性知识

文献调研、资料查询和学术交流是硕士生必备的基本能力，对于其较快获得本学科某领域的必要资料，了解前沿学术动态十分重要。外语知识可为硕士生开展国际学术交流、阅读外文资料提供必要的能力。药学学科硕士生应具备文献调研、资料查询、实验技能以及高性能数值计算、数据分析和学术交流能力等，并比较熟练地掌握至少一门外国语。

二、获本学科硕士学位应具备的基本素质

药学研究的目的和意义在于为保障药物安全、有效、可供、可控提供系统的理论知识和先进可靠的技术支撑。作为人类健康的保卫者，药学硕士生的总体要求是：

热爱祖国，遵纪守法，品行端正；遵守学术规范，恪守学术道德；崇尚科学精神，对药学研究有较浓厚的兴趣；掌握药学及相关学科的基本理论和较系统的专门知识，具有一定的学术研究潜力，能成为热爱祖国、献身科学、作风严谨、工作认真、身心健康的药学工作者。

药学学科硕士生应具备以下素质：

1．学术素养

药学学科硕士生应具有较好的才智和创新精神。具备一定的学习和实践能力、比较扎实的专业知识基础和实验技能，以及较为宽广的相关学科知识。具有较强的理论和应用研究兴趣、学术悟性和语言表达能力，并能够将药学相关理论方法、技术创新与生产实践结合起来思考问题，具备一定的学术分析能力和发展潜力。具备一定的科研合作、交流、协同的能力。

2．学术道德

药学学科硕士生应遵守共同的学术道德规范，遵守国家有关保密和保护知识产权的法律和规章，杜绝学术不端、不当行为和不良学风，严格恪守科学研究的伦理规范和要求。能规范、实事求是地记录研究数据和成果；科学合理地讨论研究结果。引用他人成果时能够正确辨识，并在自己的研究论文或报告中加以明确和规范的标示。

3．职业道德

药学研究与人类的健康和社会安定密切相关，药学学科硕士生应当具备勇于探索创新、严谨治学、唯真求实、济世为怀、仁爱奉献、以社会公益为重、不以专业技能谋取不当私利的职业道德。关心药学相关科学和社会问题，具有较强的社会责任感，以学科知识服务于社会发展和文明进步。

三、获本学科硕士学位应具备的基本学术能力

药学学科硕士生应较系统地掌握药学及相关学科的基本理论知识和技术方法，具有一定的学术交流能力和自主学习及拓展药学知识的能力。具备从事药学相关科学研究工作或担负专门技术工作的基本能力，能针对药学领域的问题进行具有一定开拓性内容的研究，并得出科学结论。

1．获取知识的能力

药学学科硕士生应当具备通过系统的课程学习，有效获取所需知识和方法的能力，以及通过本领域研究动态的分析、生产实践调查、科研活动和学术交流等各种方式和渠道，了解学科学术研究前沿问题的能力。科学文献是专业知识和科研成果的重要载体。药学学科硕士生应基本掌握通过多种手段获取相关研究信息的规范途径和方法。

2．科学研究能力

药学学科硕士生应具备从事药学相关科学研究工作的基本能力。能从前人研究成果或生产实践中发现有价值的科学问题，并具备一定的解决问题的能力，包括针对科学问题，提出研究思路、设计技术路线、完成研究过程，并在获取第一手数据资料的基础上，分析研究现象和实验数

据所对应的药学科学内涵，清晰表达和严谨推理论证科学问题，提出科学结论，独立撰写学位论文。

3．实践能力

药学学科硕士生应具有较强的实践能力，熟练掌握相关技能，在开展学术研究或应用性技术探索方面具有较强的本领。药学学科硕士生在药学研究相关仪器设备的使用、样品采集和进行实验的实际操作方面，应具有较强的动手能力。同时还应当具备良好的协作精神和一定的组织能力。

4．学术交流能力

学术交流是发现问题、学习研究思路、掌握学术前沿动态、获取学术支持的重要途径之一。药学学科硕士生应具备良好的学术交流能力，善于表达学术思想，阐述研究思路和技术手段，展示自己的学术成果。学术思想的表达主要体现在运用特定的语言进行准确、清晰而富有层次的口头表达和文字表达。学术成果的展示主要体现于适时在学术期刊、学术研讨会、科研创新活动等平台中发布自己的学术工作和研究成果。

5．其他能力

除上述四个方面的能力外，药学学科硕士生还应当具有一定的将理论与实践相结合的能力，能够运用所学的知识和技能解决药学相关的社会经济发展的实际问题和技术需求。为此，药学学科硕士生应当积极参与医药领域的科研活动或生产实践活动，并熟悉科研或生产工作的一般工作流程和执行规范。

四、学位论文基本要求

硕士学位论文应具备科学性、完整性和一定的创新性，基本论点和结果正确，方法可靠，数据真实，推理严谨，结论可信，文字通顺，应能反映作者具备一定的从事理论研究或应用研究的能力水平。论文成果应具备一定的科学意义或实用价值。

1．选题与综述的要求

（1）药学学科硕士生进入学习阶段即应该在导师指导下对国内外相关文献进行阅读和调研，并在此基础上进行综合分析，写出综述性报告，作为选题的依据。研究生在综述报告中要能对文献内容进行科学分析，提出自己的见解。

（2）在阅读和分析国内外文献资料的基础上，硕士生应根据导师的指导和选定的研究方向，确定研究课题及研究内容，制订实验方案，准备并进行预试验。在一定范围内作开题报告，听取意见并对实验方案进行修改。研究课题应对药学学科发展或经济建设和社会发展具有一定的价值。

2．规范性要求

硕士学位论文需要遵守国家和学位授予单位规定的学位论文基本格式。药学硕士学位论文还须符合如下要求：

（1）名称、术语应符合药学学科有关规定，一般以中国药典为依据。

（2）药材、植物名首次出现时标明拉丁名，化合物采用化学命名，首次出现时列出分子式，特殊情况还需注明结构式。

（3）所有研究和分析采用标准或规定的分析方法，并注明出处；新方法必须详细描述操作程序，所用化学药品必须标明试剂纯度级别，所用仪器必须标明仪器型号 / 规格和厂家等；环境样本分析必须配有标准样品内标和分析质量控制说明。

（4）所用分析数据必须保留到分析方法或仪器检测限的最小有效位数，分析结果以平均值正负标准差方式表示。

（5）需要采用例行统计软件进行方差分析或显著性检验，所有结论必须有统计显著性结果支撑；文中的计算式必须用公式编辑器编排，并有顺序号。

（6）除了药学一级学科惯用缩略语外，文中缩略语必须在第一次出现时注明全称；全文缩略语用单独列表形式排出，列在正文前或参考文献后。

（7）学位论文各章应有图表配合，并附有中英文图表题。

3．成果创新性要求

硕士学位论文除了应具备科学性、完整性外，还应具备一定的创新性。论文成果应具备一定的科学意义或实用价值。具体可包括如下一个或几个方面：

（1）在论文涉及的基础研究领域（药物的发现、研究开发、作用机制、质量控制、安全评价等）的研究上有所发展，取得某些新知识或新结果，或在技术方法上有所发展和改进。

（2）在论文涉及的应用研究领域（药物领域的新产品或产业技术方法）的研发上，取得一定进展。

（3）利用药学的理论和研究方法，在与药学相关的社会与管理问题上提出具有一定价值的观点和对策。

硕士学位论文的创新性研究成果的体现方式，包括发表学术论文、登记授权的发明专利以及国家接受或颁布的标准等著作权成果。

第四部分　编写成员

陈凯先、王晓良、毕开顺、关永源、朱宝全、刘俊义、张永泽、张永祥、张志荣、邹全明、余伯阳、高向东、柴逸峰、蒋建东、李医明。

1008 中药学一级学科
博士硕士学位基本要求

第一部分 学科概况和发展趋势

中药学是以中医药理论为指导，研究中药相关理论、技术与方法及应用的一门学科。其研究领域涵盖中药资源、鉴定、炮制、制剂、应用与流通全过程，包括中药基本理论、资源利用、物质基础、作用机理、应用方式、质量控制、新药研发与生产、安全性与有效性评价、营销与管理等方面。它是中华民族在长期生产生活实践过程中，总结临床防治疾病经验所形成的药学学科，是中医学的重要组成部分，为中华民族的繁衍生息和健康做出了不可磨灭的贡献，至今仍为大众健康发挥着极其重要的作用。

在中药学科的发展过程中，已形成完整的理论体系，包括中药药性、药材道地性、中药炮制、中药鉴定、中药制剂与给药系统、中药配伍等理论；中医学、药学、化学、物理学、生物学等多个一级学科的相关基础理论、方法与技术，为中药学学科的发展奠定了基础。随着化学、生物学、物理学、信息学等近代科学技术的迅速发展与应用，中药学的理论与研究方法不断创新，已形成如下研究方向：(1) 中药资源可持续利用；(2) 中药品质评价；(3) 中药炮制机理及工艺规范化；(4) 中药药效物质基础；(5) 中药安全性有效性及作用机理；(6) 中药给药系统及制剂工艺；(7) 中药商品营销与管理；(8) 中药药性理论与临床合理应用规律；(9) 民族药学。

随着系统科学时代的到来，人们对弘扬中药学宏观优势的科学性有了新的认识。中药学也将进一步借助现代科学技术的研究成果，开展四气五味、升降浮沉、归经、配伍等中药理论的系统化研究；采用科学客观的评价方法总结中药疗效；实现中药饮片和成药生产的自动化以及药材质量的标准化，从而使中药学科的整体水平提升到一个新的高度。在此基础上，中药学将进一步完善学科体系，发展研究方向，形成可满足人才强国和行业可持续发展需求的高水平教学科研人才队伍，推动医药健康产业发展，提升我国医疗保健水平，为弘扬中华民族传统文化，促进国民经济建设和人类健康事业发展做出应有贡献。

第二部分 中药学博士学位的基本要求

一、获本学科博士学位应掌握的基本知识及结构

中药学博士生是具有独立工作能力、强烈科学责任感和创新能力的药学科学工作者，可在高等院校、科研院所、各级政府管理部门及各类相关产业中开展工作。要求中药学博士生了解中医学科的辩证思维、理法方药和临床应用等相关知识，掌握中药学学科的基础理论、各学科方向系统深入的专业知识和相关研究方向的现代实验技术，具备应用综合知识与技能解决本专业科学技术问题的能力。

要求能够较为准确地把握本学科的国内、外研究发展动态，掌握与中药学学科发展密切相关的专业基础知识。具有独立从事教学科研工作或担负专业技术工作的能力。富有科学、求实、创新精神，具有能在本学科的科学研究中取得具有一定创新性的科研成果的潜质。

具有较强的写作能力，掌握与研究方向相关的科研论文论著的撰写规范。熟练掌握至少一门外国语，能够运用外国语熟练阅读本专业的外文资料，具有一定的外语写作能力和国际学术交流能力；应熟练掌握计算机应用技术，具备数据处理的能力。

二、获本学科博士学位应具备的基本素质

1．学术素养

热爱中医药事业，对中药学术研究具有浓厚的兴趣，崇尚科学精神。能正确对待科学研究的成功与失败，具备不懈的科学探索与追求精神。

中药学科具有对理论知识要求高、对实践能力要求强等专业特点，博士生要想在该领域有所建树，就必须熟悉本学科的学术源流和研究现状，能够把握学科知识体系综合性发展趋势，对国内、外药学相关学术研究有深入的了解，具备多角度、多学科地分析问题和解决问题的能力，具备一定的学术潜力。包括以下三个方面：

（1）学术因素评价。博士生应在以往的本科和硕士生学习阶段取得良好的课程成绩并体现出较强的自我学习能力；同时应重点考查博士生在硕士生阶段的研究工作中是否体现出良好的学术研究态度、研究能力，并取得相关研究成果。

（2）非学术因素评价。考查博士生参与社会服务工作和学校社团活动的情况，以及在艺术、技能及发明活动中的表现，以反映博士生的协作精神、创新能力及人文素养。

（3）社会评价。通过任课教师、硕士生导师、同学或同事的推荐或评价对博士生进行社会评价。

应具备本学科科学研究的基本素质，具备开放和兼容的学术品质，既能立足于本民族的优秀文化传统，同时也能学习和借鉴国内、外先进的经验，积极参与交流与合作。掌握相关的知识产权方面的知识，并应做到以下几点：

（1）掌握动物实验和人体试验的伦理道德知识，遵循科研伦理基本原则。

（2）掌握中药知识产权保护相关知识和策略，严格遵守国家相关的保密法规和政策。

（3）在将成果作为学术论文发表之前，注意数据、成果的保密工作，并应首先考虑是否可以进行专利申请。

（4）在撰写论文过程中，重视论文的署名权，即严格控制论文作者及署名先后顺序。除此以外，博士生还应注意维护他人知识产权，不使用、不复制盗版出版物、影像制品和软件等产品；尊重他人尚未获得知识产权的成果，保护本人尚未获得知识产权的成果；在保密和知识产权保护的前提下，遵照数据共享、思想共享、理论共享和成果共享的科学公开原则，加强交流与讨论，接受学术界检验。

2．学术道德

（1）应严格遵守中华人民共和国《著作权法》《专利法》，中国科协颁布的《科技工作者科学道德规范（试行）》等国家有关法律、法规、社会公德及学术道德规范。

（2）应考虑中药学科和行业的特殊性，特别注意与中药企业、研究院所合作项目过程中的知识产权问题。

（3）在研究报告或学术论文中所应用的药用动植物、中药材数据应注明采集人、采集地点、采集时间。应注意项目研究报告的成果保密工作。

（4）能客观辩证看待他人的研究方法、数据、结果和结论，在自己的研究论文或报告中引用时，能加以明确和规范地标示，并按照有关规定引用和应用。严禁剽窃、抄袭他人成果，不得在未参与工作的研究成果中署名，反对以任何不正当手段谋取利益的行为。

（5）在科学研究中，应坚持严肃认真、严谨细致、一丝不苟的科学态度，不得虚报科研成

果，反对投机取巧、粗制滥造、盲目追求论文数量不顾论文质量的浮躁作风和行为。

三、获本学科博士学位应具备的基本学术能力

1．获取知识能力

应具有熟练使用传统和现代的检索手段获取、利用各种文献的能力，以了解整个中药学科及相关专业研究动向。具有较强的自主学习能力，能够利用专业书籍、文献、网络等途径有效获取实际工作中所需知识。

具备从自身或他人实践经验中总结归纳知识，并用于指导实践工作的能力。对已有研究工作进行消化分离，取其精华，去其糟粕，以指导自身的研究。同时，还要不断地总结自身研究结果，科学地调整研究方案，保障研究工作顺利完成。

具备可持续发展素质，能够根据实际工作需要，接受有关知识和实验技能培训，如操作安全培训、岗位操作规程培训、规章制度培训、中药知识产权与保护、新药注册法规培训等。

2．学术鉴别能力

在掌握中药学科领域知识和技术基础上，应该对本学科科学问题的研究意义、研究方法的水平和可行性，以及研究趋势及发展方向、研究价值及应用前景等具有较强的鉴别、判断、评价和质疑能力。

中药学科中的研究问题一般是基于实际情况提出的，具有较强的应用导向。对于研究问题意义的鉴别和判断要求博士生不仅要透彻地理解分析实际问题的产生原因、研究价值，还要对所涉及的研究领域前沿技术发展状况有全面深入的了解。

中药学科常用的研究方法主要包括野外现场采样分析、室内实验、理论分析和数值模拟、中试生产等。要求博士生在该研究领域具有较为丰富的研究经验，深刻理解各种可能采用的研究方法的作用、优缺点和可行性，并且能够自如地恰当选择和综合应用以上各种方法，并针对所研究课题对应用的方法进行一定程度的改进和创新。

对本学科已有研究成果的先进性、创新性和应用前景等具有清楚的认识和判断，鉴别这些成果的参考价值和意义。能够鉴别学术论文价值，对论文的质量、学术水平、实际应用和成熟程度等能够客观、公正、科学地评价。

对本人开展的学术研究具有判断能力，能够判断其进一步发展方向和获得成果的可能性，并根据发现的问题及时调整研究方案。

3．科学研究能力

具有学术敏锐性，能够把握本学科学术前沿信息、动态与趋势，对本领域的实际问题有深入细致的了解，并能够将其上升到理论高度，凝练出具有学术价值和实际应用价值的科学问题。

具有合理的知识结构、进行本学科科学研究的清晰思维和开展研究工作的实际操作能力。能遵循客观规律，熟练地综合地运用基础科学的理论和分析方法、计算机、先进的实验设备和实验材料，归纳出研究的科学问题、确定正确的研究技术路线，并提出解决科学问题的方法，逐步形成独立开展高水平研究的能力。

与此同时，中药学科的特殊性还对博士生的实践能力提出了更高的要求。应鼓励博士生尽可能多的到野外、生产企业及中药市场等一线单位调研、学习，对中药的生产开发及应用等全过程有系统的了解。并深刻认识到除理论、方法、思路的创新性外，应用价值也是该领域科研成果的重要手段。

4．科技创新能力

创新是本学科博士生的基本素质，也是学术追求的最终目标。本学科博士生应具备在自己所从事的研究领域内开展创新性思考、创新性研究和取得创新性学术成果的能力。

中药学科的学术创新包括新的理论、新的资源、新的品质评价方法与标准、新的炮制工艺、新的药物与辅料、新的药效成分与提取分离工艺、新的药理模型、新剂型与生产工艺；新的实验条件、实验路线、实验方案的验证与探索；新的实验设备或技术的实施等。学术创新可以出现在问题设计、研究过程和最终研究成果的任何一环。学术创新能力是博士生获取知识、学术鉴别、学术交流以及科学研究等众.多能力的综合体现，其能力的培养需要博士生、导师、培养单位、学校等众多内在、外在机制的联合作用。

5．学术交流能力

能够独立完成学术会议演讲稿的准备，在国内、外学术会议上能够用中文、外文准确、清晰地表达学术思想，展示学术成果。能够在实验室组会或进行研究进展汇报时，进行口头发言；能够申请基金资助，撰写课题申请报告；能够在论文开题报告、论文答辩过程中合理、准确地回答专家的提问。具有较强的成果总结发表能力，如专业论文及科研学术论文的撰写。

除此之外，中药学科的博士生还应该具有与企业、市场等一线工作人员针对学术问题进行有效沟通的能力。

6．其他能力

作为中药学研究者，实验研究、野外考察、市场和企业调研是不可缺少的工作，应具有一定的组织、联络和沟通等社交能力，在社会实践中能保护自己和同行，圆满完成各项任务。应具有团队合作精神，具有较强的科研组织协调能力，包括科研项目的承接、科研队伍的组建、合作与协调、科研产品的推广以及科研成果的总结等能力。

四、学位论文基本要求

申请中药学博士学位需提交一篇学位论文。中药学博士学位论文应是系统、完整的学术研究工作总结，具有一定的创新性，达到在国内、国际重要学术刊物发表的水平，或被中药企业或相关部门采用，有较好的经济或社会效益。博士学位论文必须由博士生本人在导师指导下独立完成，能体现出博士生掌握了本学科坚实宽广的基础理论和系统深入的专门知识，具备了独立从事本学科领域科学研究工作的能力。

1．选题与综述的要求

论文选题应体现原创性，对本学科的学术发展和实践工作具有较大的理论意义或实用价值。论文综述能反映本领域的国内、外研究现状、前沿、发展趋势以及面临的问题，全面反映本学科及相关领域的发展和最新成果。行文言简意赅，逻辑性强。具备一定的专业文献阅读量，应针对自身研究方向的特点和实际阅读适量的（原则上不少于三分之一）外文文献。

2．规范性要求

博士生学位论文应符合《学位论文编写规则》（GB/T7713.1—2006）的规定，以及所在培养单位的相关规定。

学位论文应为基础研究、应用基础研究或应用研究，一般不允许采用调查研究、文献研究等形式作为学位论文。应提出创新性见解，并取得显著的科研成果。

学位论文应立论正确、逻辑严密、论证充分、材料翔实、文字通畅、格式规范、图表精确、数据和计量单位正确。

学位论文中经研究所得的数据、原理、结论等一切内容均真实，且经作者本人认真核对无误；所呈交的与学位论文相关的资料（原始记录、照片、录像片、检查化验报告单等）应为学位论文实际研究中的原始资料。学位论文必须是作者本人独立完成，与他人合作的内容只能应用本人完成的部分。

攻读学位期间，发表学术论文、参与科研课题、参加学术交流等要求，由各学校自行制定。

3．成果创新性要求

创新性成果是衡量博士学位论文水平的主要指标之一，应从研究对象、研究方法、研究结果等三个方面体现学位论文的创新性。具体可体现在：

（1）发现有价值的新问题、新规律、新物质或提出新的假说、观点，对传统理论提出新的科学阐释，并加以研究验证。

（2）实验设计、实验技术或方法上有较大的创新或革新。

（3）解决前人未解决的科学技术、产业化生产、工程技术中的关键问题，具有较高应用价值。

第三部分　中药学硕士学位的基本要求

一、获本学科硕士学位应掌握的基本知识

掌握中药学学科的基础理论、专业知识及相关技术，具有一定的解决本专业科学技术问题的能力。

了解中医学科的辩证思维、理法方药等相关知识；了解中药学学科的前沿动态。掌握本专业国内、外发展状况，具有从事科学研究、教学工作或担负专业技术工作的能力。

熟练掌握一门外国语，并能查阅本专业外文文献资料，具有一定的外文写作能力。具备较好的计算机技能，具备文献检索及数据处理能力。

二、获本学科硕士学位应具备的基本素质

1．学术素养

具有运用所掌握的中药学及相关学科理论、知识和方法进行调查研究、分析和解决中药产业领域中实际问题的能力。

具备科学研究的基本素质，掌握本学科基本实验技能，能够独立或合作开展中药生产、质量控制与评价、药效评价等领域科研工作。

掌握中药知识产权保护相关知识和策略，掌握动物实验和人体试验的伦理道德知识，遵循科研伦理基本原则。

2．学术道德

（1）应严格遵守中华人民共和国《著作权法》《专利法》，中国科协颁布的《科技工作者科学道德规范（试行）》等国家有关法律、法规、社会公德及学术道德规范。

（2）应考虑中药学科和行业的特殊性，特别注意与中药企业、研究院所合作项目过程中的知识产权问题。

（3）在研究报告或学术论文中所应用的药用动植物、中药材数据应注明采集人、采集地点、采集时间。应注意项目研究报告的成果保密工作。

（4）能客观辩证看待他人的研究方法、数据、结果和结论，在自己的研究论文或报告中引用时，能加以明确和规范的标示，并按照有关规定引用和应用。严禁剽窃、抄袭他人成果，不得在未参与工作的研究成果中署名，反对以任何不正当手段谋取利益的行为。

（5）在科学研究中，应坚持严肃认真、严谨细致、一丝不苟的科学态度，不得虚报科研成果，反对投机取巧、粗制滥造、盲目追求论文数量不顾论文质量的浮躁作风和行为。

三、获本学科硕士学位应具备的基本学术能力

1．获取知识的能力

应具有熟练使用传统和现代的检索手段获取、利用各种文献的能力。具有较强的自主学习能力，能够利用专业书籍、文献、网络等途径有效获取实际工作中所需知识。具有较强的知识分辨能力，对文献资料能够加以正确甄别选择和合理有效利用。

具备从自身或他人实践经验中总结归纳知识，并用于指导实践工作的能力。

具备可持续发展素质，能够根据实际工作需要，接受有关知识和实验技能培训，如操作安全培训、岗位操作规程培训、规章制度培训、中药知识产权与保护、新药注册法规培训等。

2．科学研究能力

掌握本学科的基础理论和专业知识，具备本专业及相关专业基本实验技能，并能灵活运用于科学研究的实践之中，具备独立开展科研工作的能力，具有可持续发展的素质和潜能。

具有较强的写作能力，包括专业论文的撰写、研究成果发表等。

具有全局意识和奉献精神，能发扬协作精神和团队精神；具有一定的组织能力和对外沟通能力，能够推动团队科研工作进展。

3．实践能力

掌握本专业基础理论知识和基本实验技能，具有运用专业知识分析与解决实际问题的能力，能胜任中药生产、质量评价与控制、新药研发、药品注册、中药资源、药品流通经营等领域实践工作。

4．学术交流能力

具有较强的语言表达能力，在国内学术会议、成果介绍与推广活动、项目课题答辩中，具备现场报告和回答问题的能力。

具有较强的成果表达能力，如论文、专利申报材料的撰写等。

5．其他能力

作为中药学研究者，实验研究、野外考察、市场和企业调研是不可缺少的工作，硕士生应在实践中能够保护自己和同行，具有一定的组织、联络和沟通等社交能力。

四、学位论文基本要求

1．规范性要求

硕士学位论文应参照《学位论文编写规则》（GB/T7713.1—2006）的规定，以及所在培养单位的相关规定。

硕士学位论文是硕士生培养质量和学术水平的集中反映，应在导师指导下由硕士生独立完成的研究性论文。

学位论文必须是一篇系统、完整的学术论文，学术观点必须明确，且逻辑严谨，文字通畅。

学位论文工作时间按有关规定执行。从事论文工作的时间一般不少于一年半。

2．质量要求

学位论文是研究生培养质量的重要标志。对于本学科硕士学位论文，不强制要求硕士生在学期间取得量化的创新成果，但要求通过考察学位论文是否让研究生受到全面系统的研究训练，是否具备研究能力和实践能力来考察论文质量。可从以下几方面要求：

（1）学习与研究计划。重点考查硕士生是否尽早确定研究领域、进入研究状态。

（2）开题报告。重点考查硕士生的文献收集、整理、综述能力和研究设计能力。

（3）论文答辩。从论文选题与综述、研究设计、论文的逻辑性和规范性、工作量等方面考

查。鼓励本学科硕士生在取得硕士学位之前，将论文工作中取得的研究发现以学术论文的形式发表。

同时，学位论文应表明作者确已系统掌握本门学科的基础理论和专业知识，基本具有从事科学研究工作或独立担负专门技术工作的能力。论文的研究结果应具有一定的创新性和实用性。论文的格式规范、条理清楚、表达准确、数据真实、图表清晰、分析科学、结论合理。

攻读学位期间，发表学术论文、参与科研课题、参加学术交流等情况，根据各学校的具体情况进行要求。

第四部分　编写成员

曹洪欣、乔延江、李祖伦、黄璐琦、王峥涛、段金廒、赖小平、罗颂平、汪受传、段俊国、李冀、莫新民、田金洲、马融、周安方、宋春生、闫永红、张艳玲、史新元、马晓北、罗卫芳、杨为彬、王乐。

1009 特种医学一级学科
博士硕士学位基本要求

第一部分 学科概况和发展趋势

特种医学是隶属于医学门类的一门新的一级学科，是伴随着整个医学及其相关学科之间在分立与交叉融合并进、微观与宏观有机结合的趋势下快速发展起来的，是一门为满足在特种环境条件下从业或从事其他活动的所有人群的健康与防护及其临床转化应用需要所建立的特色学科。

特种医学是运用医学科学的基本原理和技术方法以及自然科学相关理论与实践知识，研究特殊环境条件下所有人群特有的卫生保健及解决其实践中涉及的各种医学问题。其最终目的是从分子、细胞与整体水平解释特殊环境条件对机体的生理及病理作用所涉及的各种医学现象及规律，并进行现场和临床干预。

特种医学一级学科主要包括航空与航天医学、航海与潜水医学、高原医学、应激医学、放射医学、运动医学、职业病学和法医学等研究方向。随着科学技术的不断进步，人类发展的客观需求逐步增强，人类活动范围也不断扩大，在特殊环境条件下机体的生理学以及病理学变化愈加复杂，并形成了比较显著的特色。因此，特种医学不仅学科自身的发展将受到前所未有的重视，而且对研究特殊环境条件对机体影响的重大科学问题，进而提出认识疾病、控制疾病和临床治疗的新措施具有重要意义。

第二部分 博士学位的基本要求

一、获本学科博士学位应掌握的基本知识

特种医学是针对在特殊环境条件下所有人群中机体正常或异常的生命活动现象，所开展的从整体到分子水平的基础研究与医疗实践。特种医学是在目前基础医学、临床医学、预防医学以及药学的基础上，进一步丰富、深化与发展而成的新兴学科，对于医学的发展有重要的作用。特种医学学科博士生必须掌握所在学科方向坚实的基本理论、系统的专门知识、相应的研究技能和方法，如航空与航天医学、航海与潜水医学、高原医学、应激医学、放射医学、运动医学、职业病学和法医学等的理论、知识、技术和技能。

除掌握特种医学专业所必需的基本理论、知识和研究技能外，特种医学学科博士生还必须掌握有关的基础医学、临床医学、预防医学以及药学方面的基础知识与技术，掌握特种医学某些研究领域的发展趋势，跟踪相应的究进展，对所作研究课题有深刻的理解并掌握发展前沿与动向，具有在科研机构独立从事特种医学专业科学研究、在高等学校进行专业教学、在医疗机构及司法医学鉴定部门等开展医学实践与社会服务的能力，有在现场工作与自我保护以及处理应急事件的能力。

至少掌握一门外国语（最好是英语），能够熟练地查找、阅读本专业的外文资料，具有一定的写作能力和国内、外学术交流能力。

此外，还需要具有比较广博的自然科学和人文社会科学知识、较强的调查研究能力、人际沟

通能力、卫生管理能力等，对于与特种医学相关的基础医学、临床医学、预防医学以及药学等学科的发展动态和技术进展有一定的了解。

二、获本学科博士学位应具备的基本素质

1. 学术素养

作为特种医学博士生，需要面对特殊环境条件下所有人群中出现的复杂的医学问题，必须树立和发扬科学精神以及求真务实的精神，需要具备较强的医学理论水平和扎实的特种医学理论基础，基本掌握生物学、基础医学、临床医学、预防医学以及药学等相关知识，并能够熟练运用到有关特种医学的研究、教学、临床治疗以及现场实践之中。特别是能在特种医学工作中不断提高自己的理论水平与实践能力，提高创新能力与综合素养。在博士生阶段的培养过程中，不断加深对特种医学学科的理解与认识，形成热爱特种医学事业、献身特种医学发展的进取精神。

2. 学术道德

特种医学博士生必须遵循基本的科学伦理，恪守学术道德规范，遵纪守法，养成求真务实和严谨自律的治学态度，认真学习，扎实工作，避免功利思想和浮躁心理，杜绝学术腐败与学术不端行为，自觉做到自尊、自爱、自律，严谨治学，保证学术研究与交流，提高学术水平，实现学术积累和创新性的发展。

三、获本学科博士学位应具备的基本学术能力

1. 获取知识能力

特种医学博士生必须具备通过各种学习方式获取知识的能力，学会利用一切可获得的信息资源不断提高自己的知识水平和工作能力，必须熟悉特种医学领域中相关的文献资料，能熟练检索、阅读、分析、理解各种专著、论文、资料、专利及网络资源等提供的专业知识与信息，获得在所从事领域开展科学研究、教学、现场工作、医疗服务以及司法医学鉴定等所需的背景知识，综合分析并掌握特种医学领域主要进展，明确所存在的问题与未来的发展方向，进而促进自身的学习、研究与实践。特种医学博士生还需具有较强的学术交流能力，能主动积极参与国内、外学术交流，通过学术交流不断提高自身的学术水平。

2. 学术鉴别能力

特种医学博士生应具备基本的学术判断能力。主要包括：

（1）对所承担的研究课题的创新性、研究价值等具有鉴别能力。

（2）对研究课题所采取的研究方法、策略和技术路线的先进性与可行性等具有鉴别能力。

（3）对于所取得研究成果的价值，能进行恰如其分的评价和判断。

（4）具有怀疑精神以及抵御学术腐败和学术不端行为的能力。

3. 科学研究能力

特种医学博士生应对所存在的特种医学学科方向的前沿与进展有比较全面的了解，清楚尚未解决的重大科学问题，并在检索和阅读大量文献的基础上，提出有价值的研究方向与课题。

特种医学博士生应善于发现和学习、掌握新的理论、方法，辨别、学习和应用他人的先进思想和经验，能够在医学实践中灵活地运用所学到的新知识解决实际问题，培养开拓、创新的思维与能力。

特种医学博士生不仅应具备独立和协作开展高水平科学研究的能力，还应具备开展针对特种医学的临床医疗服务、司法医学鉴定的现场工作和解决实际问题或应急事件的能力。

特种医学博士生应具有进行口头、书面或演示性学术交流的能力。在项目可行性报告、科技论文撰写以及学术交流中，能完成条理清楚、内容规范的报告和写作，对本人的研究计划、方

法、结果及其结论进行准确的介绍、解释和答辩，对他人的工作进行客观的评价与合理借鉴。

此外，特种医学博士生还应具备提出专利申请、撰写课题申请书和研究计划书以及现场调查报告的能力。

4．学术创新能力

特种医学博士生必须对本专业具有浓厚的兴趣，对于所从事学科方向的科学问题，具备运用已有的理论和方法，开展前瞻性思考、探索性研究以及技术发明或改造的创新能力。

5．现场工作与临床医疗服务的能力

特种医学博士生需要面对特殊环境条件下所有人群和特殊职业人群中复杂的医学问题，必须具备在现场开展工作、处理应急事件、提供医疗服务、进行司法医学鉴定以及自我保护的能力，也要具备针对特殊损伤患者进行临床救治的能力。

6．学术交流能力

特种医学博士生必须熟练掌握一门外国语（最好是英语），能熟练地参与国内和国际学术交流，具备表达学术思想、展示学术成果和开展合作的学术交流能力。

7．其他能力

特种医学博士生在学期间需要接受基本的本科教学训练，具备在相应的研究方向中指导实践教学和讲授部分理论内容的教学能力。

四、学位论文基本要求

特种医学博士生的学位论文类型包括科研论文、现场调查报告以及政府咨询报告等形式。特种医学学科内各研究方向可以结合学科特点，根据不同类型人才的培养要求，制定本专业博士学位论文的具体标准及要求。

1．选题与综述的要求

特种医学博士生应在导师指导下，充分运用所学知识、文献资料和已有的研究基础，综合分析特种医学领域的研究现状与存在问题，在完成文献综述任务的基础上，并结合自己的学术背景、见解与实际能力，选择特种医学学科前沿领域的科学问题或对我国经济和社会发展有重要意义的应用性课题，可以是基础研究、应用基础研究、应用开发研究以及现场调查报告等。

2．规范性要求

特种医学博士生应在导师指导下独立完成学位论文。博士学位论文必须规范、完整和准确，应包括文献检索与专题综述、科研选题、实验设计与具体实施、实验数据分析与论证、论文写作等环节。要求论文中的科学论题明确、论点概念清楚，选题准确，设计合理，对所选用的研究方法要有科学依据，技术可行，实验数据真实可靠，数据分析严谨，实验结论正确，理论阐述和讨论充分。引用他人的思想、研究成果或材料时需引证原著。论文要求词句精炼通顺，条理分明，逻辑性强，文字图表清晰整齐，标点符号正确。

博士生在学期间一般要用至少三年的时间完成学位论文。要求学位授予单位和导师抓好特种医学博士生的学位论文选题、中期考核、开题报告、论文阶段检查、组织预答辩、答辩等关键环节，保证博士学位论文质量与规范。

3．成果创新性要求

特种医学博士学位论文应在本学科领域的某些方面具有独创性成果，应能体现特种医学博士生具有本学科坚实宽广的理论基础和系统深入的专业知识，具有独立研究解决本学科中的基础理论课题及前沿发展应用性课题的能力。博士学位论文的创新性主要表现在以下几方面：

（1）首次用书面文字的形式把新信息的主要部分记录下来，或对某一问题进行综合性表述，或用自己的证据做出新的解释。

(2) 完成导师设计的独创性的研究、总结和分析工作，或在非独创性的工作中，提出独创性的方法、视角或结果。

(3) 在前人工作基础上，继续开展独创性的研究、总结和分析工作，或在证明他人的观点中提出独创性的证据。

(4) 将某一方法应用于新的研究领域，对老问题提供新证据，或应用不同的方法进行交叉学科的研究。

(5) 进行前人尚未做过的实证性研究工作，探索本学科中无人涉及的新领域，或以一种前人未用过的方式提供知识。

第三部分 硕士学位的基本要求

一、获本学科硕士学位应掌握的基本知识

特种医学硕士生必须把握所在学科方向相应研究领域的前沿，系统掌握该领域的专业理论和基本技能，基本掌握本学科领域的新技术和新方法，熟悉基础医学、临床医学、预防医学及药学等医学相关学科的基础理论和基本技能。

具有较强的发现问题、分析问题、解决问题能力，具有从事科学研究工作或独立担负专门技术工作的能力，具有较好的管理能力与团队精神。掌握一门外国语（最好是英语），能熟练地阅读本专业外文资料。

二、获本学科硕士学位应具备的基本素质

1．学术素养

特种医学硕士生必须熟悉相关的医学理论，掌握所从事的特种医学专业的基础理论与基本技能，对于其他学科包括生物学、基础医学、临床医学、药学，以及预防医学等学科的知识有一定的了解。

特种医学硕士生还需要具备从事特种医学科研、教学、现场调查、医疗服务，以及司法医学鉴定工作的能力，需要增强团队协作意识和创新精神，培养对特种医学学科的专业兴趣。同时，需要了解特种医学相关的知识产权、研究伦理等方面的知识和方法。

2．学术道德

特种医学硕士生应遵循基本的科学伦理，恪守学术道德规范、遵纪守法，养成求真务实和严谨自律的治学态度，形成明辨是非的能力，减少功利思想和浮躁心理，杜绝学术不端行为，做到自尊、自爱、自律，严谨治学，以保证正常的学术研究与交流，提高学术水平，实现学术积累和创新性的发展。

三、获本学科硕士学位应具备的基本学术能力

1．获取知识的能力

特种医学硕士生需要具备从文献、同行、同事等学习和获得所需知识和研究方法的能力，必须能够熟练检索、阅读、分析、理解本学科领域的专著、论文、资料、专利及网络资源等提供的知识与信息，了解和综合分析特种医学领域的主要前沿进展。在导师的指导下，能够初步判断哪些问题已有研究、采用了什么方法、哪些问题还没有解决、有什么争论等，以获得开展研究工作所需的背景知识，指导自身的学习和论文工作。

2．科学研究能力

特种医学硕士生应对所在学科方向的前沿有一定了解，应系统掌握所从事专业的基础理论与研究方法，具备在导师指导下进行文献检索与综述、选题、设计、实验与分析的能力，能开展较高水平的特种医学领域的科学研究。同时，具有进行口头、书面和演示性交流的技能，能够对自己的研究计划、方法、结果以及结论进行介绍、解释和答辩，对他人的工作进行评价和借鉴。

3．实践能力

特种医学硕士生应能将掌握的基础知识与技术应用于特种医学有关的学术研究、教学、现场工作、临床医疗服务以及司法医学鉴定等实践活动中，具备相应的工作技能，具备针对特殊损伤患者进行临床救治的能力。

特种医学硕士生应具备开展特种医学领域相关专业研究的实验技能，具备学习、吸收新技术的能力，具备团队精神与协作能力，具备良好的沟通与联合攻关的能力。

4．学术交流能力

特种医学硕士生必须能熟练掌握一门外国语（最好是英语），能熟练地参与国内和国际学术交流，具备表达学术思想、展示学术成果的专业能力。

5．其他能力

特种医学硕士生还需要具备一定的从事特种医学有关领域的理论教学和实践指导的能力。

四、学位论文基本要求

特种医学硕士学位论文类型包括科研论文、现场调查报告以及政府咨询报告等形式。特种医学学科内各研究方向可以结合学科特点，根据不同类型人才的培养要求，制定本专业硕士学位论文的具体标准及要求。

1．规范性要求

特种医学硕士生必须在导师指导下独立完成学位论文。硕士学位论文对所研究的课题应当有新见解，表明作者具有从事科学研究工作或独立承担专门技术工作的能力，包括文献检索、实验设计与实施、数据分析、论文写作等各环节。论文中的科学论点必须概念清楚，分析严谨。要求有理论上的论证，对所选用的研究方法要有科学根据。理论推导正确，实验数据真实可靠，计算结果无误。对结论应做理论上的阐述和讨论。引用他人的思想、研究成果或材料时要引证原著。论文要求词句精练通顺，条理分明，逻辑性强，文字图表清晰整齐，标点符号正确。

2．质量要求

特种医学硕士学位论文应对本学科发展有一定的理论意义或应用价值；能够对本专业的科研、教学、临床医疗工作与社会服务等提供一定的实际支持。硕士学位论文的创新性主要包括：

（1）利用前人或本人的理论和方法，解决别人未解决的问题，可以是有关领域中的某一有意义的问题，或是某一个重要问题的一个环节。

（2）在测试技术、数据处理、工艺方法等任何一方面有一定的改进和革新，并有一定的理论分析。

（3）改进已有的试验系统，并取得可靠的成果。

（4）将基本的原理应用于相关领域，取得新的成果，并有一定的实用价值。

特种医学硕士培养单位与导师需要严格执行开题报告、中期报告、论文撰写和学位论文预答辩与答辩制度等，加强硕士学位论文工作的过程管理，以保证学位论文质量。

第四部分　编写成员

曹雪涛、马大龙、李玉林、张凤民、柏树令、鲍朗、曹亚、陈国强、陈竺、丁彦青、高友鹤、柯杨、黎孟枫、李勇龙、李云庆、裴雪涛、吴玉章、熊思东、姚智、于益芝。

1010　医学技术一级学科
博士硕士学位基本要求

第一部分　学科概况和发展趋势

医学技术是除临床医疗、护理专业以外的一组医学专业的总称，该专业通过提供一系列诊断、治疗、营养、康复等技术直接服务于病人，以及为临床医生提供技术支持等方式来保证医疗体系的正常运转。该专业包括约 100 多种亚专业，如影像技术学、医学检验学、核医学技术学、临床营养学及病理技术学等。

第二次世界大战以后，科学知识爆炸式增长，带来了先进、复杂的医学诊断及治疗手段的飞速发展。公众对医学服务需求的提高以及医疗费用的增加使得医疗服务出现了由医院向社区医疗、急救医疗、移动医疗及个体医疗拓展的趋势。在发展中国家，国际援助与合作的增加，也催生了增加医务人员的内涵以保障基本医疗服务实施的需求。医疗服务的变化和在医疗服务中对成本效益的强调不断增加了医学技术的行业内涵。

医学技术行业内涵的增加不仅包括其行业种类的增加，也包括各行业内所需专业知识和技能的增加。这一切都需要医学技术教育的发展以保证从事医学技术行业的人员具有良好的专业素质、扎实的专业理论和熟练的专业技能，以满足公众对医疗服务的需求。

由于医学技术涵盖广，实践性强，其教育方式和内容也非常复杂，在接受基本的医学教育基础上，其中一些专业从业者需要专门的技能和知识，必须接受专门的医学高等教育，其知识和技能须达到国家认证的标准，并获得毕业证书和执业证书，如影像技师、医学检验师、病理技师、呼吸治疗师、营养师、康复治疗师等；有些专业则不需要非常特殊的专业教育，主要通过从业后的专业培训来获得技能。随着医学技术队伍的扩大，所需专业知识的增加以及专业分工的细化，医学技术教育发展有着广阔的前景。

医学技术从业者通过为病人提供诊断、技术、治疗等直接服务和为医师提供支持而间接为病人服务，既是传统概念的临床医师获取病人信息和实施治疗措施的重要桥梁，又越来越多地直接参与临床诊疗。现代医学需要多种专业知识和技能的人才队伍，不同的专业需要不同的专业知识和技能。医学学科中各专业共同的基本知识和技能应该包括生命支持、诊疗技术、医学伦理和法规、沟通技巧、咨询技能、应用计算机处理文字、管理数据库和检索更新知识的技能。

医学技术学科以病人病理生理资料的采集、评估、诊断、非药物和手术治疗的措施、方式方法为研究对象。其主要理论基础为人体解剖学、组织解剖学、生理学、病理学、病理生理学、物理学、化学、免疫学、生物学、遗传学、心理学、医学伦理学、医学信息学和医学影像学等。该学科具有较强实践性、交叉性和时代性的特征。

（1）实践性。信息的采集、诊断提出与治疗措施的实施无不涉及医疗服务的实践，保证实践的正确和有效是该学科的动力。

（2）交叉性。信息采集和非手术药物的治疗涉及最新医疗设备的应用，是传统医学和现代生命科学、物理学、化学、仪器学、计算机技术、信息学、人文科学和社会心理学知识的交叉。

（3）时代性。每一项科学技术进步成果在医学领域的应用，首先都是应用于患者病理生理信息的采集、诊断技术和非手术药物治疗措施的改进，如 CT、MRI 的应用，使人类对机体的认识达到了分子影像和功能影像的水平；分子生物学的发展，新的检验指标不断出现，使肿瘤、糖尿病等的早期诊断以及个体化治疗正在逐步实现，显著改善了患者生存质量和生活质量。

医学技术在传统医学基础上，充分吸收、整合、运用现代科学技术相关成果和医学研究的最新发现，发展出众多客观、准确、高效的诊疗技术，极大地推进了现代医学模式转变，向精细化、个体化诊疗，早期预测、预防，身心结合、健康保健等方向发展。

不同的国家对医学技术的研究方向有不同的界定，目前国际公认的达到 54 种，我国已经开展教育的主要研究方向是影像技术学、医学检验学、呼吸治疗学、临床营养学、眼视光学、听力学、病理学技术、康复治疗技术学。

第二部分　博士学位的基本要求

一、获本学科博士学位应掌握的基本知识及结构

有良好的道德品质、严谨的科学作风、较强的敬业精神和奉献精神，良好的心理素质和社会适应能力。本学科博士生必须掌握坚实的医学技术和相关学科的基础理论、系统的专门知识和相应的技能方法，具有独立从事医学技术和相关学科的教学、科学研究和专门技术工作的能力，临床医疗技术达到主治医师或主管技师水平。洞悉把握医学技术发展进程及当前国内、外最新发展动态，具有较强的获取信息、思维创新和组织管理能力；至少掌握一门外国语，具有较熟练阅读本专业外文资料、较好的听说和较强的读写能力；同时具有指导初级人员从事本学科医疗、教学和科研的能力和较娴熟的实践操作技能。

影像技术学方向：具备坚实的医学影像技术学理论知识；能熟练进行最新影像学设备的技术操作；能熟练地完成临床上各项影像检查技术；能熟练地进行满足临床需要的各种图像处理，以及功能成像；能熟练使用第三方软件进行功能图像分析；应具有较强的数据图像处理研究能力；能进行图像处理的应用研发；具有较强的影像诊断能力，在非亚专业影像医学领域达到住院医师的影像诊断水平，在亚专业影像医学领域达到高年资住院医师水平或主管技师水平。

医学检验学方向：具备扎实的医学检验基础理论知识和实验诊断技能，熟练掌握医学和相关学科（如统计学、计算机科学等）的技术和方法，紧密结合临床，对检验数据进行综合分析和正确判断。能熟练地掌握质量控制和实验室管理的基础理论和技术。能较深入地了解本学科发展趋势、前沿热点、新技术、新方法等，具有一定的敏感性和前瞻性；能独立设计、实施、完成具有创造性的科学研究工作，能较好地承担医学检验学的教学工作。

呼吸治疗学方向：具备坚实的呼吸治疗学、呼吸生理学、机械通气、危重症医学基础理论知识，同时掌握医学工程学、医学物理学、医学影像学、医学营养学、循证医学、医学统计学等知识和技术。能深入了解本学科的现状、发展趋势、前沿热点；能独立设计、实施、完成具有创造性的实验研究和科技研发工作，能较好的胜任呼吸治疗学临床、教学、科研工作。

临床营养学方向：系统掌握临床营养学的基础知识及与研究方向相关的专业知识；掌握分子生物学、营养学基础、公共营养学、人群营养学、食物营养学、食品安全、保健食品、食品工艺学、食品分析与检验；熟悉临床医学、流行病学、卫生统计学、卫生毒理学、烹饪学等相关知识；具备坚实的专业基础理论知识和宽泛的人文、社科及相关自然科学知识。对本专业的进展前沿有所了解，关注研究热点。能独立设计、实施、完成具有创新性、应用型的实验研究和科技研发工作，在导师指导下独立完成科研课题研究，并有所创新或与国计民生有重要关联。

眼视光学方向：具备坚实的视光学和视觉科学基础理论知识，同时掌握神经生理学、物理学、高分子材料学和认知心理学等知识和技术。熟悉理学、工学、临床医学相关专业的一般知识和方

法。能深入了解本学科的现状、发展趋势、前沿热点；能独立设计、实施、完成具有创造性的实验研究和科技研发工作，能较好的胜任眼视光学的临床和教学工作。能熟练进行视觉残障的诊断和康复指导。能熟练指导各类低视力助视器的应用。

听力学方向：具备坚实的听力学的基础理论，掌握耳鼻咽喉科学、局部解剖学、声学、语言学、语音学等基础理论知识，同时熟悉康复医学、预防医学、医学心理学、医学工程学、计算机科学等知识和技术。能熟练进行听力疾病的诊断与康复指导，能熟练综合运用各种听力学检查方法并综合分析结果，能独立解决本学科的常见问题。能深入了解和追踪本学科的现状、发展趋势和前沿热点；能独立设计、实施、完成具有创造性的实验研究和科技研发工作，能较好的胜任听力学的临床和教学工作，具有较好的科研洞察力以及较强的科研思维理念。

病理学技术方向：掌握组织胚胎学及病理学专业的基本理论与基础知识，包括组织病理学、细胞病理学（包括脱落细胞和细针穿刺）、超微结构病理学基础。对全身各系统疾病能作出初步判断，熟悉掌握所研究疾病的病因、发病机制、病理变化，包括分子病理学，诊断方法和技术以及临床诊治的基本知识。熟练掌握病理专业技术的原理、操作及应用，主要包括熟练掌握常规尸检和组织切片技术、特殊染色技术的原理和操作方法；免疫组织化学、原位核酸杂交技术的原理和操作方法；电镜标本制备原理和方法；计算机和图像分析技术；常用仪器的原理和结构以及实验室建设与管理等。熟悉国内、外本专业技术进展的现状及趋势。能独立设计、实施、完成具有创造性的实验研究和技术研发工作，能胜任病理学技术的临床和教学工作。

康复治疗技术学方向：具备扎实的现代康复治疗学理论知识，掌握康复治疗技术，能掌握康复评定、物理治疗、作业疗法、言语疗法等本学科的发展趋势、前沿热点、新技术、新方法等；了解针灸学、推拿学、中医康复学、中医骨伤科学、中医筋伤学等相关学科的知识和技术；能独立设计、实施、完成具有创造性的实验研究或临床研究；具备独立承担专门技术工作的能力，能较好地承担康复治疗学的教学工作。

二、获本学科博士学位应具备的基本素质

1．学术素养

强化科学研究能力的培养。博士生应具有强烈的科学研究意识和独立进行研究的能力，包括发现问题，独立设计研究和实验方案，独立或组织实施研究，分析研究结果，发表论文的能力。能从事专业技术应用方法和领域的拓展研究，特别是新技术应用的基础研究。能承担本科生的课堂授课和硕士生的实验指导。在读期间，必须至少发表 SCI 收录的学术论文 1 篇，其内容可以是博士学位论文的部分或全部的总结。

2．学术道德

本学科博士生须热爱祖国，遵纪守法，团结协作，恪守学术道德规范，具有良好的医德医风、严谨的科学态度、较强的敬业精神和奉献精神。应具有献身科技、服务社会的使命感和责任感；坚持实事求是的科学精神和严谨的治学态度；保护知识产权、尊重他人劳动和权益的法制观念；崇尚科学精神，对学术研究有浓厚的兴趣；能及时更新本研究方向的相关知识，了解最新前沿学术发展动态，具备一定的学术潜力；掌握本学科相关的知识产权、研究伦理等方面的知识。

三、获本学科博士学位应具备的基本学术能力

1．获取知识能力

本学科博士生须掌握医学技术的基础理论和专业知识；掌握本学科学术研究前沿动态，能通过各种文献检索工具有效获取最新的专业知识和研究技术方法，追踪相关研究领域国内、外最新进展；具有从事临床科研工作的能力，能紧密结合临床实践，进行研究方法的推导，选定科研课

题，独立实施科学研究。

2．学术鉴别能力

本学科博士生应对所从事研究领域的科学问题、技术方法和研究成果拥有正确的真伪甄别和科学价值判断能力。

3．科学研究能力

本学科博士生应具有较强的观察力、想象力和抽象分析能力，能提出有价值的研究命题，并独立或共同开展高水平研究；应具有独立选取课题方向、提出科研假设、设计科研方案、执行科研计划、总结科研结果、撰写科研论文的能力。应具有良好的实验动手能力，掌握临床医学科研实验所需的各种研究技术，能通过实践手段验证科学的假设和理论，并能将所研究的结果转化为临床上的实践。同时，应具备较强的组织协调能力、工程实践能力。要承担起医学技术类专业课程的教学任务、教学研究等工作，具有较好的医学技术类专业教学科研能力。

4．学术创新能力

本学科博士生应对所从事的研究领域开展创新性思考。通过理论课程的学习，广泛通晓本专业知识，熟悉相关领域，并通过阅读大量的文献，使自己的理论知识"广、深、新"；开展创新性科学研究，充分了解本专业国内、外研究进展，从最能激发创新性的前沿课题中选题，课题本身要具有突破性、独创性和新颖性。

5．学术交流能力

本学科博士生应具备熟练地进行学术交流、表达学术思想、展示学术成果的专业能力，掌握至少一门外国语，并比较熟练地进行国际学术交流，以及能熟练地运用外语进行学术论文的撰写工作。

四、学位论文基本要求

1．选题与综述的要求

学位论文课题及综述须结合临床实际，培养运用所学知识解决临床实际问题和独立从事临床科学研究工作的能力；选题要把握开拓性、先进性、成果的必要性与可能性等原则，注重解决临床医疗实践中出现的理论或技术上的疑难问题，对临床实践有较大的实用价值和意义；论文应表明作者能用所学的基础理论和专业知识来分析、解决临床实际问题，表明较好的临床思维能力和一定的临床科研能力。

2．规范性要求

博士学位论文必须符合规范，论文的内容及其顺序依次为：封面、独创性声明和关于论文使用版权的说明、中文摘要、英文摘要、目录、主要符号表、正文、结论、致谢、参考文献、附录、个人简历、在学期间的研究成果及发表的学术论文。论文书写应层次分明、数据可靠、文字简练、讨论透彻、推理严谨、理论正确，避免使用文学性质的带感情色彩的非学术性词语；标题层次要清楚，简明扼要。

3．成果创新性要求

在确定选题后，写出文献综述，报告选题依据和研究工作计划，并进行开题报告。与会者应对选题的先进性、科研设计的严密性、方法和指标选择的科学性以及成果的创新性进行评议。

第三部分　硕士学位的基本要求

一、获本学科硕士学位应掌握的基本知识

医学技术硕士生必须掌握本学科方向坚实的基础理论和系统的专门知识与技能，比较熟练地掌握一门外国语，能独立承担本学科医学技术工作，并具有从事医学技术的临床教学和科研工作的能力。熟练应用医学技术的技能和技巧，掌握相关法律、法规和沟通技能，能承担日常医学技术的临床工作。具有良好的知识更新能力和基本的研究能力，能承担一定的本专业教学工作。

影像技术学方向：具有一定的影像诊断能力，达到低年资影像诊断住院医师水平，熟练操作各种影像设备，能根据病人和疾病状态，个性化选择图像采集设备、方法和序列。能熟练运用各种检查设备的后处理软件进行图像重建与分析，并具有一定应用心得；能针对手术和治疗的需求进行图像处理；能进行普通功能成像与解剖图像的融合处理。应具有初步分子影像学技术知识及介入放射学技术知识。

医学检验学方向：具备较好的医学检验基础理论知识和实验诊断技能，能熟练运用医学检验及相关学科的技术和方法，检验临床样本，对检验结果具有一定的分析和判断能力。具备一定的运用临床实验室管理基础理论和技术，解决日常工作中检验质量问题的能力。能经常了解本学科的现状、发展趋势、新技术、新方法等，能在导师指导下设计、实施、完成具有创造性的实验研究工作。基本胜任医学检验的临床和教学工作。

呼吸治疗学方向：具备一定的呼吸治疗学基础、机械通气、呼吸生理与肺功能学、重症监护学、呼吸治疗设备学、心肺康复学等基础理论知识，同时了解医学工程学、医学物理学、医学影像学、医学营养学、循证医学、医学统计学等技术和知识。能了解本学科的现状、发展趋势、前沿热点；能在导师指导下设计、实施、完成具有创造性的实验研究和科技研发工作，基本胜任呼吸治疗学临床和教学工作。

临床营养学方向：系统掌握临床营养学的相关知识及与研究方向相关的专业知识；熟悉分子生物学、营养学基础、公共营养学、人群营养学、食物营养学、食品安全、保健食品、食品工艺学、食品分析与检验；了解临床医学、流行病学、卫生统计学、卫生毒理学、烹饪学等相关知识。掌握基本临床营养基本技能，能熟练制定常见病多发病的营养治疗方案，达初年住院营养师水平。能在导师指导下完成文献搜集，选择研究课题，设计、实施、完成具有创新性、应用型的实验研究和科技研发工作。

眼视光学方向：具备一定的视光学基础、应用光学、眼镜学、隐形眼镜学、双眼视基础理论知识，同时了解神经生理学和认知心理学等技术和知识。能了解本学科的现状、发展趋势、前沿热点；能在导师指导下设计、实施、完成具有创造性的实验研究和科技研发工作，基本胜任眼视光学的临床和教学工作。

听力学方向：具备一定的听力学基础、耳鼻咽喉科学、局部解剖学、声学、语言学、语音学等基础理论知识，同时了解康复医学、预防医学、心理学、工程学、计算机科学等技术和知识。能基本了解和熟悉本学科的现状、发展趋势和前沿热点；能在导师指导下设计、实施、完成具有创造性的实验研究和科技研发工作，或者具有较强的临床实践能力、科学思维和发现、分析、解决问题能力，能独立解决本学科的常见问题，基本胜任听力学的临床、科研和教学工作，具备初步的、独立的科研思维。'

病理学技术方向：基本掌握病理学专业的基本理论与基础知识，包括组织病理学、细胞病理学（包括脱落细胞和细针穿刺）、超微结构病理学和分子病理学基础。熟练掌握病理专业技术

的原理、操作及应用，主要包括熟练掌握常规尸检和组织切片技术、特殊染色技术的原理和操作方法，免疫组织化学、核酸原位杂交技术的原理和操作方法等，了解分子病理诊断的原理和常用技术。熟悉本专业技术国内、外进展的现状及趋势。能在导师指导下完成文献搜集，选择研究课题，设计、实施、完成具有创新性、应用型的实验研究和科技研发工作。基本胜任病理学技术的临床和教学工作。

康复治疗技术学方向：具备现代康复治疗学理论知识，掌握康复治疗技术，熟悉本学科国内、外学术发展动态；具备进行科学研究、教学工作或独立承担专门技术工作的能力。掌握一门外国语，具备较熟练阅读本专业外文资料的能力。能在导师指导下完成研究课题设计和实验计划实施，完成具有一定创新性的实验研究或临床研究工作。

二、获本学科硕士学位应具备的基本素质

1．学术素养

强化科学研究和教学能力培养，具有较强的科研意识和研究能力，能从事专业技术应用方法、范围的研究，特别是新技术应用领域的拓展研究。达到高等学校青年教师授课要求水平，能胜任本科生的教学。在读期间，至少在具有正式刊号的医学期刊发表专业论文 1 篇，或在 SCI 收录的期刊上发表短篇报道或病例报道 1 篇。

2．学术道德

本学科硕士生须热爱祖国，遵纪守法，团结协作，恪守学术道德规范，具有良好的医德医风、严谨的科学作风、较强的敬业精神和奉献精神。

三、获本学科硕士学位应具备的基本学术能力

1．获取知识的能力

本学科硕士生应比较熟练地掌握医学技术的基础理论和专业知识；掌握本学科学术研究前沿动态，能通过各种文献检索工具有效获取最新的专业知识和研究技术方法，追踪相关研究领域国内、外最新进展，为从事临床教学科研工作奠定基础。

2．科学研究能力

本学科硕士生对所从事研究领域的科学问题、技术方法和研究成果拥有一定的真伪甄别和科学价值判断能力。能承担医学技术类专业课程的教学任务、教学科研等工作，具有一定的医学技术类专业教学科研能力。

3．实践能力

本学科硕士生应具备一定的开展学术研究或技术开发的能力，掌握本学科常用实验技能，初步具备自己独立开展科学研究或与他人合作开展科学研究的能力。

4．学术交流能力

本学科硕士生应初步具备熟练地进行学术交流、表达学术思想、展示学术成果的专业能力，掌握至少一门外国语，并比较熟练地进行国际学术交流。

四、学位论文基本要求

1．规范性要求

硕士学位论文必须符合规范，论文的内容及其顺序依次为：封面、独创性声明和关于论文使用版权的说明、中文摘要、英文摘要、目录、主要符号表、正文、结论、致谢、参考文献、附录、个人简历、在学期间的研究成果及发表的学术论文。论文书写应层次分明、数据可靠、文字简练、讨论分析透彻、推理严谨、理论正确，避免使用文学性质的带感情色彩的非学术性词语；

标题层次要清楚，简明扼要。

2．质量要求

为保障研究生论文内容的质量，实行研究生论文抽查制度和定点检查制度，进行论文质量评估。

第四部分　编写成员

郑树森、顾玉东、曹谊林、陈仲强、樊嘉、冯敢生、高建华、胡盛寿、姜洪池、蒋建新、李康华、孙保存、汪建平、魏于全、杨惠林、杨培增、赵继宗、赵玉沛、周梁、陈瑜、刘荣波、吴健、樊代明、张运、丁洁、王虹、王辰、李广平、李兰娟、李兆申、余学清、尚红、陈香美、房静远、段丽萍、黄从新、崔丽英、谢鹏、葛均波、廖二元、冯英明、张斌、李伟、刘津平、袁晓亮、郭奕君。

1011　护理学一级学科
博士硕士学位基本要求

第一部分　学科概况和发展趋势

护理学是一门以自然科学、人文社会科学为理论基础，研究有关预防保健、疾病治疗与康复过程中的护理理论、知识、技术及其发展规律的综合性应用科学。护理学的研究对象是人，基本任务是维护健康、预防疾病、促进康复和减轻病痛，核心内容在于维护与促进人类健康。

早期的护理学从属于医学，重点是协助医生治疗疾病，中心工作是护理住院病人，此时尚缺乏专门的护理理论及科学体系，仅在实践中形成了较为规范的疾病护理常规。20 世纪中期，随着科技的发展及生活水平提高，人们对健康与疾病的认识发生了巨大改变，开始重视社会心理因素及生活方式对健康与疾病的影响，此时，护理学知识体系初步形成，开始运用护理程序对病人实施整体护理。20 世纪 70 年代，“生物—心理—社会医学”新模式的转变带动了护理模式的转变，护理学的服务对象扩展为所有年龄段的健康人及病人，服务场所从医院扩展到社区、家庭及各种机构，护理学逐渐发展成为一门为人类健康服务的独立的应用学科。

当今，护理学发展呈现新的趋势特征，主要表现在以下四个方面：一是护理教育将向高层次、多方位方向发展，并且更加重视各层次间的衔接，教育目标是强化学生的护理专业知识与临床技能，兼顾学生的未来发展及潜力的发挥，培养符合社会需求的现代化护理人才；二是护理实践将以理论为指导，专业性会越来越强，分科越来越细，对高、新技术的应用越来越多，护理角色不断扩大；三是护理管理的科学化程度越来越高，相关的法律、法规将不断完善，护理的标准化管理将会逐步取代经验管理，重点在于建立及完善护理质量保障体系；四是护理研究的理论研究进一步深化，研究的重点将关注临床问题的解决及护理现象与本质的哲学性探讨，护理研究的方法出现多元化发展趋势。

综合分析护理学学科现状和发展趋势，护理学应包括如下研究方向：内科护理学、外科护理学、妇产科护理学、儿科护理学、老年护理学、急危重症护理学、中医护理学、社区护理学、基础与理论护理学、人文护理学、精神与心理护理学、护理教育学、护理管理学及军事护理学。

第二部分　博士学位的基本要求

一、获本学科博士学位应掌握的基本知识及结构

护理学博士生应具备基础医学知识、护理专业知识和人文社会科学知识三维立体知识体系。掌握坚实深厚的基础医学知识，包括人体解剖学、免疫学、生理学、病理学、生物化学、药理学等。掌握丰厚、系统的护理专业知识，包括常见病、多发病的发病机理、症状表现、预防保健及健康促进等方面的护理知识；系统掌握所研究方向的基础理论知识、临床护理知识及技能、发展前沿和热点知识。掌握与护理学相关的人文与社会科学知识，包括文学、哲学、美学、法学、心理学、伦理学、社会学等，以及英语、计算机、统计学等。

二、获本学科博士学位应具备的基本素质

1. 学术素养

护理学博士生应树立正确的世界观、人生观和价值观，具有献身护理事业、服务社会的使命感和责任感；敢于质疑，勇于探索，具有强烈的创新意识，拥有以严谨的态度、百折不挠的勇气去探索护理学奥秘的素质；具有慎独修养、敬业精神和全心全意为人类健康服务的职业操守；尊重他人，具有团队合作精神和开展跨学科、跨文化合作研究的理念；遵守本学科相关的知识产权、护理伦理等方面的指南、法规、法律等。

2. 学术道德

护理学博士生在各项科学研究和学术活动中，应秉承严谨求实、科学创新的态度，自觉遵守法律法规、社会公德，保护知识产权，尊重他人劳动权益，恪守学术道德，遵守学术规范。不得发生有违学术道德规范的行为，如：弄虚作假、伪造、编造或篡改研究成果、实验数据、引用资料及调查结果；以不正当手段将他人工作据为己有，抄袭、剽窃行为；由他人代写和（或）代替他人撰写学位论文或学术论文，提供虚假论文发表证明，编造学术经历，向研究资助人谎报研究结果等；也不得违反研究操作规定，故意损坏研究器材或原料，违反研究安全等。

三、获本学科博士学位应具备的基本学术能力

1. 获取知识能力

护理学博士生应具有自我更新及整合各门学科知识的能力，能通过各种方式独立获取、掌握与应用本专业知识。包括研读与研究方向有关的经典著作和文章，学习导师指定的相关领域的基础理论和专业知识，借助网络、期刊、书籍等途径快速获取符合需求的信息，善于归纳、鉴别、提炼科学问题，能够结合当代护理学发展和中国国情，运用先进的信息技术与资源，不断获取、总结、发展和传播护理专业知识。

2. 学术鉴别能力

护理学博士生应具有独立的批判思维能力，敢于质疑、勇于评价；具有较高的综合分析能力，善于整合、应用各种相关知识和技能，创造性地发现与分析问题；具有独立的学术价值判断能力，能够在广泛涉猎相关知识、建立合理知识结构的基础上，对护理领域中的研究问题、研究过程及研究成果进行客观、独立的价值判断。

3. 科学研究能力

护理学博士生应具备较强的发现、分析和解决护理问题的能力，能独立或共同完成护理学某一方向的高水平研究。能根据护理学临床实际及发展趋势，确立研究方向，发现并提出有价值的研究问题，在综合现有知识的基础上提出假设，设计并实施科学的研究方案，得出科学结论，撰写研究论文，并致力于将研究结果应用于临床护理实践，创新护理理论与模式，推动护理学科健康发展。

4. 学术创新能力

护理学博士生应具有在所从事的研究领域开展创新性思考、创新性科学研究和取得创新性成果的能力。能够在学习护理理论课程、阅读护理相关文献、通晓护理专业知识、充分了解国内外护理研究进展的基础上，对所从事的研究方向、研究内容提出新思路、新方法，创新设计研究方案，最终取得创新性成果。

5. 学术交流能力

护理学博士生应具备良好的学术交流能力，能够运用口头、书面、多媒体等多种方法，通过各种学术报告、学术探讨、学术论文等多种形式清晰地表达学术见解和学术思想，主动传播护理

学研究发现和研究成果，有效进行国际、国内护理学术交流。

6．其他能力

护理学博士生应熟练掌握一门外国语，能够熟练阅读并正确理解护理相关专业外文文献，能总结归纳文献的核心思想和学术论点，能够撰写护理专业外文学术论文，能与国际同行有效地交流和沟通。具有一定的护理教学与管理能力；具备较强的组织协调能力和团队协作精神；能够指导硕士和本科生开展护理科研。

四、学位论文基本要求

1．选题与综述的要求

护理学博士学位论文选题应从护理学科特点出发，紧密结合护理实践需要，选择学科前沿领域中对护理学基本理论有提升价值，对护理学实践和专业发展有促进作用，及对我国经济和社会发展有重要意义的课题。论文选题应符合前沿性、应用性、可行性的标准，选择尚未开展或不明确的问题，可以是观点创新、视野创新或方法创新等，以达到完善或填补前人研究不足的目的。

文献综述应在掌握大量相关文献资料的基础上，对国内、外在该研究方向上的研究动态与进展、主要研究方法、研究成果进行全面的归纳和分析，明确课题研究的目的，阐明课题的理论水平及实际意义。

2．规范性要求

护理学博士学位论文撰写应符合国家标准《学位论文编写规则》（GB/T7713.1—2006），保证论文的规范性。学位论文应符合一般的格式和顺序，一般应包括封面、独创性声明和保护知识产权声明、扉页、目录、缩略语表、中文摘要、英文摘要、前言、文献回顾、正文、结论、参考文献、附录、个人简历及攻读学位期间发表的学术论文和取得的其他研究成果、致谢等。论文的印刷也应符合格式规范。论文中的计量单位、图表、公式、缩略词、符号、参考文献的使用必须遵循国家和学位授予单位规定的标准。论文中引用他人的成果、学术观点、实验方法时，必须注明参考文献；合作者及其他人做的工作必须明确说明，并给以恰当的致谢。

3．成果创新性要求

护理学博士学位论文应体现创新性与独创性，即所研究课题有较高的学术水平及深度，成果创新应是对所研究领域的某个问题提出新观点和新思路，或对研究方法提出了创新性的改进，或做出了创新性成果，并对护理学科建设、学术发展、护理实践具有较高的理论意义和应用价值。研究成果应在相关专业主流刊物上发表，或获得国际和国家专利，或出版专著，或获得较高等级成果奖励。

第三部分　硕士学位的基本要求

一、获本学科硕士学位应掌握的基本知识

护理学硕士生应牢固掌握系统的医学基础知识，包括人体解剖学、免疫学、生理学、病理学、生物化学、药理学等。掌握扎实的护理专业知识，包括常见病、多发病的发病机理、症状表现、预防保健及健康促进等方面的护理知识，掌握所研究方向的基础理论知识、临床护理知识及技能、发展前沿和热点知识。同时，还需兼顾人文与社会科学知识，包括文学、哲学、美学、法学、心理学、伦理学、社会学等在内的学科知识，熟练掌握英语、计算机、统计学等知识。

二、获本学科硕士学位应具备的基本素质

1．学术素养

护理学硕士生应树立正确的世界观、人生观和价值观，具有献身护理事业、服务社会的使命感和责任感；敢于质疑，勇于探索，具有强烈的创新意识，拥有以严谨的态度、百折不挠的勇气去探索护理学奥秘的素质；具有慎独修养、勤勉敬业和全心全意为人类健康服务的职业操守；尊重他人，具有团队合作精神和开展跨学科、跨文化合作研究的理念；遵守本学科相关的知识产权、护理伦理等方面的指南、法规、法律等。

2．学术道德

护理学硕士生在各项科学研究和学术活动中，应秉承严谨求实、科学创新的态度，自觉遵守法律、法规、社会公德，保护知识产权，尊重他人劳动权益，恪守学术道德，遵守学术规范。不得发生有违学术道德规范的行为，如：弄虚作假、伪造、编造或篡改研究成果、实验数据、引用资料及调查结果；以不正当手段将他人工作据为己有，抄袭、剽窃行为；由他人代写和（或）代替他人撰写学位论文或学术论文，提供虚假论文发表证明，编造学术经历，向研究资助人谎报研究结果等；也不得违反研究操作规定，故意损坏研究器材或原料，违反研究安全等。

三、获本学科硕士学位应具备的基本学术能力

1．获取知识能力

护理学硕士生应具备有效获取护理学基础理论和专业知识的能力。通过研读与研究方向相关的著作与文章，学习导师指定的相关领域基础理论和专业知识，借助网络、期刊、书籍等途径，获取相关学科的前沿知识，追踪相关研究领域国内外最新进展，并善于归纳、总结，提出自己的见解。

2．科学研究能力

护理学硕士生应具备对护理前沿领域进行初步探索研究的能力。能在导师指导下完成选题及研究方案设计，掌握正确的研究方法，独立实施研究方案，并对研究结果进行统计分析，撰写论著及学位论文；能对研究成果进行初步评价；能够将研究成果应用于护理实践。

3．实践能力

系统熟练地掌握与研究方向相关的从事临床护理工作的基本方法。掌握与研究方向相关的常见病、多发病的基本护理操作技能、专科护理操作技能，具有对急、危、重症病人进行初步处理的能力；具有较强的临床思辨能力及分析、解决临床护理问题的能力；运用护理程序对病人实施整体护理；正确处理临床实践中的护理伦理问题；能根据病人的心理特点，开展心理护理。同时，应具备一定的护理管理、护理教学能力，能对科室护士进行业务指导。

4．学术交流能力

护理学硕士生应具备较强的逻辑思维和语言表达能力，特别要具有良好的外语表达能力，能够流畅、清晰地将个人的研究成果通过学术报告等形式进行交流，表达学术见解，有效传播护理学研究发现和研究成果。

5．其他能力

护理学硕士生应掌握本专业科研和临床实践必要的工具性知识，如常用软件（如 office 办公软件）和专业软件（如 spss）的基本知识，信息查询和数据检索知识。

四、学位论文基本要求

1．规范性要求

护理学硕士学位论文撰写应符合国家标准《学位论文编写规则》（GB/T7713.1—2006），保证

论文的规范性。学位论文应符合一般的格式和顺序，一般应包括封面、独创性声明和保护知识产权声明、扉页、目录、缩略语表、中文摘要、英文摘要、前言、文献回顾、正文、结论、参考文献、附录、个人简历及攻读学位期间发表的学术论文和取得的其他研究成果、致谢等。论文的印刷也应符合格式规范。论文中的计量单位、图表、公式、缩略词、符号、参考文献的使用必须遵循国家和学位授予单位规定的标准。论文中引用他人的成果、学术观点、实验方法时，必须注明参考文献；合作者及其他人做的工作必须明确说明，并给以恰当的致谢。

2．质量要求

护理学硕士位论文应具有一定的创新性，具有一定的学术价值和临床意义，且条理清楚、表达准确、数据真实、分析科学、结论合理。同时，论文应能表明作者确已系统掌握了本门学科的基础理论和专业知识，基本具有从事科学研究工作或独立担负护理工作的能力。

第四部分　编写成员

樊代明、张运、丁洁、王虹、王辰、李广平、李兰娟、李兆申、余学清、尚红、陈香美、房静远、段丽萍、谢鹏、葛均波、廖二元、冯英明、徐莎莎、化前珍、张银玲、张斌、李伟、刘津平、袁晓亮、郭奕君。

第三部分

专业学位类别（领域）博士、硕士学位基本要求

1051　临床医学博士、硕士专业学位基本要求

第一部分　概况

临床医学是研究疾病的病因、诊断、治疗和预后，提高临床治疗水平，促进人体健康的科学，是现代医学体系中与人文社会科学紧密相连的、实践性很强的应用型学科。临床医疗实践是根据病人的临床表现，从整体出发研究疾病的病因、发病机理和病理过程，进而确定诊断，通过治疗和预防以最大程度上消除、控制或延缓疾病，减轻病人痛苦，恢复病人健康，提高病人生活质量，保护劳动力。

临床医学专业学位旨在培养具有良好的职业道德、人文素养和专业素质，能独立承担本专业领域常见疾病诊治工作，且具有较强的发展潜力，具备从事临床工作执业资质和一定临床科学研究能力的高层次临床医生。目前，临床医学专业学位涵盖了内科学、外科学、儿科学、妇产科学、老年医学、神经病学、精神病与精神卫生学、皮肤病与性病学、影像医学与核医学、临床检验诊断学、眼科学、耳鼻咽喉科学、肿瘤学、康复医学与理疗学、运动医学、麻醉学、急诊医学、全科医学、临床病理学等专业领域。

临床医学专业学位培养遵循医学人才培养的一般规律，顺应“生物 - 心理 - 社会”医学模式和“预防 - 医疗 - 康复 - 保健”医疗模式的发展趋势，为服务日益增长的医疗需求培养合格的医疗人才。

第二部分　博士专业学位基本要求

一、获本专业博士学位的基本素质要求

1．职业精神

具备良好的职业道德，热爱临床工作，具有人文精神和人道主义关怀；遵守医学伦理；廉洁奉公，恪守学术道德；尊重患者的人格和基本权利。

2．专业素养

具有较严密的逻辑思维和较强的分析问题、解决问题的能力，熟练地掌握本学科的临床技能，能独立处理本学科常见病及某些疑难病症，能对下级医师进行业务指导；能够及时有效地利用循证医学研究结果，为患者提供高水平的医疗服务；具备良好的交流能力及团队协作能力，；具有较强的组织和管理能力，能够胜任医疗工作中管理者的角色；具有良好的教学意识和一定临床教学能力，并积极地进行健康教育；具有良好的终身学习理念和习惯，能够进行批判性思维。增强创新创业能力。

3．学术素养与学术道德

具有学术研究的兴趣，能够在临床实践中发现问题并展开相关研究；具有探索、研究本学科及相关学科科学问题的基本理论基础和技能；在研究中崇尚科学精神，尊重科学事实；尊重本学科相关的知识产权，遵守相关临床和试验研究的法律、法规和研究伦理。

二、获本专业博士学位应掌握的基本知识

应掌握本专业坚实宽广的基础理论和系统深入的专业知识、相关基础医学、公共卫生和预防医学的理论知识；持续关注本专科发展的前沿和热点，了解国内外本学科的新进展，并能与临床实际相结合；对本专业领域最新研究成果有较为充分的了解；熟悉医疗相关的法律、法规、伦理学、心理学和社会学知识。

三、获本专业博士学位应接受的临床训练

1．培训年限及方式

临床医学博士专业学位学习年限为 2-3 年。临床实践培训时间不少于 18 个月，其中担任住院总医师工作不少于 6 个月。参加专科医师规范化培训时间不少于 12 个月。培训应在具有临床实践培训资质的临床专科基地完成。

2．临床实践培训内容

在培训医院的带教医师指导下，重点加强从事专科相关临床实践技能训练。具体培训内容应与国家卫生计生委或省级卫生计生委制定的专科医师培训内容进行衔接。

四、获本专业博士学位应具备的基本能力

1．获取知识的能力

应能熟练运用包括学术期刊、专著、多媒体及网络资源等多种途径获取或更新知识。能够发现和跟踪前沿研究，并进行批判性地分析和学习。能够从临床实践发现问题，并激发有针对性的学习。

2．临床实践能力

具有较强的临床思维能力，掌握本专科主要疾病的诊断、鉴别诊断、治疗技术，熟悉门急诊专科疾病的处理、危重病人抢救，能独立处理某些疑难病症；能够胜任住院总医师工作，临床能力达到同年资专科医师水平。

3．科学研究能力

掌握临床科研方法，具备较强的发现问题、分析问题和解决问题的能力，能结合临床实践开展临床科研工作。具备独立选题、设计研究方案、执行研究计划、分析和总结研究结果、撰写研究论文的能力。

4．学术交流能力

掌握一门外语，能有阅读本学位获得者应具备良好的学术交流能力，能够运用口头、书面、多媒体等多种方法，表达学术见解和学术思想，传播研究发现和研究成果，证实学术研究价值，有效地进行国际、国内学术交流。

5．其他能力

能够熟练阅读并正确理解难度较大、结构复杂的专业外文文献，且能总结归纳文献的核心思想和学术论点，能够用外文规范撰写本专业学术文章或研究论文，并能与国际同行进行口头和书面的有效交流与沟通。同时，还应具有与患者充分沟通的能力，熟悉卫生系统的相关法律法规。

五、学位论文基本要求

1．选题要求学位论文应紧密结合临床实际，以总结临床实践经验为主学位论文应具有一定的创新性，具有一定的临床意义和学术价值，且条理清楚、表达准确、数据真实、分析科学、结论合理。

2．学位论文形式

病例分析报告：本专业临床工作罕见、特殊病例或开展的最新治疗技术；突出关键的技术创新点，将病例分析与既往文献报告结合起来得出结论。

临床研究论文：有明确合理的假说，集中解决一个问题；研究疾病的诊断尽量采用国际公认标准，应设立对照组；使用正确的统计方法，并得出结论。

3．学位论文的规范要求

临床医学博士学位论文撰写应符合国家有关标准，保证论文的规范性。

4．学位论文水平要求

学位论文成果创新应是对所研究领域的某个问题提出新观点和新思路，并对临床实践具有一定的理论意义和应用价值；有明确合理的假说，能根据已有的医学知识和临床经验，对现有研究成果进行总结、批判性评价，进而提取正确有用信息以指导今后研究；使用正确的统计方法，做出专业评价，并得出结论。

第三部分　硕士专业学位基本要求

一、获本专业硕士学位应具备的基本素质

1．职业精神

具备良好的职业道德和人文素养，发扬人道主义精神，履行防病治病、救死扶伤、保护人民健康的神圣职责；具有求真务实、勇于创新以及追求医疗技术卓越的医学科学精神；坚持以病人为中心的服务理念，遵守医学伦理道德，尊重生命、平等仁爱、患者至上、真诚守信、精进审慎、廉洁公正。

2．专业素养

具有扎实的专业理论知识、规范的临床操作技能以及独立处理本学科领域内的常见病、多发病的能力；具备良好的医患沟通与医疗团队协作能力；具有疾病预防的观念和健康教育能力；具有终身学习的理念和能力。增强创新创业能力。

3．学术素养与学术道德

掌握本专业领域的临床医学基础理论、基本知识和基本技能，具有较合理的知识结构体系、能够将临床医学理论与临床医疗实践相结合提出问题和解决问题；具备批判性思维能力，在传承的基础上主动总结和反思，探索有价值的临床现象和新规律，力争在理论或方法上有所创新；遵守学术道德，恪守学术规范，努力成为优良学术道德的践行者和良好学术风气的维护者。

二、获本专业硕士学位应掌握的基本知识

应具备合理的知识结构，掌握基础医学、临床医学和公共卫生与预防医学基础知识，系统深入地掌握本专业领域的知识，并对交叉学科知识、当代医学的前沿知识和必要的科学方法论知识有所掌握。

1．基础知识

应具备较熟练阅读本专业领域外文资料的能力和交流能力；牢固掌握生理学、病理学与病理生理学、医学遗传学、人体解剖与组织胚胎学、免疫学、生物化学与分子生物学、细胞生物学和药理学等医学基础知识；熟悉医学统计学的基本原理和方法。

2．人文知识

应了解哲学、伦理、法律、心理、文学、历史、政治、经济、社会、宗教、艺术等领域的相

关知识，运用科学的、整体的思维方法，对患者的社会性给予充分的关注，掌握与病人及家属的沟通技巧，并在临床实践中不断充实与完善个人医学人文知识。

3．专业知识

应系统掌握本专业领域的临床基本知识、基本理论和基本技能，了解学科的发展趋势和临床热点，并能将所学知识与临床实际相结合；掌握相关学科的基本知识、基本理论和基本技能；掌握循证医学的理论和方法；了解卫生保健服务和卫生法规体系；熟悉并掌握临床科学研究的基本方法，能结合临床实际完成较高水平的病例分析和文献综述。

三、获本专业硕士学位应接受的实践训练

1．培训年限及方式

临床实践培训时间为不少于33个月。按照国家卫计委或各省（自治区、直辖市）卫生计生委颁布的《住院医师规范化培训细则》，在具有临床实践培养资质的住院医师规范化培训基地完成相关病例病种与技能培养的临床轮转内容，达到所需实践能力和水平的要求。已取得住院医师规范化培训合格证书或已参加住院医师规范化培训的专业学位研究生，经学位授予单位认定后，其参加住院医师规范化培训的时间可计入临床实践时间。

2．临床实践培训内容

在上级医师的指导下，轮转本专业领域病房、门诊、急诊及辅助检查科室，完成《住院医师规范化培训》规定的临床能力训练量化指标。通过临床实践训练，养成良好的医德医风，掌握本领域常见病和多发病的病因、发病机理、临床表现、诊断和鉴别诊断、处理原则和临床路径；危重病症的识别与紧急处理技能；基本药物和常用药物的合理使用；临床合理用血原则；重点和区域性传染病（包括食源性疾病）基本防治知识及正确处理流程；熟练规范地书写临床病历。

3．所获职业资质

入学前未取得《执业医师资格证书》的临床医学硕士生，在学期间可按照国家有关规定报名参加国家医师资格考试。按照住院医师规范化培训标准内容进行培训，并参加住院医师规范化培训考核，获《住院医师规范化培训合格证书》。

四、获本专业硕士学位应具备的基本能力

1．获取知识的能力

具有终身学习的理念，具备一定的学术交流能力，具备主动获取知识，更新知识和提高技能的能力；能通过查阅大量的专业书籍获取从事本学科科学研究和临床诊疗所需的基础理论知识、临床技能知识和科学研究方法；能通过阅读本专业国内外学术期刊和文献资料、查阅相关的文献数据库获取相关学科的前沿知识，追踪相关研究领域国内外最新进展；具备信息资源检索和加工能力。

2．临床实践能力

能系统掌握从事临床工作的基本方法，具有把所学的知识和理论应用于临床实践的能力。具有独立的临床思维能力以及较娴熟的临床基本操作技能，能全面、系统、准确的询问病史，并规范完成体格检查，熟悉并掌握常见疾病的诊断治疗常规。在上级医师指导下，具有对本专业急、难、危、重症的初步处理能力。病历书写规范。具有较高的人际交流能力和沟通技巧，并具有团队协作意识和能力。临床实践能力达到住院医师规范化培训的要求。

3．科学思维及临床研究能力

应具备一定的科研能力，能在临床实践中发现问题、分析问题并研究解决问题。能够熟练地搜集和处理资料，对临床信息进行科学分析和总结，探索有价值的临床现象和规律。

五、学位论文基本要求

1．选题要求

学位论文应紧密结合临床工作实际，以提高临床诊疗水平与技术手段为出发点，选取临床实践中的主要问题加以总结和研究分析。选取课题应具有潜在的学术价值和临床意义。

2．学位论文形式

临床医学硕士专业学位论文由研究报告与文献综述两部分组成。研究生报告可以是病例分析报告、临床研究或荟萃分析等形式。

3．学位论文规范性要求

临床医学硕士学位论文撰写应符合国家有关标准，保证论文的规范性。

4．学术水平要求

学位论文的研究结果应对本领域临床工作具有一定的应用价值和借鉴意义，且条理清楚、表达准确、数据真实、分析科学、结论合理。学位论文应能表明作者已系统掌握本门学科的基础理论和专业知识，掌握临床科学研究的基本方法，基本具有独立承担临床医疗实践工作和临床科学研究工作的能力。

第四部分　编写成员

万学红、王晓民、冯晓源、刘娅、孙保存、张忠志、李海潮、杨东亮、汪建平、段丽萍、胡盛寿、钱桂生、黄河、黄从新、谢鹏、雷丽萍。

1052 口腔医学博士、硕士专业学位基本要求

第一部分 概况

口腔医学是研究人类口腔及颌面部疾病发生、发展规律及防治的科学，与生命科学、医学、材料科学、生物医学工程学、预防医学等学科有密切的学科联系和交叉。

是现代医学体系中与人文社会科学紧密相连的、实践性很强的应用型学科。

口腔医学专业学位旨在培养具有良好的职业道德、人文素养和专业素质，能独立承担本专业领域常见疾病诊治工作，且具有较强的发展潜力，具备从事口腔医学职业资质和一定临床科学研究能力的高层次口腔医生。目前，口腔医学专业学位涵盖了口腔全科学、口腔内科学、口腔颌面外科学、口腔修复学、口腔正畸学、口腔病理学、口腔面影像学等专业领域。

口腔医学专业学位培养遵循医学人才培养的一般规律，顺应“生物—心理—社会”医学模式和“预防—医疗—康复—保健”医疗模式的发展趋势，为服务日益增长的口腔诊疗需求培养合格的口腔医学人才。

第二部分 博士专业学位的基本要求

一、获本专业博士学位应具备的基本素质

1．职业素养

热爱口腔临床工作，具有良好的医德医风；具有人道主义和同情心，树立以患者为中心的理念；遵守医疗相关法律法规和伦理道德，尊重患者的隐私权和知情权，尊重患者的医疗权利、健康利益及人格尊严。

具有扎实的专业理论知识，熟练的专业操作技能，能独立处理本领域常见病、多发病及部分疑难病例的能力。具备良好的医患沟通技巧，具有良好的合作、协作能力。

2．专业素养应具有献身口腔医学事业、服务社会的使命感和责任感；具有高尚的职业操守，对国家和社会有强烈的责任感。能够在临床实践和科学研究中积极发现问题并展开相关研究；具有勇于探索、解决本领域重大问题的创新精神，能够崇尚科学精神，尊重科学事实，能保持对学术的持续追求并为个人学术的发展不断努力。在借鉴以往研究成果的基础上，运用已有知识积极探索前沿未知领域；遵守本领域相关的知识产权、研究伦理等方面的规范，遵守动物实验、实验室安全和临床实验等方面的指南、法规、法律等。在学习和研究工作中应具有良好的团队精神，能与他人合作开展研究并尊重他人的学术思想和研究成果。

3．学术道德

在口腔医学研究中要遵守共同的学术道德规范，保持严谨求实、科学创新的学习和研究态度。恪守学术道德，遵守学术规范。不抄袭和剽窃他人成果，不伪造数据；尊重研究对象；合理、正确地引用文献和他人成果；杜绝请他人代写或代替他人撰写学位或学术论文；严禁编造学术经历及提供虚假论文发表证明；严禁故意违反操作程序、故意损坏实验设备或材料，严禁故意违反

实验室安全生产规定等。

二、获本专业博士学位应掌握的基本知识

应掌握本领域坚实宽广的基础理论和系统深入的专业知识，包括口腔医学相关学科、临床医学和基础医学相关学科。还应具有相关的人文和社会科学知识，包括伦理学、教育学、法学、社会学等学科知识。掌握本领域发展的前沿和热点知识，对自己所从事的特定研究领域的历史发展过程、现有知识规律和假说具有足够的专业知识，充分了解本领域最新研究成果。全面掌握所在领域的各种疾病的发病机理、临床表现、诊断、鉴别诊断和治疗。具有从事临床科学研究工作的能力，能紧密结合临床实践，选定临床科研课题，实施相关科学研究，完成一篇具有一定临床应用价值的学位论文并通过论文答辩。还应牢固掌握从事本领域方向临床及科学研究所需的实验技术和实验操作知识。掌握一门外国语，能熟练阅读本专业外文资料，具有一定的听、说和写作能力。

三、获本专业博士学位应接受的实践训练

实践训练以提高口腔临床实践能力为主，在国家卫生计生委规定的临床专科开展，以能独立从事专科临床医疗工作为目的。按照各相关学科的要求，进行以专业领域为主的专业训练，在规定的专科开展培训。学习掌握本专业的临床技能和理论知识，完成各领域规定的病例数。能够独立处理本专业的常见病、多发病和疑难疾病，达到同年资专科医师水平。

四、获本专业博士学位应具备的基本能力

应该具有较严密的逻辑思维和较强的分析问题、解决问题的能力，熟练地掌握本领域的临床技能，能独立处理本领域常见病及某些疑难病症，达到卫生计生委颁发的《专科医师规范化培训试行办法》中规定的临床工作水平。

1．获取知识能力

应该掌握本领域的学术前沿和发展趋势，具有有效或全面获取口腔医学研究所需知识、成果、研究方法的能力。掌握文献（含论文、专利等）检索的各种方式和渠道，尤其是熟练运用计算机及网络技术进行文献检索、论文编辑和汇报成果等能力；能较熟练运用 1 ～ 2 门外语阅读外文专业文献，具有较好的写作能力和进行国际学术交流的能力。同时应具有从临床实践中学习和总结本领域相关知识的能力。

2．学术鉴别能力

能够判断分析已有研究成果或文献的科学性（客观、实事求是）、全面性（针对研究问题的覆盖程度和广度）和系统性（科研问题或科研成果或文献之间的关联性和完整性）。口腔医学博士学位获得者应具有独立的批判思维，较高的综合分析能力，能够辨别良莠，提出和分析问题；能够在掌握学科相关研究基础、进展和前沿的基础上，针对相关科学问题提出自己的观点和研究问题。口腔医学涉及多学科交叉，其他学科的知识、理论及技术是否适用于口腔医学研究，以及获得的学科交叉成果是否具有在本学科的应用价值，也需要有鉴别能力。

3．实践能力

能够系统熟练地掌握从事临床工作和教学工作的基本方法，把所学的知识和理论应用于临床实践，表现为较强的临床分析和思维能力以及良好的操作技能，能全面、系统、准确的询问病史，并规范完成体格检查，熟练掌握本专业常见诊断治疗操作常规，熟练掌握本专业常见病诊断处理的临床基本技能。具备门急诊处理、危重病人抢救、接待病人、病历书写等技能，能对下级医师进行业务指导。应具有与患者充分沟通的能力，并熟悉卫生系统的相关法律法规。

4．科学研究能力

应具备从事临床科学研究工作的能力，能紧密结合临床实践，选定科研课题，实施科学研究。具有根据本专业的临床实际发现并提出有价值的研究问题，独立选取课题方向的能力；具有设计科研方案，执行科研计划的能力；具有通过规范的研究验证得出科学结论，总结科研结果，撰写科研论文的能力。需在导师指导下独立完成学位论文，学位论文对所研究的领域有创造性的新成果或见解，表明作者具有独立从事科学研究工作或独立担负专门技术工作的能力。

5．学术创新能力

应具有在口腔医学研究领域内开展创新性思考、创新性研究和取得创新性学术成果的能力。能够在口腔颌面部疾病的病因和发病机制、防治新技术和新方法的应用、新材料的研发以及临床研究方法的改进和完善等方面提出新思路、新观点、新理论和新方法，取得创新性成果。

6．学术交流能力

应具备良好的学术交流能力，能利用各种学术交流平台表达学术见解和学术思想，能与国内外同行就学术问题进行沟通和交流。在读期间至少应参加一次全国性的口腔医学学术会议，并能用展板或口头报告等形式报告研究成果。

7．其他能力

具备较强的组织协调能力和团队协作精神，能够帮助导师管理课题组或指导硕士研究生开展工作。还应参加大学本科教学工作，参加教学实践的形式可以是试讲、辅导、组织课堂讨论、指导实验等。

五、学位论文基本要求

1．选题与综述的要求

（1）选题。口腔医学博士专业学位论文应紧密结合临床，并注重前沿性、应用性和可行性，为口腔医学前沿领域有重要意义的课题或对我国国民健康能产生重要及积极影响的课题，结论对临床工作有较大的应用价值和指导意义。课题应该有一定的新见解或新发现，包括观点创新、方法创新，最好能够填补前人研究的空白，或者是发现、证明其他人在学术上的错误观点。选题应是在具备可行的经费、仪器设备、人力配备等基本物质条件基础上进行。博士生应在入学后第二或第三学期内完成选题，初步确定论文题目，然后在导师指导下拟定论文工作计划。

（2）综述。在掌握大量有关文献资料的基础上，对国内外在该研究方向上（特别是学科前沿）的研究动态、近年来取得的主要进展、主要研究方法及已有成果进行全面的介绍和分析，明确课题研究的目的和阐明课题的理论水平及实际意义。文献综述要注意信息的全面性、代表性，文献选择的偏失会影响选题的准确性。

2．学位论文形式和规范要求

临床研究论文：依据临床问题，提出合理的假说，应采用临床随机对照实验设计，使用正确的统计方法，对结果进行合理科学的分析和解释，得出正确的结论。

病例分析报告：本专业临床工作中罕见、特殊病例，突出病例的特殊性和代表性，将病例分析与文献回顾和分析相结合；开展的最新治疗技术，突出技术的创新点。

专利：涉及解决临床问题的专利技术，有较强的临床实用性，获国家有关部门认定。

学位论文必须是一篇系统的、完整的学术论文，符合国家有关标准。

3．学位论文水平要求

学位论文应在口腔医学临床科学问题或技术上做出创新性成果，在提高我国国民健康水平以及促进口腔医学学科发展方面具有一定的价值，对临床实践和学科建设具有较高的理论意义和应用价值。研究成果应在本专业主流刊物上发表，或获得国际 / 国家专利，或出版专著，取得获认同的行业标准或获得较高等级成果奖励。

第三部分　硕士专业学位的基本要求

一、获本专业硕士学位应具备的基本素质

1．职业素养

热爱口腔临床工作，具有良好的医德医风；具有人道主义和同情心，树立以患者为中心的理念；遵守医疗相关法律法规和伦理道德，尊重患者的隐私权和知情权，尊重患者的医疗权利、健康利益及人格尊严。

具有扎实的专业理论知识，熟练的专业操作技能，能独立处理本领域常见病、多发病的能力。具备良好的医患沟通技巧，具有良好的合作、协作能力。

2．专业素养

应对口腔医学问题具有一定的兴趣，热爱口腔医学临床研究。应具备及时更新相关领域知识，及时了解领域最新前沿发展动态的能力，具备一定的学术潜力；坚持实事求是的科学精神和严谨的治学态度；需了解口腔医学相关的知识产权申请和保护等方面的知识；应该严格遵守动物实验、人体实验等方面的医学伦理学规定；在学习和研究工作中应具有良好的团队精神，能与他人合作开展研究并尊重他人的学术思想和成果；在研究中还应严格遵守国家有关的保密法律和规章。

3．学术道德

在各项科学研究和学术活动中，自觉遵守法律法规、社会公德，保护知识产权，尊重他人劳动权益，恪守学术道德，遵守学术规范。不抄袭和剽窃他人成果，不伪造数据；合理、正确地引用文献和他人成果；杜绝请他人代写或代替他人撰写学位或学术论文；严禁编造学术经历及提供虚假论文发表证明；严禁故意违反操作程序、故意损坏实验设备或材料，严禁故意违反实验室安全生产规定等。

二、获本专业硕士学位应掌握的基本知识

应全面系统掌握所在领域方向的专业基础知识和专业知识；了解所在领域的科研方向、发展趋势、研究前沿和临床热点；掌握所在领域的各种疾病的发病机理、临床表现、诊断、鉴别诊断和处理以及常用药物分类、作用特点和临床应用的知识。

三、获本专业硕士学位应接受的实践训练

1．培训年限及方式

应接受临床能力训练以提高临床实践能力。临床能力训练应在行业主管部门认定的住院医师规范化培训基地进行。培训周期为 3 年（实际培训时间不少于 33 个月）。在口腔全科、口腔内科、口腔颌面外科、口腔修复科、口腔正畸科、口腔病理科、口腔颌面影像科等专业基地完成轮转。因特殊情况未能按期完成培训任务者，需相应延长培训时间。培训期间按照各相关领域住院医师规范化培训细则的要求，主要采取在本专科和相关专科科室轮转的方式进行，完成规定的专业理论学习和临床实践技能培训。入学前已取得住院医师规范化培训合格证书或已参加住院医师规范化培训的专业学位研究生，经学位授予单位认定后，其参加住院医师规范化培训的时间可计入临床实践时间。

2．培训内容

在上级医师的指导下，通过临床实践训练，完成本领域和相关领域的培训内容，达到各相关领域住院医师规范化培训细则的要求。掌握、熟悉、了解本领域常见病和多发病的病因、发病机理、临床表现、诊断和鉴别诊断、处理方法和临床路径；危重病症的识别与紧急处理技能；基本药物和常用药物的合理使用；熟练规范地书写临床病历；掌握、熟悉、了解相关领域的学习病种、临床知识和基本技能；掌握适用于合格临床医师“应知应会”的实践技能。

3．临床实践考核

考核分为培训过程考核和结业考核，以过程考核为重点。过程考核在每个轮转科室出科前，依据《住院医师规范化培训登记手册》完成情况综合评定；结业考核包括理论考核和临床实践技能考核。取得执业医师资格并通过培训过程考核是参加结业考核的必备条件。

四、获本专业硕士学位应具备的基本学术能力

1．获取知识的能力

应该了解本领域的学术前沿和发展趋势，具备有效获取临床医学基础理论和专业知识的能力。能通过查阅大量的专业书籍获取从事本领域科学研究和临床诊疗所需的基础理论知识、临床技能知识和科学研究方法；能通过阅读本专业学术期刊和文献资料、查阅相关的文献数据库获取相关领域的前沿知识，追踪相关研究领域国内外最新进展；同时应具有从临床实践中学习和总结本领域相关知识的能力。

2．实践能力

临床实践技能是口腔医学专业学位获得者应具备的核心专业素质，要求能够系统熟练地掌握从事口腔临床工作和教学工作的基本方法，把所学的知识和理论应用于临床实践；表现为较强的临床分析和思维能力以及良好的操作技能，能全面、系统、准确的询问病史，并规范完成体格检查，熟悉并掌握各科常见诊断治疗操作常规；掌握本专业常见病诊断处理的临床基本技能，具有对本专业急、难、危、重症的初步处理能力；能及时完成日常临床工作记录，病历书写规范。

3．科学研究能力

应了解所研究领域内国际国内现状、发展趋势和尚待解决的问题，能在导师指导下发现问题，选择、设计研究课题、研究内容和研究方法；能独立实施和解决所设计的课题研究进程中所发生的问题，独立完成文献检索、文献综述和开题报告，进行相关预实验等工作；独立完成课题内容并具体操作，掌握本课题的实验原理、操作方法、结果观察，并能完成实验结果的统计学处理；需在导师指导下独立完成学位论文。

4．其他能力

应具备良好的学术表达和交流能力；在读期间应参加口腔医学本科教学工作，对大学本科的教学实践有直接的初步体会。参加教学实践的形式可以是辅导、组织课堂讨论、指导实验等；能够熟练查询信息和检索数据；能较熟练地使用常用统计学方法和常用办公软件；具备一定的组织协调能力、团队协作精神和医患沟通技巧。

五、学位论文基本要求

1．选题要求

学位论文选题应紧密结合临床，以总结临床经验为主，在导师指导下能进行课题的设计和实施，学位论文应具有一定的学术价值和临床意义，应能表明作者已系统掌握了本领域的基础理论和专业知识，以及临床科学研究的基本方法。

2．学位论文形式

学位论文可分为以人群为对象的研究、以个案为对象的研究和以文献资料为对象的研究等三种形式，包括结合文献综述的病例分析报告和临床研究论文。

临床研究论文：依据临床问题，提出合理的假说，应采用临床随机对照实验设计，使用正确的统计方法，对结果进行合理科学的分析和解释，得出正确的结论。

病例分析报告：本专业临床工作中罕见、特殊病例，突出病例的特殊性和代表性，将病例分析与文献回顾和分析相结合；开展的最新治疗技术，突出技术的创新点。

文献综述：有明确合理的假说，尽可能查阅国内外的相关文献，对符合标准的文献进行科学的统计分析，得出合理的结论。

专利：涉及解决临床问题的专利技术，有较强的临床实用性，获国家有关部门认定。

3．规范性要求学位论文一般应由以下几部分组成：论文封面、原创性声明及关于学位论文使用授权的声明、中英文摘要、目录、引言、文献综述、论文正文、结语、参考文献、附录、个人简历、攻读学位期间获得的成果及奖励、致谢等。书写应符合国家有关标准。

2．学位论文水平要求

学位论文必须是一篇系统的、完整的学术论文。应具有一定的创新性，具有一定的学术价值和临床意义，学术观点必须明确，且逻辑严谨，文字通畅。论文的基本科学论点、结论，应在口腔医学科学技术上具有一定的理论意义和实践价值。论文所涉及的内容，应反映出口腔医学硕士学位获得者已系统掌握了本门学科的基础理论和专业知识，并对所研究的课题有新的见解。

第四部分　编写成员

刘洪臣、陈智、周学东、郭传瑸。

1053　公共卫生硕士
专业学位基本要求

第一部分　概况

公共卫生与预防医学是以人群为主要研究对象，研究环境自然因素以及心理、行为、社会等因素对人群健康的影响规律，并探讨健康促进与疾病防制策略与技术的学科。公共卫生与预防医学主要包括流行病学、卫生统计学、职业卫生学、环境卫生学、营养与食品卫生学、儿少卫生学、妇幼保健学、卫生毒理学、社会医学与卫生事业管理、健康教育学与健康促进、卫生检验学以及军事预防医学等范畴。

随着社会发展，人类健康面临许多新的问题和挑战，如环境污染加剧、人口老龄化、社会经济变化、人们生活方式改变等，这些均可对人类健康带来新的问题。环境变化和生物病源变异使得已控制的传染病复燃，新的传染性疾病不断出现；生活水平、方式改变和环境的变化使慢性非传染性疾病发生率逐年升高，精神性疾病、伤害等人群健康问题不断增多，公共卫生安全管理以及健康服务水平，以及卫生政策和措施需要进一步完善等。为应对这些问题，公共卫生与预防医学学需要和更多的学科和技术的融合，如医学与非医学学科的融合，社会与行为科学、政策与管理、环境科学等宏观领域结合，健康促进与社区保健、心理、精神和行为因素研究的结合，疾病防控与社区动员、政策支持和环境改善等结合。

为了培养适应我国社会经济发展、医疗卫生体制改革和发展需要的高素质、高层次的公共卫生专业应用型人才，并且与国际公共卫生教育及人才培养接轨，教育部自 2002 年开始正式实施非全日制公共卫生硕士（Master of Public Health，MPH）专业学位研究生教育。旨在培养具有良好的一线公共卫生实践和职业胜任能力，同时具备一定科研潜能，能够独立从事公共卫生、预防医学、卫生行政管理、医疗保健管理等相关领域的高素质、高层次的公共卫生应用型专门人才。首批全国有 24 所大学公共卫生学院作为试点单位，招收和培养非全日制的公共卫生硕士专业学位研究生，毕业的学生科获得公共卫生专业学位。2010 年起，教育部又启动实施全日制公共卫生硕士专业学位教育，毕业的学生可获得研究生学历并授予公共卫生专业学位。通过 10 多年的实践，初步形成了具有中国特色的公共卫生专业学位研究生教育体系，也为在全国高校公共卫生学院、卫生系培养公共卫生专业学位奠定了基础和提供了经验。

第二部分　公共卫生硕士专业学位基本要求

全日制和非全日制公共卫生硕士专业研究生培养的学制为 2-3 年。培养采用理论学习、社会实践、课题研究相结合的模式。

一、获本专业学位应具备的基本素质

1．学术道德

严格遵守国家法律、法规，具有严谨求实的学风和良好的学术道德与行为规范。尊重知识产权，遵守学术道德的基本伦理和规范，坚持学术诚信，维护学术尊严和优良的学术氛围。能正确

对待名利，正确地引用文献和他人成果，杜绝剽窃、篡改、造假、选择性使用实验和观测数据等不端行为。

2．专业素养

热爱公共卫生事业，对保障人类健康具有高度的责任感和专业责任心，有解决现场公共卫生实际问题的兴趣；敏锐的学术洞察力；良好的求知欲，勤奋学习，勇于钻研，具有扎实的公共卫生与预防医学的理论知识，掌握该领域的职业技能，具有团结协作的精神；勇于创新，不断追求卓越。

3．职业精神

坚持人群健康利益和患者利益至上的原则，具有正确的人生观，遵守职业道德，热心为大众服务，做大众的健康使者，尊重和关爱患者，患者减轻痛苦；具有良好人文素质、语言修养、伦理道德修养以及良好的诚信意识；不断提高业务能力， 创新立业，促进社会公平。

二、获本专业学位应掌握的基本知识

1．基础知识

应掌握公共基础知识、医学相关知识；系统掌握公共卫生与预防医学专业的基础知识，包括卫生统计的基本理论和统计分析方法、流行病学理论和方法，掌握管理学、社会医学、健康教育和行为科学的基础理论和知识；还应掌握与公共卫生密切相关的计算机基础、分子生物学技术、心理学等基础知识。

2．专业知识

应掌握环境因素，包括膳食营养以及行为和对健康影响的规律和机制，熟悉环境因素对健康危害的风险评估的知识和技能；掌握食品安全、卫生监督、卫生政策分、卫生信息相关的知识。掌握本学科发展前沿和热点知识、充分了解本学科的最新研究成果。掌握一门外国语，能较熟练阅读本专业外文资料，具有一定的外语应用能力。

三、获本专业学位应接受的实践训练

公共卫生硕士专业学位的培养应加强理论教学与公共卫生实践相结合，鼓励学校导师与现场导师共同指导，开展案例教学与现场教学等方法。要求学生有不少于6个月的公共卫生实践，开展公共卫生与预防医学领域的实践训练，掌握公共卫生实践的基本知识和技能，熟悉公共卫生现场工作的主要内容、工作程序，了解当前我国公共卫生的重点和前沿。学生在接受现场训练的同时，结合公共卫生和人群健康的实际问题开展课题研究或公共卫生调查。公共卫生实践训练将重点培养学生的公共卫生现场实践能力，职业胜任能力，独立处置公共卫生问题能力以及公共卫生研究能力。

四、获本专业学位应具备的基本能力

1．获取知识能力

具有良好的自学能力，获取公共卫生与预防医学前沿知识。结合公共卫生现场的实际问题，能快速查阅资料和文献，获取所需的相关知识和研究方法，为发现问题和解决现场问题提供方案和措施。积极参加各种学术活动，了解本领域的研究进展，拓宽学术视野；通过研究生读书报告及学术论文交流会，能够较准确、科学、严谨地表达学术思想，交流研究成果。

2．公共卫生实践能力

具有较强的公共卫生实践能力，毕业后能够尽快地胜任公共卫生和疾病预防控制实际工作的需要，包括熟悉公共卫生领域运行规律，具有一定的获取、处理和交流有关信息的能力、以及执行卫生政策的能力；具有初步的卫生应急处置能力、重点传染病防治和慢病控制能力、现场干预能力、公共卫生政策分析与制定能力；具有一定的卫生项目评价能力、社会动员和组织能力、公文写作能力；在复杂的现场环境中能够较为准确地观察和报告公共卫生问题，并提出切实可行的控制措施；具有良好的开展健康教育和健康促进能力；具有较强的沟通和表达能力；同时应具有在公共卫生实践中学习和总结本学科相关知识的能力。

3．科学研究能力

在导师指导下，掌握开展与公共卫生实践密切相关的现场调查与科学研究的基本知识和基本技能。具备信息检索与文献阅读能力，能运用学科的基本知识和技能开展疾病、健康及其相关因素的调查研究，提出假设，正确设计技术路线及研究过程，选择合理的研究方法，开展现场调查和实验研究，并做好调查和研究过程的质量控制，较熟练地运用计算机软件进行数据统计分析，进行科学分析和推理，做出专业判断，从而提出切实可行的控制措施和解决方案。

4．发现问题、解决问题和组织协调等能力

在公共卫生实践中，专业学位研究生应能够利用公共卫生和预防医学等相关知识和研究手段，发现问题，并能提出解决问题的方法和措施或策略；具备社会力量的动员和组织能力，能够与人群进行有效沟通和互动。

五、学位论文基本要求

学位论文是硕士生培养的重要部分，是对研究生进行科学研究或承担专门技术工作的全面训练，是培养研究生综合运用所学知识，发现问题、分析问题和解决问题能力的重要环节。

专业学位论文的形式可以是专题研究论文、或是质量较高的公共卫生现场调查报告，也可以是科学合理的卫生政策分析报告或典型案例分析（论文或报告的字数不少于2万）。

1．选题要求

学位论文（或专题调查报告）是公共卫生硕士专业学位研究生在导师的指导下独立设计和完成的科研课题的总结，选题应紧密结合公共卫生相关领域工作的实际需要，能够体现综合运用所学专业或相关专业的理论、知识、方法和手段，分析和解决实际问题，论文结果应对公共卫生实际工作具有较高的应用价值和指导意义。

2．学位论文形式和规范要求

学位论文写作要求格式规范，包括前言、方法、结果、讨论和结论。专题调查报告要求前言、调查内容、结果、分析、归纳总结及建议。在论文（或专题调查报告）后附参考文献目录，还应包括学位论文原创性声明和使用授权声明。

3．学位论文水平要求

论文要求选题紧密结合公共卫生和预防医学的实际（践），研究立论科学、数据收集客观、分析方法合理，图表规范，讨论充分，结论明确，引文准确合理。研究结论应注重实用性以及对公共卫生工作具有指导意义，体现应用价值或一定的新见解。

第三部分　编写成员

马骁、刘开泰、孙长颢、邬堂春、李立明、汪玲、胡永华、凌文华、曹佳。

1054　护理硕士
专业学位基本要求

第一部分　概况

护理学是以自然科学和社会科学理论为基础，研究维护、促进、恢复人类健康的护理理论、知识、技能及其发展规律的应用科学。现代护理观强调人是包含生理、心理、社会、精神等方面需求的整体。护理活动是发现、评估和诊断人类现存和潜在的健康问题，进而制定护理计划、实施干预、评价干预效果的循环往复的过程，以期最大程度地实现促进健康、预防疾病、恢复健康和减轻痛苦。

早期的护理活动提倡保持病人清洁卫生，强调在病人的床旁观察病人，重视环境对病人康复的意义。西方护理学在19世纪60年代以后逐步走上系统发展的道路，并逐步使护理学成为一门科学。1860年南丁格尔护士学校在英国成立，标志着护理学科的建立，是现代护理教育的开端。

护理学作为医学领域的一门学科，其发展受到医学科学发展的重要影响。专业化医疗环境中的护理实践促进了专科护理的发展。卫生部颁布的《中国护理事业发展规划纲要（2011 – 2015年）》中要求建立专科护理岗位培训制度，确定临床专科护理岗位。我国护理学科发展愈发重视高级专科护理人才的培养。

随着生物—心理—社会医学模式逐渐取代生物医学模式，要求护理学要从生物、心理和社会的整体观念出发，满足病人身心健康的护理需要。护理模式由"以疾病为中心"的模式向"以人的健康为中心"的整体护理模式转变，护理实践由以疾病治疗阶段为主向疾病预防、治疗和健康促进并重转变。随着护理研究的不断深入和发展，循证护理的理念和方法对临床护理、护理教育、护理管理和护理科研产生了重大的影响，促进了护理实践的发展，推进了护理学科的发展与完善。

护理学科体系的形成，将促进专科护理与系统化整体护理的协调发展。伴随着护理学科和相关学科的研究进展，学科间在认知上的相互融合不断深化，在扩大了护理学科视野的同时，也促进了护理学与其他相关学科的交叉与连接，由此进一步促进护理学科的发展。

第二部分　硕士专业学位基本要求

一、获本专业学位应具备的基本素质

1．学术道德

（1）严格遵守国家法律、法规及规章制度，保护知识产权，严谨治学，探求真理，维护科学诚信，尊重他人劳动成果和技术权益。

（2）严格遵守学术研究和学术活动的基本规范和学术刊物引文规范，不得发生有违学术道德规范的行为，如：伪造、编造或篡改研究成果、实验数据、引用资料等；抄袭、剽窃或篡改他人学术成果；由他人代写和/或代替他人撰写学位论文或学术论文；提供虚假论文发表证明；向研究资助人谎报研究结果；伪造学术经历；成果发表、出版时一稿多投；不当或滥用署名；采用不

正当手段干扰和妨碍他人研究活动等。以实际行动抵制学术不端行为。

（3）正确对待学术研究和学术活动中的名利与收益，不沽名钓誉、损人利己、急功近利。

2．专业素养和职业精神

（1）热爱祖国，遵纪守法；热爱护理工作，具有为护理事业奉献的崇高精神，具备提供优质护理服务的综合能力；热爱生命，具有正确的人生观、专业观，秉持坚定的救死扶伤信念。

（2）维护人的尊严，尊重个体和群体的价值观和独特性；维护人的自主性，真诚关爱每一位病人，保持高度的责任心和同理心；维护专业诚信，遵守伦理准则和专业实践标准，发扬爱伤精神和慎独精神；维护社会公平和伦理规范，坚持人文关怀原则，具有勤于反思、勇于质疑和团结协作的精神；发扬利他主义精神， 具有为病人服务无私奉献的高尚品德。

二、获本专业学位应掌握的基本知识

1．基础知识

应掌握公共基础知识（外语、政治理论及哲学）、医学基础知识（高级病理生理学、高级临床药物治疗学等）、以及研究基础知识（护理研究方法、医学统计学、文献检索等），作为护理硕士专业学位研究生进行深入系统学习，从而获得临床护理实践能力、教学能力、管理能力和开展护理研究的必要前提。

2．专业知识

应具备本专科领域比较系统全面的护理理论和护理技术。护理专业知识包括高级健康评估、循证护理、所选专科的高级临床护理知识。掌握本专科领域常见病多发病的病因、诱因、病理及病理生理基础、临床表现、辅助检查、治疗和护理程序等；掌握临床常用基本技能和相应专科护理技能；掌握在护理专业实践中有效沟通与合作的技巧、健康教育和病人管理的方法等。通过临床实践、阅读文献、参加国内外会议等途径了解和掌握本专科护理新知识和新技术，及时了解本专科领域的发展前沿和最新护理研究成果。

三、获本专业学位应接受的实践训练

1．实践训练时间

根据教育部相关规定和全国护理硕士专业学位培养具体情况，结合专业方向，注重专业实践能力培养。规定 3 年制护理硕士专业学位研究生临床轮转实践训练 18-24 个月，其中本专科领域科室轮转时间 9-12 个月，该专科相关领域的轮转科室不少于 3 个；2 年制护理硕士专业学位研究生临床科室的轮转时间不少于 12 个月，轮转科室不少于 3 个。管理方向专业学位研究生临床科室的轮转时间不少于 12 个月。

2．实践训练内容及要求

实践训练阶段重点培养研究生临床思维及专业实践能力，培养发现、分析及解决临床护理问题的能力。在科室带教老师指导下，研究生管理床位 3-5 张，并达到以下实习要求：

（1）熟练掌握常见基础护理技术和所在专科护理的基本理论、基本技能，熟悉常见疾病护理，注重理论与实践的结合；

（2）熟练掌握健康评估技能及护理病历书写；

（3）熟练掌握所选专科急危重症病人的救治原则与技能；

（4）熟悉所在专科护理领域的护理管理特点；

（5）参与所在专科的理论与实践教学工作；

（6）在每个轮转科室完成护理业务查房、小讲课及读书报告各 1 次；在所选专科领域完成不少于 2 份的护理完整病历书写。

护理管理专业方向的研究生应参加相应的管理实践及培训活动，如人力资源管理、护理质量管理、护理专业新业务新技术管理、临床护理专科项目管理等。

3．实践训练考核

考核将围绕培训内容及培训目标进行。包括过程考核和终末考核。过程考核在每个轮转科室出科前，依据《护理硕士专业学位研究生临床轮转考核表》完成情况评定；终末考核为临床技能考核，包括病史采集、体格检查、护理病历书写及临床护理技能操作与临床思辨能力考核。考核合格方可进入学位论文答辩阶段。

四、获本专业学位应具备的基本能力

根据护理硕士专业学位研究生的专业能力定位及我国护理硕士专业学位研究生临床实践情况及岗位要求，对护理硕士专业学位研究生应具备的基本能力进行如下描述。

1．获取知识的能力

（1）具备多途径、多渠道获取临床医学基础理论和护理专业知识，并将基础理论与护理实践相结合的能力；

（2）具备查阅专业文献获取从事本学科科学研究和临床护理所需的基本理论和方法、了解护理专业及相关领域国内外最新发展动态的能力；

（3）熟悉卫生系统的相关法律法规及护理伦理准则。

2．临床实践能力

（1）系统熟练地掌握从事临床护理、护理教学及护理管理的基本技能和方法；

（2）具备健康评估及临床决策能力，运用护理程序对病人进行全面、系统、准确的健康评估及分析，制定并实施护理计划，评价护理效果；

（3）熟悉并掌握基本护理技术操作及本专科领域内专科护理技能；

（4）具有护理本专科急危重症病人的能力；

（5）具备保证并持续改进护理质量及病人安全的能力。能及时完成临床护理记录，书写规范。

3．沟通交流能力

（1）具有在护理专业实践中有效沟通与合作的能力，能够对病人及家属进行健康教育及家庭照护指导；

（2）具有良好的语言表达能力及外语应用能力，能够熟练阅读并正确理解专业外文文献；

（3）能规范撰写本专业学术文章或研究论文，并有能力将个人的研究成果通过学术报告、发表论文等形式与同行进行交流，带动临床护理学科水平提升，促进学科发展。

4．科学思维及临床研究能力

（1）具有逻辑思维能力，能将所学专业知识运用于临床护理实践，在实践中发现问题、分析问题并通过护理研究解决问题；

（2）具有评判性思维能力，掌握最佳研究证据，结合临床专科护理、社区护理、护理教育、护理管理实践现状，对专业领域内存在的问题进行独立分析

（3）具有创新思维能力，根据专业方向独立进行课题设计、实施研究方案和数据分析。

5．临床管理协调与教学能力

（1）具备参与及配合临床护理管理工作有效落实的组织和协调的能力，其中包括应用护理程序实施护理、对护理单元的组织管理、对临床护理教学及护理研究开展的协调配合。

（2）能够正确评估护生的学习需求，制定切实可行的临床教学计划，有效地指导护生的临床护理实践，并对护生的临床实习效果做出科学、客观、公正的评价。

6．其他能力

具备自我反思、自我学习、及个人专业可持续发展能力，通过学习及时了解本专业领域国内外最新发展动态，有效将最新知识、方法、技能应用于护理实践，促进专业服务能力持续提高。

五、学位论文基本要求

根据护理硕士专业学位研究生的培养目标和培养要求，在重视临床护理能力培养的同时，研究生需要在导师及导师小组的指导下独立完成学位论文。护理硕士专业学位研究生的学位论文应体现针对临床工作中存在的问题通过调研或循证方式设计解决方案、提出对策的总体原则。从文献阅读、综述撰写、课题设计、干预实施、资料收集、资料分析直至论文撰写必须体现护理学专业学位的特点，反映研究生应用护理学及相关学科理论和方法，科学地分析、解决护理实践中的问题的能力。

（一）选题要求

学位论文的选题应与临床专科护理实践紧密相关。研究结果应对促进护理实践的进步、提高护理质量具有一定的价值，并能表明学位申请人具有运用所学知识解决护理实践中的实际问题和从事专科护理方面科学研究的能力。

（二）学位论文形式和规范要求

学位论文形式包括研究报告、病例分析和系统评价。研究生应在导师及导师小组的指导下，深入临床护理实践，选择与护理实践密切相关的课题，开展临床调查、病例分析、文献分析，设计研究方案，收集研究资料，在临床实践和调查的基础上，对存在的问题进行分析，提出建议，撰写学位论文。

1．研究报告

研究报告的类型包括基于临床护理或社区护理实践的应用性研究、护理新技术开发以及护理政策的相关研究等。

（1）内容要求

①基于临床护理或社区护理实践的应用性研究：选题应密切联系临床和社区护理实践，可包括健康促进、疾病护理、环境因素、护士队伍自身发展、临床管理及教学等方面的研究，研究方法可包括现况调查、相关因素分析、质性访谈和现场观察、小规模的干预及效果评价。

②护理新技术开发研究：即有关护理技术和设备的研究，在一定范围内进行护理新技术的开发、应用并进行效果评价。此类研究应突出创新性、实用性和对提高护理质量的价值，且新技术研发应具有一定的难度和工作量。

③护理政策相关研究：在现况调查、文献分析基础上，运用政策分析的基本理论和方法，分析问题根源，深入剖析，提出政策建议。

（2）撰写要求

研究报告由中英文摘要、正文、参考文献等部分组成。正文的具体内容和要求如下：

①前言：阐述所开展研究的背景、立题依据、研究意义，对所研究的领域国内外现状应有清晰的分析，并提出开展本研究的重要性或必要性。

②研究对象和研究方法：介绍研究的技术路线、研究对象的特征、研究工具、资料收集的方法和步骤、资料分析及研究质量控制的方法。该部分应体现科学性，要求研究方案合理，数据详实准确，分析过程严谨。

③研究结果：采用量性或质性方法对资料进行汇总、处理和分析，阐述明确的研究结果。

④讨论：分析研究结果的意义，并明确指出作者在研究中的新思路或新见解，阐述研究结果的应用价值。该部分应体现作者的逻辑分析思路、新观点或新见解。

⑤结论和建议：简要提出研究结论，并对未来研究或护理实践进行展望或提出建议。

2．病例分析

（1）内容要求

病例分析论文的选题要求是本专业临床护理实践中的特殊病例、复杂病例，或在本专业领域中开展某种新的临床诊断或治疗（少见病例）时的护理过程及分析。病例的选择应体现新、奇、稀、特、难，病例数量应不少于 5 例。应详细收集和描述病例的全面情况，尤其注意突出关键的知识和技术创新点及其理论依据或临床证据。病例分析应结合相关文献的分析，做专业评价，最后得出明确的结论。

（2）撰写要求

病例分析由中英文摘要、正文、参考文献等部分组成。正文的具体内容和要求如下：

①前言：阐述所分析病例的背景、研究意义，对所研究的领域国内外现状应有清晰的分析，并提出开展本病例分析的重要性或必要性。

②病例特征及资料收集方法：介绍拟分析病例的特征、病例资料收集的时间期限和方法、临床指标、资料分析方法、质量控制措施。该部分应体现先进性、实用性、规范性。

③护理措施：阐述病例的护理措施，分析措施的合理性及其理论依据或循证依据，并对病例转归采用定性或定量方法进行汇总和分析。

④讨论：分析结果的意义，并明确指出作者在病例护理中的新思路或新见解，阐述护理措施的价值，并提出护理建议。该部分应体现作者的逻辑分析思路、新观点或新见解。

⑤结论和建议：简要提出结论，并对进一步的护理实践提出建议。

3．系统评价

（1）内容要求

系统评价要求针对某一具体的护理问题系统全面地检索、筛选、评价和综合相关领域所有高质量文献。选题应具有实用性和临床价值，应尽可能收集国内、外有关文献，引用文献不少于 50 篇，近 5 年内文献应不少于 50%。按照系统评价的要求对文献质量进行专业评价，并对符合标准的文献进行 Meta 分析或 Meta 整合，得出简单、明确、对本专业有重要意义的结论。

（2）撰写要求

系统评价由中英文摘要、正文、参考文献等部分组成。正文的具体内容和要求如下：

①前言：阐述开展该领域系统评价的背景和意义，对该领域国内外现状应有清晰的分析，提出开展本系统评价的重要性或必要性。

②资料和方法：按照 PICO 的原则，描述纳入文献的研究对象类型、干预措施（或暴露因素）、对照措施、结局指标、及纳入的研究设计类型。制订检索策略与查找文献，介绍对文献进行质量评价、资料提取的方法，介绍文献分析的方法。

③结果：描述纳入的研究，评价纳入文献的质量，对文献进行定性比较、汇总、趋势分析，必要时对符合一定标准的研究进行 Meta 分析或 Meta 整合。

④讨论：分析文献的方法学质量、对护理措施、纳入研究的局限性等进行讨论，提出未来研究建议。

⑤结论和建议：简要提出结论，指出今后的研究方向。

（三）学位论文水平要求

在临床科研能力训练中培养护理硕士专业学位研究生的循证意识及临床思维能力与分析能力，能结合临床专科护理实践，运用临床科学研究的基本方法，针对临床工作中存在的问题，设计解决方案，寻求解决方法，提出相应对策，完成学位论文。学位论文应充分突出专业性、学术性、创新性、可行性、应用性和规范性。

（1）学位论文的选题应紧密结合临床护理实践，并体现一定的先进性和实用性。

（2）学位论文的研究方法应强调综合运用护理及相关学科的基础理论、科学方法、专业知识和技术手段等对文献资料和临床病例资料进行系统分析，并能提出独立见解。

（3）学位论文应有一定的技术难度和理论深度，论文成果应具有一定的先进性、实用性，对护理实践有一定的实际参考价值。

（4）学位论文结构和格式应包括封面、关于学位论文使用授权的说明、中英文摘要、目录、背景和意义、正文、结论、参考文献、独立完成研究工作的声明及附录等部分，体现科学性和严谨性。

（5）学位论文制作的全过程应始终保持诚信的作风。

第三部分 编写成员

尤黎明、孙宏玉、吴瑛、李小妹、李小寒、李继平、姜安丽、胡雁、赵岳、郭桂芳、章雅青。

1055　药学硕士
专业学位基本要求

第一部分　概况

药学学科是人类在与疾病斗争的漫长过程中逐渐产生和发展起来的一门学科，具有悠久的历史，对保障人类的健康发挥着重要的作用。药学学科涵盖药物研发、生产、使用、流通和监管的全过程。我国传统的药学教育历年来都是以培养科研型人才为主，对应用型人才的培养尚达不到市场要求。药学研究与理论发展固然为保障药物安全、有效、质量可控提供理论与技术的源泉和支撑，但是随着药学学科的日益发展，社会对药学专门人才需求也日益增强。为适应社会发展对药学应用型专门人才的迫切需求，完善药学人才培养体系，创新药学人才培养模式，提高药学人才培养质量，自 2010 年起教育部新增药学硕士专业学位。

药学硕士专业学位的培养目标是以药学职业实践为导向，以培养具有良好职业道德，具有运用专业知识分析与解决实际问题能力，能胜任药物生产、使用、流通、监管、服务等领域工作的高层次、应用型专门人才，未来的发展趋势将是以培养药学服务人才为主。其服务领域将涵盖药物生产、使用、流通、监管的全过程，成为完善药学学科必不可少的部分。

第二部分　硕士专业学位基本要求

一、获本专业学位应具备的基本素质

应具备良好的职业道德和专业素养，同时也应是具有健康身心、严谨作风、务实态度、德才兼备的高层次复合型、应用型人才。药学硕士专业硕士生必须具备多方面的优良素质，包括：

1．学术道德

应遵守学术道德标准和规范，具有用科学态度保障药品安全、有效、经济使用的基本操守，保持严谨求实的治学风格，在实践过程中恪守求真务实、探索创新的原则。严格遵守国家有关保密和保护知识产权的法律、法规，尊重他人劳动成果和学术权益。坚持实事求是的科学精神和严肃认真、一丝不苟的学术态度。

2．专业素养

应对药物的真假伪劣具有一定的甄别能力；具有对于药物安全有效、质量可控的把握能力；具有在药品生产、使用、流通、监管、服务等领域发现问题，分析问题和创造性解决问题的能力；同时也应具备良好的合作、交流、协同的能力和积极进取的学习精神。增强创新创业能力。

3．职业道德

药物与人类的健康和社会安定密切相关，药学硕士专业硕士生应在遵守国家法律、法规的基础上具有良好的职业操守，必须具备诚实守信，济世为怀，仁爱奉献，以社会公益为重，不以专业技能谋取不当私利的职业道德。严守不生产、流通、使用伪劣药品的道德底线；对待药物使用者应具有实事求是、不夸大药效，不欺骗的基本态度。关心药学相关科学和社会问题，具有强烈的社会责任感，借助学科知识服务于社会发展和文明进步。

二、获本专业学位应掌握的基本知识

应在具有一定的人文社科知识、基础医学知识、宽广的自然科学理论的基础上，熟练掌握药学及相关学科的基本理论知识，较系统地掌握药学及相关职业领域的技术方法。

1．基础知识

应具有一定的药学通用理论知识及相关学科的基础理论和基本知识；熟悉或了解药学方面的法律、法规，药学前沿科学技术知识，了解现代药学的发展动态；掌握文献检索与资料查询的基本方法，能较好地运用外语阅读所从事药学领域的外文资料。

2．专业知识

除了掌握药学方面的基础知识外，根据所选择职业领域方向的不同还应掌握药物技术转移相关知识，药事管理相关的专业知识，以及药学服务相关的专业知识，具有比较完整的药学知识结构体系，即在熟练掌握药物相关的化学、分析、药理、药剂等基础知识的前提下，对药物生产过程，质量控制，药物合理应用，药物经济学，药事管理法规、政策等方面都有较好的了解。除此以外药学硕士专业硕士生还应较好地掌握相关交叉学科的知识，从而具有综合运用各方面知识解决本领域中实际问题的能力。

三、获本专业学位应接受的实践训练

职业实践是药学硕士生培养过程中的重要教学和培训环节，是提高研究生职业素质和实践能力的重要保证。根据职业领域，研究生应在药学行业相关单位进行时间不少于 12 个月的专业实践。药学硕士申请学位前必须通过专业实践考核，专业实践考核方式需经高校与实践单位双方同意，评价标准应符合行业实际，并能真实体现研究生的职业能力水平。

在药学技术转移方面，要求经过实践专业学位研究生应掌握药物合成关键岗位的操作规范和安全措施；常见剂型生产基本理论、生产流程和各岗位操作规范，独立完成岗位操作法、SOP 以及生产工艺的制定与修订工作；参与企业对新技术工业转化的实践。同时也应具备独立完成现场采样、检验、质量标准的制定与修订、组织立项并开展新药临床前研究、实施 GMP 管理、新药注册申报及开展技术改造等工作的能力。在药学服务方面，专业学位研究生在实践后应达到对患者进行用药指导与评价，对医务人员提供信息服务，在临床用药实践中收集分析评价药品不良反应与药品不良事件的基本要求。在药学管理方面，通过实践专业学位研究生应熟悉药学相关的法律、法规，从而具有运用法律、法规解决实际问题的能力。

四、获本专业学位应具备的基本能力

应具备在实践中利用专业基础知识发现问题，分析问题和解决问题的能力。具有一定的沟通交流能力和自主学习及拓展药学知识的能力。具有一定技术研究、创新能力和解决实际问题的能力；能够分析本领域内急需解决的实际问题及产生的原因，并利用所学知识解决这些问题；胜任本领域的实际工作。

应当具备通过课程学习、学术交流、科研活动和实践活动等获取所从事职业必备的行业前沿知识，运用到生产实践活动中，解决生产活动中实际问题的能力。药学硕士生还应掌握通过多种手段获取相关研究成果的规范路径和程序，具有从各种文献获取药学相关领域前沿动态的能力。

应当积极参与医药领域的生产、管理等实践活动，并熟悉生产、管理、服务工作的一般工作流程和执行规范；具有较强的实践能力和将理论与实践相结合的能力；能够运用所学的知识和技能解决药学相关的社会经济发展实际问题和技术需求，更好的服务大众。

还应具有在生产实践、临床用药，以及药事管理过程中及时发现问题并运用所学知识去解决实际问题和创新的能力；具备良好的协作精神和一定的组织协调能力，积累丰富的药学生产、管理、服务等经验，勇于挑战工作重担，提高交际及沟通技巧，养成良好的工作习惯。

五、学位论文基本要求

1．选题要求

学位论文应选题得当，针对在实践过程中发现的问题实例，紧密结合药学及相关领域科技转化、药学服务及药学管理等实际问题，开展研究，从而达到解决实际问题的目的。同时论文应注重针对性、实用性，论文研究结果应对药学产业实际工作与发展具有一定的应用价值。

2．学位论文形式和规范要求

学位论文可以是针对药学实践领域具有一定经济和社会效益的专题研究报告、调研报告、设计方案、产品开发、案（病）例分析、项目管理方案、技术改革方案等。论文完成者应对待解决的问题进行调查研究，制定、设计调查方案，收集资料，在现场实践的基础上，对存在的问题进行分析并提出合理对策。

学位论文应符合各个学校学位论文的基本规范要求。

3．学位论文水平要求

学位论文应由学生在导师的指导下独立完成，研究内容与目的明确，工作量适中，研究方法运用得当，理论分析应和生产实践相结合，突出以解决实际问题为宗旨，能体现综合运用科学理论和方法技术解决药学产业领域中实际问题的能力并应在某方面提出独立见解。此外论文工作应有一定的技术难度和一定的经济效益、社会效益。同时学位论文必须具备科学性、合理性和严谨性，要做到结构合理，条理清晰，论述有据，逻辑性强，文字通顺，有说服力，并且书写规范，讨论深入，能显示出研究生已经达到培养目标的要求。

第三部分　编写成员

方浩、刘俊义、朱依谆、余伯阳、吴春福、吴晓明、张永泽、张伟、张志荣、杨波、邵明立、崔艳君、曹立亚、黄民。

1056　中药学硕士
专业学位基本要求

第一部分　概况

一、学位内涵

中药学硕士专业学位（MCMM，Master of Chinese Materia Medica）是为适应我国中医药事业发展对中药学专门人才的迫切需求，完善中药学人才培养体系，创新中药学人才培养模式，提高中药学人才培养质量而设置的一种专业学位类型。

目标是面向中药研发、注册、生产、流通、使用、监管等职业领域，培养具备良好的政治思想素质和职业道德素养，注重学科交叉，具备创新精神，具有运用专业知识分析与解决实际问题能力，具备科技成果转化能力，能胜任中药生产、质量评价与控制、产品研发、药品注册、流通监管、药学服务等工作的高层次应用型专门人才。

二、服务领域

中药学硕士专业学位基本涵盖了中药产业及社会服务等各个领域，主要包括中药生产、质量评价与控制、产品研发、药品注册、流通监管、药学服务等。

三、发展趋势

中药学硕士专业学位发展遵循我国专业学位教育发展规律与规划，以社会和行业需求为导向，坚持职业化、有特色、多层次、应用型的发展道路。

1．专业引领，职业导向

紧密结合国民经济和社会发展趋势，紧密结合中药行业人才需求，将中药学硕士生教育与中药学类执业资格考试有效衔接，丰富和发展中药学专业学位知识结构，优化能力构成，强化中药行业人才职业地位提升。

2．国际视野，地域特色

设置中药学硕士专业学位的各院校应拓宽视野，充分借鉴、吸收发达国家和地区同类专业学位教育的有益经验，发挥本校特色与学术专业专长，积极创新具有地域特色的中药学硕士专业学位人才培养模式。

3．产学结合，重在实践

中药行业、培养单位相互配合，发挥各自优势，形成中药学硕士专业学位智力支持与职业训练紧密联系的人才培养体系，加大人才培养的实践训练与操作技能培养，走应用型发展道路。

第二部分　硕士专业学位基本要求

一、获本专业学位应具备的基本素质

热爱中医药事业，具备良好的专业素质和职业道德，系统掌握本学科基本理论和专业技能，具有较强的实践能力和创新精神，能结合实际工作发现问题、提出问题、分析和解决问题.胜任中药生产、质量评价与控制、产品研发、注册申请、流通管理、药学服务等工作。

中药学硕士生应具备的基本素质包括：

1. 学术道德

崇尚科学精神，严格遵守学术道德规范。坚持科学真理，尊重科学规律，崇尚严谨求实，勇于探索创新，维护科学诚信。尊重知识产权，杜绝一切学术不端行为。要具备严谨细致、一丝不苟的治学态度，在学习和研究过程中，杜绝任何捏造数据、剽窃他人成果等学术不端行为。

2. 专业素养

模范遵守国家药事管理相关法律、法规，依法从业。掌握中药知识产权保护相关知识和策略，掌握动物实验和人体试验的伦理道德知识，遵循科研伦理基本原则。

对中药事业的社会意义有充分的认识和理解，具有较系统的中药学基本理论、专业知识外语应用能力，善于发现并运用国内外相关领域中的知识与技术，研究、分析和解决中药产1中的实际问题。增强创新创业能力。积极为我国经济建设和中药现代化服务。

3. 职业精神

有献身中药事业的职业理想，具有正确的职业价值观，具有良好的职业道德和执业操守重视职业信誉，对相关信息或资料保守秘密，不擅自用于商业用途。有勤思善学，不断增强专业能力的职业态度。有强烈的社会责任感和职业使命感，能够认真履行职业责任，努力进取，为祖国医药卫生事业的发展和人类身心健康积极贡献。

二、获本专业学位应掌握的基本知识

1. 基础知识

在较好地掌握中药学领域理论基础的同时，还应具备较宽广的生命科学知识，具备现代科学技术创新理论和方法、现代信息技术、数据分析处理等相关知识。具有一定的经济学与管理学、政策法规等相关知识。

2. 专业知识

针对服务的不同领域与方向，有选择性地深入学习和掌握中药材规范化生产、中药制药工程与技术、中药检验与质量控制、中药产品研发、中药知识产权保护、中药注册法规及相关技术指导原则、中药商品流通管理、临床中药学及合理用药、药物经济学、中药企业管理等方面的专门知识，能胜任相关领域的开拓性技术和管理工作。

同时，熟悉国家药品相关政策和法律、法规，熟悉我国中药行业的现状，了解国际传统医药行业的发展动态和趋势。

三、获本专业学位应接受的实践训练

根据各不同领域，中药学硕士生至少应在中药行业相关单位接受12个月中药生产、质量评价与控制、产品研发、药品注册、流通监管、临床及社会服务等方面的实践训练。

专业实践训练应有带教老师签名的每月的实践报告（或阶段性实践报告）及结束后的专业实践总结。对于专业实践训练的评价方式需经高校与实践单位双方同意，需制定符合行业实际的评价标准，并能真实体现研究生的专业水平。

实践训练可在以下部门完成：

（1）中药生产基地。

（2）药品生产企业、经营企业等。

（3）医药公司注册部、办公室、政策研究室等。

（4）三级以上医疗机构药学部。

（5）省级以上药品监管机构及相关政府部门。

（6）省级以上医药相关学会、协会等。

四、获本专业学位应具备的基本能力

1．获取知识能力

具有从书籍、期刊、报告、档案和网络等文献资料、媒体信息，以及实践调查、实验测试、科研活动和学术交流等各种途径中有效获取专业知识和学术信息的能力，能够全面和及时地掌握中药学相关行业的发展动态和社会需求。

要能够根据实际工作需要，接收有关知识和实验技能培训，如操作安全培训、岗位操作规程培训、规章制度培训、中药知识产权与保护、新药注册法规培训等。

2．实践研究能力

具备针对具体问题或案例开展调查研究的能力。能够正确设计调查方案，组织实施，并对结果进行分析和总结。能够运用中药学专业相关的理论知识和恰当的实验技术方法，解决中药生产、质量评价与控制、产品研发、药品注册、流通管理、调剂制剂、处方审核、药学服务等领域的实际问题。

3．组织协调与沟通能力

具有良好的团队合作意识，具备一定的组织、联络和协调能力，具备良好的语言和交流能力，善于表达与沟通。能独立担负中药技术服务与监督、市场监管、行政管理等方面工作；能参加成果介绍与推广等活动，具备现场口头报告和回答问题的能力；能够与医生、护士、患者进行有效沟通。

4．专业写作能力

熟悉中药学相关各类技术和管理文件的规范格式和要求，能够根据实际需要，简明、规范地撰写有关专业文本。

五、学位论文基本要求

1．选题要求

学位论文必须强化应用导向，选题必须密切结合中药产业发展的实际，针对中药生产、质量控制、流通监管和临床使用等实践领域中存在的重要问题进行研究。

具体选题范围与方向应与本专业学位的服务领域相对应，鼓励与行业最新发展密切相关领域的选题，可以来自生产实践、管理实践、应用实践或研究实践。无论哪种选题，必须能够较好地解决中药研发、注册、生产、流通、使用、监管中存在的实际问题，或在科学技术观点、试验材料和方法上有一定特色或新意。

选题既要联系中药学专业实践，也要切合研究生培养阶段的实际条件和可能，在完成一项相对完整实际任务的情况下，论文选题不宜过大。

2．学位论文形式和规范要求

（1）学位论文形式

学位论文在形式上可以不拘一格，可以采用调研报告（专题研究）、技术创新、产品研发以及管理决策与政策法规分析等形式。

（2）学位论文规范要求

学位论文作者必须恪守学术道德规范和科研诚信，论文中无剽窃、伪造等学术不端行为；学位论文必须建立在作者本人的调查、观察或试验分析数据和事实基础上，论文中的数据和事实信息必须有可靠的来源，引用他人的研究结果和资料必须加以明确标注。

学位论文须在校内外指导教师的共同指导下独立完成，应做到思路清晰、结构合理、文字顺畅、数据翔实、图表规范、结论可靠。论文字数可根据不同学位论文形式和选题方式灵活确定，正文一般不少于 2 万字。

学校管理部门应进一步细化论文格式规范、内容与行文要求，要设置相配套的学位论文评阅标准与管理办法，供评阅、答辩以及学位评定委员会专家参考执行。

3．学位论文水平要求

论文无论采取何种形式，都应反映作者运用所掌握中药学及相关学科理论、知识和方法进行调查研究、分析和解决中药产业领域中实际问题的能力。

学位论文应具有明确的应用目的、实践价值或理论意义。内容应体现系统性、完整性和创新性。可以对同一个问题进行不同层次的深入研究，也可以对同一个问题从不同角度进行横向研究。论文工作应体现一定的方法难度和工作量，具有创新性贡献。论文研究结果应对中药产业实际工作与发展具有一定的应用价值。

不同类型学位论文具体要求如下：

（1）调研报告（专题研究）类：研究的范围应有一定的广度，采集的数据应具有代表性，客观准确反映事物实际情况，应有典型案例分析，归纳总结出事物的规律，讨论深入，能够提出自己的意见和建议。

（2）技术创新类：应建立了新的技术方法或对现有的技术做出重要改进，对技术的各项指标有完整的试验验证，与已有的方法相比，在某一方面或多方面具有一定优越性，并实施应用。

（3）产品研发类：应完成中药相关产品的阶段性研发过程，技术指标符合国家相关要求。

（4）管理决策与政策法规分析类：应介绍问题提出的背景，分析国内外相关进展与发展趋势，总结本地区的现状，指出存在的问题，提出解决问题的思路与措施。论文应占有详细资料，有案例分析。应提出问题准确，原因分析透彻，理论观点符合实际，意见建议具有可操作性。

第三部分　编写成员

马长华、王伟、王志斌、王英新、王峥涛、叶真、刘勇、刘春生、匡海学、吴彬、张大方、张子龙、张永清、张冰、张伯礼、李大宁、李范珠、李培红、李强、陆进、周安方、罗颂平、段俊民、洪峥、莫新民、高思华、康廷国、曹洪欣、雷海民、蔡宝昌、蔡程科。

1057 中医博士、硕士专业学位基本要求

第一部分 概况

中医是我国的原创医学，具有独特的理论体系和诊疗特色。中医是以整体观念为主导思想，以脏腑经络的生理病理为基础，以辨证论治为诊疗特点，研究人类生命活动中健康与疾病转化规律及其预防、诊断、治疗、康复和保健的医学体系。中西医结合是中、西医的交叉领域，强调以辨证与辨病相结合为核心，在诊断上的病证结合，在治疗时的综合协调，在理论上的相互促进。中医和中西医结合在当代医学教育、临床实践和人才培养相互渗透，密不可分。

中医（含中西医结合）是以促进人类健康为宗旨，其服务对象主要为医疗卫生、康复保健领域，包括各级医疗单位、体检与康复中心、疗养与颐养机构、社区卫生服务站和中医药科研院所，执业人员可在上述机构从事医疗、科研、教学、保健、防疫、卫生行政管理等医疗活动。

中医（含中西医结合）在当代医疗保健体系中具有重要地位和作用。长期以来，我国坚持中医和西医互相补充、协调发展，共同担负着维护和促进人民健康的任务，这是我国医药卫生事业的重要特征和显著优势。随着社会发展、疾病谱改变、健康观念转变，中医（含中西医结合）在疾病综合诊治中的地位和影响有了明显提高，已经成为临床医学领域不可替代的医学体系。中医“天人合一”“异病同治”“同病异治”的个体化诊疗模式以及“治未病”的预防医学理念，对我国贯彻“预防为主”和“疾病治疗重心前移”的医疗发展战略具有重大意义；中医临床专业人才培养能够满足基层医疗卫生事业发展需要，有利于实现“人人享有基本医疗卫生服务”的总体目标。

中医药高等教育经过50多年的发展，中医人才培养已由传统“师承教育”模式向“学校教育与师承教育相结合的高等中医教育”模式转化，高等中医教育已成为我国当前中医人才培养的主要形式，初步建立了中医本科、硕士、博士培养体系，为行业领域培养了大批优秀的中医、中西医结合临床优秀人才，探索了中医（含中西医结合）专业学位发展道路。随着我国专业学位教育制度改革和推进，中医（含中西医结合）临床专业人才的规范化培养，有利于促进中医专业学位教育规范化、标准化和科学化，对保持我国最具特色的原创医学的可持续发展和在世界传统医学领域的领先地位具有重要意义。

第二部分 博士专业学位基本要求

一、获本专业博士学位应具备的基本素质

1．学术道德

应当具有良好的学术道德观，知晓相关法律法规、技术规范、传统文化、人文道德、知识产权、医学和动物伦理学等相关知识，遵循以下基本准则：严谨的科学态度、良好的学风与勤奋好学的精神；在介绍、评价他人研究成果时，应客观、公正；求是诚信，不弄虚作假；遵纪守法，不得复制和盗版他人出版物、影像制品和软件等；学位和发表论文不得超规定应用或抄袭、剽窃。

2. 专业素养

应当具备以下专业素养：能运用所掌握的医学理论知识和方法进行规范的医疗活动；具备良好的中华传统文化素养和人文道德观念，对中医发展史有全面的了解；具有全面的临床及相关领域知识的积累，能够灵活运用临床理论知识和诊疗技术处理临床常见病多发病和部分疑难危重症；具有较强的临床科研意识和能力；具备中医名家学术思想传承能力；能够维护医学领域相关知识产权，掌握人体试验和动物实验的伦理学知识。增强创新创业能力。

3. 职业精神

热爱中医药事业，对临床医学有浓厚的兴趣和不懈的探索精神；具有"仁爱"精神，把关爱患者、维护人民健康作为自任；尊重生命，具有"救死扶伤"的奉献精神；具有法律、法规意识和患者利益与自身的合法权益保护意识。

二、获本专业博士学位应掌握的基本知识

1. 基础知识

能够全面地掌握中医药学基础理论，了解中国古代哲学和传统文化知识；具备宽广的生命科学知识和创新意识；能够阅读和注释古代文献；掌握一门外语，并具有获取文献资料能力。

2. 专业知识

熟练掌握本领域临床理论知识和专业技能，能独立诊疗临床常见多发病；处理部分疑难病和急危重症；掌握卫生防疫与疫情报告程序；掌握本领域国内外发展动态，具备文献综述与分析能力；具备临床科研设计能力。

三、获本专业博士学位应接受的专业训练

1. 实践训练

临床实践训练安排 30 个月，基于临床专业不同特点，可分两阶段进行，第一阶段安排 9 个月全科训练；第二阶段安排 21 个月专科训练。

第一阶段为临床全科训练。需在 3 个临床专业科室进行轮转培训，以学习和巩固临床基本知识，进一步提高临床实际技能。

第二阶段为专科训练。需在所学专业进行定向专业培训，以牢固地掌握专业知识与临床技能。通过专科知识与技能的强化培训，以掌握本专业领域诊疗指南或临床路径、技术规范等，进一步提高诊治疑难病和抢救危重症能力和水平。

已获得中医硕士专业学位人员，并具有住院医师规范化培训证书，可免于全科训练，直接进入专科训练和跟师学习，时间不得少于 10 个月。

已获得中医硕士科学学位人员或中医专业全日制科学学位应届硕士毕业生，并具有住院医师规范化培训证书和《医师资格证书》及《医师执业证书》，可免于全科训练，直接进入专科训练和跟师学习，时间不得少于 10 个月。

已获得中医硕士专业学位或中医硕士科学学位人员，但无住院医师规范化培训证书，须参照《住院医师规范化培训》完成实践训练，获得住院医师规范化培训证书，并按照中医博士专业学位要求进入专科训练和跟师学习。

硕博连读学生专业学位实践训练分两个阶段：第一阶段（硕士阶段）按照中医硕士专业学位实践训练，第二阶段（博士阶段）按照中医博士专业学位要求进入专科训练和跟师学习，时间不得少于 10 个月。

2. 跟师学习

根据临床专业人才培养特点，跟师学习根据指导教师的临诊时间可与第一阶段、第二阶段同

步进行，累计时间不得少于10个月。培训期间，可依据导师培养习惯，采用抄方学艺、一对一传授、疑难病例讨论、急危重症救治等多种形式总结导师临症经验或学术思想。

3．讲座培训

讲座培训可在全程培训中穿插进行，主要通过专题讲座、学术报告、疑难病例讨论、名师讲堂、会议交流、教学试讲等多种形式获取临床专业知识和实际技能以及锻炼良好的语言表达能力。每位博士生在读期间参加此类培训不少于12次。

4．社会实践

应参加至少30学时的社会实践活动，形式包括义诊、会诊、调研、考察等。

5．科研实践

应熟练掌握文献检索、资料收集、病例观察、数据处理等科学研究方法，并独立进行临床科研设计，完成临床科研论文，提高临床科研能力和水平。

四、获本专业博士学位应具备的基本能力

1．获取知识能力

掌握文献检索、数据库检索技术；能正确阅读中医药古典医籍与外语文献；具备搜集、整理、分析文献或医案能力和水平。

2．临床处置能力

具备较强的与上级医师及其患者医疗沟通能力；具有指导采集和书写病历与病程记录的能力；能够熟练地运用临床医学理论知识与实际技能独立处理常见多发病、部分疑难病和危重症；有与专业相关的非药物疗法运用能力和水平，如针灸、推拿以及其他非药物疗法。

3．发现问题与解决问题能力

具有较强的疑难或复杂病例的分析和诊治能力；能发现医疗差错或问题，并具有分析与处理能力；有较强疾病诊断与治疗结局的辨识能力。

4．组织协调能力

具有良好的团队意识和协作精神；在医疗、政治或文化活动中能够组织、联络、沟通和协调；能够协调医护、医患关系。

5．学术交流能力

能够熟练地在交接班会议上报告病例诊断和处理意见；能够流利地报告本人或他人研究成果，并具备现场回答问题的能力；有与国际友人或学者口头交流和文字沟通能力。

五、学位论文基本要求

1．选题要求

选题应从临床实际出发，紧密结合临床需求，具有科学性、实用性和创新性，范围需与导师研究方向或专业领域一致，鼓励与专业最新进展密切相关的自主选题。临床研究设计可采用前瞻性研究方法，提倡和鼓励选用随机双盲、对照性原则。

2．学位论文形式和规范要求

（1）学位论文形式：必须体现中医临床特点和优势，并能展示研究生对临床理论、知识、技能的掌握程度和应用水平，以及分析与解决问题的能力。学位论文应紧密结合临床实际，对临床工作具有较高的应用价值和创新性。不主张提交以总结导师临证经验和文献整理、医案医话等内容的学位论文。对“师承”类博士论文可根据相关培养要求另行制定。

（2）学位论文要求：论文作者必须恪守学术道德规范和科技诚信原则，论文必须由研究生本人独立完成，与他人合作或交叉完成的学位论文，必须明确标注作者在其中的贡献度和实际研究

内容；研究档案或数据具有可溯源性。无抄袭、剽窃、伪造等学术不端行为；对于引用他人的研究成果和技术资料必须加以标注或重点说明；凡临床研究报告论文中涉及研究对象隐私和权益等问题应当予以保密或在征得知情同意后方可以公开；对于涉及国家机密和尚不能公开的研究结果应遵守国家法律，注意知识产权保护；学位论文要求做到依据充分、思路清晰、结构合理、文字顺畅、数据翔实、结论可靠。

（3）学位论文体例：学位论文由研究报告与文献综述两部分组成。研究报告是论文的主体，放在前面，文献综述放在论文的后面。学位论文除封面由学校统一要求外，研究报告部分一般按照中文摘要、英文摘要、目录、前言、材料、方法、结果、讨论、结论、参考文献顺序书写；文献综述要有分析和讨论，并基于文献资料的整理分析，提出本领域存在的问题和解决的方法或途径以及新观点和新发现，综述一般需要掌握近 5 年的文献；致谢与简历放到论文最后，简历重点介绍本人受教育经历和取得的学术成绩或成就。博士学位论文可根据研究内容，一般不少于 3 万字，其中研究报告不得少于 1.5 万字。

3．学位论文水平要求

（1）科学性：学位论文应采用临床和（或）实验方法设计、分析和研究，研究内容和方法具有科学性。

（2）实用性：学位论文必须明确研究目的，方法可靠、统计正确，无论研究结果的阳性程度如何，须对临床有指导意义和应用价值；对研究结果阴性的学位论文要认真分析原因，提倡真实报告临床研究过程中教训和阴性结果。

（3）创新性：学位论文应具有明显的创新性，其创新性可以是一种方法、一种思维、一种技术或一种新发现等的。创新性可以是原始创新、集成创新，无论何种创新均需在论文中明确标识。

第三部分　硕士专业学位基本要求

一、获本专业硕士学位应具备的基本素质

1．学术道德

应当具有良好的学术道德观，了解法律法规、技术规范、传统文化、人文道德、知识产权、医学和动物伦理学等相关知识，遵循以下基本准则：严谨的科学态度、良好的学风与勤奋好学精神；在介绍、评价他人研究成果时，应客观、公正；求是诚信，不弄虚作假；遵纪守法，不得复制和盗版他人出版物、影像制品和软件等；学位论文和论文发表不得超规定应用或抄袭、剽窃。

2．专业素养

应当具备以下专业素养：能运用所掌握的临床医学理论、知识和方法规范的进行医疗活动；有良好的中华传统文化素养和人文道德观念，对中医发展史有较为全面的了解；有较为全面的临床及相关领域知识的积累，能运用临床基本知识和诊疗技术处理常见多发病；具备一定的临床科研意识和能力；有中医学术思想传承能力；能维护本领域知识产权，具备人体试验和动物实验的伦理学知识。增强创新创业能力。

3．职业精神

应当具备以下职业精神：热爱中医药事业，对临床医学有浓厚的兴趣和不懈的探索精神；具有“仁爱”心境，把关爱患者、维护人民健康作为自任；尊重生命，有“救死扶伤”的奉献精神；有法律法规意识，能维护患者利益与自身合法权益。

二、获本专业硕士学位应掌握的基本知识

1．基础知识

能够较为全面地掌握生命科学领域基本知识，了解中国古代哲学和传统文化；能阅读和简单注释古代文献；掌握一门外语，并具有获取文献资料的能力。

2．专业知识

掌握本领域临床基本理论知识和专业技能，能诊疗临床常见多发病，并在上级医师指导下，处理部分临床疑难病和急危重症；掌握卫生防疫与疫情报告程序；了解本领域国内外发展动态，并具备文献综述与分析能力；掌握临床科研设计方法。

三、获本专业硕士学位应接受的专业训练

应与住院医师规范化培训有机衔接，课程设置应涵盖住院医师规范化培训基本要求，加强临床实践课、临床操作性训练课程以及现代医学基本技能课程。

1．实践训练

实践训练安排 33 月，第一阶段为 24 个月的通科培训，第二阶段为 9 个月专科培训。

第一阶段为通科知识训练。需在各临床专业科室进行轮转培训，以学习和普及临床基本知识，基本技能为主。本阶段至少要轮转 6 个临床或医技科室。其中，至少一个为非临床专业，如放射医学或检验医学等。每个临床或医技科室至少轮转 3 个月，也可以根据专业属性，延长或缩短轮转时间。

第二阶段为专科训练。需在所学专业进行定向专业培训，以强化专业知识和实际技能为主，掌握专科领域相关诊疗规范、临床操作技术、中医专业特色疗法等，提高专科疾病的诊疗能力。通过专科训练，全面提升诊治临床常见多发病能力或危急重症处理水平，并在导师指导下进行毕业论文设计、实施与书写。

2．跟师学习

根据临床专业人才培养特点，跟师学习根据指导教师的临诊时间可与第一阶段、第二阶段同步进行，累计时间不得少于 3 个月。培训期间，可依据导师培养习惯，采用抄方学艺、一对一传授、病例分析、医话注解、文献综述等多种形式总结导师临证经验或学术思想以及诊疗思路。

3．讲座培训

讲座培训可在全程培训中穿插进行，主要通过参加专题讲座、学术报告、病例讨论、名师讲堂、会议交流、教学演讲、知识竞赛等多种形式，以获取临床专业知识和实际技能，并锻炼良好的语言表达水平。每位研究生参加此类培训不得少于 9 次。

4．社会实践

应参加至少 24 学时的社会实践活动，可采用义诊、调研、写生、科普教育等多种形式。

5．科研实践

应掌握文献检索、资料收集、病例观察、医学统计等科学研究方法，培养临床科研思维和分析能力。

四、获本专业硕士学位应具备的基本能力

1．获取知识能力

能运用文献检索、数据库检索等工具查阅古今文献；能阅读中医药古典医籍与外语文献。具备搜集、整理、分析文献或医案能力。

2．临床处置能力

能运用临床医学基本理论和基本技能对患者病情进行系统地观察；能正确地采集患者信息和书写病历以及病程记录；具备较强的与上级医师及患者沟通能力；能够诊治专业领域常见多发病及协助处理疑难病。有与专业相关的非药物疗法运用能力，如针灸、推拿等。

3．发现问题与解决问题能力

具有一定的疑难或复杂病例的分析和诊治能力。能够发现临床医疗过程中的差错或问题，并具有分析、协调与处理能力；具有对疾病诊断与治疗结局的辨识能力。

4．组织协调能力

具有良好的团队意识和协作精神.，在医疗、政治或文化活动中能够组织、联络、沟通和协调；有协调医护、医患关系的能力。

5．学术交流能力

能够熟练地在交接班会议中报告病例的诊断和处理意见；具备流利报告本人或他人研究成果和现场回答问题的能力；有与国际友人或学者口头交流和文字沟通能力。

五、学位论文基本要求

1．选题要求

选题应从临床实际出发，紧密结合临床需求，具有科学性与实用性和一定创新性，选题范围需与导师研究方向或专业领域一致，鼓励与专业最新进展密切相关的自主选题。

2．学位论文形式和规范要求

（1）学位论文形式：必须体现临床医学特点，并能够展示对临床基本理论、基本知识、基本技能的掌握程度和应用能力，以及分析解决问题能力。学位论文应反映研究生运用相关学科理论、知识和方法，分析、解决临床实际问题的能力，可以是研究报告、临证经验总结、专业文献研究、医案医话解析等。

（2）学位论文要求：论文作者必须恪守学术道德规范和科技诚信原则，学位论文必须由研究者独立完成，与他人合作完成的学位论文需注明作者在其中的贡献度和具体研究内容；研究资料和数据具有可溯源性。无抄袭、剽窃、伪造等学术不端行为；对于引用他人的研究成果和技术资料，必须加以标注或重点说明；凡临床研究报告论文中涉及研究对象隐私和权益等问题，应予以保密或征得对方知情同意后方可以公开；对涉及国家机密和尚不能公开的研究结果，应遵守国家法律，并注意知识产权保护；学位论文要求做到立题依据充分、思路清晰、结构合理、文字顺畅、数据翔实、结论可靠。

（3）学位论文体例：学位论文由研究报告与文献综述两部分组成。研究报告是论文的主体，放在前面，文献综述放在论文的后面。学位论文除封面由学校统一格式外，研究报告一般按中文摘要、英文摘要、目录、前言、材料、方法、结果、讨论、结论、参考文献顺序书写，文献综述续后，致谢与简历放到论文结尾。硕士专业学位论文可根据研究内容，一般不少于2万字，其中，研究报告不得少于1.5万字。

3．学位论文水平要求

（1）科学性：学位论文应采用临床和或实验方法设计、分析和研究，研究内容和方法具有科学性。

（2）实用性：①临床观察类学位论文必须目的明确，方法可靠、统计正确，无论研究结果阳性程度如何，都应如实报告并判定对临床的指导意义和应用价值。对研究结果阴性的学位论文要认真分析、反复查证，提倡和鼓励真实的报告在临床研究过程中的教训和阴性结果。②经验总结类学位论文采集数据必须真实可靠，以总结临床经验为主，报告教训为辅，结论必须明确，并标明对临床诊疗以及社会服务中价值和贡献度。同时，临床经验总结类学位论文的分析与结论需得到对方的许可，必要时需对方签字。③文献类学位论文重点是对本领域古今中外文献综述、总结与分析，提炼出可以指导临床实践和开展临床研究的关键点或发现的新生长点。

（3）创新性：学位论文应具有一定的创新性，其创新性可以是一种方法、一种思维、一种技术或一种新发现的结论。创新性可以是原始创新、集成创新，无论何种创新均需在论文明确标识。

第四部分　编写成员

王世东、王伟、王庆国、王铮涛、刘铜华、匡海学、张大方、张永清、张伯礼、张凯松、李大宁、李范珠、杨晋翔、陈信义、周安方、林谦、罗颂平、段俊民、洪峥、赵进喜、徐安龙、莫新民、高思华、高颖、康廷国、曹洪欣、焦扬、蔡宝昌。

第五篇

卫生行业相关法律、法规及文件

第一部分

执业医师法及资格准入相关文件

中华人民共和国执业医师法

（1998年6月26日第九届全国人民代表大会常务委员会第三次会议通过　1998年6月26日中华人民共和国主席令第五号公布　根据2009年8月27日中华人民共和国主席令第十八号第十一届全国人民代表大会常务委员会第十次会议《关于修改部分法律的决定》修正）

目　录

第一章　总　则

第一条　为了加强医师队伍的建设，提高医师的职业道德和业务素质，保障医师的合法权益，保护人民健康，制定本法。

第二条　依法取得执业医师资格或者执业助理医师资格，经注册在医疗、预防、保健机构中执业的专业医务人员，适用本法。

本法所称医师，包括执业医师和执业助理医师。

第三条　医师应当具备良好的职业道德和医疗执业水平，发扬人道主义精神，履行防病治病、救死扶伤、保护人民健康的神圣职责。

全社会应当尊重医师。医师依法履行职责，受法律保护。

第四条　国务院卫生行政部门主管全国的医师工作。

县级以上地方人民政府卫生行政部门负责管理本行政区域内的医师工作。

第五条　国家对在医疗、预防、保健工作中作出贡献的医师，给予奖励。

第六条　医师的医学专业技术职称和医学专业技术职务的评定、聘任，按照国家有关规定办理。

第七条　医师可以依法组织和参加医师协会。

第二章　考试和注册

第八条　国家实行医师资格考试制度。医师资格考试分为执业医师资格考试和执业助理医师资格考试。

医师资格统一考试的办法，由国务院卫生行政部门制定。医师资格考试由省级以上人民政府卫生行政部门组织实施。

第九条　具有下列条件之一的，可以参加执业医师资格考试：

（一）具有高等学校医学专业本科以上学历，在执业医师指导下，在医疗、预防、保健机构中试用期满一年的；

（二）取得执业助理医师执业证书后，具有高等学校医学专科学历，在医疗、预防、保健机构中工作满二年的；具有中等专业学校医学专业学历，在医疗、预防、保健机构中工作满五年的。

第十条　具有高等学校医学专科学历或者中等专业学校医学专业学历，在执业医师指导下，在医疗、预防、保健机构中试用期满一年的，可以参加执业助理医师资格考试。

第十一条　以师承方式学习传统医学满三年或者经多年实践医术确有专长的，经县级以上人民政府卫生行政部门确定的传统医学专业组织或者医疗、预防、保健机构考核合格并推荐，可以参加执业医师资格或者执业助理医师资格考试。考试的内容和办法由国务院卫生行政部门另行制定。

第十二条　医师资格考试成绩合格，取得执业医师资格或者执业助理医师资格。

第十三条　国家实行医师执业注册制度。

取得医师资格的，可以向所在地县级以上人民政府卫生行政部门申请注册。

除有本法第十五条规定的情形外，受理申请的卫生行政部门应当自收到申请之日起三十日内准予注册，并发给由国务院卫生行政部门统一印制的医师执业证书。

医疗、预防、保健机构可以为本机构中的医师集体办理注册手续。

第十四条　医师经注册后，可以在医疗、预防、保健机构中按照注册的执业地点、执业类别、执业范围执业，从事相应的医疗、预防、保健业务。

未经医师注册取得执业证书，不得从事医师执业活动。

第十五条　有下列情形之一的，不予注册：

（一）不具有完全民事行为能力的；

（二）因受刑事处罚，自刑罚执行完毕之日起至申请注册之日止不满二年的；

（三）受吊销医师执业证书行政处罚，自处罚决定之日起至申请注册之日止不满二年的；

（四）有国务院卫生行政部门规定不宜从事医疗、预防、保健业务的其他情形的。

受理申请的卫生行政部门对不符合条件不予注册的，应当自收到申请之日起三十日内书面通知申请人，并说明理由。申请人有异议的，可以自收到通知之日起十五日内，依法申请复议或者向人民法院提起诉讼。

第十六条　医师注册后有下列情形之一的，其所在的医疗、预防、保健机构应当在三十日内报告准予注册的卫生行政部门，卫生行政部门应当注销注册，收回医师执业证书：

（一）死亡或者被宣告失踪的；

（二）受刑事处罚的；

（三）受吊销医师执业证书行政处罚的；

（四）依照本法第三十一条规定暂停执业活动期满，再次考核仍不合格的；

（五）中止医师执业活动满二年的；

（六）有国务院卫生行政部门规定不宜从事医疗、预防、保健业务的其他情形的。

被注销注册的当事人有异议的，可以自收到注销注册通知之日起十五日内，依法申请复议或者向人民法院提起诉讼。

第十七条　医师变更执业地点、执业类别、执业范围等注册事项的，应当到准予注册的卫生行政部门依照本法第十三条的规定办理变更注册手续。

第十八条　中止医师执业活动二年以上以及有本法第十五条规定情形消失的，申请重新执业，应当由本法第三十一条规定的机构考核合格，并依照本法第十三条的规定重新注册。

第十九条 申请个体行医的执业医师，须经注册后在医疗、预防、保健机构中执业满五年，并按照国家有关规定办理审批手续；未经批准，不得行医。

县级以上地方人民政府卫生行政部门对个体行医的医师，应当按照国务院卫生行政部门的规定，经常监督检查，凡发现有本法第十六条规定的情形的，应当及时注销注册，收回医师执业证书。

第二十条 县级以上地方人民政府卫生行政部门应当将准予注册和注销注册的人员名单予以公告，并由省级人民政府卫生行政部门汇总，报国务院卫生行政部门备案。

第三章 执业规则

第二十一条 医师在执业活动中享有下列权利：

（一）在注册的执业范围内，进行医学诊查、疾病调查、医学处置、出具相应的医学证明文件，选择合理的医疗、预防、保健方案；

（二）按照国务院卫生行政部门规定的标准，获得与本人执业活动相当的医疗设备基本条件；

（三）从事医学研究、学术交流，参加专业学术团体；

（四）参加专业培训，接受继续医学教育；

（五）在执业活动中，人格尊严、人身安全不受侵犯；

（六）获取工资报酬和津贴，享受国家规定的福利待遇；

（七）对所在机构的医疗、预防、保健工作和卫生行政部门的工作提出意见和建议，依法参与所在机构的民主管理。

第二十二条 医师在执业活动中履行下列义务：

（一）遵守法律、法规，遵守技术操作规范；

（二）树立敬业精神，遵守职业道德，履行医师职责，尽职尽责为患者服务；

（三）关心、爱护、尊重患者，保护患者的隐私；

（四）努力钻研业务，更新知识，提高专业技术水平；

（五）宣传卫生保健知识，对患者进行健康教育。

第二十三条 医师实施医疗、预防、保健措施，签署有关医学证明文件，必须亲自诊查、调查，并按照规定及时填写医学文书，不得隐匿、伪造或者销毁医学文书及有关资料。

医师不得出具与自己执业范围无关或者与执业类别不相符的医学证明文件。

第二十四条 对急危患者，医师应当采取紧急措施进行诊治；不得拒绝急救处置。

第二十五条 医师应当使用经国家有关部门批准使用的药品、消毒药剂和医疗器械。

除正当诊断治疗外，不得使用麻醉药品、医疗用毒性药品、精神药品和放射性药品。

第二十六条 医师应当如实向患者或者其家属介绍病情，但应注意避免对患者产生不利后果。

医师进行实验性临床医疗，应当经医院批准并征得患者本人或者其家属同意。

第二十七条 医师不得利用职务之便，索取、非法收受患者财物或者牟取其他不正当利益。

第二十八条 遇有自然灾害、传染病流行、突发重大伤亡事故及其他严重威胁人民生命健康的紧急情况时，医师应当服从县级以上人民政府卫生行政部门的调遣。

第二十九条 医师发生医疗事故或者发现传染病疫情时，应当按照有关规定及时向所在机构或者卫生行政部门报告。

医师发现患者涉嫌伤害事件或者非正常死亡时，应当按照有关规定向有关部门报告。

第三十条 执业助理医师应当在执业医师的指导下，在医疗、预防、保健机构中按照其执业类别执业。

在乡、民族乡、镇的医疗、预防、保健机构中工作的执业助理医师，可以根据医疗诊治的情况和需要，独立从事一般的执业活动。

第四章　考核和培训

第三十一条　受县级以上人民政府卫生行政部门委托的机构或者组织应当按照医师执业标准，对医师的业务水平、工作成绩和职业道德状况进行定期考核。

对医师的考核结果，考核机构应当报告准予注册的卫生行政部门备案。

对考核不合格的医师，县级以上人民政府卫生行政部门可以责令其暂停执业活动三个月至六个月，并接受培训和继续医学教育。暂停执业活动期满，再次进行考核，对考核合格的，允许其继续执业；对考核不合格的，由县级以上人民政府卫生行政部门注销注册，收回医师执业证书。

第三十二条　县级以上人民政府卫生行政部门负责指导、检查和监督医师考核工作。

第三十三条　医师有下列情形之一的，县级以上人民政府卫生行政部门应当给予表彰或者奖励：

（一）在执业活动中，医德高尚，事迹突出的；

（二）对医学专业技术有重大突破，作出显著贡献的；

（三）遇有自然灾害、传染病流行、突发重大伤亡事故及其他严重威胁人民生命健康的紧急情况时，救死扶伤、抢救诊疗表现突出的；

（四）长期在边远贫困地区、少数民族地区条件艰苦的基层单位努力工作的；

（五）国务院卫生行政部门规定应当予以表彰或者奖励的其他情形的。

第三十四条　县级以上人民政府卫生行政部门应当制定医师培训计划，对医师进行多种形式的培训，为医师接受继续医学教育提供条件。

县级以上人民政府卫生行政部门应当采取有力措施，对在农村和少数民族地区从事医疗、预防、保健业务的医务人员实施培训。

第三十五条　医疗、预防、保健机构应当按照规定和计划保证本机构医师的培训和继续医学教育。

县级以上人民政府卫生行政部门委托的承担医师考核任务的医疗卫生机构，应当为医师的培训和接受继续医学教育提供和创造条件。

第五章　法律责任

第三十六条　以不正当手段取得医师执业证书的，由发给证书的卫生行政部门予以吊销；对负有直接责任的主管人员和其他直接责任人员，依法给予行政处分。

第三十七条　医师在执业活动中，违反本法规定，有下列行为之一的，由县级以上人民政府卫生行政部门给予警告或者责令暂停六个月以上一年以下执业活动；情节严重的，吊销其执业证书；构成犯罪的，依法追究刑事责任：

（一）违反卫生行政规章制度或者技术操作规范，造成严重后果的；

（二）由于不负责任延误急危患者的抢救和诊治，造成严重后果的；

（三）造成医疗责任事故的；

（四）未经亲自诊查、调查，签署诊断、治疗、流行病学等证明文件或者有关出生、死亡等证明文件的；

（五）隐匿、伪造或者擅自销毁医学文书及有关资料的；

（六）使用未经批准使用的药品、消毒药剂和医疗器械的；

（七）不按照规定使用麻醉药品、医疗用毒性药品、精神药品和放射性药品的；

（八）未经患者或者其家属同意，对患者进行实验性临床医疗的；

（九）泄露患者隐私，造成严重后果的；

（十）利用职务之便，索取、非法收受患者财物或者牟取其他不正当利益的；

（十一）发生自然灾害、传染病流行、突发重大伤亡事故以及其他严重威胁人民生命健康的紧急情况时，不服从卫生行政部门调遣的；

（十二）发生医疗事故或者发现传染病疫情，患者涉嫌伤害事件或者非正常死亡，不按照规定报告的。

第三十八条　医师在医疗、预防、保健工作中造成事故的，依照法律或者国家有关规定处理。

第三十九条　未经批准擅自开办医疗机构行医或者非医师行医的，由县级以上人民政府卫生行政部门予以取缔，没收其违法所得及其药品、器械，并处十万元以下的罚款；对医师吊销其执业证书；给患者造成损害的，依法承担赔偿责任；构成犯罪的，依法追究刑事责任。

第四十条　阻碍医师依法执业，侮辱、诽谤、威胁、殴打医师或者侵犯医师人身自由、干扰医师正常工作、生活的，依照治安管理处罚法的规定处罚；构成犯罪的，依法追究刑事责任。

第四十一条　医疗、预防、保健机构未依照本法第十六条的规定履行报告职责，导致严重后果的，由县级以上人民政府卫生行政部门给予警告；并对该机构的行政负责人依法给予行政处分。

第四十二条　卫生行政部门工作人员或者医疗、预防、保健机构工作人员违反本法有关规定，弄虚作假、玩忽职守、滥用职权、徇私舞弊，尚不构成犯罪的，依法给予行政处分；构成犯罪的，依法追究刑事责任。

第六章　附　则

第四十三条　本法颁布之日前按照国家有关规定取得医学专业技术职称和医学专业技术职务的人员，由所在机构报请县级以上人民政府卫生行政部门认定，取得相应的医师资格。其中在医疗、预防、保健机构中从事医疗、预防、保健业务的医务人员，依照本法规定的条件，由所在机构集体核报县级以上人民政府卫生行政部门，予以注册并发给医师执业证书。具体办法由国务院卫生行政部门会同国务院人事行政部门制定。

第四十四条　计划生育技术服务机构中的医师，适用本法。

第四十五条　在乡村医疗卫生机构中向村民提供预防、保健和一般医疗服务的乡村医生，符合本法有关规定的，可以依法取得执业医师资格或者执业助理医师资格；不具备本法规定的执业医师资格或者执业助理医师资格的乡村医生，由国务院另行制定管理办法。

第四十六条　军队医师执行本法的实施办法，由国务院、中央军事委员会依据本法的原则制定。

第四十七条　境外人员在中国境内申请医师考试、注册、执业或者从事临床示教、临床研究等活动的，按照国家有关规定办理。

第四十八条　本法自 1999 年 5 月 1 日起施行。

医师资格考试暂行办法

卫生部令第 4 号

现发布《医师资格考试暂行办法》，请遵照执行。

部长　张文康
一九九九年七月十六日

医师资格考试暂行办法

第一章　总　则

第一条　根据《中华人民共和国执业医师法》（以下简称《执业医师法》）第八条的规定，制定本办法。

第二条　医师资格考试是评价申请医师资格者是否具备执业所必须的专业知识与技能的考试。

第三条　医师资格考试分为执业医师资格考试和执业助理医师资格考试。考试类别分为临床、中医（包括中医、民族医、中西医结合）、口腔、公共卫生四类。考试方式分为实践技能考试和医学综合笔试。

医师资格考试方式的具体内容和方案由卫生部医师资格考试委员会制定。

第四条　医师资格考试实行国家统一考试，每年举行一次。考试时间由卫生部医师资格考试委员会确定，提前 3 个月向社会公告。

第二章　组织管理

第五条　卫生部医师资格考试委员会，负责全国医师资格考试工作。委员会下设办公室和专门委员会。

各省、自治区、直辖市卫生行政部门牵头成立医师资格考试领导小组，负责本辖区的医师资格考试工作。领导小组组长由省级卫生行政部门的主要领导兼任。

第六条　医师资格考试考务管理实行同级卫生行政部门领导下的国家医学考试中心、考区、考点三级分别负责制。

第七条　国家医学考试中心在卫生部和卫生部医师资格考试委员会领导下，具体负责医师资格考试的技术性工作，其职责是：

（一）组织拟定考试大纲和命题组卷的有关具体工作；

（二）组织制订考务管理规定；

（三）承担考生报名信息处理、制卷、发送试卷、回收答题卡等考务工作；

（四）组织评定考试成绩，提供考生成绩单；
（五）提交考试结果统计分析报告；
（六）向卫生部和卫生部医师资格考试委员会报告考试工作；
（七）指导考区办公室和考点办公室的业务工作；
（八）承担命题专家的培训工作；
（九）其他。

第八条　各省、自治区、直辖市为考区，考区主任由省级卫生行政部门主管领导兼任。

考区的基本情况和人员组成报卫生部医师资格考试委员会备案。

考区设办公室，其职责是：
（一）制定本地区医师考试考务管理具体措施；
（二）负责本地区的医师资格考试考务管理；
（三）指导各考点办公室的工作；
（四）接收或转发报名信息、试卷、答题卡、成绩单等考试资料；向国家医学考试中心寄送报名信息、答题卡等考试资料；
（五）复核考生报名资格；
（六）处理、上报考试期间本考区发生的重大问题；
（七）其他。

第九条　考区根据考生情况设置考点，报卫生部医师资格考试委员会备案。考点应设在地或设区的市。考点设主考一人，由地或设区的市级卫生行政主管领导兼任。

考点设置应符合考点设置标准。

考点设办公室，其职责是：
（一）负责本地区医师资格考试考务工作；
（二）受理考生报名，核实考生提供的报名材料，审核考生报名资格；
（三）指导考生填写报名信息表，按统一要求处理考生信息；
（四）收取考试费；
（五）核发《准考证》；
（六）安排考场，组织培训监考人员；
（七）负责接收本考点的试卷、答题卡，负责考试前的机要存放；
（八）组织实施考试；
（九）考试结束后清点试卷、答题卡，寄送答题卡并销毁试卷；
（十）分发成绩单并受理成绩查询；
（十一）处理、上报考试期间本考点发生的问题；
（十二）其他。

第十条　各级考试管理部门和机构要有计划地逐级培训考务工作人员。

第三章　报考程序

第十一条　凡符合《执业医师法》第九条所列条件的，可以申请参加执业医师资格考试。

在 1998 年 6 月 26 日前获得医士专业技术职务任职资格，后又取得执业助理医师资格的，医士从业时间和取得执业助理医师执业证书后执业时间累计满五年的，可以申请参加执业医师资格考试。

高等学校医学专业本科以上学历是指国务院教育行政部门认可的各类高等学校医学专业本科

以上的学历。

第十二条　凡符合《执业医师法》第十条所列条件的，可以申请参加执业助理医师资格考试。

高等学校医学专科学历是指省级以上教育行政部门认可的各类高等学校医学专业专科学历；中等专业学校医学专业学历是指经省级以上教育行政部门认可的各类中等专业学校医学专业中专学历。

第十三条　申请参加医师资格考试的人员，应当在公告规定期限内，到户籍所在地的考点办公室报名，并提交下列材料：

（一）二寸免冠正面半身照片两张；

（二）本人身份证明；

（三）毕业证书复印件；

（四）试用机构出具的试用期满一年并考核合格的证明；

（五）执业助理医师申报执业医师资格考试的，还应当提交《医师资格证书》复印件、《医师执业证书》复印件、执业时间和考核合格证明；

（六）报考所需的其他材料。

试用机构与户籍所在地跨省分离的，由试用机构推荐，可在试用机构所在地报名参加考试。

第十四条　经审查，符合报考条件，由考点发放《准考证》。

第十五条　考生报名后不参加考试的，取消本次考试资格。

第四章　实践技能考试

第十六条　在卫生部医师资格考试委员会领导下，省级医师资格考试领导小组根据本辖区考生情况及专业特点，依据实践技能考试大纲，负责实施实践技能考试作。

第十七条　已经取得执业助理医师执业证书，报考执业医师资格的，可以免于实践技能考试。

第十八条　经省级医师资格考试领导小组批准的，符合《医疗机构基本标准》二级以上医院（中医、民族医、中西医结合医院除外）、妇幼保健院，急救中心标准的机构，承担对本机构聘用的申请报考临床类别人员的实践技能考试。

除前款规定的人员外，其他人员应根据考点办公室的统一安排，到省级医师资格考试领导小组指定的地或设区的市级以上医疗、预防、保健机构或组织参加实践技能考试。该机构或组织应当在考生医学综合笔试考点所在地。

第十九条　承担实践技能考试的考官应具备下列条件：

（一）取得主治医师以上专业技术职务任职资格满三年；

（二）具有一年以上培训医师或指导医学专业学生实习的工作经历；

（三）经省级医师资格考试领导小组进行考试相关业务知识的培训，考试成绩合格，并由省级医师资格考试领导小组颁发实践技能考试考官聘任证书。

实践技能考试考官的聘用任期为二年。

第二十条　承担实践技能考试的机构或组织内设若干考试小组。每个考试小组由三人以上单数考官组成。其中一名为主考官。主考官应具有副主任医师以上专业技术职务任职资格，并经承担实践技能考试机构或组织的主要负责人推荐，报考点办公室审核，由考点主考批准。

第二十一条　考官有下列情形之一的，必须自行回避；应试者也有权以口头或者书面方式申请回避：

（一）是应试者的近亲属；

（二）与应试者有利害关系；

（三）与应试者有其他关系，可能影响考试公正的。

前款规定适用于组织考试的工作人员。

第二十二条　实践技能考试机构或组织应对应试者所提交的试用期一年的实践材料进行认真审核。

第二十三条　考试小组进行评议时，如果意见分歧，应当少数服从多数，并由主考官签署考试结果。但是少数人的意见应当写入笔录。评议笔录由考试小组的全体考官签名。

第二十四条　省级医师资格考试领导小组要加强对承担实践技能考试工作的机构或组织的检查、指导、监督和评价。

第二十五条　本办法第十八条第一款规定的机构，应当将考生考试结果及有关资料报考点办公室审核。考点办公室应在医学综合笔试考试日期15日前将考生实践技能考试结果通知考生，并对考试合格的，发给由主考签发的实践技能考试合格证明。

本办法第十八条第二款规定的机构或组织应于考试结束后将考生考试结果及有关资料报考点办公室审核，由考点办公室将考试结果通知考生，对考试合格的，发给由主考签发的实践技能考试合格证明。具体上报和通知考生时间由省级卫生行政部门规定。

实践技能考试合格者方能参加医学综合笔试。

第五章　医学综合笔试

第二十六条　实践技能考试合格的考生应持实践技能考试合格证明参加医学综合笔试。

第二十七条　医师资格考试试卷（包括备用卷）和标准答案，启用前应当严格保密；使用后的试卷应予销毁。

第二十八条　国家医学考试中心向考区提供医学综合笔试试卷和答题卡、各考区成绩册、考生成绩单及考试统计分析结果。考点在考区的领导监督下组织实施考试。

第二十九条　考试中心、考区、考点工作人员及命题人员，如有直系亲属参加当年医师资格考试的，应实行回避。

第三十条　医师资格考试结束后，考区应当立即将考试情况报告医师资格考试委员会。

第三十一条　医师资格考试的合格线由医师资格考试委员会确定，并向社会公告。

第三十二条　考生成绩单由考点发给考生。考生成绩在未正式公布前，应当严格保密。

第三十三条　考试成绩合格的，授予执业医师资格或执业助理医师资格，由省级卫生行政部门颁发卫生部统一印制的《医师资格证书》。

《医师资格证书》是执业医师资格或执业助理医师资格的证明文件。

第六章　处　罚

第三十四条　违反本办法，考生有下列情形之一的，县级以上卫生行政部门视情节给予警告、通报批评、取消单元考试资格、取消当年考试资格的处罚或处分，构成犯罪的依法追究刑事责任。

（一）违反考场纪律、影响考场秩序；

（二）由他人代考、偷换答卷；

（三）假报姓名、年龄、学历、工龄、民族、身份证明、学籍等；

（四）伪造有关资料弄虚作假；

（五）其他严舞弊行为。

第三十五条　考试工作人员违反本办法，有下列情形之一的，由县级以上卫生行政部门给予警告或取消考试工作人员资格，考试工作人员所在单位可以给予记过、记大过、降级、降职、撤职、开除等处分；构成犯罪的，依法追究刑事责任：

（一）监考中不履行职责；

（二）在阅卷评分中错评、漏评、差错较多，经指出仍不改正的；

（三）泄漏阅卷评分工作情况；

（四）利用工作之便，为考生舞弊提供条件或者谋取私利；

（五）其他严重违纪行为。

第三十六条　考点有下列情况之一的，造成较大影响的，取消考点资格，并追究考点负责人的责任：

（一）考点考务工作管理混乱，出现严重差错的；

（二）所属考场秩序混乱、出现大面积舞弊、抄袭现象的；

（三）发生试卷泄密、损毁、丢失的；

（四）其他影响考试的行为。

考场、考点发生考试纪律混乱、有组织的舞弊，相应范围内考试无效。

第三十七条　卫生行政部门工作人员违反本办法有关规定，在考试中弄虚作假、玩忽职守、滥用职权、徇私舞弊，尚不构成犯罪的，依法给予行政处分；构成犯罪的，依法追究刑事责任。

第三十八条　为申请参加实践技能考试的考生出具伪证的，依法追究直接责任者的法律责任。执业医师出具伪证的，注销注册，吊销其《医师执业证书》。对出具伪证的机构主要负责人视情节予以降职、撤职等处分；构成犯罪的，依法追究刑事责任。

省级医师资格考试领导小组对违反有关规定的承担实践技能考试机构或组织责令限期整改；情节严重的，取消承担实践技能考试机构或组织的资格，五年内不得再次申请承担实践技能考试指定机构或组织。

第七章　附　则

第三十九条　省级卫生行政部门可根据本办法制定具体规定，并报卫生部备案。

第四十条　国家和省级中医药主管部门分别在卫生部医师资格考试委员会和省级医师资格考试领导小组统一安排下，参与组织中医（包括中医、民族医、中西医结合）医师资格考试中的有关技术性工作、考生资格审核、实践技能考试等。

第四十一条　本办法所称医疗机构是指符合《医疗机构管理条例》第二条和《医疗机构管理条例实施细则》第二条和第三条规定的机构；社区卫生服务机构和采供血机构适用《医疗机构管理条例实施细则》第三条第一款（十二）的规定；预防机构是指《传染病防治法实施办法》第七十三条规定的机构。

第四十二条　计划生育技术服务机构中的人员适用本办法的规定。

第四十三条　本办法由卫生部解释。

第四十四条　本办法自颁布之日起施行。

医师执业注册暂行办法

（卫生部令第 5 号）

第一章　总　则

第一条　为了规范医师执业活动，加强医师队伍管理，根据《中华人民共和国执业医师法》，制定本办法。

第二条　医师经注册取得《医师执业证书》后，方可按照注册的执业地点、执业类别、执业范围，从事相应的医疗、预防、保健活动。

执业地点是指医师执业的医疗、预防、保健机构及其登记注册的地址。

执业类别是指临床、中医（包括中医、民族医和中西医结合）、口腔、公共卫生。

未经注册取得《医师执业证书》者，不得从事医疗、预防、保健活动。

第三条　卫生部负责全国医师执业注册监督管理工作。

县级以上地方卫生行政部门是医师执业注册的主管部门，负责本行政区域内的医师执业注册监督管理工作。

第二章　注册条件

第四条　凡取得执业医师资格或者执业助理医师资格的，均可申请医师执业注册。

第五条　有下列情形之一的，不予注册：

（一）不具有完全民事行为能力的；

（二）因受刑事处罚，自刑罚执行完毕之日起至申请注册之日止不满二年的；

（三）受吊销《医师执业证书》行政处罚，自处罚决定之日起至申请注册之日止不满二年的；

（四）甲类、乙类传染病传染期、精神病发病期以及身体残疾等健康状况不适宜或者不能胜任医疗、预防、保健业务工作的；

（五）重新申请注册，经卫生行政部门指定机构或组织考核不合格的；

（六）卫生部规定不宜从事医疗、预防、保健业务的其他情形的。

第三章　注册程序

第六条　拟在医疗、保健机构中执业的人员，应当向批准该机构执业的卫生行政部门申请注册。拟在预防机构中执业的人员，应当向该机构的同级卫生行政部门申请注册。

拟在机关、企业和事业单位的医疗机构中执业的人员，应当向核发该机构《医疗机构执业许可证》的卫生行政部门申请。

第七条　申请医师执业注册，应当提交下列材料：

（一）医师执业注册申请审核表；

（二）二寸免冠正面半身照片两张；

（三）《医师资格证书》；

（四）注册主管部门指定的医疗机构出具的申请人6个月内的健康体验表；

（五）申请人身份证明；

（六）医疗、预防、保健机构的拟聘用证明；

（七）省级以上卫生行政部门规定的其他材料。

获得执业医师资格或执业助理医师资格后二年内未注册者，申请注册时，还应提交在省级以上卫生行政部门指定的机构接受3至6个月的培训，并经考核合格的证明。

第八条　注册主管部门应当自收到注册申请之日起30日内，对申请人提交的申请材料进行审核。审核合格的，予以注册，并发给卫生部统一印制的《医师执业证书》。

第九条　对不符合注册条件的，注册主管部门应当自收到注册申请之日起30日内，书面通知申请人，并说明理由。申请人如有异议的，可以依法申请行政复议或者向人民法院提起行政诉讼。

第十条　有下列情形之一的，应当重新申请注册：

（一）中止医师执业活动二年以上的；

（二）本办法第五条规定不予注册的情形消失的；

重新申请注册的人员，应当首先到县级以上卫生行政部门指定的医疗、预防、保健机构或组织，接受3至6个月的培训，并经考核合格，方可依照本办法的规定重新申请执业注册。

第十一条　执业助理医师取得执业医师资格后，继续在医疗、预防、保健机构中执业的，应当按本办法第六条规定，申请执业医师注册。

申请人除提交本办法第七条第一款规定的材料外，还应当提交原《医师执业证书》。注册主管部门在办理执业注册手续时，应当收回原《医师执业证书》，核发新的《医师执业证书》。

第十二条　《医师执业证书》应妥善保管，不得出借、出租、抵押、转让、涂改和毁损。如发生损坏或者遗失的，当事人应当及时向原发证部门申请补发或换领。损坏的《医师执业证书》，应当交回原发证部门。《医师执业证书》遗失的，原持证人应当于15日内在当地指定报刊上予以公告。

第四章　注销注册与变更注册

第十三条　医师注册后有下列情形之一的，其所在的医疗、预防、保健机构应当在30日内报告注册主管部门，办理注销注册：

（一）死亡或者被宣告失踪的；

（二）受刑事处罚的；

（三）受吊销《医师执业证书》行政处罚的；

（四）因考核不合格，暂停执业活动期满，经培训后再次考核仍不合格的；

（五）中止医师执业活动满二年的；

（六）身体健康状况不适宜继续执业的；

（七）有出借、出租、低押、转让、涂改《医师执业证书》行为的；

（八）卫生部规定不宜从事医疗、预防、保健业务的其他情形的。

注册主管部门对具有前款规定情形的，应当予以注销注册，收回《医师执业证书》。

第十四条　被注销注册的当事人如有异议的，可以依法申请行政复议或者向人民法院提起诉讼。

第十五条　医师注册后有下列情况之一的，其所在的医疗、预防、保健机构应当在30日内报注册主管部门备案：

（一）调离、退休、退职；

（二）被辞退、开除；

（三）省级以上卫生行政部门规定的其他情形。

第十六条 医师变更执业地点、执业类别、执业范围等注册事项的，应当到注册主管部门办理变更注册手续，并提交医师变更执业注册申请审核表、《医师资格证书》、《医师执业证书》以及省级以上卫生行政部门规定提交的其他材料。

但经医疗、预防、保健机构批准的卫生支农、会诊、进修、学术交流、承担政府交办的任务和卫生行政部门批准的义诊等除外。

第十七条 医师申请变更执业注册事项属于原注册主管部门管辖的，申请人应到原注册主管部门申请办理变更手续。

医师申请变更执业注册事项不属于原注册主管部门管辖的，申请人应当先到原注册主管部门申请办理变更注册事项和医师执业证书编码，然后到拟执业地点注册主管部门申请办理变更执业注册手续。

跨小、自治区、直辖市变更执业注册事项的，除依照前款规定办理有关手续外，新的执业地点注册主管部门在办理执业注册手续时，应收回原《医师执业证书》，并发给新的《医师执业证书》。

第十八条 注册主管部门应当自收到变更注册申请之日起30日内办理变更注册手续。对因不符合变更注册条件不予变更的，应当自收到变更注册申请之日起30日内书面通知申请人，并说明理由。申请人如有异议的，可以依法申请行政复议或者向人民法院提起诉讼。

第十九条 医师在办理变更注册手续过程中，在《医师执业证书》原注册事项已被变更，未完成新的变更事项许可前，不得从事执业活动。

第二十条 医师执业注册主管部门，应当对《医师执业证书》的准予注册、发放、注销注册和变更注册等，建立统计制度和档案制度。

第二十一条 县级以上地方卫生行政部门应当对准予注册、注销注册或变更注册的人员名单予以公告，并由省级卫生行政部门汇总，报卫生部备案。

第二十二条 医疗、预防、保健机构未依照《中华人民共和国执业医师法》第十六条和本办法第十五条的规定履行报告职责，导致严重后果的，由县级以上卫生行政部门对该机构的主要负责人给予行政处分。

第五章 附 则

第二十三条 中医（包括中医、民族医、中西医结合）医疗机构的医师执业注册管理由中医（药）主管部门负责。

第二十四条 医师执业范围另行制定。

第二十五条 医师执业地点在两个以上的管理规定另行制定。

第二十六条 本办法所称医疗机构是指符合《医疗机构管理条例》第二条和《医疗机构管理条例实施细则》第二条和第三条规定的机构，社区卫生服务机构和采供血机构适用《医疗机构管理条例实施细则》第三条第十二项的规定；预防机构是指《传染病防治法实施办法》第七十三条规定的机构。

第二十七条 计划生育技术服务机构中的医师适用本办法的规定。

第二十八条 境外人员申请在中国境内执业的，按国家有关规定办理。

第二十九条 本办法自颁布之日起施行。

国家卫生计生委 教育部 国家中医药管理局 关于印发《医师资格考试报名资格规定（2014版）》的通知

国卫医发〔2014〕11号

各省、自治区、直辖市卫生计生委（卫生厅局）、教育厅（教委）、中医药管理局，新疆生产建设兵团卫生局、教育局：

为指导各地做好医师资格考试报名资格审核工作，严格医师资格准入，加强医师队伍建设，根据《执业医师法》等有关规定，现将《医师资格考试报名资格规定（2014版）》印发给你们，请遵照执行。

国家卫生计生委 教育部 国家中医药管理局
2014年3月18日

医师资格考试报名资格规定（2014版）

为做好医师资格考试报名工作，依据《中华人民共和国执业医师法》（以下简称《执业医师法》）及有关规定，现对医师资格考试考生报名资格规定如下：

第一条 符合《执业医师法》、《医师资格考试暂行办法》（原卫生部令第4号）和《传统医学师承和确有专长人员医师资格考核考试办法》（原卫生部令第52号）有关规定。

第二条 试用机构是指符合《执业医师法》、《医疗机构管理条例》和《医疗机构管理条例实施细则》所规定的医疗、预防、保健机构。

第三条 试用期考核证明

（一）报名时考生应当提交与报考类别相一致的试用期满1年并考核合格的证明。

应届毕业生报名时应当提交试用机构出具的试用证明，并于当年8月31日前提交试用期满1年并考核合格的证明。

考生报考时应当在与报考类别相一致的医疗、预防、保健机构试用时间或累计（含多个机构）试用时间满1年。

（二）现役军人必须持所在军队医疗、预防、保健机构出具的试用期考核合格证明，方可报考。

（三）试用期考核合格证明当年有效。

第四条 报名有效身份证件

（一）中国大陆公民报考医师资格人员的有效身份证件为第二代居民身份证、临时身份证、军官证、警官证、文职干部证、士兵证、军队学员证；台港澳地区居民报考医师资格人员的有效身份证件为台港澳居民往来大陆通行证。

（二）外籍人员的有效身份证件为护照。

第五条 报考类别

（一）执业助理医师达到报考执业医师规定的，可以报考执业医师资格，报考类别应当与执业助理医师资格类别一致。

（二）报考相应类别的医师资格，应当具备与其相一致的医学学历。

具有临床医学专业本科学历，并在公共卫生岗位试用的，可以以该学历报考公共卫生类别医师资格。中医、中西医结合和民族医医学专业毕业的报考人员，按照取得学历的医学专业报考中医类别相应的医师资格。

（三）符合报考执业医师资格条件的人员可以报考同类别的执业助理医师资格。

（四）在乡级以上计划生育技术服务机构中工作，符合《执业医师法》第九条、第十条规定条件的，可以报考相应类别医师资格。

第六条 学历审核

学历的有效证明是指国家承认的毕业证书。基础医学类、法医学类、护理（学）类、医学技术类、药学类、中药学类等医学相关专业，其学历不作为报考医师资格的学历依据。

（一）研究生学历

1．临床医学（含中医、中西医结合）、口腔医学、公共卫生专业学位研究生，在符合条件的医疗、预防、保健机构进行临床实践或公共卫生实践，至当次医学综合笔试时累计实践时间满1年的，以符合条件的本科学历和专业，于在学期间报考相应类别医师资格。

临床医学、口腔医学、中医学、中医学（中西医结合方向）、眼视光医学、预防医学长学制学生在学期间已完成1年临床或公共卫生毕业实习和1年以上临床或公共卫生实践的，以本科学历报考相应类别医师资格。

2．临床医学（含中医、中西医结合）、口腔医学、公共卫生专业学位研究生学历，作为报考相应类别医师资格的学历依据。

在研究生毕业当年以研究生学历报考者，须在当年8月31日前提交研究生毕业证书，并提供学位证书等材料，证明是专业学位研究生学历，方可参加医学综合笔试。

3．2014年12月31日以前入学的临床医学、口腔医学、中医学、中西医结合、民族医学、公共卫生与预防医学专业的学术学位（原"科学学位"）研究生，具有相当于大学本科1年的临床或公共卫生毕业实习和1年以上的临床或公共卫生实践的，该研究生学历和学科作为报考相应类别医师资格的依据。在研究生毕业当年报考者，须在当年8月31日前提交研究生毕业证书，方可参加医学综合笔试。

2015年1月1日以后入学的学术学位研究生，其研究生学历不作为报考各类别医师资格的学历依据。

4．临床医学（护理学）学术学位研究生学历，或临床医学（护理领域）专业学位研究生学历，不作为报考各类别医师资格的学历依据。

（二）本科学历

1．五年及以上学制临床医学、麻醉学、精神医学、医学影像学、放射医学、眼视光医学（"眼视光学"仅限温州医科大学2012年12月31日以前入学）、医学检验（仅限2012年12月31日以前入学）、妇幼保健医学（仅限2014年12月31日以前入学）专业本科学历，作为报考临床类别执业医师资格考试的学历依据。

2．五年制的口腔医学专业本科学历，作为报考口腔类别执业医师资格考试的学历依据。

3．五年制预防医学、妇幼保健医学专业本科学历，作为报考公共卫生类别执业医师资格考试的学历依据。

4．五年及以上学制中医学、针灸推拿学、中西医临床医学、藏医学、蒙医学、维医学、傣医学、壮医学、哈萨克医学专业本科学历，作为报考中医类别相应执业医师资格考试的学历依据。

5．2009 年 12 月 31 日以前入学、符合本款规定的医学专业本科学历加注医学专业方向的，应以学历专业报考；2010 年 1 月 1 日以后入学的，医学专业本科学历加注医学专业方向的，该学历不作为报考医师资格的学历依据，经国家教育行政部门批准的除外。

6．专升本医学本科毕业生，2015 年 9 月 1 日以后升入本科的，其专业必须与专科专业相同或相近，其本科学历方可作为报考医师资格的学历依据。

（三）高职（专科）学历

1．2005 年 1 月 1 日以后入学的经教育部同意设置的临床医学类专业（含临床医学、口腔医学、中医学、中医骨伤、针灸推拿、蒙医学、藏医学、维医学等）毕业生，其专科学历作为报考医师资格的学历依据。

2004 年 12 月 31 日以前入学的经省级教育、卫生行政部门（中医药管理部门）批准设置的医学类专业（参照同期本科专业名称）毕业生，其专科学历作为报考医师资格的学历依据。

2．经省级以上教育、卫生行政部门同意举办的初中起点 5 年制医学专业 2013 年 12 月 31 日以前入学的毕业生，其专科学历作为报考医师资格的学历依据。取得资格后限定在乡村两级医疗机构执业满 5 年后，方可申请将执业地点变更至县级医疗机构。2014 年 1 月 1 日以后入学的初中起点 5 年制医学专业毕业生，其专科学历不能作为报考医师资格的学历依据。

3．2008 年 12 月 31 日以前入学的中西医结合专业（含教育部、原卫生部批准试办的初中起点 5 年制专科层次中西医临床医学专业）毕业生，其专科学历作为报考医师资格的学历依据。

2009 年 1 月 1 日以后入学的中西医结合专业毕业生（含初中起点 5 年制专科层次中西医临床医学专业），其专科学历不作为报考医师资格的学历依据。

4．2009 年 12 月 31 日前入学的，符合本款规定的医学专业专科学历加注医学专业方向的，应以学历专业报考；2010 年 1 月 1 日以后入学的，医学专业专科学历加注医学专业方向的，该学历不作为报考医师资格的学历依据，经国家教育行政部门批准的除外。

（四）中职（中专）学历

1．2010 年 9 月 1 日以后入学经省级教育行政部门、卫生计生行政部门（中医药管理部门）同意设置并报教育部备案的农村医学专业毕业生，其中职（中专）学历作为报考临床类别执业助理医师资格的学历依据。农村医学专业毕业生考取执业助理医师资格后，限定到村卫生室执业，确有需要的可到乡镇卫生院执业。

2．2000 年 9 月 25 日至 2010 年 12 月 31 日期间入学的中等职业学校（中等专业学校）卫生保健专业毕业生，其中职（中专）学历作为报考临床类别执业助理医师资格的学历依据。卫生保健专业毕业生取得资格后，限定到村卫生室执业，确有需要的可到乡镇卫生院执业。

2011 年 1 月 1 日以后入学的中等职业学校毕业生，除农村医学专业外，其他专业的中职（中专）学历不作为报考临床类别执业助理医师资格的学历依据。

3．2001 年 8 月 31 日以前入学的中等职业学校（中等专业学校）社区医学、预防医学、妇幼卫生、医学影像诊断、口腔医学专业毕业生，其中职（中专）学历作为报考相应类别执业助理医师资格的学历依据。

2001 年 9 月 1 日以后入学的上述专业毕业生，其中职（中专）学历不作为报考医师资格的学历依据。

4．2006 年 12 月 31 日以前入学的中等职业学校中西医结合专业毕业生，其中职（中专）学历作为报考中医类别中西医结合医师资格的学历依据。

2007 年 1 月 1 日以后入学的中西医结合专业毕业生，其中职（中专）学历不作为报考医师资格的学历依据。

5．2006 年 12 月 31 日以前入学的中等职业学校（中等专业学校）中医、民族医类专业毕业生，其中职（中专）学历作为报考中医类别相应医师资格的学历依据。

2007 年 1 月 1 日以后入学经教育部、国家中医药管理局备案的中等职业学校（中等专业学校）中医、民族医类专业毕业生，其中职（中专）学历作为报考中医类别相应医师资格的学历依据。2011 年 1 月 1 日以后入学的中等中医类专业毕业生，取得资格后限定到基层医疗机构执业。

6．卫生职业高中学历不作为报考医师资格的学历依据。

7．1999 年 1 月 1 日以后入学的卫生职工中等专业学校学历不作为报考医师资格的学历依据。

（五）成人教育学历

1．2002 年 10 月 31 日以前入学的成人高等教育、自学考试、各类高等学校远程教育的医学类专业毕业生，该学历作为报考相应类别的医师资格的学历依据。

2002 年 11 月 1 日以后入学的上述毕业生，如其入学前已通过医师资格考试取得执业助理医师资格，且所学专业与取得医师资格类别一致的，可以以成人教育学历报考执业医师资格。除上述情形外，2002 年 11 月 1 日以后入学的成人高等教育、自学考试、各类高等学校远程教育的医学类专业毕业生，其成人高等教育学历不作为报考医师资格的学历依据。

2．2001 年 8 月 31 日以前入学的成人中专医学类专业毕业生，其成人中专学历作为报考医师资格的学历依据。

2001 年 9 月 1 日以后入学的成人中专医学类专业毕业生，其成人中专学历不作为报考医师资格的学历依据。

（六）西医学习中医人员

已获得临床执业医师或执业助理医师资格的人员，取得省级以上教育行政部门认可的中医专业学历或者脱产两年以上系统学习中医药专业知识并获得省级中医药管理部门认可，或者参加省级中医药行政部门批准举办的西医学习中医培训班，并完成了规定课程学习，取得相应证书的，或者按照《传统医学师承和确有专长人员医师资格考核考试办法》有关规定跟师学习满 3 年并取得《传统医学师承出师证书》的，可以申请参加相同级别的中西医结合执业医师或执业助理医师资格考试。

（七）传统医学师承和确有专长人员

1．传统医学师承和确有专长人员申请参加医师资格考试应符合《传统医学师承和确有专长人员医师资格考核考试办法》第二十七条、二十八条有关规定。

2．传统医学师承和确有专长人员取得执业助理医师执业证书后，取得国务院教育行政部门认可的成人高等教育中医类医学专业专科以上学历，其执业时间和取得成人高等教育学历时间符合规定的，可以报考具有规定学历的中医类别相应的执业医师资格。

（八）其他

取得国外医学学历学位的中国大陆居民，其学历学位证书须经教育部留学服务中心认证，同时符合《执业医师法》及其有关文件规定的，可以按照本规定报考。

第七条　台湾、香港、澳门永久性居民以及外籍人员报考的，按照有关文件规定执行。

第八条　盲人医疗按摩人员按照《盲人医疗按摩管理办法》（卫医政发〔2009〕37 号）规定，参加盲人医疗按摩人员考试。

第九条　本规定自公布之日起施行。《医师资格考试报名资格规定（2006 版）》和《关于修订〈医师资格考试报名资格规定（2006 版）〉有关条款的通知》（卫办医发〔2008〕64 号）同时废止。

附表一

医师资格考试试用期考核证明

报名编号：

<table>
<tr><td>姓名</td><td></td><td>性别</td><td></td><td>出生年月</td><td></td></tr>
<tr><td>民族</td><td></td><td>所学专业</td><td></td><td>医学学历</td><td></td></tr>
<tr><td>取得学历
年　月</td><td></td><td>有效身份
证件号码</td><td colspan="3"></td></tr>
<tr><td>报考类别</td><td colspan="5"></td></tr>
</table>

<table>
<tr><td rowspan="3">试用机构</td><td>名称</td><td colspan="4"></td></tr>
<tr><td>地址</td><td colspan="2"></td><td>邮编</td><td></td></tr>
<tr><td>登记号</td><td colspan="2"></td><td>法定代表人</td><td></td></tr>
<tr><td>试用起止时间</td><td colspan="5">（　）年（　）月至（　）年（　）月</td></tr>
<tr><td rowspan="7">主要试用
岗位（科室）</td><td rowspan="2">岗位（科室）
名称</td><td colspan="2">带教老师评价</td><td rowspan="2">带教老师
医师执业证书号码</td><td rowspan="2">带教老师签字</td></tr>
<tr><td>合格</td><td>不合格</td></tr>
<tr><td></td><td></td><td></td><td></td><td></td></tr>
<tr><td></td><td></td><td></td><td></td><td></td></tr>
<tr><td></td><td></td><td></td><td></td><td></td></tr>
<tr><td></td><td></td><td></td><td></td><td></td></tr>
<tr><td></td><td></td><td></td><td></td><td></td></tr>
<tr><td>试用机构
考核意见</td><td colspan="5">合格（　　）　不合格（　　）

单位法人代表 / 法定代表人签字：　　　　单位公章

年　月　日</td></tr>
</table>

注：1. 本表**黑线上**方由考生自己填写，**黑线以下**由工作机构填写，本表缺项、涂改无效。

2. 带教老师对考生从**临床岗位胜任力、基本技能、医患关系、医际关系及职业道德操守**等方面作综合评价是否合格，并在相应栏目划“√”。

3. 军队考生须提交团级以上卫生部门的审核证明。

4. 本表栏目空间若不够填写，可另附页。

附表二

执业助理医师报考执业医师执业期考核证明

执业助理医师资格证书编号：(　)
执业助理医师执业证书编号：(　)

<table>
<tr><td>姓名</td><td></td><td>性别</td><td></td><td>民族</td><td></td></tr>
<tr><td>医学学历</td><td></td><td>所学专业</td><td></td><td>取得学历
年　月</td><td></td></tr>
<tr><td>报考类别</td><td></td><td>有效身份证件号码</td><td colspan="3"></td></tr>
<tr><td rowspan="3">工作机构</td><td>名称</td><td colspan="4"></td></tr>
<tr><td>地址</td><td colspan="2"></td><td>邮编</td><td></td></tr>
<tr><td>登记号</td><td colspan="2"></td><td>法定代表人</td><td></td></tr>
<tr><td>工作起止时间</td><td colspan="5">（　）年（　）月至（　）年（　）月</td></tr>
<tr><td rowspan="7">主要工作岗位（科室）</td><td rowspan="2">岗位（科室）名称</td><td colspan="2">带教老师评价</td><td rowspan="2">带教执业医师执业证书号码</td><td rowspan="2">带教老师签字</td></tr>
<tr><td>合格</td><td>不合格</td></tr>
<tr><td></td><td></td><td></td><td></td><td></td></tr>
<tr><td></td><td></td><td></td><td></td><td></td></tr>
<tr><td></td><td></td><td></td><td></td><td></td></tr>
<tr><td></td><td></td><td></td><td></td><td></td></tr>
<tr><td></td><td></td><td></td><td></td><td></td></tr>
<tr><td>工作机构考核意见</td><td colspan="5">合格（　　）　不合格（　　）
单位法人代表 / 法定代表人签字：　　　单位公章
年　月　日</td></tr>
</table>

注：1．本表**黑线上**方由考生自己填写，**黑线以下**由工作机构填写，本表缺项、涂改无效。

2．带教老师对考生从**临床岗位胜任力、基本技能、医患关系、医际关系及职业道德操守**等方面作综合评价是否合格，并在相应栏目划“√”。

3．军队考生须提交团级以上卫生部门的审核证明。

4．本表栏目空间若不够填写，可另附页。

附表三

应届医学专业毕业生医师资格考试报考承诺书

本人于______年______月______日毕业于___________学校___________专业。自______年______月起，在单位试用，至______年______月试用期将满一年。

本人承诺将于今年 8 月 31 日前，将后续试用累计满一年的《医师资格考试试用期考核证明》及时交考点办公室。

如违诺，本人愿承担由此引起的责任，并按规定接受**取消当年医师资格考试资格**的处罚。

考生签字：

有效身份证明号码：

手机号码：

年　　月　　日

卫生部 教育部
关于印发《医学教育临床实践管理暂行规定》的通知

卫科教发〔2008〕45号

各省、自治区、直辖市卫生厅局、教育厅（教委），新疆生产建设兵团卫生局、教育局：

为规范医学教育临床实践活动的管理，保护临床实践过程中患者、教师和学生的合法权益，保证医学教育教学质量，我们组织制定了《医学教育临床实践管理暂行规定》。现印发给你们，请遵照执行。

二〇〇八年八月十八日

医学教育临床实践管理暂行规定

第一条 为规范医学教育临床实践活动的管理，保护患者、教师和学生的合法权益，保证医学教育教学质量，依据《中华人民共和国执业医师法》、《中华人民共和国高等教育法》制定本规定。

第二条 本规定适用于经教育行政主管部门批准设置的各级各类院校的医学生和《执业医师法》规定的试用期医学毕业生（以下简称试用期医学毕业生）的医学教育临床实践活动。

第三条 本规定所称医学教育临床实践包括医学生的临床见习、临床实习、毕业实习等临床教学实践活动和试用期医学毕业生的临床实践活动。

医学生是指具有注册学籍的在校医学类专业学生。医学生的临床教学实践活动在临床教学基地进行，在临床带教教师指导下参与临床诊疗活动，实现学习目的。

试用期医学毕业生是指被相关医疗机构录用并尚未取得执业医师资格的医学毕业生。试用期医学毕业生的临床实践活动在相关医疗机构进行，在指导医师指导下从事临床诊疗活动，在实践中提高临床服务能力。

第四条 临床教学基地是指院校的附属医院以及与举办医学教育的院校建立教学合作关系、承担教学任务的医疗机构，包括教学医院、实习医院和社区卫生服务机构等。

临床教学基地的设置必须符合教育、卫生行政部门的有关规定，必须有足够数量的具有执业医师资格的临床带教教师。

第五条 临床教学基地负责组织医学生的临床教学实践活动，为实施临床教学实践活动和完成教学任务提供必要的条件，维护临床教学实践过程中相关参与者的合法权益。

第六条 相关医疗机构是指承担试用期医学毕业生临床实践任务的医疗机构。相关医疗机构负责安排试用期医学毕业生的临床实践活动，确定执业医师作为指导医师，对试用期医学毕业生进行指导。

第七条　临床教学基地及相关医疗机构应采取有效措施保护医学教育临床教学实践活动中患者的知情同意权、隐私权和其他相关权益。

临床教学基地和相关医疗机构有责任保证医学教育临床实践过程中患者的医疗安全及医疗质量，并通过多种形式告知相关患者以配合临床实践活动。

第八条　临床教学基地和相关医疗机构应加强对医学生和试用期医学毕业生的医德医风及职业素质教育。

第九条　临床带教教师是指经临床教学基地和相关院校核准，承担临床教学和人才培养任务的执业医师。指导医师是指经相关医疗机构核准，承担试用期医学毕业生指导任务的执业医师。

第十条　临床带教教师和指导医师负责指导医学生和试用期医学毕业生的医学教育临床实践活动，确定从事医学教育临床实践活动的具体内容，审签医学生和试用期医学毕业生书写的医疗文件。

第十一条　临床带教教师和指导医师应牢固确立教学意识，增强医患沟通观念，积极说服相关患者配合医学教育临床实践活动；在安排和指导临床实践活动之前，应尽到告知义务并得到相关患者的同意。在教学实践中要保证患者的医疗安全和合法权益。

第十二条　医学生在临床带教教师的监督、指导下，可以接触观察患者、询问患者病史、检查患者体征、查阅患者有关资料、参与分析讨论患者病情、书写病历及住院患者病程记录、填写各类检查和处置单、医嘱和处方，对患者实施有关诊疗操作、参加有关的手术。

第十三条　试用期医学毕业生在指导医师的监督、指导下，可以为患者提供相应的临床诊疗服务。

第十四条　医学生和试用期医学毕业生参与医学教育临床诊疗活动必须由临床带教教师或指导医师监督、指导，不得独自为患者提供临床诊疗服务。临床实践过程中产生的有关诊疗的文字材料必须经临床带教教师或指导医师审核签名后才能作为正式医疗文件。

第十五条　医学生和试用期医学毕业生在医学教育临床实践活动中应当尊重患者的知情同意权和隐私权，不得损害患者的合法权益。

第十六条　在医学教育临床实践过程中发生的医疗事故或医疗纠纷，经鉴定，属于医方原因造成的，由临床教学基地和相关医疗机构承担责任。

因临床带教教师和指导医师指导不当而导致的医疗事故或医疗纠纷，临床带教教师或指导医师承担相应责任。

第十七条　医学生和试用期医学毕业生在临床带教教师和指导医师指导下参与医学教育临床实践活动，不承担医疗事故或医疗纠纷责任。

医学生和试用期医学毕业生未经临床带教教师或指导医师同意，擅自开展临床诊疗活动的，承担相应的责任。

第十八条　护理、药学及其他医学相关类专业的医学教育临床实践活动参照本规定执行。

第十九条　本规定自 2009 年 1 月 1 日起实行。

第二部分

新医改方案与人才发展规划相关文件

中共中央 国务院
关于深化医药卫生体制改革的意见

（2009年3月17日）

中发〔2009〕6号

按照党的十七大精神，为建立中国特色医药卫生体制，逐步实现人人享有基本医疗卫生服务的目标，提高全民健康水平，现就深化医药卫生体制改革提出如下意见。

一、充分认识深化医药卫生体制改革的重要性、紧迫性和艰巨性

医药卫生事业关系亿万人民的健康，关系千家万户的幸福，是重大民生问题。深化医药卫生体制改革，加快医药卫生事业发展，适应人民群众日益增长的医药卫生需求，不断提高人民群众健康素质，是贯彻落实科学发展观、促进经济社会全面协调可持续发展的必然要求，是维护社会公平正义、提高人民生活质量的重要举措，是全面建设小康社会和构建社会主义和谐社会的一项重大任务。

新中国成立以来，特别是改革开放以来，我国医药卫生事业取得了显著成就，覆盖城乡的医药卫生服务体系基本形成，疾病防治能力不断增强，医疗保障覆盖人口逐步扩大，卫生科技水平迅速提高，人民群众健康水平明显改善，居民主要健康指标处于发展中国家前列。尤其是抗击非典取得重大胜利以来，各级政府投入加大，公共卫生、农村医疗卫生和城市社区卫生发展加快，新型农村合作医疗和城镇居民基本医疗保险取得突破性进展，为深化医药卫生体制改革打下了良好基础。同时，也应该看到，当前我国医药卫生事业发展水平与人民群众健康需求及经济社会协调发展要求不适应的矛盾还比较突出。城乡和区域医疗卫生事业发展不平衡，资源配置不合理，公共卫生和农村、社区医疗卫生工作比较薄弱，医疗保障制度不健全，药品生产流通秩序不规范，医院管理体制和运行机制不完善，政府卫生投入不足，医药费用上涨过快，个人负担过重，对此，人民群众反映强烈。

从现在到2020年，是我国全面建设小康社会的关键时期，医药卫生工作任务繁重。随着经济的发展和人民生活水平的提高，群众对改善医药卫生服务将会有更高的要求。工业化、城镇化、人口老龄化、疾病谱变化和生态环境变化等，都给医药卫生工作带来一系列新的严峻挑战。深化医药卫生体制改革，是加快医药卫生事业发展的战略选择，是实现人民共享改革发展成果的重要途径，是广大人民群众的迫切愿望。

深化医药卫生体制改革是一项涉及面广、难度大的社会系统工程。我国人口多，人均收入水平低，城乡、区域差距大，长期处于社会主义初级阶段的基本国情，决定了深化医药卫生体制改革是一项十分复杂艰巨的任务，是一个渐进的过程，需要在明确方向和框架的基础上，经过长期艰苦努力和坚持不懈的探索，才能逐步建立符合我国国情的医药卫生体制。因此，对深化医药卫生体制改革，既要坚定决心、抓紧推进，又要精心组织、稳步实施，确保改革顺利进行，达到预期目标。

二、深化医药卫生体制改革的指导思想、基本原则和总体目标

（一）深化医药卫生体制改革的指导思想。以邓小平理论和“三个代表”重要思想为指导，深入贯彻落实科学发展观，从我国国情出发，借鉴国际有益经验，着眼于实现人人享有基本医疗卫生服务的目标，着力解决人民群众最关心、最直接、最现实的利益问题。坚持公共医疗卫生的公益性质，坚持预防为主、以农村为重点、中西医并重的方针，实行政事分开、管办分开、医药分开、营利性和非营利性分开，强化政府责任和投入，完善国民健康政策，健全制度体系，加强监督管理，创新体制机制，鼓励社会参与，建设覆盖城乡居民的基本医疗卫生制度，不断提高全民健康水平，促进社会和谐。

（二）深化医药卫生体制改革的基本原则。医药卫生体制改革必须立足国情，一切从实际出发，坚持正确的改革原则。

——坚持以人为本，把维护人民健康权益放在第一位。坚持医药卫生事业为人民健康服务的宗旨，以保障人民健康为中心，以人人享有基本医疗卫生服务为根本出发点和落脚点，从改革方案设计、卫生制度建立到服务体系建设都要遵循公益性的原则，把基本医疗卫生制度作为公共产品向全民提供，着力解决群众反映强烈的突出问题，努力实现全体人民病有所医。

——坚持立足国情，建立中国特色医药卫生体制。坚持从基本国情出发，实事求是地总结医药卫生事业改革发展的实践经验，准确把握医药卫生发展规律和主要矛盾；坚持基本医疗卫生服务水平与经济社会发展相协调、与人民群众的承受能力相适应；充分发挥中医药（民族医药）作用；坚持因地制宜、分类指导，发挥地方积极性，探索建立符合国情的基本医疗卫生制度。

——坚持公平与效率统一，政府主导与发挥市场机制作用相结合。强化政府在基本医疗卫生制度中的责任，加强政府在制度、规划、筹资、服务、监管等方面的职责，维护公共医疗卫生的公益性，促进公平公正。同时，注重发挥市场机制作用，动员社会力量参与，促进有序竞争机制的形成，提高医疗卫生运行效率、服务水平和质量，满足人民群众多层次、多样化的医疗卫生需求。

——坚持统筹兼顾，把解决当前突出问题与完善制度体系结合起来。从全局出发，统筹城乡、区域发展，兼顾供给方和需求方等各方利益，注重预防、治疗、康复三者的结合，正确处理政府、卫生机构、医药企业、医务人员和人民群众之间的关系。既着眼长远，创新体制机制，又立足当前，着力解决医药卫生事业中存在的突出问题。既注重整体设计，明确总体改革方向目标和基本框架，又突出重点，分步实施，积极稳妥地推进改革。

（三）深化医药卫生体制改革的总体目标。建立健全覆盖城乡居民的基本医疗卫生制度，为群众提供安全、有效、方便、价廉的医疗卫生服务。

到 2011 年，基本医疗保障制度全面覆盖城乡居民，基本药物制度初步建立，城乡基层医疗卫生服务体系进一步健全，基本公共卫生服务得到普及，公立医院改革试点取得突破，明显提高基本医疗卫生服务可及性，有效减轻居民就医费用负担，切实缓解“看病难、看病贵”问题。

到 2020 年，覆盖城乡居民的基本医疗卫生制度基本建立。普遍建立比较完善的公共卫生服务体系和医疗服务体系，比较健全的医疗保障体系，比较规范的药品供应保障体系，比较科学的医疗卫生机构管理体制和运行机制，形成多元办医格局，人人享有基本医疗卫生服务，基本适应人民群众多层次的医疗卫生需求，人民群众健康水平进一步提高。

三、完善医药卫生四大体系，建立覆盖城乡居民的基本医疗卫生制度

建设覆盖城乡居民的公共卫生服务体系、医疗服务体系、医疗保障体系、药品供应保障体系，形成四位一体的基本医疗卫生制度。四大体系相辅相成，配套建设，协调发展。

（四）全面加强公共卫生服务体系建设。建立健全疾病预防控制、健康教育、妇幼保健、精

神卫生、应急救治、采供血、卫生监督和计划生育等专业公共卫生服务网络，完善以基层医疗卫生服务网络为基础的医疗服务体系的公共卫生服务功能，建立分工明确、信息互通、资源共享、协调互动的公共卫生服务体系，提高公共卫生服务和突发公共卫生事件应急处置能力，促进城乡居民逐步享有均等化的基本公共卫生服务。

确定公共卫生服务范围。明确国家基本公共卫生服务项目，逐步增加服务内容。鼓励地方政府根据当地经济发展水平和突出的公共卫生问题，在中央规定服务项目的基础上增加公共卫生服务内容。

完善公共卫生服务体系。进一步明确公共卫生服务体系的职能、目标和任务，优化人员和设备配置，探索整合公共卫生服务资源的有效形式。完善重大疾病防控体系和突发公共卫生事件应急机制，加强对严重威胁人民健康的传染病、慢性病、地方病、职业病和出生缺陷等疾病的监测与预防控制。加强城乡急救体系建设。

加强健康促进与教育。医疗卫生机构及机关、学校、社区、企业等要大力开展健康教育，充分利用各种媒体，加强健康、医药卫生知识的传播，倡导健康文明的生活方式，促进公众合理营养，提高群众的健康意识和自我保健能力。

深入开展爱国卫生运动。将农村环境卫生与环境污染治理纳入社会主义新农村建设规划，推动卫生城市和文明村镇建设，不断改善城乡居民生活、工作等方面的卫生环境。

加强卫生监督服务。大力促进环境卫生、食品卫生、职业卫生、学校卫生，以及农民工等流动人口卫生工作。

（五）进一步完善医疗服务体系。坚持非营利性医疗机构为主体、营利性医疗机构为补充，公立医疗机构为主导、非公立医疗机构共同发展的办医原则，建设结构合理、覆盖城乡的医疗服务体系。

大力发展农村医疗卫生服务体系。进一步健全以县级医院为龙头、乡镇卫生院和村卫生室为基础的农村医疗卫生服务网络。县级医院作为县域内的医疗卫生中心，主要负责基本医疗服务及危重急症病人的抢救，并承担对乡镇卫生院、村卫生室的业务技术指导和卫生人员的进修培训；乡镇卫生院负责提供公共卫生服务和常见病、多发病的诊疗等综合服务，并承担对村卫生室的业务管理和技术指导；村卫生室承担行政村的公共卫生服务及一般疾病的诊治等工作。有条件的农村实行乡村一体化管理。积极推进农村医疗卫生基础设施和能力建设，政府重点办好县级医院，并在每个乡镇办好一所卫生院，采取多种形式支持村卫生室建设，使每个行政村都有一所村卫生室，大力改善农村医疗卫生条件，提高服务质量。

完善以社区卫生服务为基础的新型城市医疗卫生服务体系。加快建设以社区卫生服务中心为主体的城市社区卫生服务网络，完善服务功能，以维护社区居民健康为中心，提供疾病预防控制等公共卫生服务、一般常见病及多发病的初级诊疗服务、慢性病管理和康复服务。转变社区卫生服务模式，不断提高服务水平，坚持主动服务、上门服务，逐步承担起居民健康“守门人”的职责。

健全各类医院的功能和职责。优化布局和结构，充分发挥城市医院在危重急症和疑难病症的诊疗、医学教育和科研、指导和培训基层卫生人员等方面的骨干作用。有条件的大医院按照区域卫生规划要求，可以通过托管、重组等方式促进医疗资源合理流动。

建立城市医院与社区卫生服务机构的分工协作机制。城市医院通过技术支持、人员培训等方式，带动社区卫生服务持续发展。同时，采取增强服务能力、降低收费标准、提高报销比例等综合措施，引导一般诊疗下沉到基层，逐步实现社区首诊、分级医疗和双向转诊。整合城市卫生资源，充分利用城市现有一、二级医院及国有企事业单位所属医疗机构和社会力量举办的医疗机构等资源，发展和完善社区卫生服务网络。

充分发挥中医药（民族医药）在疾病预防控制、应对突发公共卫生事件、医疗服务中的作用。加强中医临床研究基地和中医院建设，组织开展中医药防治疑难疾病的联合攻关。在基层医疗卫生服务中，大力推广中医药适宜技术。采取扶持中医药发展政策，促进中医药继承和创新。

建立城市医院对口支援农村医疗卫生工作的制度。发达地区要加强对口支援贫困地区和少数民族地区发展医疗卫生事业。城市大医院要与县级医院建立长期稳定的对口支援和合作制度，采取临床服务、人员培训、技术指导、设备支援等方式，帮助其提高医疗水平和服务能力。

（六）加快建设医疗保障体系。加快建立和完善以基本医疗保障为主体，其他多种形式补充医疗保险和商业健康保险为补充，覆盖城乡居民的多层次医疗保障体系。

建立覆盖城乡居民的基本医疗保障体系。城镇职工基本医疗保险、城镇居民基本医疗保险、新型农村合作医疗和城乡医疗救助共同组成基本医疗保障体系，分别覆盖城镇就业人口、城镇非就业人口、农村人口和城乡困难人群。坚持广覆盖、保基本、可持续的原则，从重点保障大病起步，逐步向门诊小病延伸，不断提高保障水平。建立国家、单位、家庭和个人责任明确、分担合理的多渠道筹资机制，实现社会互助共济。随着经济社会发展，逐步提高筹资水平和统筹层次，缩小保障水平差距，最终实现制度框架的基本统一。进一步完善城镇职工基本医疗保险制度，加快覆盖就业人口，重点解决国有关闭破产企业、困难企业等职工和退休人员，以及非公有制经济组织从业人员和灵活就业人员的基本医疗保险问题；2009 年全面推开城镇居民基本医疗保险，重视解决老人、残疾人和儿童的基本医疗保险问题；全面实施新型农村合作医疗制度，逐步提高政府补助水平，适当增加农民缴费，提高保障能力；完善城乡医疗救助制度，对困难人群参保及其难以负担的医疗费用提供补助，筑牢医疗保障底线。探索建立城乡一体化的基本医疗保障管理制度。

鼓励工会等社会团体开展多种形式的医疗互助活动。鼓励和引导各类组织和个人发展社会慈善医疗救助。

做好城镇职工基本医疗保险制度、城镇居民基本医疗保险制度、新型农村合作医疗制度和城乡医疗救助制度之间的衔接。以城乡流动的农民工为重点积极做好基本医疗保险关系转移接续，以异地安置的退休人员为重点改进异地就医结算服务。妥善解决农民工基本医疗保险问题。签订劳动合同并与企业建立稳定劳动关系的农民工，要按照国家规定明确用人单位缴费责任，将其纳入城镇职工基本医疗保险制度；其他农民工根据实际情况，参加户籍所在地新型农村合作医疗或务工所在地城镇居民基本医疗保险。

积极发展商业健康保险。鼓励商业保险机构开发适应不同需要的健康保险产品，简化理赔手续，方便群众，满足多样化的健康需求。鼓励企业和个人通过参加商业保险及多种形式的补充保险解决基本医疗保障之外的需求。在确保基金安全和有效监管的前提下，积极提倡以政府购买医疗保障服务的方式，探索委托具有资质的商业保险机构经办各类医疗保障管理服务。

（七）建立健全药品供应保障体系。加快建立以国家基本药物制度为基础的药品供应保障体系，保障人民群众安全用药。

建立国家基本药物制度。中央政府统一制定和发布国家基本药物目录，按照防治必需、安全有效、价格合理、使用方便、中西药并重的原则，结合我国用药特点，参照国际经验，合理确定品种和数量。建立基本药物的生产供应保障体系，在政府宏观调控下充分发挥市场机制的作用，基本药物实行公开招标采购，统一配送，减少中间环节，保障群众基本用药。国家制定基本药物零售指导价格，在指导价格内，由省级人民政府根据招标情况确定本地区的统一采购价格。规范基本药物使用，制定基本药物临床应用指南和基本药物处方集。城乡基层医疗卫生机构应全部配备、使用基本药物，其他各类医疗机构也要将基本药物作为首选药物并确定使用比例。基本药物全部纳入基本医疗保障药物报销目录，报销比例明显高于非基本药物。

规范药品生产流通。完善医药产业发展政策和行业发展规划，严格市场准入和药品注册审批，大力规范和整顿生产流通秩序，推动医药企业提高自主创新能力和医药产业结构优化升级，发展药品现代物流和连锁经营，促进药品生产、流通企业的整合。建立便民惠农的农村药品供应网。完善药品储备制度。支持用量小的特殊用药、急救用药生产。规范药品采购，坚决治理医药购销中的商业贿赂。加强药品不良反应监测，建立药品安全预警和应急处置机制。

四、完善体制机制，保障医药卫生体系有效规范运转

完善医药卫生的管理、运行、投入、价格、监管体制机制，加强科技与人才、信息、法制建设，保障医药卫生体系有效规范运转。

（八）建立协调统一的医药卫生管理体制。实施属地化和全行业管理。所有医疗卫生机构，不论所有制、投资主体、隶属关系和经营性质，均由所在地卫生行政部门实行统一规划、统一准入、统一监管。中央、省级可以设置少量承担医学科研、教学功能的医学中心或区域医疗中心，以及承担全国或区域性疑难病症诊治的专科医院等医疗机构；县（市）主要负责举办县级医院、乡村卫生和社区卫生服务机构；其余公立医院由市负责举办。

强化区域卫生规划。省级人民政府制定卫生资源配置标准，组织编制区域卫生规划和医疗机构设置规划，明确医疗机构的数量、规模、布局和功能。科学制定乡镇卫生院（村卫生室）、社区卫生服务中心（站）等基层医疗卫生机构和各级医院建设与设备配置标准。充分利用和优化配置现有医疗卫生资源，对不符合规划要求的医疗机构要逐步进行整合，严格控制大型医疗设备配置，鼓励共建共享，提高医疗卫生资源利用效率。新增卫生资源必须符合区域卫生规划，重点投向农村和社区卫生等薄弱环节。加强区域卫生规划与城乡规划、土地利用总体规划等的衔接。建立区域卫生规划和资源配置监督评价机制。

推进公立医院管理体制改革。从有利于强化公立医院公益性和政府有效监管出发，积极探索政事分开、管办分开的多种实现形式。进一步转变政府职能，卫生行政部门主要承担卫生发展规划、资格准入、规范标准、服务监管等行业管理职能，其他有关部门按照各自职能进行管理和提供服务。落实公立医院独立法人地位。

进一步完善基本医疗保险管理体制。中央统一制定基本医疗保险制度框架和政策，地方政府负责组织实施管理，创造条件逐步提高统筹层次。有效整合基本医疗保险经办资源，逐步实现城乡基本医疗保险行政管理的统一。

（九）建立高效规范的医药卫生机构运行机制。公共卫生机构收支全部纳入预算管理。按照承担的职责任务，由政府合理确定人员编制、工资水平和经费标准，明确各类人员岗位职责，严格人员准入，加强绩效考核，建立能进能出的用人制度，提高工作效率和服务质量。

转变基层医疗卫生机构运行机制。政府举办的城市社区卫生服务中心（站）和乡镇卫生院等基层医疗卫生机构，要严格界定服务功能，明确规定使用适宜技术、适宜设备和基本药物，为广大群众提供低成本服务，维护公益性质。要严格核定人员编制，实行人员聘用制，建立能进能出和激励有效的人力资源管理制度。要明确收支范围和标准，实行核定任务、核定收支、绩效考核补助的财务管理办法，并探索实行收支两条线、公共卫生和医疗保障经费的总额预付等多种行之有效的管理办法，严格收支预算管理，提高资金使用效益。要改革药品加成政策，实行药品零差率销售。加强和完善内部管理，建立以服务质量为核心、以岗位责任与绩效为基础的考核和激励制度，形成保障公平效率的长效机制。

建立规范的公立医院运行机制。公立医院要遵循公益性质和社会效益原则，坚持以病人为中心，优化服务流程，规范用药、检查和医疗行为。深化运行机制改革，建立和完善医院法人治理结构，明确所有者和管理者的责权，形成决策、执行、监督相互制衡，有责任、有激励、有约

束、有竞争、有活力的机制。推进医药分开，积极探索多种有效方式逐步改革以药补医机制。通过实行药品购销差别加价、设立药事服务费等多种方式逐步改革或取消药品加成政策，同时采取适当调整医疗服务价格、增加政府投入、改革支付方式等措施完善公立医院补偿机制。进一步完善财务、会计管理制度，严格预算管理，加强财务监管和运行监督。地方可结合本地实际，对有条件的医院开展“核定收支、以收抵支、超收上缴、差额补助、奖惩分明”等多种管理办法的试点。改革人事制度，完善分配激励机制，推行聘用制度和岗位管理制度，严格工资总额管理，实行以服务质量及岗位工作量为主的综合绩效考核和岗位绩效工资制度，有效调动医务人员的积极性。

健全医疗保险经办机构运行机制。完善内部治理结构，建立合理的用人机制和分配制度，完善激励约束机制，提高医疗保险经办管理能力和管理效率。

（十）建立政府主导的多元卫生投入机制。明确政府、社会与个人的卫生投入责任。确立政府在提供公共卫生和基本医疗服务中的主导地位。公共卫生服务主要通过政府筹资，向城乡居民均等化提供。基本医疗服务由政府、社会和个人三方合理分担费用。特需医疗服务由个人直接付费或通过商业健康保险支付。

建立和完善政府卫生投入机制。中央政府和地方政府都要增加对卫生的投入，并兼顾供给方和需求方。逐步提高政府卫生投入占卫生总费用的比重，使居民个人基本医疗卫生费用负担有效减轻；政府卫生投入增长幅度要高于经常性财政支出的增长幅度，使政府卫生投入占经常性财政支出的比重逐步提高。新增政府卫生投入重点用于支持公共卫生、农村卫生、城市社区卫生和基本医疗保障。

按照分级负担的原则合理划分中央和地方各级政府卫生投入责任。地方政府承担主要责任，中央政府主要对国家免疫规划、跨地区的重大传染疾病预防控制等公共卫生、城乡居民的基本医疗保障以及有关公立医疗卫生机构建设等给予补助。加大中央、省级财政对困难地区的专项转移支付力度。

完善政府对公共卫生的投入机制。专业公共卫生服务机构的人员经费、发展建设和业务经费由政府全额安排，按照规定取得的服务收入上缴财政专户或纳入预算管理。逐步提高人均公共卫生经费，健全公共卫生服务经费保障机制。

完善政府对城乡基层医疗卫生机构的投入机制。政府负责其举办的乡镇卫生院、城市社区卫生服务中心（站）按国家规定核定的基本建设经费、设备购置经费、人员经费和其承担公共卫生服务的业务经费，使其正常运行。对包括社会力量举办的所有乡镇卫生院和城市社区卫生服务机构，各地都可采取购买服务等方式核定政府补助。支持村卫生室建设，对乡村医生承担的公共卫生服务等任务给予合理补助。

落实公立医院政府补助政策。逐步加大政府投入，主要用于基本建设和设备购置、扶持重点学科发展、符合国家规定的离退休人员费用和补贴政策性亏损等，对承担的公共卫生服务等任务给予专项补助，形成规范合理的公立医院政府投入机制。对中医院（民族医院）、传染病院、精神病院、职业病防治院、妇产医院和儿童医院等在投入政策上予以倾斜。严格控制公立医院建设规模、标准和贷款行为。

完善政府对基本医疗保障的投入机制。政府提供必要的资金支持新型农村合作医疗、城镇居民基本医疗保险、城镇职工基本医疗保险和城乡医疗救助制度的建立和完善。保证相关经办机构正常经费。

鼓励和引导社会资本发展医疗卫生事业。积极促进非公立医疗卫生机构发展，形成投资主体多元化、投资方式多样化的办医体制。抓紧制定和完善有关政策法规，规范社会资本包括境外资本办医疗机构的准入条件，完善公平公正的行业管理政策。鼓励社会资本依法兴办非营利性医疗机构。国家制定公立医院改制的指导性意见，积极引导社会资本以多种方式参与包括国有企业所办医院在内的部分公立医院改制重组。稳步推进公立医院改制的试点，适度降低公立医疗机构比重，形成公立医院与非公立医院相互促进、共同发展的格局。支持有资质人员依法开业，方便群众就医。完善医疗机构分类管理政策和税收优惠政策。依法加强对社会力量办医的监管。

大力发展医疗慈善事业。制定相关优惠政策，鼓励社会力量兴办慈善医疗机构，或向医疗救助、医疗机构等慈善捐赠。

（十一）建立科学合理的医药价格形成机制。规范医疗服务价格管理。对非营利性医疗机构提供的基本医疗服务，实行政府指导价，其余由医疗机构自主定价。中央政府负责制定医疗服务价格政策及项目、定价原则及方法；省或市级价格主管部门会同卫生、人力资源社会保障部门核定基本医疗服务指导价格。基本医疗服务价格按照扣除财政补助的服务成本制定，体现医疗服务合理成本和技术劳务价值。不同级别的医疗机构和医生提供的服务，实行分级定价。规范公立医疗机构收费项目和标准，研究探索按病种收费等收费方式改革。建立医用设备仪器价格监测、检查治疗服务成本监审及其价格定期调整制度。

改革药品价格形成机制。合理调整政府定价范围，改进定价方法，提高透明度，利用价格杠杆鼓励企业自主创新，促进国家基本药物的生产和使用。对新药和专利药品逐步实行定价前药物经济性评价制度。对仿制药品实行后上市价格从低定价制度，抑制低水平重复建设。严格控制药品流通环节差价率。对医院销售药品开展差别加价、收取药事服务费等试点，引导医院合理用药。加强医用耗材及植（介）入类医疗器械流通和使用环节价格的控制和管理。健全医药价格监测体系，规范企业自主定价行为。

积极探索建立医疗保险经办机构与医疗机构、药品供应商的谈判机制，发挥医疗保障对医疗服务和药品费用的制约作用。

（十二）建立严格有效的医药卫生监管体制。强化医疗卫生监管。健全卫生监督执法体系，加强城乡卫生监督机构能力建设。强化医疗卫生服务行为和质量监管，完善医疗卫生服务标准和质量评价体系，规范管理制度和工作流程，加快制定统一的疾病诊疗规范，健全医疗卫生服务质量监测网络。加强医疗卫生机构的准入和运行监管。加强对生活饮用水安全、职业危害防治、食品安全、医疗废弃物处置等社会公共卫生的监管。依法严厉打击各种危害人民群众身体健康和生命安全的违法行为。

完善医疗保障监管。加强对医疗保险经办、基金管理和使用等环节的监管，建立医疗保险基金有效使用和风险防范机制。强化医疗保障对医疗服务的监控作用，完善支付制度，积极探索实行按人头付费、按病种付费、总额预付等方式，建立激励与惩戒并重的有效约束机制。加强商业健康保险监管，促进规范发展。

加强药品监管。强化政府监管责任，完善监管体系建设，严格药品研究、生产、流通、使用、价格和广告的监管。落实药品生产质量管理规范，加强对高风险品种生产的监管。严格实施药品经营管理规范，探索建立药品经营许可分类、分级的管理模式，加大重点品种的监督抽验力度。建立农村药品监督网。加强政府对药品价格的监管，有效抑制虚高定价。规范药品临床使用，发挥执业药师指导合理用药与药品质量管理方面的作用。

建立信息公开、社会多方参与的监管制度。鼓励行业协会等社会组织和个人对政府部门、医药机构和相关体系的运行绩效进行独立评价和监督。加强行业自律。

（十三）建立可持续发展的医药卫生科技创新机制和人才保障机制。推进医药卫生科技进步。把医药卫生科技创新作为国家科技发展的重点，努力攻克医药科技难关，为人民群众健康提供技术保障。加大医学科研投入，深化医药卫生科技体制和机构改革，整合优势医学科研资源，加快实施医药科技重大专项，鼓励自主创新，加强对重大疾病防治技术和新药研制关键技术等的研究，在医学基础和应用研究、高技术研究、中医和中西医结合研究等方面力求新的突破。开发生产适合我国国情的医疗器械。广泛开展国际卫生科技合作交流。

加强医药卫生人才队伍建设。制定和实施人才队伍建设规划，重点加强公共卫生、农村卫生、城市社区卫生专业技术人员和护理人员的培养培训。制定优惠政策，鼓励优秀卫生人才到农村、城市社区和中西部地区服务。对长期在城乡基层工作的卫生技术人员在职称晋升、业务培训、待遇政策等方面给予适当倾斜。完善全科医师任职资格制度，健全农村和城市社区卫生人员在岗培训制度，鼓励参加学历教育，促进乡村医生执业规范化，尽快实现基层医疗卫生机构都有合格的全科医生。加强高层次科研、医疗、卫生管理等人才队伍建设。建立住院医师规范化培训制度，强化继续医学教育。加强护理队伍建设，逐步解决护理人员比例过低的问题。培育壮大中医药人才队伍。稳步推动医务人员的合理流动，促进不同医疗机构之间人才的纵向和横向交流，研究探索注册医师多点执业。规范医院管理者的任职条件，逐步形成一支职业化、专业化的医疗机构管理队伍。

调整高等医学教育结构和规模。加强全科医学教育，完善标准化、规范化的临床医学教育，提高医学教育质量。加大医学教育投入，大力发展面向农村、社区的高等医学本专科教育，采取定向免费培养等多种方式，为贫困地区农村培养实用的医疗卫生人才，造就大批扎根农村、服务农民的合格医生。

构建健康和谐的医患关系。加强医德医风建设，重视医务人员人文素养培养和职业素质教育，大力弘扬救死扶伤精神。优化医务人员执业环境和条件，保护医务人员的合法权益，调动医务人员改善服务和提高效率的积极性。完善医疗执业保险，开展医务社会工作，完善医疗纠纷处理机制，增进医患沟通。在全社会形成尊重医学科学、尊重医疗卫生工作者、尊重患者的良好风气。

（十四）建立实用共享的医药卫生信息系统。大力推进医药卫生信息化建设。以推进公共卫生、医疗、医保、药品、财务监管信息化建设为着力点，整合资源，加强信息标准化和公共服务信息平台建设，逐步实现统一高效、互联互通。

加快医疗卫生信息系统建设。完善以疾病控制网络为主体的公共卫生信息系统，提高预测预警和分析报告能力；以建立居民健康档案为重点，构建乡村和社区卫生信息网络平台；以医院管理和电子病历为重点，推进医院信息化建设；利用网络信息技术，促进城市医院与社区卫生服务机构的合作。积极发展面向农村及边远地区的远程医疗。

建立和完善医疗保障信息系统。加快基金管理、费用结算与控制、医疗行为管理与监督、参保单位和个人管理服务等具有复合功能的医疗保障信息系统建设。加强城镇职工基本医疗保险、城镇居民基本医疗保险、新型农村合作医疗和医疗救助信息系统建设，实现与医疗机构信息系统的对接，积极推广“一卡通”等办法，方便参保（合）人员就医，增加医疗服务的透明度。

建立和完善国家、省、市三级药品监管、药品检验检测、药品不良反应监测信息网络。建立基本药物供求信息系统。

（十五）建立健全医药卫生法律制度。完善卫生法律法规。加快推进基本医疗卫生立法，明确政府、社会和居民在促进健康方面的权利和义务，保障人人享有基本医疗卫生服务。建立健全卫生标准体系，做好相关法律法规的衔接与协调。加快中医药立法工作。完善药品监管法律法规。逐步建立健全与基本医疗卫生制度相适应、比较完整的卫生法律制度。

推进依法行政。严格、规范执法，切实提高各级政府运用法律手段发展和管理医药卫生事业的能力。加强医药卫生普法工作，努力创造有利于人民群众健康的法治环境。

五、着力抓好五项重点改革，力争近期取得明显成效

为使改革尽快取得成效，落实医疗卫生服务的公益性质，着力保障广大群众看病就医的基本

需求，按照让群众得到实惠，让医务人员受到鼓舞，让监管人员易于掌握的要求，2009—2011 年着力抓好五项重点改革。

（十六）加快推进基本医疗保障制度建设。基本医疗保障制度全面覆盖城乡居民，3 年内城镇职工基本医疗保险、城镇居民基本医疗保险和新型农村合作医疗参保（合）率均达到 90% 以上；城乡医疗救助制度覆盖到全国所有困难家庭。以提高住院和门诊大病保障为重点，逐步提高筹资和保障水平，2010 年各级财政对城镇居民基本医疗保险和新型农村合作医疗的补助标准提高到每人每年 120 元。做好医疗保险关系转移接续和异地就医结算服务。完善医疗保障管理体制机制。有效减轻城乡居民个人医药费用负担。

（十七）初步建立国家基本药物制度。建立比较完整的基本药物遴选、生产供应、使用和医疗保险报销的体系。2009 年，公布国家基本药物目录；规范基本药物采购和配送；合理确定基本药物的价格。从 2009 年起，政府举办的基层医疗卫生机构全部配备和使用基本药物，其他各类医疗机构也都必须按规定使用基本药物，所有零售药店均应配备和销售基本药物；完善基本药物的医保报销政策。保证群众基本用药的可及性、安全性和有效性，减轻群众基本用药费用负担。

（十八）健全基层医疗卫生服务体系。加快农村三级医疗卫生服务网络和城市社区卫生服务机构建设，发挥县级医院的龙头作用，用 3 年时间建成比较完善的基层医疗卫生服务体系。加强基层医疗卫生人才队伍建设，特别是全科医生的培养培训，着力提高基层医疗卫生机构服务水平和质量。转变基层医疗卫生机构运行机制和服务模式，完善补偿机制。逐步建立分级诊疗和双向转诊制度，为群众提供便捷、低成本的基本医疗卫生服务。

（十九）促进基本公共卫生服务逐步均等化。国家制定基本公共卫生服务项目，从 2009 年起，逐步向城乡居民统一提供疾病预防控制、妇幼保健、健康教育等基本公共卫生服务。实施国家重大公共卫生服务项目，有效预防控制重大疾病及其危险因素，进一步提高突发重大公共卫生事件处置能力。健全城乡公共卫生服务体系，完善公共卫生服务经费保障机制，2009 年人均基本公共卫生服务经费标准不低于 15 元，到 2011 年不低于 20 元。加强绩效考核，提高服务效率和质量。逐步缩小城乡居民基本公共卫生服务差距，力争让群众少生病。

（二十）推进公立医院改革试点。改革公立医院管理体制、运行机制和监管机制，积极探索政事分开、管办分开的有效形式。完善医院法人治理结构。推进公立医院补偿机制改革，加大政府投入，完善公立医院经济补偿政策，逐步解决“以药补医”问题。加快形成多元化办医格局，鼓励民营资本举办非营利性医院。大力改进公立医院内部管理，优化服务流程，规范诊疗行为，调动医务人员的积极性，提高服务质量和效率，明显缩短病人等候时间，实现同级医疗机构检查结果互认，努力让群众看好病。

六、积极稳妥推进医药卫生体制改革

（二十一）提高认识，加强领导。各级党委和政府要充分认识深化医药卫生体制改革的重要性、紧迫性和艰巨性，提高认识、坚定信心，切实加强组织领导，把解决群众看病就医问题作为改善民生、扩大内需的重点摆上重要议事日程，明确任务分工，落实政府的公共医疗卫生责任。成立国务院深化医药卫生体制改革领导小组，统筹组织实施深化医药卫生体制改革。国务院有关部门要认真履行职责，密切配合，形成合力，加强监督考核。地方政府要按照本意见和实施方案的要求，因地制宜制定具体实施方案和有效措施，精心组织，有序推进改革进程，确保改革成果惠及全体人民群众。

（二十二）突出重点，分步实施。建立覆盖城乡居民的基本医疗卫生制度是一项长期任务，要坚持远近结合，从基础和基层起步，近期重点抓好基本医疗保障制度、国家基本药物制度、基层医疗卫生服务体系、基本公共卫生服务均等化和公立医院改革试点五项改革。要抓紧制定操作性文件和具体方案，进一步深化、细化政策措施，明确实施步骤，做好配套衔接，协调推进各项改革。

（二十三）先行试点，逐步推开。医药卫生体制改革涉及面广、情况复杂、政策性强，一些重大改革要先行试点。国务院深化医药卫生体制改革领导小组负责制定试点原则和政策框架，统筹协调、指导各地试点工作。各省区市制定具体试点方案并组织实施。鼓励地方结合当地实际，开展多种形式的试点，积极探索有效的实现途径，并及时总结经验，逐步推开。

（二十四）加强宣传，正确引导。深化医药卫生体制改革需要社会各界和广大群众的理解、支持和参与。要坚持正确的舆论导向，广泛宣传改革的重大意义和主要政策措施，积极引导社会预期，增强群众信心，使这项惠及广大人民群众的重大改革深入人心，为深化改革营造良好的舆论环境。

卫生部
关于印发《医药卫生中长期人才发展规划（2011—2020年）》的通知

卫人发〔2011〕15号

各省、自治区、直辖市卫生厅局，新疆生产建设兵团卫生局：

《医药卫生中长期人才发展规划（2011—2020年）》已经中央人才工作协调小组同意，现印发给你们，请认真贯彻执行。

二〇一一年二月十二日

医药卫生中长期人才发展规划（2011—2020年）

目　录

（四）完善村级卫生人员管理制度
（五）建立卫生管理人员职业化制度
（六）强化医药卫生人才投入机制
（七）创新医药卫生人才培养开发机制
（八）创新医药卫生人才使用评价机制
（九）创新医药卫生人才流动配置机制
（十）创新医药卫生人才激励保障机制
四、重大工程
（一）基层医疗卫生人才支持计划
（二）医学杰出骨干人才推进计划
（三）紧缺专门人才开发工程
（四）中医药传承与创新人才工程
（五）医师规范化培训工程
五、组织实施
（一）加强组织领导
（二）落实重点任务
（三）建立评估机制
（四）营造良好环境

为贯彻落实《国家中长期人才发展规划纲要（2010—2020年）》，深化医药卫生体制改革，支撑我国医疗卫生事业发展，制定本规划。

序　言

健康是人全面发展的基础，关系千家万户幸福。发展医疗卫生事业是提高人民健康水平的必然要求。医药卫生人才是推进医疗卫生事业改革发展、维护人民健康的重要保障。

新中国成立以来特别是改革开放后，我国医疗卫生事业取得显著成就，医药卫生人才规模不断扩大，人才质量不断提高，人才结构得到改善，人才效能明显提高。2009年我国卫生人员总量已达778万人，每千人口拥有执业（助理）医师1.75人、注册护士1.39人、专业公共卫生机构人员0.53人。然而，面对我国医疗卫生事业发展的新形势，尤其是深化医药卫生体制改革的新任务，以及国际人才竞争的新特点，我国医药卫生人才总量仍然不足，素质和能力有待提高，结构和分布尚不合理，政策环境亟待完善，特别是基层卫生人才严重短缺，难以满足人民群众日益增长的医疗卫生服务需求。

今后10年，是我国深入推进医药卫生体制改革、全面建设小康社会的关键时期。工业化、信息化、城镇化、市场化、国际化的深入发展，以及人口快速老龄化，将带来新的挑战；一些传染病和慢性非传染性疾病还严重威胁人民群众健康；环境污染、职业危害、食品与药品安全等公共卫生问题进一步凸显，使我国发展医疗卫生事业的任务更加艰巨，加强医药卫生人才队伍建设迫在眉睫。因此，必须加快实施人才强卫战略，突出我国医药卫生人才发展机制创新，完善医药卫生人才发展政策，推进医药卫生人才全面协调发展，为人民健康、国家强盛提供强大的医药卫生人才支撑。

一、指导思想、基本原则和发展目标

（一）指导思想。

高举中国特色社会主义伟大旗帜，以邓小平理论和“三个代表”重要思想为指导，深入贯彻落实科学发展观，强化人才资源是第一资源的理念，落实我国人才强国战略的总体要求，突出人才优先、以用为本，坚持公共医疗卫生的公益性质，大力推进医药卫生人才制度建设和机制创新，实现医药卫生人才全面发展，为加快我国医疗卫生事业改革发展和实现全面建设小康社会奋斗目标提供坚实的医药卫生人才保证。

（二）基本原则。

——促进发展，强化基层。按照深化医药卫生体制改革和加快医疗卫生事业发展的要求，加强医药卫生人才队伍建设，重点加强基层人才队伍建设，为健全基层医疗卫生服务体系夯实人才基础。

——优化结构，提高素质。统筹不同所有制医疗卫生机构人才资源，优化医药卫生人才专业结构，改善医药卫生人才区域与城乡分布；加强职业道德建设，进一步提升专业技术水平和综合素质。

——完善制度，创新机制。营造促进应用型人才与研究型人才协调发展的政策环境，创造有利于医药卫生人才发展的新机制，调动积极性，激发创造力。

（三）发展目标。

到 2020 年，造就一支数量规模适宜、素质能力优良、结构分布合理的医药卫生人才队伍，营造人才发展的良好环境，为加快我国医疗卫生事业改革发展，实现人人享有基本医疗卫生服务提供强有力的人才保障。

——医药卫生人才资源总量稳步增长。到 2015 年，卫生人员总量达到 953 万人，比 2009 年增长 175 万人；到 2020 年，卫生人员总量达到 1255 万人，比 2015 年增长 302 万人，人才规模基本满足我国人民群众健康服务需求。

——医药卫生人才结构与分布进一步优化。到 2020 年，每千人口执业（助理）医师达到 2.10 人、注册护士达到 3.14 人、专业公共卫生机构人员达到 0.83 人；城乡和区域医药卫生人才分布趋于合理，各类人才队伍统筹协调发展。

——医药卫生人才素质与能力进一步提升。到 2015 年，初步建立住院医师规范化培训制度，探索建立公共卫生专业人员规范化培训和准入制度；到 2020 年，所有新进临床医疗岗位的医师均经过住院医师规范化培训，形成比较完善的公共卫生专业人员规范化培训和准入制度；高层次人才创新能力与国际竞争力大幅提升；全国卫生技术人员继续医学教育覆盖率达到 80%，人才综合素质、专业技术水平和服务能力全面提高。

——医药卫生人才发展政策环境显著改善。医药卫生人才培养开发、评价发现、选拔任用、流动配置、激励保障等制度和机制进一步健全，人才成长和发挥作用的政策环境更加完善。

国家医药卫生人才发展主要指标

指标	单位	2009 年	2015 年	2020 年
卫生人员总量	万人	778	953	1255
执业（助理）医师	/ 千人口	1.75	1.88	2.10
注册护士	/ 千人口	1.39	2.07	3.14
专业公共卫生机构人员	/ 千人口	0.53	0.68	0.83

二、主要任务

（一）强化基层医疗卫生人才队伍建设。

建设目标：以提高基层医疗卫生人员的专业素质和技术水平为重点，建立一支适应基本医疗卫生制度需要的基层医疗卫生人才队伍。到2015年，基层医疗卫生人员达到387万人，其中全科医师达到18万人；到2020年，基层医疗卫生人员达到462万人，其中全科医师达到30万人以上。

主要举措：加强以全科医师为重点的基层医疗卫生人才队伍建设，建立以临床培训基地和基层实践基地为主体，以规范与提升临床诊疗能力和公共卫生服务能力为重点的培训网络。提升基层医疗卫生人员学历层次，为农村订单定向免费培养医学生；大力开展基层医疗卫生人员继续教育。研究制订基层医疗卫生人员配备标准及评价办法；建立并完善基层医疗卫生机构编制动态调整机制。完善基层医疗卫生人员激励保障政策，鼓励和引导医药卫生人才向基层流动。通过乡村卫生服务一体化管理，县乡人才联动等多种途径，吸引执业（助理）医师到基层医疗卫生机构工作。通过设置全科医师特设岗位等多种形式，鼓励特设岗位医生长期在城乡基层医疗卫生机构工作。探索建立家庭医生制度。着力加强村级卫生队伍建设与管理，健全乡村医生管理制度。完善城市卫生人员对口支援农村卫生工作制度。

（二）加强公共卫生人才队伍建设。

建设目标：强化公共卫生的政府职责，按照逐步实现公共卫生服务均等化的需要，以培养疾病预防控制、卫生监督、健康教育、精神卫生、妇幼保健、应急救治、采供血等专业人员为重点，大力加强公共卫生人才队伍建设。到2015年，专业公共卫生机构人员达到95万人；到2020年，专业公共卫生机构人员达到118万人，各级各类公共卫生人才满足工作需要。

主要举措：科学核定专业公共卫生机构编制，并建立动态调整机制。完善专业公共卫生机构岗位管理制度。在医院、城市社区卫生服务机构和乡镇卫生院配备专门从事公共卫生工作人员。加强公共卫生专业人员管理，开展公共卫生专业人员培训，尤其是基层从事公共卫生工作人员的培训。加强专业公共卫生机构高层次人才培养和引进，探索建立公共卫生与临床医学复合型人才培养机制，着力提高实验室检验检测和现场处置能力，以及应对社会卫生热点问题的能力。探索建立等级卫生监督员制度。

（三）大力开发医药卫生急需紧缺专门人才。

建设目标：根据我国医药卫生体制改革和医疗卫生事业发展的迫切需求，有重点地分步培养医药卫生急需紧缺专门人才。到2015年，注册护士达到286万人，药师达到55万人，其他紧缺专门人才同步增长；到2020年，注册护士达到445万人，药师达到85万人，各类专门人才急需紧缺状况明显改善。

主要举措：大力培养与培训护理、药师、卫生应急、卫生监督、精神卫生、儿科医师等急需紧缺专门人才，合理扩大急需紧缺专门人才的医学教育规模，加强对相关领域在岗人员的专业培训。落实国家关于护士配备的相关标准，并作为医院评价的重要指标；切实保障护士待遇；加强专科护士和社区护士培养；探索加强助产士队伍建设的有效途径。加强药师规范化培训，完善药师岗位培训制度和职业资格制度，以及医院和药店等配备药师的相关政策。加强卫生应急骨干人才培养，建立常态化培训机制，形成一支平急结合、反应迅速的卫生应急队伍。加强精神专科的医疗、护理及康复等专业人才培养与队伍建设。加强新型农村合作医疗保障及卫生信息化等人才队伍建设。

（四）加强高层次医药卫生人才队伍建设。

建设目标：以提升医学创新能力和医疗卫生技术水平为核心，造就一批具有国际竞争力的医学杰出人才，培养一批高技能专业技术骨干人才。到 2015 年，培养造就临床医学、基础医学、公共卫生、卫生监督、卫生管理、中医药、食品药品与医疗器械监督等领域高层次专业人才 6.2 万人；到 2020 年，培养和引进 9.6 万人。

主要举措：分类制定医药卫生各领域杰出骨干人才培养计划。结合国家人口健康领域科技重大专项、其他科技计划和卫生行业科研专项等科研项目实施，以及国家和部门重点实验室、重点学科建设，推动高水平科学研究和培训基地建设；充分发挥高水平临床医疗机构与专业学术团体的作用，建立临床诊疗和技能规范培训基地；完善产学研医联合协作的研究模式与促进研究成果转化应用的机制，大力开展高层次、创新型、复合型医药卫生人才培养与优秀创新团队建设，提升国际竞争力。构建国际交流与合作平台，培养一批国际化、高水平医药卫生人才，引进一批具有国际影响力的科学家、创业领军人才及创新团队。认真落实国家海外高层次人才引进计划，充分依托现有资源，建设好海外高层次人才创新创业基地。结合人口健康领域战略新兴产业发展需求，培育具有国际竞争能力的生物医药和医疗器械等产业创新型人才。支持优秀中医临床人才研修和老中医药专家医术经验继承工作。完善"卫生部有突出贡献中青年专家"和"国医大师"等选拔机制。加强激励高层次人才发展的制度和机制建设。

（五）统筹推进其他各类医药卫生人才队伍建设。

建设目标：适应新时期经济社会发展和医学模式转变的需求，优化我国医药卫生人才的知识结构和专业结构，统筹兼顾，推进各类医药卫生人才队伍协调发展。

主要举措：以适应新的健康服务需求为导向，合理配置各类医药卫生人才。完善卫生技术人员职业资格体系。动态调整医学教育招生规模与结构，优化学科和专业设置，推动以提高素质与能力为核心的医学教育改革。加大对优秀青年医药卫生人才的支持。重视科研人才梯队建设与科研辅助人才培养。提高医疗卫生机构管理队伍的职业化、专业化水平。加强食品药品和医疗器械监管专业技术人才队伍建设。完善中医药师承教育制度，加强基层中医药人才和中西医结合人才培养。大力推进口腔医学、临床医学工程和医学康复等各类临床人才培养，提升专业技术水平。适应新时期人民群众的健康需求，加强健康管理、心理卫生、公共营养、老年护理、社会工作等相关人才培养。促进新兴与交叉学科和专业的人才发展。

三、制度与机制创新

（一）建立住院医师规范化培训制度。

坚持稳妥起步、逐步推开的实施原则，完善相关政策，将住院医师规范化培训作为临床医师培养的必经阶段。建立并逐步完善住院医师规范化培训制度，对培训对象、培训基地、培训模式、培训内容、培训考核和保障措施等环节实施规范化管理。参加规范化培训人员是培训基地住院医师的一部分，培训期间享受住院医师待遇，具体由培训基地根据情况确定，各级财政给予适当补助。

（二）建立全科医师制度。

建立符合我国国情的全科医师制度，为我国城乡居民提供预防保健、诊断治疗、康复及健康管理的全方位基本医疗卫生服务。逐步建立和完善全科医师培养、使用、激励等机制。加强全科医师的院校教育、毕业后教育和继续教育的体系建设。明确培训基地的准入要求和培训规范，加强师资培训，通过全科医师规范化培训、转岗培训和岗位培训等途径培养合格的全科医师。健全基层医疗卫生机构全科医师的执业注册、岗位聘用、职称晋升、收入分配等鼓励政策。

（三）建立公共卫生专业人员管理制度。

坚持预防为主、防治结合，落实政府公共卫生政策，促进实现城乡居民基本公共卫生服务均等化，建立健全具有中国特色的公共卫生专业人员管理制度。按照公共卫生社会公益性质，制定相关政策，吸引和鼓励优秀医学人才及相关专业人才从事公共卫生工作；完善各类公共卫生专业人员准入的法律法规，明确岗位职责，实行岗位绩效工资制度，强化社会公益性岗位的政府保障机制；建立健全公共卫生医师规范化培训制度，制定培训规划和计划；加强公共卫生文化建设，培养顾大局、讲奉献和团结协作的团队精神。

（四）完善村级卫生人员管理制度。

明确村级卫生人员工作职责和业务素质要求，鼓励有条件的地方，逐步实行村卫生室由政府或集体举办，实行乡村一体化管理。完善相关政策，鼓励乡村医生接受业务培训、参加学历教育、考取执业（助理）医师资格。加强村级卫生人员准入管理。政府对乡村医生承担的公共卫生服务等任务给予合理补助。完善村级卫生人员劳动报酬和社会保障政策。

（五）建立卫生管理人员职业化制度。

明确卫生管理人员的知识结构、管理技能、综合素质等要求，建立卫生管理人员培训制度。完善卫生管理人员考核体系和评价标准，规范医疗卫生机构管理人员岗位培训，全面提升卫生管理专业化和职业化水平。

（六）强化医药卫生人才投入机制。

建立以政府为主导的医药卫生人才发展投入机制，优先保证对人才发展的投入，为医药卫生人才发展提供必要的经费保障。鼓励社会资金投入医药卫生人才的开发，充分调动各方面积极性，利用国际组织、外国政府贷款等投资医药卫生人才开发，建立多元化人才发展投入机制。统筹安排并合理使用经费，形成支持医药卫生人才发展合力。加强人才发展资金的监管，提高资金使用效率。

（七）创新医药卫生人才培养开发机制。

建立和完善部门间沟通协调机制，根据需求动态调控医药卫生人才培养规模，完善急需紧缺医药卫生专门人才的专业设置。发展医药卫生职业教育，加大各类医药卫生高技能人才培养，注重培养符合实际需求的复合型、应用型和交叉学科领域人才。充分发挥学术团体的作用，建立健全继续医学教育制度，利用现代技术手段开展继续医学教育。加强培训机构和师资队伍建设，建立并完善医药卫生人才培训体系。

（八）创新医药卫生人才使用评价机制。

遵循医疗卫生事业发展规律，按照卫生事业单位发挥公益作用及履行机构职责的要求，建立人员编制动态管理机制。健全以聘用制度和岗位管理制度为主要内容的事业单位用人机制，完善岗位设置管理，保证专业技术岗位占主体，原则上不低于 80%，推行公开招聘和竞聘上岗。健全以岗位职责要求为基础，以品德、能力、业绩为导向，符合卫生人才特点的科学化、社会化评价机制。根据各类卫生人才的工作特性和能力要求，建立健全卫生人才评价指标体系。完善各类卫生专业技术人才评价标准，对从事临床工作的专业技术人才，淡化论文要求，注重实践能力；对从事科研工作的专业技术人才，强化创新能力，鼓励潜心研究。拓宽卫生人才评价渠道，改进卫生人才评价方式，对不同所有制医疗卫生机构的专业技术人员进行科学合理评价。研究建立更加注重实际贡献的基层医疗卫生人才评价机制。

（九）创新医药卫生人才流动配置机制。

加强政府对医药卫生人才流动的政策引导，推动医药卫生人才向基层流动，加大西部地区人才培养与引进力度。积极探索并逐步推行医师多点执业制度。建立有利于提升基层医疗卫生机构服务能力的人才与技术合作交流机制。完善各级医疗卫生机构的人才联动机制。充分发挥社会组织和中介机构的作用，完善医药卫生人才市场体系建设和社会化服务，逐步建立政府主导的医药卫生人才公共服务体系。

（十）创新医药卫生人才激励保障机制。

深化收入分配制度改革，建立以服务质量、服务数量和服务对象满意度为核心、以岗位职责和绩效为基础的考核和激励机制。卫生事业单位人员收入分配要坚持多劳多得、优绩优酬，重点向关键岗位、业务骨干和做出突出成绩的医药卫生人才倾斜。公共卫生与基层医疗卫生事业单位绩效工资水平按照与当地事业单位平均工资水平相衔接的原则核定。合理调整公立医院医疗服务价格，体现医务人员劳务价值。探索高层次人才协议工资、项目工资制等多种分配形式。加大对基层医疗卫生人员专业培训和专业教育的支持力度。采取学费和助学贷款代偿、设置特设岗位等措施，鼓励和引导高校毕业生、经规范化培训合格的医生和优秀人才到城乡基层医疗卫生机构工作。健全以政府奖励为导向、用人单位和社会力量奖励为主体的人才奖励体系，建立多层次医药卫生人才激励制度。

四、重大工程

（一）基层医疗卫生人才支持计划。

着重扩大基层医疗卫生人才队伍规模，提升服务能力和技术水平。充分发挥乡镇卫生院招聘执业医师项目的示范作用，按照事业单位公开招聘制度的要求，引导各地扩大招聘规模，到2015年，招聘5万名执业（助理）医师，到2020年，显著改善乡镇卫生院专业人员结构。加大城市社区卫生人员岗位培训项目实施力度，到2020年，完成10万名社区卫生人员全科医学岗位培训，完成10万名全科医师转岗培训，完成10万名高等医学院校临床医学专业毕业生全科方向的住院医师规范化培训。实施以胜任岗位为目标的乡镇卫生院人员岗位培训项目。实施城市对口支援农村卫生工程，建立城市医院与县级医院和有条件的中心乡镇卫生院的长期对口支援关系，促进人员双向交流。提高乡村医生知识水平，加大技能培训力度，每年对乡村医生进行轮训。

（二）医学杰出骨干人才推进计划。

支持培养、引进高水平临床人才、研发人才和复合型管理人才。在国家优先发展学科和国际科技前沿领域，重点支持100个优秀创新团队。加大对重点单位、重点科研基地和海外高层次人才创新创业基地建设的支持力度。建立高层次医药卫生人才信息库，搭建将人才送出去和引进来的国际人才服务平台。到2020年，医药卫生科研人才总量达到10万人年。在有关科技计划项目方面，加大对我国医药卫生科研工作作出杰出贡献的科研人才的资助力度。

（三）紧缺专门人才开发工程。

针对新时期发展的迫切需求，通过对现有人才的专业培训，开发医药卫生急需紧缺专门人才。对卫生行政部门和医疗卫生机构中应急处置和医疗救援相关人员进行培训，到2015年，培训3.5万人；到2020年，培训10万人。开展公共卫生人员培训及临床执业医师的公共卫生知识培训，到2015年，培训2.5万人；到2020年，培训5万人。加强卫生监督人才队伍建设，到2015年，培训4.6万人；到2020年，培训6.5万人。加强食品药品监督领域专业技术人才培训，到2015年，培训5.5万人；到2020年，培训11万人。加强临床专科护士、康复治疗人员培训，到2015年，培训4.5万人；到2020年，培训9万人。加强药师队伍建设，到2015年，培训16.5万人；到2020年，培训33万人。开展新型农村合作医疗管理人员岗位培训，每3年轮训一次。

（四）中医药传承与创新人才工程。

加强基层中医药人才队伍建设。开展县级中医临床技术骨干培训项目、农村在职在岗中医药人员中医专业大专学历教育，以及民族医药知识与技能培训，到2015年，培训6.65万人；到2020年，达到13.3万人。开展全国优秀中医临床人才研修项目和民族医药骨干培训，到2015年，培训1500人；到2020年，培训3000人。开展全国老中医药专家学术经验和基层老中医药专家临床经验继承工作，到2015年，为8700位老中医药专家遴选1.74万名学术继承人；到2020

年，为1.65万位老中医药专家遴选3.3万名继承人。加强中医药人才培养能力建设，到2015年，完成500个中医药重点学科建设点、1000个中医药优势特色基地和1100个名中医及学术流派传承工作室建设工作；到2020年，名中医及学术流派传承工作室建设达到2200个。

（五）医师规范化培训工程。

通过委托培养、定向培养和培训基地招收等招录方式，对将从事临床医疗工作的医学毕业生进行住院医师规范化培训，培养合格的临床医师；通过委托培养和定向培养，对医学毕业生、在岗工作人员进行公共卫生医师规范化培训。加强培训基地建设和师资管理，逐步完善培训模式和培训制度。到2015年，培训20万名住院医师，4000名公共卫生医师；到2020年，培训50万名住院医师，1万名公共卫生医师。

五、组织实施

（一）加强组织领导。

在卫生部党组统一领导下，卫生人才工作协调小组负责规划实施的统筹协调和宏观指导，建立科学的决策机制、协调机制和督促落实机制。各级卫生行政部门要结合当地实际，编制医药卫生人才发展规划，将人才队伍建设纳入重要议事日程，建立卫生人才工作协调机制，明确目标任务，认真组织落实。加强与相关部门的沟通协调，把卫生人才工作列入本地区人才工作总体规划和经济社会发展规划。要充分调动各方面的积极性，统一部署，积极做好卫生人才工作。

（二）落实重点任务。

在规划实施过程中，相关部门和单位要以规划的主要任务和重大工程为重点，制定目标任务的分解落实方案和重大工程实施办法，明确分工和时间进度，组织制定相关配套政策，完善运行保障机制，强化责任，细化步骤，协作配合，确保规划的各项任务全面落实。

（三）建立评估机制。

各级卫生行政部门要对各项任务实施情况进行督促检查，建立规划实施情况的监测、评估等督促落实机制。建立医药卫生人才信息平台和数据库，建立监测指标体系，健全人才资源监测统计制度。制定切实可行的评估方案，开展规划实施的过程评估。2015年，对规划执行情况进行中期评估；2020年组织开展终期评估。

（四）营造良好环境。

广泛宣传实施医药卫生人才规划的重要意义、主要任务和重大举措，及时总结宣传典型经验、主要做法和成效，形成有利于规划实施的良好氛围。完善保护医药卫生人才和用人主体合法权益的法律法规，形成有利于医药卫生人才队伍发展的法制环境。营造推动人才发展的政策环境、社会环境、工作环境和生活环境，促进规划目标实现。

第三部分

住院医师规范化培训相关文件

国家卫生计生委 中央编办 国家发展改革委 教育部 财政部 人力资源社会保障部 国家中医药管理局 关于建立住院医师规范化培训制度的指导意见

国卫科教发〔2013〕56号

各省、自治区、直辖市卫生计生委（卫生厅局）、编办、发展改革委、教育厅（教委）、财政厅（局）、人力资源社会保障厅（局）、中医药管理局，新疆生产建设兵团卫生局、编办、发展改革委、教育局、财务局、人力资源社会保障局：

住院医师规范化培训是培养合格临床医师的必经途径，是加强卫生人才队伍建设、提高医疗卫生工作质量和水平的治本之策，是深化医药卫生体制改革和医学教育改革的重大举措。为贯彻《中共中央国务院关于深化医药卫生体制改革的意见》（中发〔2009〕6号）和《国家中长期人才发展规划纲要（2010—2020年）》精神，培养和建设一支适应人民群众健康保障需要的临床医师队伍，现就建立住院医师规范化培训制度提出如下意见，请结合本地实际认真执行。

一、指导思想、基本原则和工作进程

（一）指导思想。深入贯彻落实科学发展观，实施“科教兴国、人才强国”战略，紧密结合我国经济社会发展要求，按照深化医药卫生体制改革的总体部署，立足基本国情，借鉴国际经验，遵循医学教育和医学人才成长规律，从制度建设入手，完善政策，健全体系，严格管理，建立健全住院医师规范化培训制度，全面提高我国医师队伍的综合素质和专业水平。

（二）基本原则。坚持政府主导、部门协同、行业牵头、多方参与，建立健全住院医师规范化培训工作机制。坚持统筹规划、需求导向、稳妥推进、逐步完善，积极开展住院医师规范化培训工作。坚持统一标准、突出实践、规范管理、注重实效，切实提高医师队伍执业素质和实际诊疗能力。

（三）工作进程。到2015年，各省（区、市）全面启动住院医师规范化培训工作；到2020年，基本建立住院医师规范化培训制度，所有新进医疗岗位的本科及以上学历临床医师均接受住院医师规范化培训。

二、逐步建立健全住院医师规范化培训制度

（四）制度内涵。住院医师规范化培训是指医学专业毕业生在完成医学院校教育之后，以住院医师的身份在认定的培训基地接受以提高临床能力为主的系统性、规范化培训。住院医师规范化培训制度是对招收对象、培训模式、培训招收、培训基地、培训内容和考核认证等方面的政策性安排。

（五）招收对象。拟从事临床医疗工作的高等院校医学类专业（指临床医学类、口腔医学类、中医学类和中西医结合类，下同）本科及以上学历毕业生，或已从事临床医疗工作并取得执业医师资格证书，需要接受培训的人员。

（六）培训模式。“5+3”是住院医师规范化培训的主要模式，即完成5年医学类专业本科教

育的毕业生，在培训基地接受 3 年住院医师规范化培训。

（七）培训招收。卫生计生行政部门会同有关部门制订中长期规划和年度培训计划。培训基地依据核定规模，按照公开公平、双向选择、择优录取的原则，主要通过招收考试形式，招收符合条件的医疗卫生单位委派人员和社会人员参加培训。根据医疗保健工作需求，适当加大全科以及儿科、精神科等紧缺专业的招收规模。

（八）培训基地。培训基地是承担住院医师规范化培训的医疗卫生机构，依据培训需求和基地标准进行认定，实行动态管理，原则上设在三级甲等医院，并结合当地医疗资源实际情况，将符合条件的其他三级医院和二级甲等医院作为补充，合理规划布局。区域内培训基地可协同协作，共同承担有关培训工作。全科医生规范化培养基地除临床基地外还应当包括基层医疗卫生机构和专业公共卫生机构。

（九）培训内容。包括医德医风、政策法规、临床实践技能、专业理论知识、人际沟通交流等，重点提高临床诊疗能力。

（十）考核认证。包括过程考核和结业考核。合格者颁发统一制式的《住院医师规范化培训合格证书》。

三、完善保障措施

（十一）编制保障。机构编制部门在制订医疗卫生机构编制标准时，将有关机构承担的住院医师规范化培训任务作为核定编制时统筹考虑的因素。

（十二）人员管理与待遇。

培训对象是培训基地住院医师队伍的一部分，应遵守培训基地的有关管理规定，并依照规定享受相关待遇。

单位委派的培训对象，培训期间原人事（劳动）、工资关系不变，委派单位、培训基地和培训对象三方签订委托培训协议，委派单位发放的工资低于培训基地同等条件住院医师工资水平的部分由培训基地负责发放。面向社会招收的培训对象与培训基地签订培训协议，其培训期间的生活补助由培训基地负责发放，标准参照培训基地同等条件住院医师工资水平确定。具有研究生身份的培训对象执行国家研究生教育有关规定，培训基地可根据培训考核情况向其发放适当生活补贴。

临床医学专科学历毕业生参加 2 年毕业后培训（3+2），培训期间的有关人员管理和待遇参照上述原则并结合当地实际执行，培训内容及标准等另行制订。

（十三）经费保障。建立政府投入、基地自筹、社会支持的多元投入机制。政府对按规划建设设置的培训基地基础设施建设、设备购置、教学实践活动以及面向社会招收和单位委派培训对象给予必要补助，中央财政通过专项转移支付予以适当支持。各地要充分利用已支持建设的全科医生规范化培养基地的条件，在住院医师规范化培训中发挥应有的作用。

四、密切相关政策衔接

（十四）学位衔接。探索住院医师规范化培训与医学硕士专业学位（指临床、口腔、中医，下同）研究生教育有机衔接的办法，逐步统一住院医师规范化培训和医学硕士专业学位研究生培养的内容和方式。取得《住院医师规范化培训合格证书》并符合国家学位要求的临床医师，可授予医学硕士专业学位；符合住院医师规范化培训管理要求，按照住院医师规范化培训标准内容进行培训并考核合格的医学硕士专业学位研究生，可取得《住院医师规范化培训合格证书》。

（十五）执业注册。规范化培训前已取得《执业医师资格证书》的培训对象，应当将培训基地注册为执业地点，可不限执业范围。培训期间尚未取得《执业医师资格证书》的，可在具有执业资格的带教师资指导下进行临床诊疗工作。培训期间，可依照《执业医师法》相关规定参加国家医师资格考试，取得执业医师资格后，医师执业证书应当注明类别，可不限执业范围，但应当按照有关规定填写相应规范化培训信息。培训结束后，根据实际情况确定执业范围和地点，依法办理相应执业注册变更手续。

（十六）政策引导。在全面启动住院医师规范化培训的省（区、市），将取得《住院医师规范化培训合格证书》作为临床医学专业中级技术岗位聘用的条件之一。住院医师规范化培训合格者到基层医疗卫生机构工作，可提前1年参加全国卫生专业技术中级资格考试，同等条件下优先聘用。培训对象到基层实践锻炼的培训时间，可计入本人晋升中高级职称前到基层卫生单位累计服务年限。申请个体行医，在符合规定条件的前提下，卫生计生行政部门应当予以优先，并逐步将参加住院医师规范化培训合格作为必备条件。

（十七）建立培训供需匹配机制。加强部门协同，逐步建立临床医学专业毕业生数量、住院医师规范化培训基地培训容量与临床医师岗位需求量相匹配的机制。

五、强化组织领导

（十八）抓好组织落实。各省（区、市）要按照本指导意见，制订适合本地区情况的具体实施方案。卫生计生、编制、发展改革、教育、财政、人力资源社会保障、中医药等部门要健全工作协调机制，制订政策，发布相关实施细则，并及时研究解决贯彻实施中的有关问题，不断探索完善相关政策措施，推动本地区住院医师规范化培训工作扎实稳妥有效推进。

（十九）促进各地均衡发展。发达地区要积极支持欠发达地区开展住院医师规范化培训工作，在师资队伍建设、基地建设、培训名额等方面给予帮扶。年度招收计划要有一定比例的培训名额用于支持欠发达地区。

（二十）发挥有关行业组织作用。加强行业协会、专业学会及相关机构能力建设，在制订培训标准、开展考核认证等方面充分发挥行业组织的优势与作用。

（二十一）做好舆论宣传。通过多种形式加强宣传，增强全社会对住院医师规范化培训必要性及重要性的认识，为全面建立住院医师规范化培训制度营造良好氛围。

国家卫生计生委　中央编办
国家发展改革委　教育部
财政部　人力资源社会保障部
国家中医药管理局
2013年12月31日

国家卫生计生委
关于印发住院医师规范化培训管理办法（试行）的通知

国卫科教发〔2014〕49号

各省、自治区、直辖市卫生计生委（卫生厅局），新疆生产建设兵团卫生局：

为贯彻落实国务院7部门《关于建立住院医师规范化培训制度的指导意见》（国卫科教发〔2013〕56号），规范培训实施与管理工作，加快培养合格临床医师，我委组织制定了《住院医师规范化培训管理办法（试行）》（可从国家卫生计生委网站下载）。现印发给你们，请结合当地实际认真贯彻执行。

附件：住院医师规范化培训管理办法（试行）

国家卫生计生委

2014年8月22日

住院医师规范化培训管理办法（试行）

第一章　总　则

第一条　为贯彻《关于建立住院医师规范化培训制度的指导意见》，规范住院医师规范化培训实施工作，培养一支高素质的临床医师队伍，制定本办法。

第二条　住院医师规范化培训是毕业后医学教育的重要组成部分，目的是为各级医疗机构培养具有良好的职业道德、扎实的医学理论知识和临床技能，能独立、规范地承担本专业常见多发疾病诊疗工作的临床医师。

第三条　住院医师规范化培训对象为：

（一）拟从事临床医疗工作的高等院校医学类相应专业（指临床医学类、口腔医学类、中医学类和中西医结合类，下同）本科及以上学历毕业生；

（二）已从事临床医疗工作并获得执业医师资格，需要接受培训的人员；

（三）其他需要接受培训的人员。

第二章　组织管理

第四条　卫生计生行政部门（含中医药管理部门，下同）对住院医师规范化培训实行全行业管理、分级负责，充分发挥相关行业协会、专业学会和有关单位的优势和作用。

第五条　国务院卫生计生行政部门负责全国住院医师规范化培训的统筹管理，健全协调机制，制订培训政策，编制培训规划，指导监督各地培训工作。

第六条　国务院卫生计生行政部门根据需要组建专家委员会或指定有关行业组织、单位负责全国住院医师规范化培训的具体业务技术建设和日常管理工作，其职责是：

（一）研究提出培训专业设置建议；

（二）研究提出培训内容与标准、培训基地认定标准和管理办法的方案建议；

（三）对培训基地和专业基地建设、认定和管理工作进行检查指导；

（四）建立住院医师规范化培训招收匹配机制，对培训招收工作进行区域间统筹协调；

（五）对培训实施情况进行指导监督，对培训效果进行评价；

（六）制定考核标准和要求，检查指导考核工作；

（七）承担国务院卫生计生行政部门委托的其他相关工作。

第七条　省级卫生计生行政部门负责本地住院医师规范化培训的组织实施和管理监督。按照国家政策规定，制订本地实施方案和措施，编制落实培训规划和年度培训计划；按照国家规划与标准，建设、认定和管理培训基地、专业基地，并报告国务院卫生计生行政部门予以公布；根据需要组建专家委员会或指定有关行业组织、单位负责本地住院医师规范化培训的具体业务技术建设和日常管理工作。

省级以下卫生计生行政部门根据各自职责，配合做好当地住院医师规范化培训有关工作。

第八条　培训基地接受上级卫生计生行政部门监督指导，具体做好培训招收、实施和考核及培训对象的管理工作。

第三章　培训基地

第九条　培训基地是承担住院医师规范化培训的医疗卫生机构。国务院卫生计生行政部门根据培训需求及各地的培训能力，统筹规划各地培训基地数量。培训基地应当具备以下基本条件：

（一）为三级甲等医院；

（二）达到《住院医师规范化培训基地认定标准（试行）》要求；

（三）经所在地省级卫生计生行政部门组建的专家委员会或其指定的行业组织、单位认定合格。

根据培训内容需要，可将符合专业培训条件的其他三级医院、妇幼保健院和二级甲等医院及基层医疗卫生机构、专业公共卫生机构等作为协同单位，发挥其优势特色科室作用，形成培训基地网络。

第十条　培训基地由符合条件的专业基地组成。专业基地由本专业科室牵头，会同相关科室制订和落实本专业培训对象的具体培训计划，实施轮转培训，并对培训全过程进行严格质量管理。

第十一条　对培训基地及专业基地实行动态管理。培训基地、专业基地应当定期向所在地省级卫生计生行政部门或其指定的行业组织、单位报告培训工作情况，接受检查指导。根据工作需要遴选建设部分示范性的培训基地、专业基地，发挥引领作用。对达不到培训基地认定标准要求或培训质量难以保证的培训基地及专业基地，取消其基地资格，并视情况削减所在省（区、市）培训基地分配名额。

第十二条　培训基地必须高度重视并加强对住院医师规范化培训工作的领导，建立健全住院医师规范化培训协调领导机制，制订并落实确保培训质量的管理制度和各项具体措施，切实使住院医师规范化培训工作落到实处。培训基地主要行政负责人作为培训工作的第一责任人全面负责基地的培训工作，分管院领导具体负责住院医师规范化培训工作；教育培训管理职能部门作为协调领导机制办公室，具体负责培训工作的日常管理与监督。承担培训任务的科室实行科室主任负责制，健全组织管理机制，切实履行对培训对象的带教和管理职能。

第十三条　培训基地应当落实培训对象必要的学习、生活条件和有关人事薪酬待遇，做好对培训对象的管理工作；专业基地应当具备满足本专业和相关专业培训要求的师资队伍、诊疗规模、病种病例、病床规模、模拟教学设施等培训条件。

第十四条　培训基地应当选拔职业道德高尚、临床经验丰富、具有带教能力和经验的临床医师作为带教师资，其数量应当满足培训要求。带教师资应当严格按照住院医师规范化培训内容与标准的要求实施培训工作，认真负责地指导和教育培训对象。培训基地要将带教情况作为医师绩效考核的重要指标，对带教医师给予补贴。

第十五条　培训基地应当按照国家统一制定的《住院医师规范化培训内容与标准（试行）》，结合本单位具体情况，制订科学、严谨的培训方案，建立严格的培训管理制度并规范地实施，强化全过程监管与培训效果激励，确保培训质量。

第十六条　培训基地应当依照《执业医师法》相关规定，组织符合条件的培训对象参加医师资格考试，协助其办理执业注册和变更手续。

第四章　培训招收

第十七条　探索建立国家住院医师规范化培训招收匹配机制，逐步推进区域间招收统筹协调。

第十八条　省级卫生计生行政部门会同相关部门依据本地医疗卫生工作对临床医师的培养需求和住院医师规范化培训能力，制订年度培训计划，向培训基地下达培训任务，并在培训名额分配方面向全科以及儿科、精神科等紧缺专业以及县级及以下基层医疗卫生机构倾斜。

第十九条　省级卫生计生行政部门或其指定的行业组织、单位应当及时将培训基地基本情况、招收计划、报名条件、招收程序、招收结果等信息通过网络或其他适宜形式予以公布，向申请培训人员提供信息，接受社会监督。有关情况同时报告国务院卫生计生行政部门或其指定的有关行业组织、单位。

第二十条　单位委派的培训对象由培训基地、委派单位和培训对象三方签订委托培训协议；面向社会招收的培训对象与培训基地签订培训协议。培训基地要做好培训档案资料的管理工作。申请培训人员根据省级卫生计生行政部门或其指定的行业组织、单位公布的招收信息，选择培训基地及其专业基地，填报培训志愿，并按要求提交申请材料。单位委派培训对象填报培训志愿，应当取得委派单位同意。

第二十一条　培训基地对申请培训人员的申请材料进行审核，对审核合格者组织招收考核，依照公开公平、择优录取、双向选择的原则确定培训对象。

第二十二条　培训基地要及时向当地省级卫生计生行政部门或其指定的行业组织、单位报送招收录取信息，各省（区、市）可在招收计划剩余名额内对未被录取的申请培训人员进行调剂招收，重点补充有名额空缺的全科以及儿科、精神科等紧缺专业。

第二十三条　国家统筹协调发达地区省（市）支援欠发达地区省（区、市）的住院医师规范化培训工作。各有关省级卫生计生行政部门之间应当签定对口支援协议，发达地区的培训基地及专业基地，每年应当面向欠发达地区招收一定数量的培训对象，培训招收重点向边远地区、民族地区、集中连片特殊困难地区及其地市级以下医疗卫生机构倾斜。在起步阶段，年招收数量原则上不低于发达地区培训招收数的10%，随着培训工作的推进，适当增加招收规模。招收对象培训期满后依协议回原派出地区工作。

第五章　培训实施

第二十四条　培训对象是培训基地住院医师队伍的一部分，在培训基地接受以提高职业素养及临床规范诊疗能力为主的系统性、规范化培训。

第二十五条　培训年限一般为3年。已具有医学类相应专业学位研究生学历的人员和已从事临床医疗工作的医师参加培训，由培训基地根据其临床经历和诊疗能力确定接受培训的具体时间及内容。

在规定时间内未按照要求完成培训或考核不合格者，培训时间可顺延，顺延时间一般不超过3年。顺延期间费用由个人承担。

第二十六条　住院医师规范化培训以培育岗位胜任能力为核心，依据住院医师规范化培训内容与标准分专业实施。培训内容包括医德医风、政策法规、临床实践能力、专业理论知识、人际沟通交流等，重点提高临床规范诊疗能力，适当兼顾临床教学和科研素养。

第二十七条　实行培训信息登记管理制度。国家建立住院医师规范化培训信息管理系统，逐步实现住院医师培训招收、培训实施、监测评估、培训考核等全过程的信息化管理。培训基地和培训对象应当及时、准确、详实地将培训过程和培训内容记录在住院医师规范化培训登记和考核手册并妥善保存，同时将有关信息及时录入信息管理系统，作为培训考核的重要依据。

第六章　培训考核

第二十八条　住院医师规范化培训考核包括过程考核和结业考核，以过程考核为重点。过程考核合格和通过医师资格考试是参加结业考核的必备条件。培训对象申请参加结业考核，须经培训基地初审合格并报省级卫生计生行政部门或其指定的行业组织、单位核准。

第二十九条　过程考核是对住院医师轮转培训过程的动态综合评价。过程考核一般安排在完成某专业科室轮转培训后进行，内容包括医德医风、出勤情况、临床实践能力、培训指标完成情况和参加业务学习情况等方面。过程考核由培训基地依照各专业规范化培训内容和标准，严格组织实施。

第三十条　结业考核包括理论考核和临床实践能力考核。国务院卫生计生行政部门或其指定的有关行业组织、单位制订结业考核要求，建立理论考核题库，制订临床实践能力考核标准，提供考核指导；各省级卫生计生行政部门或其指定的行业组织、单位负责组织实施结业考核，从国家建立的理论考核题库抽取年度理论考核试题组织理论考核，安排实施临床实践能力考核。

第三十一条　对通过住院医师规范化培训结业考核的培训对象，颁发统一制式的《住院医师规范化培训合格证书》（样式附后）。

第七章　附　则

第三十二条　中医类别住院医师规范化培训实施办法由国家中医药管理局另行制订。

第三十三条　本办法自印发之日起施行。

第三十四条　本办法由国务院卫生计生行政部门负责解释。

《住院医师规范化培训合格证书》（样式）

住院医师规范化培训合格证书

照
片

证书编号：2017 11 0100 001 001

王　一 于 2014 年 9月至 2017 年 8 月期间，在 ×××医院 培训基地参加 内科 专业住院医师规范化培训，经考核合格，特发此证。

专业基地主任（签字）

省级卫生计生（中医药）

培训基地院长（签字）　　　　行政管理部门（盖章）

年　　月　　日

国家卫生和计划生育委员会监制
流水号：

住院医师规范化培训合格证书编号规则

1.《住院医师规范化培训合格证书》编号16位，按照“年份代码（4位）+省（自治区、直辖市）代码（2位）+专业代码（4位）+培训基地代码（3位）+该培训基地该年度结业人员顺序号（3位）”的顺序制定。各代码之间留半角空格。

2．年份代码为培训对象通过住院医师规范化培训结业考核的年份。

3．省（自治区、直辖市）代码（表1）依照中华人民共和国行政区划代码的前两位编写。

4．住院医师规范化培训专业代码统一设置为4位数，专业代码详见表2、表3、表4。

5．培训基地代码及该培训基地该年度结业人员顺序号由各地根据给定的代码位数规范地编写。

按照上述规则，以北京市2017年通过内科专业住院医师规范化培训结业考核的某学员为例，其《住院医师规范化培训合格证书》编号为2017 11 0100 001 001，共16位数字。

表1　各省（区、市）行政区划的前两位代码

省（区、市）名称	代码
北京市	11
天津市	12
河北省	13
山西省	14
内蒙古自治区	15
辽宁省	21
吉林省	22
黑龙江省	23
上海市	31
江苏省	32
浙江省	33
安徽省	34
福建省	35
江西省	36
山东省	37
河南省	41
湖北省	42
湖南省	43
广东省	44
广西壮族自治区	45
海南省	46
重庆市	50

续表

省（区、市）名称	代码
四川省	51
贵州省	52
云南省	53
西藏自治区	54
陕西省	61
甘肃省	62
青海省	63
宁夏回族自治区	64
新疆维吾尔自治区	65

表2　临床医学住院医师规范化培训专业代码

专业名称	培训专业代码
内科	0100
儿科	0200
急诊科	0300
皮肤科	0400
精神科	0500
神经内科	0600
全科	0700
康复医学科	0800
外科	0900
外科（神经外科方向）	1000
外科（胸心外科方向）	1100
外科（泌尿外科方向）	1200
外科（整形外科方向）	1300
骨科	1400
儿外科	1500
妇产科	1600
眼科	1700
耳鼻咽喉科	1800
麻醉科	1900
临床病理科	2000
检验医学科	2100
放射科	2200
超声医学科	2300
核医学科	2400

续表

专业名称	培训专业代码
放射肿瘤科	2500
医学遗传科	2600
预防医学科	2700

表3 口腔医学住院医师规范化培训专业代码

专业名称	培训专业代码
口腔全科	2800
口腔内科	2900
口腔颌面外科	3000
口腔修复科	3100
口腔正畸科	3200
口腔病理科	3300
口腔颌面影像科	3400

表4 中医学住院医师规范化培训专业代码

专业名称	培训专业代码
中医	3500
中医全科	3600

国家卫生计生委办公厅 关于印发住院医师规范化 培训基地认定标准（试行）和住院医师规范化 培训内容与标准（试行）的通知

国卫办科教发〔2014〕48 号

各省、自治区、直辖市卫生计生委（卫生厅局），新疆生产建设兵团卫生局：

为贯彻落实国务院 7 部门《关于建立住院医师规范化培训制度的指导意见》（国卫科教发〔2013〕56 号），进一步提高住院医师培训质量，我委组织制定了《住院医师规范化培训基地认定标准（试行）》和《住院医师规范化培训内容与标准（试行）》（可从国家卫生计生委网站下载）。现印发给你们，请结合当地实际认真贯彻执行，切实提高培训基地建设、认定、管理和培训实施的规范化水平，确保人才培养质量。

附件：1．住院医师规范化培训基地认定标准（试行）

2．住院医师规范化培训内容与标准（试行）

国家卫生计生委办公厅

2014 年 8 月 22 日

住院医师规范化培训基地认定标准（试行）

总 则

根据《关于建立住院医师规范化培训制度的指导意见》和《住院医师规范化培训管理办法（试行）》的有关要求，为加强住院医师规范化培训工作，制订本标准。

一、基地设置

（一）基地分类

基地分为培训基地和专业基地。培训基地是承担住院医师规范化培训的医疗卫生机构。培训基地由符合条件的专业基地组成，专业基地由符合条件的专业科室牵头，组织协调相关科室，共同完成培训任务。

（二）专业基地类别

本标准的培训专业基地类别共34个：内科、儿科、急诊科、皮肤科、精神科、神经内科、全科、康复医学科、外科、外科-神经外科、外科-胸心外科、外科-泌尿外科、外科-整形外科、骨科、儿外科、妇产科、眼科、耳鼻咽喉科、麻醉科、临床病理科、检验医学科、放射科、超声医学科、核医学科、放射肿瘤科、医学遗传科、预防医学科、口腔全科、口腔内科、口腔颌面外科、口腔修复科、口腔正畸科、口腔病理科、口腔颌面影像科。

（三）设置原则

培训基地应设在三级甲等医院。培训基地间可建立协同协作机制，共同承担培训任务。根据培训内容需要，可将符合专业培训条件的其他三级医院、妇幼保健院和二级甲等医院及基层医疗卫生机构、专业公共卫生机构等作为协同单位，形成培训基地网络。

（四）其他要求

1．拟申报专业基地的单位必须达到《住院医师规范化培训基地认定标准（试行）》各专业基地细则规定的要求。

2．专业基地所在医院的相关科室缺如或疾病种类数量不符合《住院医师规范化培训基地认定标准（试行）》相应要求的，可联合符合条件的三级医院或二级甲等医院作为协同医院，协同医院数量不超过3家。

3．相关专业科室不具备培训条件的专科医院，须联合区域内培训相关专业基地所在医院作为协同医院。

二、培训基地基本条件

（一）医院资质

1．依法取得《医疗机构执业许可证》。

2．近3年来未发生省级及以上卫生计生行政部门通报批评的重大医疗事件。

（二）培训设施设备

1．培训基地的科室设置、诊疗能力和专业设备等条件能够满足《住院医师规范化培训基地认定标准（试行）》各专业基地细则的要求。

2．有满足培训需要的教学设备、示范教室及临床技能模拟训练中心等教学设施。

3．图书馆馆藏资源种类齐全，有满足培训需要的专业书刊、计算机信息检索系统与网络平台。

（三）培训制度建设

1．住院医师规范化培训组织管理机构健全。培训基地主要行政负责人作为培训工作的第一责任人全面负责基地的培训工作，分管院领导具体负责住院医师规范化培训工作；教育培训管理职能部门作为协调领导机制办公室，具体负责培训工作的日常管理与监督；承担培训任务的科室实行科室主任责任制，健全组织管理机制，切实履行对培训对象的带教和管理职能。

2．有3年以上住院医师规范化培训组织实施经验；有系统的培训方案、实施计划、培训人员名单及考核成绩等记录。

3．有培训基地和专业基地动态管理评估机制，及时评价培训对象的培训效果和指导医师的带教质量；住院医师规范化培训任务作为考核科室建设和指导医师绩效的重要指标。

（四）其他要求

1．贯彻《关于建立住院医师规范化培训制度的指导意见》精神，落实培训对象有关待遇和培训期间的有关人员管理工作。

2．落实《住院医师规范化培训管理办法（试行）》要求，严格培训标准、培训考核，加强医疗安全教育、监督和培训指导，创新培训方法，确保培训质量和效果。

三、专业基地基本条件

（一）师资队伍条件

1．专业基地指导医师的中高级职称的比例应达到《住院医师规范化培训基地认定标准（试行）》各专业基地细则的要求。每名指导医师同时带教的培训对象不超过3名。

2．指导医师由任职主治医师专业技术职务3年以上的医师担任，熟悉本专业系统的理论知识，具有丰富的临床经验，较强的指导带教能力，严谨的治学态度，熟悉住院医师规范化培训的相关规定；有良好的职业道德和医患沟通能力、团队合作能力，能以身作则，为人师表。

3．专业基地负责人除应具备指导医师的上述条件外，还应具备相应的管理及科研能力。

（二）科室建设条件

1．专业基地的总床位数、年收治病人数、年门诊量和急诊量、配备的专业诊疗设备等达到《住院医师规范化培训基地认定标准（试行）》各专业基地细则要求。

2．专业基地收治的疾病种类基本覆盖本专业常见多发疾病，诊治数量满足《住院医师规范化培训基地认定标准（试行）》各专业基地细则要求。

3．能按照相关医疗制度要求，规范开展疑难疾病和死亡病例讨论、定期查房、转诊会诊、医疗差错防范等教学、诊疗和科研活动。

（三）其他要求

1．牵头组织协调相关专业科室制订和落实本专业具体培训计划，做好培训全过程管理和培训考核相关工作，并配合做好其他专业培训对象的指导带教管理工作。

2．培训过程管理落实科室主任总负责制和指导医师负责制。科室主任统筹落实人科教育、过程考核、出科考核和定期评估，并定期检查评价指导医师带教工作，确保培训质量。指导医师负责落实培训计划，将医德医风、医患沟通和职业素质等内容贯穿培训全过程，指导督促培训对象完成培训内容并如实填写《住院医师规范化培训登记手册》。

住院医师规范化培训内容与标准（试行）

总　则

根据《关于建立住院医师规范化培训制度的指导意见》和《住院医师规范化培训管理办法（试行）》的有关规定，为加强和规范住院医师培训工作，制订本标准。

一、培训目标

住院医师规范化培训的目标是为各级医疗机构培养具有良好的职业道德、扎实的医学理论知识和临床技能，能独立、规范地承担本专业常见多发疾病诊疗工作的临床医师。主要体现在以下四个方面。

（一）职业道德

热爱祖国，热爱医学事业，遵守国家有关法律法规。弘扬人道主义的职业精神，恪守为人民健康服务的宗旨和救死扶伤的社会责任，坚持以病人为中心的服务理念，遵守医学伦理道德，尊重生命、平等仁爱、患者至上、真诚守信、精进审慎、廉洁公正。

（二）专业能力

掌握本专业及相关专业的临床医学基础理论、基本知识和基本技能，能够了解和运用循证医学的基本方法，具有疾病预防的观念和整体临床思维能力、解决临床实际问题的能力、自主学习和提升的能力。

（三）人际沟通与团队合作能力

能够运用语言和非语言方式进行有效的信息交流，具备良好的人际沟通能力和团队合作精神，善于协调和利用卫生系统的资源，提供合理的健康指导和医疗保健服务。

（四）教学与科研

能够参与见习 / 实习医生和低年资住院医师的临床带教工作，具备基本的临床研究和论文撰写能力，能够阅读本专业外文文献资料。

二、培训内容

住院医师规范化培训以培育岗位胜任能力为核心，依据住院医师规范化培训内容与标准分专业实施。培训内容包括医德医风、政策法规、临床实践能力、专业理论知识、人际沟通交流等，重点提高临床规范诊疗能力，适当兼顾临床教学和科研素养。

（一）专业理论

专业理论学习应以临床实际需求为导向，内容主要包括公共理论和临床专业理论。

1．公共理论

包括医德医风、政策法规、相关人文知识等，重点学习相关卫生法律、法规、规章制度和标准，医学伦理学，医患沟通，重点和区域性传染病防治、突发公共卫生事件的应急处理以及预防医学、社区卫生、循证医学和临床教学、临床科研的有关基础知识。

2．临床专业理论

主要学习本专业及相关专业的临床医学基础理论和基本知识，应融会贯通于临床实践培训的全过程。

（二）临床实践

住院医师在上级医师的指导下，学习本专业和相关专业的常见病和多发病的病因、发病机制、临床表现、诊断与鉴别诊断、处理方法和临床路径，危重病症的识别与紧急处理技能，基本药物和常用药物的合理使用。达到各专业培训标准细则的要求。

掌握临床通科常用的基本知识和技能，包括临床合理用血原则、心肺复苏技术、突发性疾病院前急救、姑息医疗、重点和区域性传染病的防治知识与正确处理流程。在培训第一年能够达到医师资格考试对临床基本知识和技能的要求。

熟练并规范书写临床病历，在轮转每个必选科室时至少手写完成 2 份系统病历。

三、培训年限与方式

（一）培训年限

住院医师规范化培训年限一般为 3 年（在校医学专业学位研究生实际培训时间应不少于 33 个月）。

已具有医学专业学位研究生学历的人员，和已从事临床医疗工作的医师参加培训，由培训基地及专业基地依据本培训标准，结合其临床经历和实践能力，确定接受培训的具体时间和内容。在规定时间内未按照要求完成培训任务或考核不合格者，培训时间可顺延。顺延时间最长为 3 年。

（二）培训方式

培训对象在认定的住院医师规范化培训基地完成培训任务。

培训基地负责住院医师的专业理论学习和临床实践培训，主要采取在本专业和相关专业科室轮转的方式进行。

公共理论主要采取集中面授、远程教学和有计划的自学等方式进行，可分散在整个培训过程中完成。

四、其他

（一）各专业按照相应专业培训细则实施。

（二）各省（区、市）可根据本地区疾病谱适当调整相关专业培训内容，原则上不得低于相应专业培训细则的要求。

（三）中医类别住院医师规范化培训内容与标准由国家中医药管理局另行制定。

国家卫生计生委办公厅
关于印发住院医师规范化培训
招收实施办法（试行）和住院医师规范化培训
考核实施办法（试行）的通知

国卫办科教发〔2015〕49 号

各省、自治区、直辖市卫生计生委，新疆生产建设兵团卫生局：

为贯彻落实《关于建立住院医师规范化培训制度的指导意见》和《住院医师规范化培训管理办法（试行）》精神，进一步促进工作规范化，提升培训质量，我委组织制定了《住院医师规范化培训招收实施办法（试行）》和《住院医师规范化培训考核实施办法（试行）》。现印发给你们（可从国家卫生计生委网站下载），请结合实际认真贯彻执行。

国家卫生计生委办公厅

2015 年 9 月 14 日

附件：1．住院医师规范化培训招收实施办法（试行）

2．住院医师规范化培训考核实施办法（试行）

住院医师规范化培训招收实施办法（试行）

第一章　总　则

第一条　为加强住院医师规范化培训招收（以下简称培训招收）管理，规范培训招收工作，保证培训招收质量，根据《关于建立住院医师规范化培训制度的指导意见》和《住院医师规范化培训管理办法（试行）》，制定本办法。

第二条　培训招收工作以需求为导向，推动区域协同，兼顾专业均衡，遵循公开公平、双向选择、择优录取的原则。

第三条　本办法适用的培训招收对象包括单位委派的培训人员和面向社会招收的培训人员。

第二章　职责分工

第四条　培训招收工作实行分级管理。国务院卫生计生行政部门（含中医药管理部门，下同）负责全国培训招收工作的政策制定和监督指导，省级卫生计生行政部门负责本辖区培训招收工作的组织协调和监督管理，培训基地落实培训招收主体责任，负责本基地培训招收工作的组织实施。

第五条　国务院卫生计生行政部门的主要职责是：研究制定全国培训招收工作的有关政策；研究下达全国培训招收年度计划；统筹培训资源，推动各地、各专业均衡发展；指导监督各省（区、市）工作实施。根据需要，国务院卫生计生行政部门可指定有关行业组织、单位协助开展相关具体工作。

第六条　省级卫生计生行政部门的主要职责是：贯彻执行国务院卫生计生行政部门培训招收工作的有关规定；制订本省（区、市）年度招收计划；落实省域间工作协同任务；指导监督本省（区、市）培训基地的招收实施工作。根据需要，省级卫生计生行政部门可指定有关行业组织、单位协助开展相关具体工作。

第七条　培训基地的主要职责是：落实上级卫生计生行政部门的有关要求；开展本基地培训招收工作并及时上报工作信息。

第三章　招收计划

第八条　国家根据医疗卫生事业发展需要，探索建立培训招收匹配机制，综合考虑岗位需求以及培训能力、保障条件、毕业生供给等因素确定年度招收计划，招收名额向全科等紧缺专业和县级及以下医疗卫生机构倾斜。

第九条　国务院卫生计生行政部门协调各有关方面的力量，加大对中西部地区的支持力度，依据需求和东部地区培训能力，每年将东部地区招收名额的一定比例用于帮助中西部地区培训部分学员。

第十条　省级卫生计生行政部门在深入调查研究本辖区培训需求的基础上，于每年 9 月向国务院卫生计生行政部门上报下一年度培训招收需求计划。

第十一条　省级卫生计生行政部门要发挥医学教育工作协调机制作用，推进医教协同，探索做好住院医师规范化培训招收与临床医学硕士专业学位研究生招生的有机衔接。有条件的培训基地经所在地省级卫生计生行政部门同意，可试行提前批招收。

第四章 报 名

第十二条 省级卫生计生行政部门根据国家下达的培训招收计划，向社会公布培训基地情况、各专业招收人数、招收工作流程等相关信息。

第十三条 申请参加住院医师规范化培训的人员，须符合下列条件：

（一）热爱医疗卫生事业，品德良好，遵纪守法；

（二）符合临床、中医、口腔类别医师资格考试报考条件规定专业范围的应、往届本科及以上学历医学毕业生，或已取得《医师资格证书》需要接受培训的人员，以应届毕业生为主；

（三）培训基地所在地省级卫生计生行政部门规定的其他培训招收条件。

第十四条 符合报名条件的人员应当根据省级卫生计生行政部门公布的招收计划选报培训基地与培训专业。

第十五条 培训申请人应当按要求提供有关报名材料，单位委派人员还需出具本单位同意报考的证明材料，申请人需通过网络或现场报名等方式提交相关信息。培训基地依据国家对培训对象资质条件的有关规定对申请材料进行审核，确定申请人的报考资格。

第五章 考核与调剂

第十六条 培训基地根据所在地省级卫生计生行政部门的规定，自主对培训申请人进行招收考核，重点为非培训基地医疗卫生机构招收培训住院医师。

第十七条 培训基地在组织招收考核时可采取笔试、面试相结合等形式进行，通过对培训申请人的综合素质和临床实践能力的测评，确定拟录取的培训对象及其接受培训的具体时间和内容。

第十八条 培训基地要按时完成培训招收工作，及时向所在地省级卫生计生行政部门报送拟招收录取信息，各省（区、市）可在招收计划剩余名额内对未被录取的申请培训人员进行调剂，优先满足全科等紧缺专业和县级及以下医疗卫生机构需求，确保完成国家下达的招收计划。

第六章 公示与录取

第十九条 培训基地根据培训申请人填报志愿的顺序及招收考核结果，择优确定拟招收名单，并通过省级卫生计生行政部门规定的网络平台或其他适宜形式对拟招收名单进行公示，公示时间不少于 7 个工作日。

第二十条 培训基地根据公示结果确定培训招收人员，并将录取结果通知相关培训对象。

第二十一条 新招收培训对象按录取通知要求，在规定时限内到培训基地报到，原则上从 9 月开始接受培训。无故逾期 2 周不报到者，视为自动放弃本次培训资格。

第二十二条 新招收对象到培训基地报到时，应当按规定签订培训协议。对于单位委派的培训对象，由培训基地、委派单位和培训对象三方签订委托培训协议；面向社会招收的培训对象，由培训基地与培训对象双方签订培训协议。

第二十三条 培训招收工作结束后，省级卫生计生行政部门将本地本年度的招收结果向社会公布，并于每年 9 月底前将本年度实际招收情况报告国务院卫生计生行政部门。培训基地要做好培训招收工作有关资料的归档与管理，建立培训对象信息库。

第七章　监督管理

第二十四条　将东部省（市）落实支持中西部地区培训招收情况，作为下一年度相关省（区、市）培训招收名额分配的重要依据。将各培训基地招收计划特别是全科等紧缺专业计划完成情况以及非培训基地学员招收完成情况，作为培训基地动态管理、财政补助、创先争优和下一年度招收名额分配的重要依据。

第二十五条　对在培训招收工作中出现违纪违规的培训基地，视情节轻重给予通报批评直至取消其基地资格，并根据有关规定提请其主管机关、单位对当事人予以相应处分。

第二十六条　对在培训招收工作中弄虚作假的培训申请人，取消其本次报名、录取资格；对录取后无故不报到或报到后无故自行退出等情节严重者，3 年内不得报名参加住院医师规范化培训。

第八章　附　则

第二十七条　本办法由国务院卫生计生行政部门负责解释。

第二十八条　本办法自发布之日起施行。

住院医师规范化培训考核实施办法（试行）

第一章　总　则

第一条　为加强住院医师规范化培训考核（以下简称培训考核）管理，确保培训考核工作公平公正、科学有效，根据《关于建立住院医师规范化培训制度的指导意见》和《住院医师规范化培训管理办法（试行）》，制定本办法。

第二条　培训考核包括过程考核和结业考核两部分，目的是评估培训对象是否达到《住院医师规范化培训内容与标准（试行）》规定的要求。

第二章　职责分工

第三条　培训考核工作实行分级管理。国务院卫生计生行政部门（含中医药管理部门，下同）负责全国培训考核工作的统筹管理，省级卫生计生行政部门负责本辖区培训考核工作的组织管理，培训基地负责过程考核及相关工作的具体落实，考核基地负责结业考核工作的具体落实。

第四条　国务院卫生计生行政部门的主要职责是：研究确定考核模式，制定考核标准，建立考核题库，规范考务管理，公布考核信息，统筹管理《住院医师规范化培训合格证书》，指导监督各省（区、市）的考核工作。根据需要，国务院卫生计生行政部门可指定有关行业组织、单位协助负责相关具体工作。

第五条　省级卫生计生行政部门的主要职责是：贯彻执行国务院卫生计生行政部门培训考核工作的有关规定，制定本省（区、市）考核实施方案，遴选建设考核基地，组建和培训管理考官队伍，组织实施培训考核，公布本省（区、市）考核结果，颁发《住院医师规范化培训合格证书》，管理监督本辖区的考核工作。根据需要，省级卫生计生行政部门可指定有关行业组织、单位协助负责相关具体工作。

第六条　培训基地的主要职责是：落实上级卫生计生行政部门的有关要求，组织实施培训过程考核，组织结业考核报名，协助申领《住院医师规范化培训合格证书》。考核基地由省级卫生计生行政部门遴选认定并报国务院卫生计生行政部门备案，承担结业考核任务。

第三章　过程考核

第七条　过程考核是对培训对象在培训期间临床能力水平与素质的动态评价，由培训基地组织实施，主要包括日常考核、出科考核、年度考核，内容涉及医德医风、临床职业素养、出勤情况、临床实践能力、培训指标完成情况和参加业务学习情况等方面。培训基地应当按照《住院医师规范化培训内容与标准（试行）》的规定，严格过程考核。

第八条　日常考核和出科考核主要由培训轮转科室负责，出科考核原则上应当在培训对象出科前完成，并由专业基地审核其真实性和有效性。年度考核由培训基地组织实施，应当在培训对象完成每一年度培训后进行。过程考核结果需及时记录在住院医师规范化培训考核手册。

第四章　结业考核

第九条　结业考核是衡量培训整体效果的结果性综合评价，由省级卫生计生行政部门组织实施，分为临床实践能力考核和专业理论考核两部分。

临床实践能力考核主要检验培训对象是否具有规范的临床操作技能和独立处理本专业常见多发疾病的能力，采取模拟操作或临床操作等形式进行，各地应当严格要求，根据实际情况确定考核通过率。专业理论考核主要评价培训对象综合运用临床基本知识、经验，安全有效规范地从事临床诊疗活动的能力，原则上采用人机对话形式进行，考核试题应当从国家设立的理论考核题库中抽取。

第十条　结业考核在省级卫生计生行政部门认定的考核基地进行。

第十一条　结业考核原则上每年6月底前完成，省级卫生计生行政部门要提前3个月公布考核工作安排。

第十二条　取得《医师资格证书》且培训过程考核合格者，可根据省级卫生计生行政部门公布的结业考核有关安排，申请参加结业考核。

第十三条　考核申请人应当按要求通过网络或现场报名等方式提供有关报名材料。培训基地对报名材料进行初审，报省级卫生计生行政部门核准，向合格者发放结业考核准考证。

第十四条　承担结业考核任务的考官应当具有高级专业技术职称和住院医师规范化培训指导带教经历，经省级卫生计生行政部门组织的考官培训并认定。

第五章　结果评定与使用

第十五条　省级卫生计生行政部门应当于每年6月底前公布本辖区结业考核结果，对本人考核结果有异议者，可于结果公布之日起7个工作日内通过培训基地提出复核申请，复核工作由省级卫生计生行政部门负责。

第十六条　通过结业考核者，由省级卫生计生行政部门颁发国家统一制式的《住院医师规范化培训合格证书》，逐步将参加住院医师规范化培训并考核合格作为二级以上医疗卫生机构新进入医师的必备条件；到2020年，所有新进医疗岗位的本科及以上学历临床医师均接受住院医师规范化培训。

第十七条　各省（区、市）可将取得《住院医师规范化培训合格证书》作为申请参加相应专科医师规范化培训的优先条件；在全面启动住院医师规范化培训的省（区、市），作为临床医学专业中级技术岗位聘用的条件之一。

第十八条　未通过临床实践能力考核、专业理论考核或其中任一项者，根据培训基地所在地省级卫生计生行政部门有关规定可申请参加次年结业考核。

3年内未通过结业考核者，如再次申请结业考核，需重新参加住院医师规范化培训，培训相关费用由个人承担。

第六章　监督管理

第十九条　对培训考核中违纪违规行为的处理，参照《医师资格考试违纪违规处理规定》有关精神执行。

第二十条　省级卫生计生行政部门对在培训考核工作中有违纪违规行为的培训基地或考核基地，给予通报批评和限期整改的处理，情节严重的取消其培训基地或考核基地资格。对有关当事工作人员，根据情节轻重，提请其上级主管部门、单位根据有关规定予以相应处分。

第二十一条　培训基地对在过程考核中弄虚作假的培训对象予以批评、训诫，并责成其重新考核，情节严重的延长培训时间或取消培训资格。省级卫生计生行政部门对在结业考核中弄虚作假的培训对象，取消其考核资格和成绩，情节严重的取消次年参加考核资格。

第二十二条　因疾病等特殊原因不能参加结业考核的，需提交相应证明材料，经所在地省级卫生计生行政部门审核同意，可顺延一年参加结业考核。

第七章　附　则

第二十三条　本办法由国务院卫生计生行政部门负责解释。

第二十四条　本办法自发布之日起施行。

国家卫生计生委 中央编办 国家发展改革委 教育部 财政部 人力资源社会保障部 国家中医药管理局 关于开展专科医师规范化培训制度试点的指导意见

国卫科教发〔2015〕97 号

各省、自治区、直辖市卫生计生委、医改领导小组办公室、发展改革委、教育厅（教委）、财政厅（局）、人力资源社会保障厅（局）、中医药管理局，新疆生产建设兵团卫生局、发展改革委、教育局、财务局、人力资源社会保障局，军队有关卫生部门：

专科医师规范化培训是毕业后医学教育的重要组成部分，是在住院医师规范化培训基础上，继续培养能够独立、规范地从事疾病专科诊疗工作临床医师的必经途径，在国际医学界有广泛共识和长期实践。我国部分地区和医院也进行了有益的探索。当前，住院医师规范化培训制度已在全国实施，抓紧构建与之紧密衔接的专科医师规范化培训制度，是深化医药卫生体制改革的重要举措，对于医教协同完善我国医师培养体系、整体提升临床医疗水平和质量、满足人民群众日益增长的医疗需求、打造健康中国具有重大意义。为加快完善我国临床医学人才培养体系，在更大范围深入探索、积累经验、形成制度，现就开展专科医师规范化培训制度试点提出如下意见，请结合本地实际认真执行。

一、指导思想、基本原则和工作目标

（一）指导思想。按照深化医药卫生体制改革的总体部署，适应临床医疗工作对专科医师队伍发展建设的需求，遵循医学教育规律和人才成长规律，立足中国国情，借鉴国际先进经验，有效衔接住院医师规范化培训，积极探索、勇于创新、扎实推进，开展专科医师规范化培训制度试点。

（二）基本原则。坚持面向临床、整体设计的原则，开展制度试点。坚持政府主导、多方参与的原则，建立体制机制。坚持统一标准、强化胜任力导向的原则，确保培训质量。坚持以点带面、逐步普及的原则，确保专科医师规范化培训制度试点工作平稳有序开展。

（三）工作目标。2016 年，遴选有条件的专科启动试点工作，总结经验，完善政策，在总结评估的基础上逐步推开，力争到 2020 年在全国范围初步建立专科医师规范化培训制度，形成较为完善可行的组织管理体系、培训体系和有效的政策支撑体系，形成完整的毕业后医学教育制度，培养一批高素质的合格临床专科医师。

二、开展专科医师规范化培训制度试点的主要任务

（四）明确试点内涵。通过试点实践，研究完善专科医师规范化培训的专科设置、培训对象、培训基地、培训内容与标准、培训招收、培训模式、培训考核等教育培训工作要求和组织管理实施体制机制，以及相关人事待遇、经费保障、学位衔接等配套政策措施，形成更为清晰明确、严

格规范、易于操作、效果良好的政策制度。

（五）设置培训专科。以疾病诊疗需求为基础，根据临床专科人才培养规律和学科发展规律，借鉴国际有益经验，在对现行临床专业设置目录和住院医师规范化培训专业目录进行深入研究论证的基础上，统一设置专科医师规范化培训专科。

（六）规定培训对象。完成住院医师规范化培训并取得合格证书，拟从事某一专科临床工作的医师或需要进一步整体提升专业水平的医师；具备中级及以上医学专业技术资格，需要参加专科医师规范化培训的医师；医学博士专业学位（指临床医学、口腔医学、中医，下同）研究生。

（七）认定培训基地。全国统一制定专科医师规范化培训基地认定标准。承担专科医师规范化培训工作的医疗机构及科室必须经过严格遴选、规范认定，具备相应的培训条件与能力。培训基地设在经过认定的条件良好的三级医疗机构，培训基地下设若干专科基地，专科基地由本专科科室牵头，会同相关轮转培训科室等组成。符合条件具有专科优势的其他有关医疗卫生机构根据需要可作为协同单位，纳入相应专科培训体系，共同承担一定的培训工作。培训基地实行动态管理。

（八）做好培训招收。国务院卫生计生行政部门会同地方省级卫生计生行政部门、有关行业组织，根据行业需求、培训能力等因素，确定不同专科的培训规划和年度招收计划。培训基地依据国务院卫生计生行政部门确定的培训计划名额，遵循公开公平、双向选择、择优录取的原则，面向全国招收符合条件的培训对象参加培训，重点向中西部地区特别是集中连片特困地区倾斜。地方省级卫生计生行政部门（含中医药管理部门，下同）依据国务院卫生计生行政部门有关规定，协助做好专科医师规范化培训招收工作。

（九）规范培训模式。专科医师规范化培训以住院医师规范化培训为基础和前提。除具备中级及以上专业技术资格的临床医师外，专科医师规范化培训对象应先按有关规定接受住院医师规范化培训，并取得《住院医师规范化培训合格证书》。专科医师规范化培训以参加本专科的临床实践能力培训为主，同时接受相关科室的轮转培训和有关临床科研与教学训练。依据各专科培训标准与要求，培训年限一般为2-4年。

（十）严格培训考核。参加培训的人员在培训期间要通过基地组织的培训过程考核，培训结束后要按照规定参加全国统一的结业理论考试和临床实践能力考核。按要求完成培训并通过结业考核者颁发国家统一制式的《专科医师规范化培训合格证书》，并作为从事专科医师工作的重要条件。

三、加强专科医师规范化培训制度试点的管理

（十一）规划培训数量。国务院卫生计生行政部门会同地方省级卫生计生行政部门、有关行业组织、专科医师规范化培训基地，根据临床医疗工作对专科医师人才的需求以及试点工作需要，研究公布试点期间的专科医师规范化培训年度招收计划。加强医教协同，教育部门在设置医学博士专业学位授权点、指导高校制定医学博士专业学位研究生招生计划时，要统筹考虑专科医师岗位需求，密切与卫生计生部门的沟通协调。

（十二）强化质量控制。探索建立以岗位胜任力为导向的专科医师规范化培训质量控制体系。严格培训标准和培训基地认定标准。建立专科医师规范化培训监测评估机制，对培训基地加强检查指导，实行动态管理，建立不合格基地退出机制。完善临床带教师资的遴选、培训、激励与使用管理工作，将带教任务完成情况作为培训基地临床医师绩效考核、薪酬发放和职称晋升的重要依据。培训基地要按照培训标准和培训基地认定标准要求，完善设施条件，健全规章制度，合理配置教学资源，规范学员招收和培训过程管理，严格落实培训计划，指导培训对象完成培训任

务，达到规定的培训目标要求。

四、完善专科医师规范化培训制度试点的保障措施

（十三）规范培训人员管理与待遇。参加专科医师规范化培训的人员是培训基地临床医师队伍的一部分，应遵守培训基地的有关管理规定，并依照规定享受同级同类人员相关待遇。单位委派的培训对象，培训期间原人事（劳动）、工资关系不变，委派单位、培训基地和培训对象三方签订委托培训协议，培训基地向其发放适当生活补助。面向社会招收的培训对象与培训基地签订培训协议，其培训期间的生活补助由培训基地负责发放，标准参照培训基地同等条件专科医师工资水平确定。具有医学博士专业学位研究生身份的培训对象执行国家研究生教育有关规定，培训基地可根据培训考核情况向其发放适当生活补贴。

（十四）密切教育、医疗、人事等政策衔接。专科医师规范化培训应与住院医师规范化培训紧密衔接，逐步形成一体化的培训体系。推进与医学博士专业学位研究生教育有机衔接，研究生在读期间的临床培训须严格按照专科医师规范化培训标准实施，并符合相关工作要求；完成专科医师规范化培训并通过结业考核者，在符合国家学位授予要求前提下，可申请授予相应的医学博士专业学位。在符合规定条件的前提下，申请个体行医时对专科医师规范化培训合格者予以优先。在全面启动专科医师规范化培训试点的省（区、市），可将取得《专科医师规范化培训合格证书》作为临床医学专业高级技术岗位聘用的优先条件之一。

五、积极稳妥推进专科医师规范化培训制度试点工作

（十五）加强组织领导。各级政府有关行政部门、医疗卫生机构、行业组织和相关单位要高度重视专科医师规范化培训制度试点工作，将其作为深化医药卫生体制改革、医学教育改革和高层次人才培养工作改革的重大举措，切实加强组织领导。政府有关部门之间以及卫生计生系统内部要建立健全工作协调机制，制定完善有关配套政策。各有关省（区、市）应结合本地实际，有效落实专科医师规范化培训制度试点各项工作。各培训基地应健全由主要负责人牵头的培训协调领导机制，明确管理职能部门及其职责、任务，落实专科基地主任负责制，严格培训管理，落实保障措施，确保培训质量。

军队专科医师规范化培训由总后勤部卫生部统筹规划、统一实施，并做好与国家相关政策有效衔接。

（十六）发挥行业组织作用。探索建立有关行业协（学）会协助政府部门做好专科医师规范化培训制度试点的业务指导、组织实施与日常管理监督的工作机制。根据需要，可组建由有关专家和医疗卫生机构、高等医学院校、相关事业单位、行业组织和政府相关部门等多方面代表组成的专科医师规范化培训专家委员会，协助开展有关工作。

培育和加强有关行业协（学）会能力建设，根据试点工作需要，建立健全相关专业组织，承担制订培训内容与标准、认定培训基地、制订培训招收规划与计划、监督指导培训实施和专科医师资格认证等工作，逐步形成政府行政主管部门依法调控，行业组织和相关事业单位协同推进，培训基地规范实施，社会相关各方有效监督的专科医师规范化培训工作格局，并根据需要逐步扩展行业组织履职范围。

（十七）精心组织试点工作。开展专科医师规范化培训制度试点是对现行高层次临床医师培养模式、培养制度和相关管理工作的重大改革，事关广大人民群众和医师职业群体的切身利益，事关医疗卫生事业的科学发展，政策性强，涉及面广，影响深远，必须积极稳妥予以推进。2016年，国家选择若干有重大需求且条件具备的专科先行起步探索，逐步拓展。承担试点任务的各有关方面要高度重视，精心设计，严密组织，及时总结试点经验、完善相关工作，为力争到2020

年在全国初步建立专科医师规范化培训制度提供有力支撑。

（十八）做好舆论宣传。各地各有关方面要充分认识此项工作的重要意义，通过多种形式加强宣传引导，为开展专科医师规范化培训制度试点营造良好的氛围，确保工作积极稳妥推进。

国家卫生计生委　国务院医改办
国家发展改革委　教育部
财政部　人力资源社会保障部
国家中医药管理局　总后卫生部
2015 年 12 月 14 日

第四部分

全科医学教育相关文件

国务院关于建立全科医生制度的指导意见

国发〔2011〕23号

各省、自治区、直辖市人民政府，国务院各部委、各直属机构：

为深入贯彻医药卫生体制改革精神，现就建立全科医生制度提出以下指导意见：

一、充分认识建立全科医生制度的重要性和必要性

（一）建立全科医生制度是保障和改善城乡居民健康的迫切需要。我国是一个有13亿多人口的发展中国家，随着经济发展和人民生活水平的提高，城乡居民对提高健康水平的要求越来越高；同时，工业化、城镇化和生态环境变化带来的影响健康因素越来越多，人口老龄化和疾病谱变化也对医疗卫生服务提出新要求。全科医生是综合程度较高的医学人才，主要在基层承担预防保健、常见病多发病诊疗和转诊、病人康复和慢性病管理、健康管理等一体化服务，被称为居民健康的“守门人”。建立全科医生制度，发挥好全科医生的作用，有利于充分落实预防为主方针，使医疗卫生更好地服务人民健康。

（二）建立全科医生制度是提高基层医疗卫生服务水平的客观要求。加强基层医疗卫生工作是医药卫生事业改革发展的重点，是提高基本医疗卫生服务的公平性、可及性的基本途径；医疗卫生人才是决定基层医疗卫生服务水平的关键。多年来，我国基层医疗卫生人才队伍建设相对滞后，合格的全科医生数量严重不足，制约了基层医疗卫生服务水平提高。建立全科医生制度，为基层培养大批“下得去、留得住、用得好”的合格全科医生，是提高基层医疗卫生服务水平的客观要求和必由之路。

（三）建立全科医生制度是促进医疗卫生服务模式转变的重要举措。建立分级诊疗模式，实行全科医生签约服务，将医疗卫生服务责任落实到医生个人，是我国医疗卫生服务的发展方向，也是许多国家的通行做法和成功经验。建立适合我国国情的全科医生制度，有利于优化医疗卫生资源配置、形成基层医疗卫生机构与城市医院合理分工的诊疗模式，有利于为群众提供连续协调、方便可及的基本医疗卫生服务，缓解群众“看病难、看病贵”的状况。

二、建立全科医生制度的指导思想、基本原则和总体目标

（四）指导思想。按照深化医药卫生体制改革的总体思路，适应我国经济社会发展阶段和居民健康需求变化趋势，坚持保基本、强基层、建机制的基本路径，遵循医疗卫生事业发展和全科医生培养规律，强化政府在基本医疗卫生服务中的主导作用，注重发挥市场机制作用，立足基本国情，借鉴国际经验，坚持制度创新，试点先行，逐步建立和完善中国特色全科医生培养、使用和激励制度，全面提高基层医疗卫生服务水平。

（五）基本原则。坚持突出实践、注重质量，以提高临床实践能力为重点，规范培养模式，统一培养标准，严格准入条件和资格考试，切实提高全科医生培养质量。坚持创新机制、服务健康，改革全科医生执业方式，建立健全激励机制，引导全科医生到基层执业，逐步形成以全科医生为主体的基层医疗卫生队伍，为群众提供安全、有效、方便、价廉的基本医疗卫生服务。坚持整体设计、分步实施，既着眼长远，加强总体设计，逐步建立统一规范的全科医生制度；又立足当前，多渠道培养全科医生，满足现阶段基层对全科医生的需要。

（六）总体目标。到2020年，在我国初步建立起充满生机和活力的全科医生制度，基本形成统一规范的全科医生培养模式和“首诊在基层”的服务模式，全科医生与城乡居民基本建立比较稳定的服务关系，基本实现城乡每万名居民有2-3名合格的全科医生，全科医生服务水平全面提高，基本适应人民群众基本医疗卫生服务需求。

三、逐步建立统一规范的全科医生培养制度

（七）规范全科医生培养模式。将全科医生培养逐步规范为“5+3”模式，即先接受5年的临床医学（含中医学）本科教育，再接受3年的全科医生规范化培养。在过渡期内，3年的全科医生规范化培养可以实行“毕业后规范化培训”和“临床医学研究生教育”两种方式，具体方式由各省（区、市）确定。

参加毕业后规范化培训的人员主要从具有本科及以上学历的临床医学专业毕业生中招收，培训期间由全科医生规范化培养基地在卫生部门（含中医药管理部门）和教育部门共同指导下进行管理。全科方向的临床医学专业学位研究生按照统一的全科医生规范化培养要求进行培养，培养结束考核合格者可获得全科医生规范化培养合格证书；临床医学专业学位研究生教育以教育部门为主管理。

（八）统一全科医生规范化培养方法和内容。全科医生规范化培养以提高临床和公共卫生实践能力为主，在国家认定的全科医生规范化培养基地进行，实行导师制和学分制管理。参加培养人员在培养基地临床各科及公共卫生、社区实践平台逐科（平台）轮转。在临床培养基地规定的科室轮转培训时间原则上不少于2年，并另外安排一定时间在基层实践基地和专业公共卫生机构进行服务锻炼。经培养基地按照国家标准组织考核，达到病种、病例数和临床基本能力、基本公共卫生实践能力及职业素质要求并取得规定学分者，可取得全科医生规范化培养合格证书。规范化培养的具体内容和标准由卫生部、教育部、国家中医药管理局制定。

（九）规范参加全科医生规范化培养人员管理。参加全科医生规范化培养人员是培养基地住院医师的一部分，培养期间享受培养基地住院医师待遇，财政根据不同情况给予补助，其中，具有研究生身份的，执行国家现行研究生教育有关规定；由工作单位选派的，人事工资关系不变。规范化培养期间不收取培训（学）费，多于标准学分和超过规定时间的培养费用由个人承担。具体管理办法由人力资源社会保障部、卫生部、教育部、财政部制定。

（十）统一全科医生的执业准入条件。在全科医生规范化培养阶段，参加培养人员在导师指导下可从事医学诊查、疾病调查、医学处置等临床工作和参加医院值班，并可按规定参加国家医师资格考试。注册全科医师必须经过3年全科医生规范化培养取得合格证书，并通过国家医师资格考试取得医师资格。

（十一）统一全科医学专业学位授予标准。具有5年制临床医学本科及以上学历者参加全科医生规范化培养合格后，符合国家学位要求的授予临床医学（全科方向）相应专业学位。具体办法由国务院学位委员会、卫生部制定。

（十二）完善临床医学基础教育。临床医学本科教育要以医学基础理论和临床医学、预防医学基本知识及基本能力培养为主，同时加强全科医学理论和实践教学，着重强化医患沟通、基本药物使用、医药费用管理等方面能力的培养。

（十三）改革临床医学（全科方向）专业学位研究生教育。从2012年起，新招收的临床医学专业学位研究生（全科方向）要按照全科医生规范化培养的要求进行培养。要适应全科医生岗位需求，进一步加强临床医学研究生培养能力建设，逐步扩大全科方向的临床医学专业学位研究生招生规模。

（十四）加强全科医生的继续教育。以现代医学技术发展中的新知识和新技能为主要内容，

加强全科医生经常性和针对性、实用性强的继续医学教育。加强对全科医生继续医学教育的考核，将参加继续医学教育情况作为全科医生岗位聘用、技术职务晋升和执业资格再注册的重要因素。

四、近期多渠道培养合格的全科医生

为解决当前基层急需全科医生与全科医生规范化培养周期较长之间的矛盾，近期要采取多种措施加强全科医生培养，力争到2012年每个城市社区卫生服务机构和农村乡镇卫生院都有合格的全科医生。

（十五）大力开展基层在岗医生转岗培训。对符合条件的基层在岗执业医师或执业助理医师，按需进行1-2年的转岗培训。转岗培训以提升基本医疗和公共卫生服务能力为主，在国家认定的全科医生规范化培养基地进行，培训结束通过省级卫生行政部门组织的统一考试，获得全科医生转岗培训合格证书，可注册为全科医师或助理全科医师。

（十六）强化定向培养全科医生的技能培训。适当增加为基层定向培养5年制临床医学专业学生的临床技能和公共卫生实习时间。对到经济欠发达的农村地区工作的3年制医学专科毕业生，可在国家认定的培养基地经2年临床技能和公共卫生培训合格并取得执业助理医师资格后，注册为助理全科医师，但各省（区、市）卫生行政部门要严格控制比例。

（十七）提升基层在岗医生的学历层次。鼓励基层在岗医生通过参加成人高等教育提升学历层次，符合条件后参加相应执业医师考试，考试合格可按程序注册为全科医师或助理全科医师。

（十八）鼓励医院医生到基层服务。严格执行城市医院医生在晋升主治医师或副主任医师职称前到基层累计服务1年的规定，卫生部门要做好组织、管理和考核工作。建立健全城市医院与基层医疗卫生机构的对口支援制度和双向交流机制，县级以上医院要通过远程医疗、远程教学等方式加强对基层的技术指导和培训。要制定管理办法，支持医院医生（包括退休医生）采取多种方式到基层医疗卫生机构（含私人诊所等社会力量举办的医疗机构）提供服务，并可获得合理报酬。

五、改革全科医生执业方式

（十九）引导全科医生以多种方式执业。取得执业资格的全科医生一般注册1个执业地点，也可以根据需要多点注册执业。全科医生可以在基层医疗卫生机构（或医院）全职或兼职工作，也可以独立开办个体诊所或与他人联合开办合伙制诊所。鼓励组建由全科医生和社区护士、公共卫生医生或乡村医生等人员组成的全科医生团队，划片为居民提供服务。要健全基层医疗卫生机构对全科医生的人力资源管理办法，规范私人诊所雇佣人员的劳动关系管理。

（二十）政府为全科医生提供服务平台。对到基层工作的全科医生（包括大医院专科医生），政府举办的基层医疗卫生机构要通过签订协议的方式为其提供服务平台。要充分依托现有资源组建区域性医学检查、检验中心，鼓励和规范社会零售药店发展，为全科医生执业提供条件。

（二十一）推行全科医生与居民建立契约服务关系。基层医疗卫生机构或全科医生要与居民签订一定期限的服务协议，建立相对稳定的契约服务关系，服务责任落实到全科医生个人。参保人员可在本县（市、区）医保定点服务机构或全科医生范围内自主选择签约医生，期满后可续约或另选签约医生。卫生行政部门和医保经办机构要根据参保人员的自主选择与定点服务机构或医生签订协议，确保全科医生与居民服务协议的落实。随着全科医生制度的完善，逐步将每名全科医生的签约服务人数控制在2000人左右，其中老年人、慢性病人、残疾人等特殊人群要有一定比例。

（二十二）积极探索建立分级医疗和双向转诊机制。逐步建立基层首诊和分级医疗管理制度，明确各级医院出入院标准和双向转诊机制。在有条件的地区先行开展全科医生首诊试点并逐步推行。人力资源社会保障部、卫生部要制定鼓励双向转诊的政策措施，将医保定点医疗机构执行双向转诊和分级医疗情况列为考核指标，并将考核结果与医保支付挂钩。

（二十三）加强全科医生服务质量监管。卫生行政部门要加强对全科医生执业注册管理和服务质量监管。卫生部门和医保经办机构要建立以服务数量、服务质量、居民满意度等为主要指标的考核体系，对全科医生进行严格考核，考核结果定期公布并与医保支付、基本公共卫生服务经费拨付挂钩。

六、建立全科医生的激励机制

（二十四）按签约服务人数收取服务费。全科医生为签约居民提供约定的基本医疗卫生服务，按年收取服务费。服务费由医保基金、基本公共卫生服务经费和签约居民个人分担，具体标准和保障范围由各地根据当地医疗卫生服务水平、签约人群结构以及基本医保基金和公共卫生经费承受能力等因素确定。在充分考虑居民接受程度的基础上，可对不同人群实行不同的服务费标准。各地确定全科医生签约服务内容和服务费标准要与医保门诊统筹和付费方式改革相结合。

（二十五）规范全科医生其他诊疗收费。全科医生向签约居民提供约定的基本医疗卫生服务，除按规定收取签约服务费外，不得另行收取其他费用。全科医生可根据签约居民申请提供非约定的医疗卫生服务，并按规定收取费用；也可向非签约居民提供门诊服务，按规定收取一般诊疗费等服务费用。参保人员政策范围内的门诊费用可按医保规定支付。逐步调整诊疗服务收费标准，合理体现全科医生技术劳务价值。

（二十六）合理确定全科医生的劳动报酬。全科医生及其团队成员属于政府举办的基层医疗卫生机构正式工作人员的，执行国家规定的工资待遇；其他在基层工作的全科医生按照与基层医疗卫生机构签订的服务合同和与居民签订的服务协议获得报酬，也可通过向非签约居民提供门诊服务获得报酬。基层医疗卫生机构内部绩效工资分配可采取设立全科医生津贴等方式，向全科医生等承担临床一线任务的人员倾斜。绩效考核要充分考虑全科医生的签约居民数量和构成、门诊工作量、服务质量、居民满意度以及居民医药费用控制情况等因素。

（二十七）完善鼓励全科医生到艰苦边远地区工作的津补贴政策。对到艰苦边远地区政府办基层医疗卫生机构工作的全科医生，按国家规定发放艰苦边远地区津贴。对在人口稀少、艰苦边远地区独立执业的全科医生，地方政府要制定优惠政策或给予必要补助，中央财政和省级财政在安排转移支付时要予以适当倾斜。

（二十八）拓宽全科医生的职业发展路径。鼓励地方按照有关规定设置特设岗位，招聘优秀的专业技术人才到基层医疗卫生机构工作。经过规范化培养的全科医生到基层医疗卫生机构工作，可提前一年申请职称晋升，并可在同等条件下优先聘用到全科主治医师岗位。要将签约居民数量、接诊量、服务质量、群众满意度等作为全科医生职称晋升的重要因素，基层单位全科医生职称晋升按照国家有关规定可放宽外语要求，不对论文作硬性规定。建立基层医疗卫生人才流动机制，鼓励全科医生在县级医院与基层医疗卫生机构双向流动。专科医生培养基地招收学员时同等条件下优先录取具有基层执业经验的全科医生。

七、相关保障措施

（二十九）完善相关法律法规。在充分论证的基础上，推动修订执业医师法和相关法规，提高医生执业资格准入条件，明确全科医生的执业范围和权利责任，保障全科医生合法权益。研究制定医生多点执业的管理办法，明确自由执业者的职业发展政策，引导医院医生到基层提供服务，鼓励退休医生到基层医疗卫生机构执业。

（三十）加强全科医生培养基地建设。在充分利用现有资源基础上，按照“填平补齐”原则，建设以三级综合医院和有条件的二级医院为临床培养基地，以有条件的社区卫生服务中心、乡镇卫生院和专业公共卫生机构为实践基地的全科医生培养实训网络。政府对全科医生规范化培养基地建设和教学实践活动给予必要支持；中央财政对财政困难地区给予补助。卫生部会同教育部等有关部门制定临床培养基地、实践基地的建设标准和管理办法。加强全科医学师资队伍建设，制定全科医学师资标准，依托有条件的高等医学院校建设区域性全科医学师资培训基地，重点支持基层实践基地师资的培训。

（三十一）合理规划全科医生的培养使用。国家统一规划全科医生培养工作，每年公布全科医生培养基地名单及招生名额，招生向中西部地区倾斜。各省（区、市）卫生行政部门要统筹本省（区、市）全科医生需求数量，以县（区）为单位公布全科医生岗位。以医生岗位需求为导向，科学调控临床医学专业招生规模。卫生部要制定全国医生岗位需求计划，教育部在制定临床医学本科生和临床医学专业学位研究生招生计划时要与医生岗位需求计划做好衔接。

（三十二）充分发挥相关行业协（学）会作用。加强相关行业协（学）会能力建设，在行业自律和制订全科医生培养内容、标准、流程及全科医师资格考试等方面充分依托行业协（学）会，发挥其优势和积极作用。

八、积极稳妥地推进全科医生制度建设

（三十三）切实加强组织领导。各省（区、市）人民政府要按照本指导意见精神，尽快制定本省（区、市）的实施方案。卫生、教育、人力资源社会保障、财政、中医药、法制等部门要尽快组织修订完善现行法规政策，制定出台相关实施细则。

（三十四）认真开展试点推广。建立全科医生制度是对现行医生培养制度、医生执业方式、医疗卫生服务模式的重要改革，政策性强，涉及面广，影响深远。对改革中的难点问题，鼓励地方先行试点，积极探索。有关部门要及时总结实践经验，逐步推广。要强化政策措施的衔接，及时研究新情况、新问题，确保全科医生制度稳步实施。

（三十五）做好舆论宣传引导。通过健康教育、舆论宣传等方式培养居民的预防保健观念，引导居民转变传统就医观念和习惯，增强全社会的契约意识，为实施改革营造良好环境。

国务院

2011 年 7 月 1 日

国家卫生健康委员会
关于印发《住院医师规范化培训基地（综合医院）全科医学科设置指导标准（试行）》的通知

国卫办科教发〔2018〕21号

各省、自治区、直辖市及新疆生产建设兵团卫生计生委：

为贯彻落实《国务院办公厅关于改革完善全科医生培养与使用激励机制的意见》（国办发〔2018〕3号），加强全科专业住院医师规范化培训基地建设，提高全科医生培养质量，我委组织制定了《住院医师规范化培训基地（综合医院）全科医学科设置指导标准（试行）》。现印发给你们（可从国家卫生健康委网站下载），请结合实际贯彻执行。

为做好住院医师规范化培训基地（综合医院）全科医学科设置工作，充分发挥全科医学科作用，现提出以下要求：

一、认定为住院医师规范化培训基地的综合医院必须承担全科医生培养工作任务。最迟在2019年12月底前，各地住院医师规范化培训基地（综合医院）均应独立设置全科医学科，人员配备符合标准要求。住院医师规范化培训基地（综合医院）设置全科医学科，按诊疗科目登记有关规定执行。

二、住院医师规范化培训基地（综合医院）应当建立和完善对全科医学科的激励机制，在培训基地内部分配中，合理核定全科医学科医务人员绩效工资水平，全科医学科医护人员收入原则上不低于本单位同级别人员收入平均水平，并在职称晋升、岗位聘用等方面加大倾斜力度，吸引和稳定优秀专业人员从事全科医教研工作。

三、严格住院医师规范化培训基地（综合医院）动态管理，将全科专业基地建设和作用发挥情况作为培训基地考核评估的核心指标。到2020年，住院医师规范化培训基地（综合医院）仍未独立设置全科医学科或未达到设置指导标准要求的，取消其培训基地资格。

附件：住院医师规范化培训基地（综合医院）全科医学科设置指导标准（试行）

2018年8月27日

住院医师规范化培训基地（综合医院）全科医学科设置指导标准（试行）

根据《国务院办公厅关于改革完善全科医生培养与使用激励机制的意见》，为加强全科专业住院医师规范化培训基地建设，提高全科医生培养质量，制定本标准。

一、设置目的

以服务卫生与健康事业发展需求为导向，以培养合格全科医生为目的，通过在住院医师规范化培训基地设置全科医学科，建立健全由全科医学科牵头、相关临床科室和基层实践基地协同的全科专业住院医师规范化培训体系，为持续培养质量合格、数量适宜的全科医生提供有力的医疗、教学、科研组织体制保障，为建立分级诊疗制度、深化医改、建设健康中国提供可靠的全科人才支撑。

二、设置原则

承担住院医师规范化培训基地任务的综合医院要加强全科专业基地建设，增加全科医疗诊疗科目，独立设置全科医学科。助理全科医生培训基地全科医学科设置可参照本标准并结合当地实际执行。中医住院医师规范化培训基地全科医学科设置由国家中医药管理局根据实际需要另行规定。

三、设置要求

全科医学科属一级临床科室，应当满足独立科室建制的必备条件，符合全科医疗、教学、分级诊疗、双向转诊等功能定位，具有承担全科医疗、教学、科研的相应能力，适应全科医生培训需求。包括：

（一）具备符合全科教学要求的全科门诊、全科病房和满足本基地培训任务需求的病种、病例和床位，配备独立示教室及相关教学设备。其中，全科门诊诊室 ≥ 2 间（至少 1 间为全科门诊教学诊室）。

（二）人员配备能够满足全科医生培训及科室设置需求。其中，取得全科执业注册资格（含加注全科执业范围）的全科医师不少于 5 名（主治及以上职称医师不少于 3 名）；全科医学科主任应当具有医学本科及以上学历、高级专业技术职务任职资格、全科执业资质，从事全科专业临床、教学和科研工作。

（三）有条件良好、长期稳定的基层实践基地，能够满足全科教学要求。

（四）制定各项规章制度、人员岗位责任制度，有符合国家规定的相关临床诊疗指南和临床技术操作规范、护理工作规范、感染管理规范、消毒技术规范等。

四、基本职能

（一）提供综合性、协调性的诊疗、慢性病管理和健康教育，涉及的病种及病人数量能满足全科教学的要求。诊疗范围包括：以症状学为表现的常见健康问题；常见多发疾病；多系统慢性疾病；复杂疑难病例转诊等。突出综合性、协调性诊疗和以病人为中心等特点，逐步完善适合住院医师规范化培训基地实际的全科医学科运行和发展模式。

（二）承担全科专业住院医师规范化培训任务，建立全科医学教研室，牵头制定和落实培训对象的具体培训计划，开展临床门诊和病房教学、教学质量管理及评估；加强与培训基地其他有关临床科室以及基层实践基地的协同联动，强化基层实践基地教学能力建设，指导基层实践基地规范开展全科门诊教学，发挥基层门诊教学功能，积极承担基层实践基地指导医师和地方各级医疗机构全科医生进修培训等继续医学教育工作，推进教学互动和诊疗联动，不断提高人才培养质量。

（三）积极开展全科专业住院医师规范化培训等教学改革、基本医疗卫生服务模式创新、全科医学临床和基础等方面的科学研究，引领学科发展；指导并带动基层实践基地开展学科建设，推广基层适宜诊疗技术。

（四）结合全科教学加强有关健康管理与健康促进，开展有关疾病早期筛查和一级预防指导，指导病患进行自我健康管理，以预防为导向提供健康咨询，可结合实际参与体检及后续健康管理工作。

国务院办公厅
关于改革完善全科医生培养与使用激励机制的意见

国办发〔2018〕3号

各省、自治区、直辖市人民政府，国务院各部委、各直属机构：

全科医生是居民健康和控制医疗费用支出的“守门人”，在基本医疗卫生服务中发挥着重要作用。加快培养大批合格的全科医生，对于加强基层医疗卫生服务体系建设、推进家庭医生签约服务、建立分级诊疗制度、维护和增进人民群众健康，具有重要意义。为贯彻党的十九大和全国卫生与健康大会精神，落实《“健康中国2030”规划纲要》要求，经国务院同意，现就改革完善全科医生培养与使用激励机制提出如下意见：

一、总体要求

（一）指导思想。以习近平新时代中国特色社会主义思想为指导，按照党的十九大提出的有关战略部署和工作要求，认真落实卫生与健康工作方针，以问题和需求为导向，遵循医疗卫生服务和临床医学人才成长规律，坚持政府主导，发挥市场机制作用，立足基本国情，借鉴国际经验，完善适应行业特点的全科医生培养制度，创新全科医生使用激励机制，为卫生与健康事业发展提供可靠的全科医学人才支撑。

（二）工作目标。到2020年，适应行业特点的全科医生培养制度基本建立，适应全科医学人才发展的激励机制基本健全，全科医生职业吸引力显著提高，城乡分布趋于合理，服务能力显著增强，全科医生与城乡居民基本建立比较稳定的服务关系，城乡每万名居民拥有2—3名合格的全科医生。到2030年，适应行业特点的全科医生培养制度更加健全，使用激励机制更加完善，城乡每万名居民拥有5名合格的全科医生，全科医生队伍基本满足健康中国建设需求。

二、建立健全适应行业特点的全科医生培养制度

（三）医教协同深化院校全科医学教育改革。高等医学院校要高度重视全科医学学科建设，面向全体医学类专业学生开展全科医学教育和全科临床见习实习。鼓励有条件的高校成立全科医学教研室、全科医学系或全科医学学院，开设全科医学概论等必修课程。依托全科专业住院医师规范化培训基地和助理全科医生培训基地，建设一批全科医学实践教学基地。加强全科医学师资队伍建设，制订建设规划，在人员配备、职称评聘、工作量考核等方面给予支持。鼓励医学院校在全科医学实践教学基地聘请有教学潜质的全科医生承担教学任务，符合条件的可聘任相应的教师专业技术职务。

2018年起，新增临床医学、中医硕士专业学位研究生招生计划重点向全科等紧缺专业倾斜。继续实施农村订单定向医学生免费培养，推进农村基层本地全科人才培养。改革完善高职临床医学、中医学等相关专业人才培养模式，推进教育教学标准与助理全科医生培训标准有机衔接。

（四）建立健全毕业后全科医学教育制度。合理分配各专业住院医师规范化培训招收名额，扩大全科专业住院医师规范化培训招收规模，力争到2020年全科专业招收数量达到当年总招收计划的20%，并逐年增加。将全科专业招收任务完成情况纳入住院医师规范化培训基地考核，并

与财政补助资金挂钩。继续开展助理全科医生培训。农村订单定向免费培养的本科医学生毕业后全部纳入全科专业住院医师规范化培训。对于单位委派参加住院医师规范化培训和助理全科医生培训的人员，委派单位应与其签订协议，就培训期间待遇、培训期满后服务年限、违约处理办法等进行约定。

认定为住院医师规范化培训基地的综合医院（含中医、中西医结合、民族医医院，下同）要加强全科专业基地建设，增加全科医疗诊疗科目，独立设置全科医学科，以人才培养为目的，开展全科临床、教学和科研工作，与基层医疗卫生机构联合培养全科医生。在培训基地内部分配中，合理确定全科医学科医务人员绩效工资水平，适当加大倾斜力度，吸引和稳定优秀专业人员。以县级综合医院为重点，加强助理全科医生培训基地建设，完善教育教学设施设备和学员住宿条件。严格培训基地动态管理，将全科专业基地建设和作用发挥情况作为培训基地考核评估的核心指标。

制定全科医学师资培训标准，实行双导师制，遴选建立一批全科医学师资培训基地，加强骨干师资培训，提高带教师资的教学意识和带教能力，将教学业绩纳入绩效考核，带教经历和教学质量作为职称晋升的重要因素。支持具有临床医学或中医硕士专业学位授予资格的高校与住院医师规范化培训基地建立协同教学关系，积极探索和完善全科专业住院医师规范化培训人员取得硕士专业学位的办法。稳妥推进全科专业专科医师规范化培训制度试点工作。

（五）巩固完善全科继续医学教育。制定全科医学继续教育指南，加快网络数字化课程、课件、教材开发，大力发展远程继续教育，普及全科适宜技术，实现全科医生继续医学教育全覆盖。积极开展基层全科医生进修培训和学历提升教育。强化继续医学教育基地建设，充分发挥县级综合医院在农村基层全科医生进修培训中的作用。加强对全科医生的中医药和康复医学知识与技能培训，将中医药作为其继续教育的重要内容，鼓励提供中医诊疗、养生保健康复、健康养老等服务。

扩大全科医生转岗培训实施范围，鼓励二级及以上医院有关专科医师参加全科医生转岗培训，对培训合格的，在原注册执业范围基础上增加全科医学专业执业范围，允许其在培训基地和基层医疗卫生机构提供全科医疗服务。实行乡村医生全员全科基本知识技能培训，并有计划地安排乡村医生到乡镇卫生院、县医院等上级医疗卫生机构进修学习，鼓励具有执业（助理）医师资格的乡村医生参加全科医生转岗培训。

三、全面提高全科医生职业吸引力

（六）改革完善全科医生薪酬制度。推进医疗服务价格改革，体现包括全科医生在内的医务人员技术劳务价值。按照“允许医疗卫生机构突破现行事业单位工资调控水平，允许医疗服务收入扣除成本并按规定提取各项基金后主要用于人员奖励”要求，合理核定政府办基层医疗卫生机构绩效工资总量，提升基层医疗卫生机构全科医生工资水平，使其工资水平与当地县区级综合医院同等条件临床医师工资水平相衔接。鼓励基层医疗卫生机构聘用经住院医师规范化培训合格的全科医生，地方要根据实际，在核定绩效工资总量时给予其进一步倾斜。建立基层医疗卫生机构绩效工资水平正常增长机制。完善绩效工资分配，调动基层医疗卫生机构医务人员工作积极性，内部绩效工资分配可设立全科医生津贴。

推进家庭医生签约服务，签约服务费作为家庭医生团队所在基层医疗卫生机构收入组成部分，可用于人员薪酬分配。将服务对象健康状况和居民满意度纳入考核指标，加强签约服务质量考核，考核结果与家庭医生团队的签约服务收入挂钩，确保签约服务质量。

（七）完善全科医生聘用管理办法。政府办基层医疗卫生机构在核定的编制内要保证全科医生的配备，对本科及以上学历医学毕业生或经住院医师规范化培训合格的全科医生要优先安排，简化招聘程序，可采取面试、组织考察等方式公开招聘。对经住院医师规范化培训合格到农村基层执业的全科医生，可实行“县管乡用”（县级医疗卫生机构聘用管理、乡镇卫生院使用）。对经助理全科医生培训合格到村卫生室工作的助理全科医生，可实行“乡管村用”（乡镇卫生院聘用管理、村卫生室使用）。

（八）拓展全科医生职业发展前景。基层医疗卫生机构在临床医师队伍建设中，对经住院医师规范化培训合格的本科学历全科医生，在人员招聘、职称晋升、岗位聘用等方面，与临床医学、中医硕士专业学位研究生同等对待，落实工资等相关待遇。

增加基层医疗卫生机构的中高级专业技术岗位比例，重点向经全科专业住院医师规范化培训和全科专业专科医师规范化培训合格的全科医生倾斜。本科及以上学历毕业、经全科专业住院医师规范化培训合格并到基层医疗卫生机构工作的，可直接参加中级职称考试，考试通过的直接聘任中级职称。基层全科医生参加中级职称考试或申报高级职称时，外语成绩可不作为申报条件，对论文、科研不作硬性规定，侧重评价临床工作能力，将签约居民数量、接诊量、服务质量、群众满意度等作为职称评审的重要依据；申报高级职称实行单独分组、单独评审。

（九）鼓励社会力量举办全科诊所。落实国家关于促进社会办医加快发展的政策措施，医疗机构相关规划布局不对全科诊所的设置作出限制，实行市场调节。支持符合条件的全科医生个体或合伙在城乡开办全科诊所，为居民就近提供医疗保健服务。鼓励二、三级综合医院与辖区内全科诊所建立双向转诊机制，畅通转诊渠道。加强政府监管、行业自律与社会监督，促进全科诊所规范发展。

对提供基本医疗卫生服务的非营利性全科诊所，在人才培养等方面执行与政府办基层医疗卫生机构同等补助政策，政府通过购买服务的方式，引导其参与当地基本医疗和基本公共卫生服务提供以及承接政府下达的相关任务，并逐步扩大购买范围；对符合条件的，按规定纳入医保定点范围；对具备条件的，可认定为全科医生基层实践基地，承担全科医生培养任务。对全科诊所基本建设和设备购置等发展建设支出，有条件的地方可通过财政补助等方式给予适当支持。

（十）增强全科医生职业荣誉感。坚持精神奖励与物质奖励相结合，实行以政府奖励为导向、单位奖励为主体、社会奖励为补充的全科医生奖励办法，提升全科医生职业荣誉感和社会地位。对长期扎根基层、作出突出贡献的全科医生，按照党和国家有关规定给予表彰奖励。在享受国务院政府特殊津贴人员推选和全国杰出专业技术人才、全国先进工作者、全国五一劳动奖章、全国优秀共产党员等评选工作中，向基层全科医生倾斜。鼓励各地按照有关规定开展全科医生表彰奖励工作。组织开展全科技能竞赛等活动，对优秀全科医生给予适当奖励。

四、加强贫困地区全科医生队伍建设

（十一）加快壮大贫困地区全科医生队伍。对集中连片特困地区县和国家扶贫开发工作重点县（以下统称贫困县）加大农村订单定向医学生免费培养力度。有关省份可结合实际，以贫困县为重点，订单定向免费培养农村高职（专科）医学生，毕业生经助理全科医生培训合格后，重点补充到村卫生室和艰苦边远地区乡镇卫生院。充分利用远程教育等信息化手段，面向贫困县免费实施国家继续医学教育培训项目。各地要加强县级以上医疗卫生机构对口支援农村基层医疗卫生机构力度，县级以上医疗卫生机构要通过远程教育等方式加强对基层的技术指导和培训。

（十二）扩大全科医生特岗计划实施范围。继续推进全科医生特岗计划试点工作，到2020年，逐步将试点范围覆盖到所有贫困县的乡镇卫生院，所需资金由中央和地方财政共同承担并适当提高补助标准。鼓励有条件的地区结合实际实施本地全科医生特岗计划，引导和激励优秀人才到基层工作。

（十三）职称晋升政策向贫困地区进一步倾斜。对长期扎根贫困县农村基层工作的全科医生，可突破学历等限制，破格晋升职称。全科专业住院医师规范化培训合格、取得中级职称后在贫困县农村基层连续工作满10年的，可经职称评审委员会考核认定，直接取得副高级职称，取得的副高级职称原则上应限定在基层医疗卫生机构聘任，由基层医疗卫生机构向上级医疗卫生机构流动时，应取得全省（区、市）统一的高级职称。

五、完善保障措施

（十四）加强组织领导。各地各部门要充分认识改革完善全科医生培养与使用激励机制的重要意义，将其作为深化医药卫生体制改革、建设健康中国的关键环节和重大任务，加强组织领导，强化部门协同，明确任务分工，确保各项改革举措落实到位。2018年3月底前，各省（区、市）要按照本意见精神制定出台实施方案，综合医改试点省（区、市）和有关试点城市要率先落实。

（十五）深化医保支付方式改革。依托基层医疗卫生机构推行门诊统筹按人头付费，有条件的地区可以探索将签约居民的门诊基金按人头支付给基层医疗卫生机构或家庭医生团队，对于经基层向医院转诊的患者，由基层医疗卫生机构或家庭医生团队支付一定的转诊费用。总结推广地方成熟经验，对纵向合作的医疗联合体等分工协作模式可实行医保总额付费，并加强考核，合理引导双向转诊，发挥全科医生和家庭医生团队在医保控费方面的“守门人”作用，推动医疗卫生服务由以治病为中心向以健康为中心转变。

（十六）加强经费保障。各级政府要落实投入责任，通过政府投入、单位和基地自筹、社会支持等多渠道筹资，进一步加大对全科医生培养与使用激励的支持力度，各项补助经费专款专用，不得截留、挪用、挤占。

（十七）强化督导评估。国家卫生计生委、国务院医改办要会同有关部门加强政策培训，强化督导检查和第三方评估，认真总结经验，推广好的做法，推出一批全科医生培养与使用激励机制改革创新典型示范地区和单位。各地要将全科医生培养与使用激励等政策措施落实情况纳入医改目标责任考核，建立定期调研督导机制，及时研究解决实施中出现的问题和困难。

（十八）加强宣传引导。通过多种形式宣传解读全科医生培养与使用工作的重大意义和政策措施，广泛宣传全科医生成长成才典型事例和在基本医疗卫生服务中发挥的重要作用，增进医学生、医务人员、医学教育工作者和社会公众对全科医生的了解，为加快培养大批合格全科医生营造良好舆论环境。

国务院办公厅
2018年1月14日